Onkologie Basiswissen

Karl R. Aigner
Frederick O. Stephens
Hrsg.

Onkologie Basiswissen

Mit 75 Abbildungen und 6 Tabellen

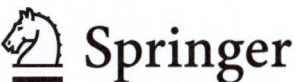

Herausgeber
Karl R. Aigner
Onkologische Chirurgie
Medias Klinikum GmbH & Co KG
Burghausen
Deutschland

Frederick O. Stephens
Royal Prince Alfred
Sydney Hospitals
Mosman
New South Wales
Australien

ISBN 978-3-662-48584-2   ISBN 978-3-662-48585-9   (ebook)
DOI 10.1007/978-3-662-48585-9

Die Deutsche Nationalbibliothek verzeichnet diese Publikation in der Deutschen Nationalbibliografie; detaillierte bibliografische Daten sind im Internet über http://dnb.d-nb.de abrufbar.

Springer
© Springer-Verlag Berlin Heidelberg 2016
Das Werk einschließlich aller seiner Teile ist urheberrechtlich geschützt. Jede Verwertung, die nicht ausdrücklich vom Urheberrechtsgesetz zugelassen ist, bedarf der vorherigen Zustimmung des Verlags. Das gilt insbesondere für Vervielfältigungen, Bearbeitungen, Übersetzungen, Mikroverfilmungen und die Einspeicherung und Verarbeitung in elektronischen Systemen.
Die Wiedergabe von Gebrauchsnamen, Handelsnamen, Warenbezeichnungen usw. in diesem Werk berechtigt auch ohne besondere Kennzeichnung nicht zu der Annahme, dass solche Namen im Sinne der Warenzeichen- und Markenschutz-Gesetzgebung als frei zu betrachten wären und daher von jedermann benutzt werden dürften.
Der Verlag, die Autoren und die Herausgeber gehen davon aus, dass die Angaben und Informationen in diesem Werk zum Zeitpunkt der Veröffentlichung vollständig und korrekt sind. Weder der Verlag, noch die Autoren oder die Herausgeber übernehmen, ausdrücklich oder implizit, Gewähr für den Inhalt des Werkes, etwaige Fehler oder Äußerungen.

Umschlaggestaltung: deblik Berlin
Fotonachweis Umschlag: © royaltystockphoto / fotolia.com

Gedruckt auf säurefreiem und chlorfrei gebleichtem Papier

Springer ist Teil von Springer Nature
Die eingetragene Gesellschaft ist Springer-Verlag GmbH Berlin Heidelberg

Vorwort

Zielgruppe dieses Buches

In westlichen und anderen Industrieländern stellt Krebs nach Herz-Kreislauf-Erkrankungen die häufigste Todesursache dar. Krebs ist daher ein wichtiger Bestandteil der Lehrpläne für das medizinische Grundstudium und von größtem Interesse für Pflegekräfte und Angehörige sonstiger Heilberufe.

Derzeit informieren sich die meisten Studierenden anhand einer großen Bandbreite von allgemeinen Büchern sowie durch Fachbücher und Fachzeitschriften über Krebs. Medizinstudenten lesen in Lehrbüchern der Chirurgie, Pathologie und Krebsmedizin sowie in allgemeinen und Fachzeitschriften und bisweilen auch in Zeitungsberichten, Magazinen und zahlreichen anderen Quellen über Krebs.

Wir, die Autoren, unterrichten, praktizieren und forschen auf unterschiedlichen Fachgebieten in verschiedenen Regionen der Welt. Wir haben uns dazu bereit erklärt, dieses Buch als eine leicht verständliche und allgemeine Einführung in das Thema Krebs für Studierende der Medizin und Medizinwissenschaft, für onkologische Pflegekräfte und Angehörige anderer Gesundheitsberufe weltweit zu schreiben. Es soll als Basiswissen für ein ausführlicheres Studium oder Fachstudium dienen, das auf verschiedenen Fachgebieten und in unterschiedlichen Ländern erforderlich ist. Verschiedene Länder setzen unterschiedliche Schwerpunkte gemäß ihren spezifischen Bedürfnissen, Inzidenzen, Traditionen sowie verfügbaren Gesundheitseinrichtungen und -systemen.

Gegenstand dieses Buches

Dieses Buch soll in die wissenschaftlichen und klinischen Aspekte von Krebs einführen, d. h. in das breite Spektrum von Konzepten in Bezug auf Ursachen, Pathologie, klinische Zeichen, mögliche Untersuchungen, Behandlungsmethoden und -ergebnisse sowohl für Krebserkrankungen im Allgemeinen als auch für die in verschiedenen Ländern häufigen Krebsarten. Es kann als Grundlage für ein weiteres Studium dienen und eignet sich für alle Bereiche der Onkologie, unabhängig davon, an welchem Ort oder in welcher Fachdisziplin dieses praktiziert wird. Dieses Buch soll weder alle sozialen, persönlichen oder finanziellen Aspekte sowie die Umweltaspekte von Krebs abdecken noch die zur Verfügung stehenden Supportivleistungen ausführlich erörtern. Diese wichtigen Aspekte unterscheiden sich in den einzelnen Ländern mit ihren unterschiedlichen sozialen, medizinischen und Verwaltungsleistungen sowie -einrichtungen und verschiedenen traditionellen Vorgehensweisen und Anforderungen.

Ein ideales umfassendes Angebot an Einrichtungen und Leistungen kann zur Verfügung stehen oder auch nicht. Um diese Aspekte zu behandeln, sind möglicherweise andere Bücher erforderlich, die speziell für Studierende und Ärzte in verschiedenen Ländern mit unterschiedlichen Anforderungen an den Lehrplan geschrieben wurden.

Ziel dieses Buches

Dieses Buch soll abgestufte Informationen vermitteln, von einem sehr grundlegenden bis zu einem differenzierteren Verständnis des aktuellen Wissensstandes auf dem Gebiet Krebs. Für einige Studierende mag dies vollkommen ausreichend sein, für andere, die ihre Kenntnisse auf diesem Bereich weiter vertiefen möchten, stellt dieses Buch fundiertes Basiswissen für ein ausführlicheres oder fachspezifischeres Studium zur Verfügung.

Zu diesem Zweck
- werden in diesem Buch grundlegende medizinische, wissenschaftliche und klinische Aspekte von Krebs behandelt,
- wird erläutert, wie und warum Menschen an Krebs erkranken,
- wird aufgezeigt, wie der Körper auf Krebs reagiert,
- wird beschrieben, wie sich Krebs manifestiert,
- werden Grundsätze der Prävention, Untersuchung, Diagnose bzw. Therapie von Krebserkrankungen zusammengefasst.

Diese Informationen sind, unabhängig vom Ort des Studiums oder der Praxis, in allen Ländern gültig und für das Verständnis von Krebs unerlässlich. Wir sind der Meinung, dass dieses Basiswissen über Krebs am besten zu Beginn des Studiums vermittelt wird, bevor weitere Einzelheiten persönlicher, psychologischer, sozialer und verwaltungsspezifischer Gegebenheiten und Traditionen in verschiedenen Ländern ausführlicher studiert werden.

Detailliertere und umfassendere Informationen zu speziellen Wissens-, Forschungs- und Praxisbereichen sind in speziellen Büchern und Publikationen zu finden, von denen einige in der Literaturübersicht im Anhang dieses Buches aufgeführt sind.

Frederick O. Stephens, Sydney, Australien
Karl R. Aigner, Burghausen, Deutschland

Danksagung

Dieses Buch wurde als überarbeitete deutschsprachige Fassung von *Basics of Oncology* aufgelegt.

Wir möchten uns als Autoren bei zahlreichen Freunden und Kollegen für ihre Unterstützung bedanken.

Unter der Leitung von Ray Barbour haben uns alle Mitglieder der audiovisuellen Abteilung des *Royal Prince Alfred Hospital* in Sydney äußerst bereitwillig und fachkundig bei der Bereitstellung der Abbildungen unterstützt. Wir danken insbesondere Anthony Butler für die Erstellung der klinischen Darstellungen, ebenso wie dem Künstler Bob Haynes, der unsere groben Skizzen in aussagekräftige Zeichnungen umgesetzt hat.

Wir danken *Oxford University Press* für die Erlaubnis, Abbildungen abzudrucken, die erstmals in den von einem Autor dieses Buches (F. O. Stephens) geschriebenen Büchern *All About Prostate Cancer, All About Breast Cancer* und *The Cancer Prevention Manual* veröffentlich wurden.

Dr. Jean-Philippe Spano, Assistent von Prof. Khayat in Paris, war so freundlich, das Manuskript zu lesen. Ihm verdanken wir zahlreiche nützliche Anregungen.

Dr. Murray Brennan, Professor und ehemaliger Leiter der chirurgischen Abteilung am *Memorial Sloan-Kettering Cancer Center* in New York, hat das Originalmanuskript gelesen und freundlicherweise eine Reihe hilfreicher Anregungen beigesteuert.

Dr. David Pennington, Oberarzt für plastische und rekonstruktive Chirurgie am *Royal Prince Alfred Hospital* in Sydney, hat die Abbildungen der Brustrekonstruktion einer seiner Patientinnen zur Verfügung gestellt.

Prof. Graham Young, Leiter des *Kanematsu Institute* am *Royal Prince Alfred Hospital*, hat uns bei Kapitel 19 durch hilfreiche Ratschläge unterstützt.

Einige Fallberichte wurden von renommierten Freunden und Kollegen zur Verfügung gestellt. In diesem Zusammenhang danken wir insbesondere Prof. Graham Young, Dr. Jean-Philippe Spano, Prof. Jonathan Carter, Dr. Michael Stevens, Dr. Robin Saw, Dr. Robert Stephens, Dr. Chris Hughes, Dr. Ian Kalnins, Dr. Andrew Parasyn, Prof. John Watson, Prof. Bruce Barraclough und Dr. Graeme Brazenor.

Besonderen Dank schulden wir Herrn Giuseppe Zavattieri für seine redaktionelle Unterstützung bei der Erstellung des Manuskripts und für seine Hilfe bei der Gestaltung und Darstellung.

Frederick O. Stephens, Sydney, Australien
Karl R. Aigner, Burghausen, Deutschland

Inhaltsverzeichnis

I Das Krebsproblem

1 Was ist eine maligne Erkrankung? 3
K.R. Aigner, F.O. Stephens, T. Allen-Mersh, G. Hortobagyi, D. Khayat, S.M. Picksley,
P. Sugarbaker, T. Taguchi, J.F. Thompson

1.1	**Eigenschaften einer malignen Erkrankung**	5
1.2	**Wie ist die Prävalenz von Krebs?**	6
1.3	**Benigne und maligne Tumoren?**	7
1.4	**Gefahren maligner Tumoren**	7
1.5	**Ursachen von Krebs**	8
1.5.1	Gibt es eine alleinige Ursache oder einen gemeinsamen Signalweg?	8
1.5.2	Apoptose	9
1.5.3	Karzinogene	9
1.5.4	Rauchen	9
1.5.5	Alkohol	10
1.5.6	Betelnuss	10
1.5.7	Sonnenlicht	11
1.5.8	Weitere Strahlungsarten: Röntgenstrahlung und radioaktive Strahlung ...	11
1.5.9	Industrielle Reizstoffe und Karzinogene	11
1.5.10	Chemische Karzinogene	12
1.5.11	Hormone	12
1.5.12	Viren	12
1.5.13	Bakterien	13
1.5.14	Vorhandene Anomalien	13
1.5.15	Ernährung – Mangelzustände und Gewohnheiten	13
1.5.16	Einschätzung bekannter Risikofaktoren und Assoziation mit Krebserkrankungen	13

2 Epidemiologie 15
K.R. Aigner, F.O. Stephens, T. Allen-Mersh, G. Hortobagyi, D. Khayat, S.M. Picksley,
P. Sugarbaker, T. Taguchi, J.F. Thompson

2.1	**Krebsinzidenz im Vergleich**	17
2.2	**Risikogruppen**	17
2.3	**Zusammenhänge mit Viren und sonstigen Infektionen**	18
2.4	**Vererbung und genetische Faktoren**	18
2.4.1	Tumorsuppressoren, Protoonkogene und krebsfördernde Onkogene	18
2.4.2	Tumorsuppressorgene	20
2.4.3	Den Zellzyklus regulierende Gene	20
2.5	**Molekulare Veränderungen bei der Steuerung der Zellteilung**	20
2.6	**Alter**	22
2.6.1	Säuglinge und Kleinkinder	22
2.6.2	Kinder, Jugendliche und junge Erwachsene	22
2.6.3	Zunehmendes Alter	23
2.7	**Prädisponierende und prämaligne Risikofaktoren**	23

2.7.1	Haut	24
2.7.2	Speiseröhre	24
2.7.3	Magen	24
2.7.4	Darm	24
2.7.5	Mund- und Rachenraum	24
2.7.6	Steine: Gallen-, Nieren- und Blasensteine	24
2.7.7	Chronische Entzündungen	25
2.7.8	Akute Verletzungen	25
2.7.9	Vorhandene Knoten und benigne Tumoren	25
2.7.10	Angeborene Gewebeanomalien	25
2.7.11	Geschlecht	25
2.7.12	Ernährung und Krebs: spezielle präventive Nahrungsinhaltsstoffe	26
2.7.13	Magenkrebs	28
2.7.14	Darmkrebs: Kolon- und Rektumkarzinom	28
2.7.15	Sonstige Krebserkrankungen	28
2.7.16	Vegetarische Ernährung	28
2.7.17	Spezielle Nahrungsinhaltsstoffe: Phytoöstrogene und Lycopin	28
2.7.18	Vitamine, Antioxidanzien und Spurenelemente	29
2.7.19	Ethnische Herkunft	29
2.7.20	Geografische Zusammenhänge	30
2.7.21	Umwelt	30
2.8	**Gewohnheiten und Lebensstil**	31
2.8.1	Rauchen	31
2.8.2	Alkohol	32
2.8.3	Exposition gegenüber Sonnenlicht	32
2.8.4	Betelnuss	32
2.8.5	Schwangerschaft und Brustkrebs	32
2.8.6	Kulturelle und gesellschaftliche Gepflogenheiten	32
2.8.7	Psychologische Faktoren: die potenzielle Rolle von Stress oder Emotionen bei der Entstehung von Krebserkrankungen	33
2.9	**Krebsregister**	33
3	**Konkrete Maßnahmen zur Krebsprävention**	**35**
	K.R. Aigner, F.O. Stephens, T. Allen-Mersh, G. Hortobagyi, D. Khayat, S.M. Picksley, P. Sugarbaker, T. Taguchi, J.F. Thompson	
3.1	**Rauchen**	36
3.2	**Schutz vor Viren und Bakterien**	36
3.3	**Genetischer Schutz**	36
3.4	**Hautkrebserkrankungen**	36
3.5	**Ernährung: Prostata- und Schilddrüsenkrebs**	37
3.5.1	Prostatakrebs	37
3.5.2	Schilddrüsenkrebs	37
3.5.3	Dioxine	37
3.5.4	Brustkrebs	37
3.6	**Berufsbedingte Krebserkrankungen**	38
3.7	**Ionisierende Strahlung**	38
3.8	**Behandlung prämaligner und potenziell maligner Läsionen**	38

II Allgemeine Merkmale der Manifestation einer Krebserkrankung und deren Behandlung

4 Symptome von Krebs: Lokal- und Allgemeinsymptome 43
K.R. Aigner, F.O. Stephens, T. Allen-Mersh, G. Hortobagyi, D. Khayat, S.M. Picksley,
P. Sugarbaker, T. Taguchi, J.F. Thompson

- 4.1 Knoten 44
- 4.2 Geschwüre 44
- 4.3 Schmerzen 45
- 4.4 Blutungen 45
- 4.5 Gewichtsverlust 45
- 4.6 Beeinträchtigungen von Gewebe- oder Organfunktionen 46
- 4.7 Symptome der Metastasierung 46
- 4.7.1 Lymphknoten 46
- 4.7.2 Leber 46
- 4.7.3 Lunge 47
- 4.7.4 Knochen 47
- 4.7.5 Fett- und Muskelgewebe 47
- 4.7.6 Darm 47
- 4.7.7 Gehirn 47
- 4.7.8 CUP-Syndrom 47

5 Anzeichen von Krebs: lokale und allgemeine Krankheitszeichen 49
K.R. Aigner, F.O. Stephens, T. Allen-Mersh, G. Hortobagyi, D. Khayat, S.M. Picksley,
P. Sugarbaker, T. Taguchi, J.F. Thompson

- 5.1 Knoten 50
- 5.2 Geschwüre 50
- 5.3 Blutungen und Anzeichen von Blutverlust 50
- 5.4 Vergrößerte Lymphknoten 50
- 5.5 Sonstige Schwellungen 51
- 5.6 Befunde der Allgemeinuntersuchung einschließlich Mund, Rachen, Abdomen, Rektum und Anus 52
- 5.7 Seltene und scheinbar unabhängige Anzeichen einer Krebserkrankung 52

6 Klinische Pathologie von Krebserkrankungen 53
K.R. Aigner, F.O. Stephens, T. Allen-Mersh, G. Hortobagyi, D. Khayat, S.M. Picksley,
P. Sugarbaker, T. Taguchi, J.F. Thompson

- 6.1 Typisierung, Bestimmung des Differenzierungsgrades und Stadieneinteilung maligner Tumoren 54
- 6.2 Typisierung (Typing) maligner Tumoren 54
- 6.3 Bestimmung des Differenzierungsgrades (Grading) maligner Tumoren 55
- 6.4 Klinisch-pathologische Klassifikation (Staging) maligner Tumoren 56
- 6.5 Klinische Entscheidungen auf der Grundlage pathologischer Befunde 56

7 Untersuchungsmethoden zur Krebserkennung 59
K.R. Aigner, F.O. Stephens, T. Allen-Mersh, G. Hortobagyi, D. Khayat, S.M. Picksley,
P. Sugarbaker, T. Taguchi, J.F. Thompson

- 7.1 Screening-Programme 61
- 7.2 Screening-Tests 61

7.2.1	Analyse des Zervixabstrichs (Pap-Test)	61
7.2.2	Tests auf okkultes Blut	61
7.2.3	Gastroösophageales Screening	62
7.2.4	Brustkrebs-Screening: Mammographie	62
7.2.5	Hautkrebs-Screening: Kontrolle von »Muttermalen«	63
7.2.6	PSA-Screening	63
7.2.7	Gentests	63
7.3	**Bildgebende Verfahren zur Darstellung von Organen**	64
7.3.1	Konventionelle Röntgenuntersuchung	64
7.3.2	Röntgenuntersuchung mit Barium oder Jod als Kontrastmittel	64
7.3.3	Röntgen-Screening	65
7.3.4	Mammographie	66
7.3.5	Röntgen-Thorax	66
7.3.6	Röntgenuntersuchung des Skeletts	67
7.3.7	Angiographie	67
7.3.8	Szintigraphie	68
7.3.9	Computertomographie (CT) oder Computeraxialtomographie (CAT)	69
7.3.10	Sonographie	69
7.3.11	Magnetresonanztomographie (MRT)	70
7.3.12	Positronenemissionstomographie (PET)	70
7.4	**Endoskopische Untersuchungen: starre und flexible Endoskope**	71
7.4.1	Starre Endoskope	71
7.4.2	Sigmoidoskopie	71
7.4.3	Proktoskopie	72
7.4.4	Vaginalspekulum	72
7.4.5	Laryngoskopie und Bronchoskopie	72
7.4.6	Ösophagoskopie	72
7.4.7	Zystoskopie	72
7.4.8	Endosonographie	72
7.4.9	Flexible Endoskope	72
7.4.10	Gastroskopie oder Endoskopie	72
7.4.11	Koloskopie	73
7.4.12	Laparoskopie (Peritoneoskopie) und Thorakoskopie	73
7.4.13	Kuldoskopie	73
7.5	**Indirekte Anzeichen einer Krebserkrankung**	73
7.5.1	Blut- und Serumanalyse	73
7.5.2	Tumormarker	74
7.6	**Direkte Anzeichen einer Krebserkrankung**	75
7.6.1	Biopsie	75
7.6.2	Feinnadelaspirationsbiopsie oder Stanzbiopsie	75
7.6.3	Feinnadelaspirationszytologie	76
7.6.4	Knochenmarkpunktion	76
7.6.5	Standard-Paraffinschnitt und Gefrierschnitt	76
8	**Krebstherapie**	77
	K.R. Aigner, F.O. Stephens, T. Allen-Mersh, G. Hortobagyi, D. Khayat, S.M. Picksley, P. Sugarbaker, T. Taguchi, J.F. Thompson	
8.1	**Ist Krebs heilbar? Prognosen im Überblick**	78
8.2	**In westlichen Ländern werden mehr Krebserkrankungen geheilt als nicht geheilt**	78

8.3	**Behandlungsmethoden**	79
8.3.1	Grundsätze der Behandlung potenziell heilbarer regionaler Tumoren	79
8.3.2	Chirurgie	80
8.3.3	Strahlentherapie	81
8.3.4	Chemotherapie (Behandlung mit Zytostatika)	83
8.4	**Weitere wichtige Behandlungsmethoden**	93
8.4.1	Hormontherapie	93
8.4.2	Immuntherapie	95
8.5	**Weitere, derzeit untersuchte Behandlungsmethoden**	98
8.5.1	Wärmetherapie (Hyperthermie)	98
8.5.2	Kryochirurgie	98
8.5.3	Laserchirurgie	99
8.5.4	Photodynamische Therapie	99
8.5.5	Gentherapie	99
8.6	**Allgemeinversorgung**	100
8.6.1	Allgemeine Gesundheitsfürsorge	100
8.6.2	Behandlung von Komplikationen	100
8.6.3	Supportivtherapie und Supportivtherapieteams	101
8.6.4	Schmerztherapie	102
8.6.5	Psychologische und seelsorgerliche Betreuung	103
8.6.6	Nachsorge	104
8.6.7	Palliativpflege	104
8.6.8	Alternative Medizin	104
9	**Beziehung zwischen Patienten, Ärzten und Behandlungsteam**	107
	K.R. Aigner, F.O. Stephens, T. Allen-Mersh, G. Hortobagyi, D. Khayat, S.M. Picksley,	
	P. Sugarbaker, T. Taguchi, J.F. Thompson	

III Die häufigsten Krebserkrankungen

10	**Hautkrebs**	113
	K.R. Aigner, F.O. Stephens, T. Allen-Mersh, G. Hortobagyi, D. Khayat, S.M. Picksley,	
	P. Sugarbaker, T. Taguchi, J.F. Thompson	
10.1	**Hautkrebsprävention**	114
10.2	**Basalzellkarzinome**	115
10.3	**Plattenepithelkarzinome**	116
10.4	**Melanome**	119
10.4.1	Pathologie	119
10.4.2	Ursachen und Inzidenz	119
10.4.3	Frühe Anzeichen von Melanomen	120
10.4.4	Methoden zur Behandlung von Melanomen	121
10.4.5	Untersuchungen als Hilfestellung für die operative Therapie	122
10.4.6	Weitere Behandlungsmethoden	123
10.4.7	Impfstudien	124

11	**Lungenkrebs (Bronchialkarzinom)**	127
	K.R. Aigner, F.O. Stephens, T. Allen-Mersh, G. Hortobagyi, D. Khayat, S.M. Picksley, P. Sugarbaker, T. Taguchi, J.F. Thompson	
11.1	Symptome	129
11.2	Untersuchungen	129
11.3	Bedeutung histologischer Befunde	129
11.4	Behandlungsmethoden	129
11.5	Mesotheliom	131
11.6	Lungenmetastasen	131
12	**Brustkrebs (Mammakarzinom)**	133
	K.R. Aigner, F.O. Stephens, T. Allen-Mersh, G. Hortobagyi, D. Khayat, S.M. Picksley, P. Sugarbaker, T. Taguchi, J.F. Thompson	
12.1	Hormonersatztherapie	136
12.2	Symptome	136
12.3	Inflammatorisches Mammakarzinom	136
12.4	Mammakarzinome der männlichen Brust	137
12.5	Anzeichen	137
12.6	Untersuchungen	138
12.7	Behandlungsmethoden	139
12.8	Prävention	139
12.9	Pathologie	141
12.10	Mammakarzinome im Frühstadium	141
12.10.1	Chirurgie und/oder Strahlentherapie	141
12.10.2	Adjuvante Chemotherapie	142
12.10.3	Tests zur Bestimmung der Hormonsensitivität	143
12.10.4	Behandlungsoptionen für Mammakarzinome im Frühstadium	143
12.11	**Lokal fortgeschrittene und metastasierte Mammakarzinome**	143
12.12	**Körperliche und emotionale Bedürfnisse**	144
12.12.1	Brustprothesen und Brustrekonstruktion	144
12.12.2	Brustkrebszentren	145
12.12.3	Krebsgesellschaften und Brustkrebs-Selbsthilfegruppen	145
13	**Krebs des Verdauungstraktes**	149
	K.R. Aigner, F.O. Stephens, T. Allen-Mersh, G. Hortobagyi, D. Khayat, S.M. Picksley, P. Sugarbaker, T. Taguchi, J.F. Thompson	
13.1	**Speiseröhrenkrebs**	151
13.1.1	Pathologie	151
13.1.2	Symptome	151
13.1.3	Anzeichen	152
13.1.4	Untersuchungen	152
13.1.5	Behandlung	152
13.2	**Magenkrebs**	153
13.2.1	Pathologie	154
13.2.2	Symptome	154
13.2.3	Anzeichen	155

13.2.4	Untersuchungen	155
13.2.5	Behandlung	155
13.3	**Leberkrebs**	157
13.3.1	Primärer Leberkrebs (Hepatom oder hepatozelluläres Karzinom)	157
13.3.2	Sekundärer (metastatischer) Leberkrebs	158
13.4	**Gallenblasen- und Gallengangkrebs**	161
13.4.1	Symptome	161
13.4.2	Anzeichen	161
13.4.3	Pathologie und Behandlung	162
13.5	**Bauchspeicheldrüsenkrebs**	162
13.5.1	Manifestation	162
13.5.2	Untersuchungen	162
13.5.3	Behandlung	163
13.6	**Dünndarmkrebs**	164
13.7	**Dickdarmkrebs (Kolon- und Rektumkarzinom)**	165
13.7.1	Klinische Zeichen	166
13.7.2	Untersuchungen	166
13.7.3	Nachsorge	168
13.8	**Analkrebs**	169
13.8.1	Manifestation und Pathologie	169
13.8.2	Behandlung	169
14	**Krebs im Kopf-Hals-Bereich**	**171**
	K.R. Aigner, F.O. Stephens, T. Allen-Mersh, G. Hortobagyi, D. Khayat, S.M. Picksley,	
	P. Sugarbaker, T. Taguchi, J.F. Thompson	
14.1	**Lippenkrebs**	172
14.2	**Krebs des Mundbodens (unterhalb der Zunge), der beiden vorderen Drittel der Zunge und der Wangenschleimhaut**	173
14.3	**Zungengrund-, Tonsillen- und Pharynxkarzinom**	176
14.4	**Nasen-Rachen-Krebs (Luftkanal hinter dem Nasenrücken)**	177
14.4.1	Manifestation	177
14.4.2	Behandlung	178
14.5	**Kehlkopfkrebs**	178
14.6	**Speicheldrüsenkrebs**	179
14.7	**Schilddrüsenkrebs**	181
14.7.1	Ursachen und Manifestation	181
14.7.2	Unfallbedingte Strahlenexposition	182
14.7.3	Untersuchungen	182
14.7.4	Arten von Schilddrüsenkrebs	182
15	**Krebs der weiblichen Geschlechtsorgane**	**185**
	K.R. Aigner, F.O. Stephens, T. Allen-Mersh, G. Hortobagyi, D. Khayat, S.M. Picksley,	
	P. Sugarbaker, T. Taguchi, J.F. Thompson	
15.1	**Gebärmutterkrebs**	186
15.2	**Gebärmutterhalskrebs**	186
15.2.1	Manifestation und Risikofaktoren	186
15.2.2	Untersuchungen	186
15.2.3	Behandlung	186
15.2.4	Prävention	187

15.3	**Gebärmutterkörperkrebs (Endometriumkarzinom)**	188
15.3.1	Manifestation	188
15.3.2	Untersuchungen	188
15.3.3	Behandlung	188
15.4	**Chorionkarzinom**	189
15.5	**Eierstockkrebs**	190
15.5.1	Manifestation	190
15.5.2	Untersuchungen	191
15.5.3	Behandlung	191
15.5.4	Prävention	192
15.5.5	Metastatischer Eierstockkrebs	192
15.6	**Scheidenkrebs**	194
15.7	**Vulvakrebs**	194
16	**Krebs der männlichen Geschlechtsorgane**	197
	K.R. Aigner, F.O. Stephens, T. Allen-Mersh, G. Hortobagyi, D. Khayat, S.M. Picksley,	
	P. Sugarbaker, T. Taguchi, J.F. Thompson	
16.1	**Peniskrebs**	198
16.2	**Hodenkrebs**	198
16.2.1	Manifestation	199
16.2.2	Untersuchungen	199
16.2.3	Pathologie	199
16.2.4	Behandlung	199
16.3	**Prostatakrebs**	200
16.3.1	Manifestation	201
16.3.2	Untersuchungen	201
16.3.3	Screening-Tests: prostataspezifisches Antigen und digital-rektale Untersuchung	203
16.3.4	Meinungsunterschiede im Hinblick auf die Behandlung von Prostatakrebs	203
16.3.5	Behandlungsmethoden	205
16.3.6	Behandlung von Knochenmetastasen	207
17	**Blasen- und Nierenkrebs**	209
	K.R. Aigner, F.O. Stephens, T. Allen-Mersh, G. Hortobagyi, D. Khayat, S.M. Picksley,	
	P. Sugarbaker, T. Taguchi, J.F. Thompson	
17.1	**Blasenkrebs**	210
17.1.1	Untersuchungen	210
17.1.2	Blasenkrebsarten (Pathologie)	210
17.1.3	Behandlung	211
17.2	**Nierenkrebs**	211
17.2.1	Wilms-Tumor (Nephroblastom)	211
17.2.2	Adenokarzinom der Niere (Hypernephrom oder Grawitz-Tumor)	211
17.2.3	Nierenbecken- oder Harnleiterkarzinom (Urothelzellkarzinom)	212
17.2.4	Untersuchungen	212
17.2.5	Behandlung	212
18	**Krebs des Gehirns und des Nervensystems**	215
	K.R. Aigner, F.O. Stephens, T. Allen-Mersh, G. Hortobagyi, D. Khayat, S.M. Picksley,	
	P. Sugarbaker, T. Taguchi, J.F. Thompson	
18.1	**Hirntumoren**	216

18.1.1	Klinische Zeichen (Symptome und Anzeichen)	216
18.1.2	Pathologische Arten	217
18.1.3	Untersuchungen	217
18.1.4	Behandlung	217
18.2	**Hirnmetastasen**	220
18.3	**Nervenzelltumoren**	220
18.3.1	Neuroblastom	220
18.3.2	Manifestation	220
18.4	**Retinoblastom**	221
19	**Leukämien und Lymphome**	223
	K.R. Aigner, F.O. Stephens, T. Allen-Mersh, G. Hortobagyi, D. Khayat, S.M. Picksley, P. Sugarbaker, T. Taguchi, J.F. Thompson	
19.1	**Leukämien**	225
19.1.1	Einführung	225
19.1.2	Inzidenz und Prävalenz	225
19.2	**Akute Leukämien**	226
19.2.1	Klinische Manifestation	226
19.2.2	Untersuchungen	227
19.2.3	Behandlung	228
19.3	**Chronische lymphozytäre (lymphatische) Leukämie (CLL)**	230
19.3.1	Klinische Manifestation	230
19.3.2	Untersuchungen	230
19.3.3	Behandlung	230
19.4	**Chronische myeloische Leukämie (CML)**	231
19.4.1	Klinische Manifestation	231
19.4.2	Untersuchungen	231
19.4.3	Behandlung	231
19.4.4	Haarzellenleukämie	233
19.5	**Lymphome**	233
19.6	**Hodgkin-Lymphom**	234
19.6.1	Manifestation	234
19.6.2	Untersuchungen	234
19.6.3	Stadieneinteilung (Staging) und Staging-Laparotomie	235
19.6.4	Behandlung	235
19.7	**Non-Hodgkin-Lymphome (NHL)**	236
19.7.1	Manifestation	237
19.7.2	Untersuchungen	237
19.7.3	Behandlung	237
19.8	**Multiples Myelom**	239
19.8.1	Untersuchungen	239
19.8.2	Behandlung	239
20	**Weichteilsarkome**	241
	K.R. Aigner, F.O. Stephens, T. Allen-Mersh, G. Hortobagyi, D. Khayat, S.M. Picksley, P. Sugarbaker, T. Taguchi, J.F. Thompson	
20.1	**Einteilung und Klassifikation**	242
20.2	**Pathologische Klassifikation**	243

20.2.1	Fibrosarkom	243
20.2.2	Liposarkom	243
20.2.3	Rhabdomyosarkom	244
20.2.4	Leiomyosarkom	244
20.2.5	Neurosarkom (maligner peripherer Nervenscheidentumor, MPNST)	244
20.2.6	Malignes fibröses Histiozytom (MFH)	244
20.2.7	Angiosarkom	244
20.2.8	Synoviales Sarkom (Synovialsarkom oder malignes Synovialom)	244
20.3	**Manifestation**	245
20.4	**Untersuchungen**	245
20.5	**Behandlung**	246

21	**Maligne Knochen- und Knorpeltumoren**	249

K.R. Aigner, F.O. Stephens, T. Allen-Mersh, G. Hortobagyi, D. Khayat, S.M. Picksley, P. Sugarbaker, T. Taguchi, J.F. Thompson

21.1	**Osteosarkom**	250
21.1.1	Manifestation	250
21.1.2	Untersuchungen	250
21.1.3	Behandlung	250
21.1.4	Intraoperative Bestrahlung	252
21.2	**Osteoklastom (zentraler Riesenzelltumor des Knochens)**	252
21.2.1	Manifestation	253
21.2.2	Untersuchungen	253
21.2.3	Behandlung	253
21.3	**Ewing-Sarkom**	253
21.3.1	Manifestation	253
21.3.2	Untersuchungen	253
21.3.3	Behandlung	253
21.4	**Chondrosarkom**	254
21.4.1	Manifestation	254
21.4.2	Untersuchungen	254
21.4.3	Behandlung	254

22	**Metastasen (Sekundärtumoren)**	255

K.R. Aigner, F.O. Stephens, T. Allen-Mersh, G. Hortobagyi, D. Khayat, S.M. Picksley, P. Sugarbaker, T. Taguchi, J.F. Thompson

IV Fortschritte

23	**Methoden und Evidenz des Fortschritts**	261

K.R. Aigner, F.O. Stephens, T. Allen-Mersh, G. Hortobagyi, D. Khayat, S.M. Picksley, P. Sugarbaker, T. Taguchi, J.F. Thompson

23.1	**Evidenzbasierte Medizin**	262
23.1.1	Randomisierte Studien	262
23.1.2	Weitere historische Methoden der Evidenzgewinnung	262
23.2	**Klinische Studien**	266

24	**Personalisierte Medizin**	269
	K. Aigner	
24.1	Hintergrund – Tumorvarietät	270
24.2	Rapide Verbesserung diagnostischer Methoden	270
24.3	Biomarker	271
24.4	Heterogenität – die Evolution von Krebs	271
24.5	Immuntherapie	271
24.5.1	Immuntherapie – Checkpoint-Blockade	271
24.5.2	Immuntherapie – adoptive Therapien	272
24.5.3	Immuntherapie – tumorspezifische Antikörper	272
24.6	Ausblick	272
25	**Perspektiven**	275
	K.R. Aigner, F.O. Stephens, T. Allen-Mersh, G. Hortobagyi, D. Khayat, S.M. Picksley, P. Sugarbaker, T. Taguchi, J.F. Thompson	
25.1	Prävention (▶ Kap. 3)	277
25.2	Verbesserte Methoden zur Krebsvorsorge und -diagnose (▶ Kap. 7)	278
25.2.1	Magnetresonanzspektroskopie (MRS)	279
25.2.2	Kombinierte Bildgebung mit PET und CT oder PET und MRT	279
25.2.3	MR-gesteuerte fokussierte Ultraschallchirurgie	279
25.3	Impfstoffe	279
25.4	Verbesserte Wirkstoffe	280
25.5	Konzept der Selbstheilung	280
25.6	Neue Wirkstoffe	280
25.7	Therapeutische Viren	281
25.8	Gezielte Therapien	281
25.9	Verbesserungen im Bereich der Strahlentherapie	281
25.10	Wirksamere Nutzung einer integrativen Behandlung aus Chemotherapie, Strahlentherapie und Chirurgie	282
25.11	Prävention von Metastasen	283
25.12	Wärmetherapie (Hyperthermie)	283
25.13	Sonstige physikalische Behandlungsmethoden	283
25.14	Immuntherapie	283
25.15	Stammzellforschung	284
25.16	Studien auf dem Gebiet der zellulären krebshemmenden Aktivität	284
25.17	Gentechnik und Gentherapie	284
25.18	Entwicklungen im Bereich der Antikörpertherapie	285
25.19	Die Rolle der molekularen Charakterisierung für die Krebstherapie der Zukunft	285
25.20	Genexpressionsanalyse zur Prognose des Ansprechens auf eine Chemotherapie	285
25.21	Molekulare Heterogenität	286
25.22	Von alternativen und naturheilkundlichen Methoden lernen	286
25.23	Verbesserte Palliativpflege und Supportivtherapie	286
25.24	Hoffnung für die Zukunft	286
	Serviceteil	289
	Tabelle A1 und A2: Weltweite Inzidenz der häufigeren Krebsarten	290
	Glossar	296
	Weiterführende Literatur	303
	Stichwortverzeichnis	307

Autorenliste

Aigner, Karl R., Prof. Dr. med.
Abt. Onkologische Chirurgie
Medias Klinikum GmbH & Co. KG
Krankenhausstraße 3a
84489 Burghausen
Deutschland
info@prof-aigner.de

Aigner, Kornelia, Dr. rer. nat.
Abt. Onkologische Chirurgie
Medias Klinikum GmbH & Co KG
Krankenhausstraße 3a
84489 Burghausen
Deutschland
kornelia.aigner@medias-klinikum.de

Allen-Mersh, Tim, MD, FRCS
Division of Surgery, Oncology, Reproductive
Biology and Anaesthetics
Imperial College School of Medicine
Chelsea and Westminster Hospitals
369 Fulham Road
London SW10 9NH
UK
t.allenmersh@ic.ac.uk

Hortobagyi, Gabriel N., MD, FACP, FASCO
Professor, Department of Breast Medical
Oncology
The University of Texas MD Anderson Cancer
Center
1155 Pressler, Suite CPB5.3405
Houston TX 77030
USA
ghortoba@mdanderson.org

Khayat, David, MD, PhD
Department of Medical Oncology
Pitié-Salpêtrière Hospital
47–83 boulevard de l'Hôpital
75013 Paris
France
dk@cancermed.fr

Picksley, Steven M., BSc, PhD
Department of Biomedical Sciences
University of Bradford
Bradford
West Yorkshire
BD7 1DP
UK
S.M.Picksley@bradford.ac.uk

Stephens, Frederick O., AM, MD, MS, FRCS (Ed), FACS, FRACS
Emeritus Professor and former Head of
Department of Surgery
The University of Sydney
Former Head of Surgical Oncology
The Royal Prince Alfred and Sydney Hospitals
16 Inkerman Street
Mosman NSW 2088
Australia

Sugarbaker, Paul, MD, FACS, FRCS
The Center for Surgical Oncology
Washington Hospital Center and Washington
Cancer Institute
106 Irving St.
Washington DC 20010
USA
Paul.Sugarbaker@Medstar.net

Taguchi, Tetsuo, MD, PhD
Department of Oncologic Surgery
Research Institute for Microbial Disease
Osaka University
Japan Society for Cancer Chemotherapy
Osaka
Japan

Thompson, John F., AO, MD, FRACS, FACS
The University of Sydney
Departments of Melanoma and Surgical
Oncology
The Royal Prince Alfred Hospital Sydney
Melanoma Institute Australia & The Sydney

Melanoma Unit
The Mater, Royal North Shore
Westmead Hospitals, Sydney
Postal address:
Melanoma Institute Australia
40 Rocklands Road
North Sydney NSW 2060
Australia
Kaye.oakley@melanoma.org.au

Das Krebsproblem

Kapitel 1   **Was ist eine maligne Erkrankung? – 3**
K.R. Aigner, F.O. Stephens, T. Allen-Mersh, G. Hortobagyi,
D. Khayat, S.M. Picksley, P. Sugarbaker, T. Taguchi,
J.F. Thompson

Kapitel 2   **Epidemiologie – 15**
K.R. Aigner, F.O. Stephens, T. Allen-Mersh, G. Hortobagyi,
D. Khayat, S.M. Picksley, P. Sugarbaker, T. Taguchi,
J.F. Thompson

Kapitel 3   **Konkrete Maßnahmen zur Krebsprävention – 35**
K.R. Aigner, F.O. Stephens, T. Allen-Mersh, G. Hortobagyi,
D. Khayat, S.M. Picksley, P. Sugarbaker, T. Taguchi,
J.F. Thompson

Was ist eine maligne Erkrankung?

K.R. Aigner, F.O. Stephens, T. Allen-Mersh, G. Hortobagyi, D. Khayat, S.M. Picksley, P. Sugarbaker, T. Taguchi, J.F. Thompson

1.1 Eigenschaften einer malignen Erkrankung – 5

1.2 Wie ist die Prävalenz von Krebs? – 6

1.3 Benigne und maligne Tumoren? – 7

1.4 Gefahren maligner Tumoren – 7

1.5 Ursachen von Krebs 8
1.5.1 Gibt es eine alleinige Ursache oder einen gemeinsamen Signalweg? – 8
1.5.2 Apoptose – 9
1.5.3 Karzinogene – 9
1.5.4 Rauchen – 9
1.5.5 Alkohol – 10
1.5.6 Betelnuss – 10
1.5.7 Sonnenlicht – 11
1.5.8 Weitere Strahlungsarten: Röntgenstrahlung und radioaktive Strahlung – 11
1.5.9 Industrielle Reizstoffe und Karzinogene – 11
1.5.10 Chemische Karzinogene – 12
1.5.11 Hormone – 12
1.5.12 Viren – 12
1.5.13 Bakterien – 13
1.5.14 Vorhandene Anomalien – 13
1.5.15 Ernährung – Mangelzustände und Gewohnheiten – 13
1.5.16 Einschätzung bekannter Risikofaktoren und Assoziation mit Krebserkrankungen – 13

© Springer-Verlag Berlin Heidelberg 2016
K. R. Aigner, F. O. Stephens (Hrsg.), *Onkologie Basiswissen*,
DOI 10.1007/978-3-662-48585-9_1

In diesem Kapitel erfahren Sie mehr über
- Prävalenz von Krebs
- Benigne und maligne Tumoren
- Gefahren maligner Tumoren
- Ursachen einer malignen Erkrankung

Eine bösartige Neubildung zeichnet sich durch das anhaltende, ungerichtete, unerwünschte, unkontrollierte und schädliche Wachstum von Zellen aus, die sich in struktureller und funktioneller Hinsicht von den gesunden Zellen unterscheiden, aus denen sie sich entwickelt haben.

> Für maligne Tumoren wird häufig der Begriff »Krebs« verwendet. Diese Bezeichnung ist auf den lateinischen Begriff (*cancer*) für Krebstiere zurückzuführen.

Die Krankheit wurde in der Antike als Krebs bezeichnet, weil man der Ansicht war, dass eine fortgeschrittene Krebserkrankung mit der Gestalt eines Krebstieres vergleichbar sei, dessen »Scheren« in das umgebende Gewebe greifen.

Alle Pflanzen und Tiere bestehen aus lebenden Zellen, die sich regelmäßig teilen müssen, um mehr Zellen für Wachstum und Entwicklung zu produzieren und außerdem geschädigte oder abgestorbene Zellen zu ersetzen. Der Prozess der Zellproliferation (Zellteilung und -wachstum) wird durch Gene in der DNS des Zellkerns gesteuert. Diese Gene werden von den Eltern vererbt und verleihen dem Nachwuchs bestimmte Eigenschaften wie u. a. Größe, Hautfarbe, Gewicht sowie zahlreiche andere besondere Merkmale und Gewebefunktionen. Der Prozess unterliegt im Normalfall einer äußerst ausgewogenen Steuerung. Eine Krebserkrankung entsteht dann, wenn diese genetische Steuerung in einer oder mehreren Zellen beeinträchtigt wurde oder verloren gegangen ist. Diese Zellen teilen sich dann immer weiter und produzieren damit mehr abnorme Zellen, die sich kontinuierlich genau dann und dort teilen und vermehren, wo es eigentlich nicht erwünscht ist. Die Massen unerwünschter, sich teilender Zellen schädigen andere Zellen und Gewebe im Körper. Sie werden nicht mehr durch Gene kontrolliert, welche die Zellteilung stoppen, sobald der normale Bedarf des Körpers gedeckt wurde. Sie teilen sich einfach immer weiter, ungeachtet der Schäden, die anderen Geweben und Körperfunktionen zugefügt werden. Dieses Phänomen wird als Krebs bezeichnet. Man weiß heute, dass alle Ursachen von Krebs direkt oder indirekt auf einer Schädigung der Gene beruhen, die für die Regulation der Zellteilung verantwortlich sind.

> **Ein offensichtlicher Faktor ist die Tatsache, dass mit zunehmendem Alter die Wahrscheinlichkeit steigt, mit der die für die Regulation der Zellproliferation verantwortlichen Gene aufgrund der Belastung durch DNS-schädigende Substanzen beeinträchtigt werden.**

Aus diesem Grund steigt die Prävalenz der meisten Krebsarten mit zunehmendem Alter; die meisten Krebserkrankungen sind häufiger bei älteren Patienten zu beobachten.

Einen weiteren Faktor stellt die Zellteilungsrate für das Wachstum und den Ersatz von Gewebe dar. Gewebearten wie Haut, Darmwand oder respiratorisches Epithel (insbesondere das Lungenepithel) und Blutzellen werden fortlaufend abgestoßen und ersetzt. Brustzellen verändern sich aufgrund der Hormonaktivität während der fertilen Lebensphase von Frauen permanent. Angesichts dieser intensiven anhaltenden Zellproliferation ist die Wahrscheinlichkeit von Fehlern während des Prozesses der Weitergabe der Erbsubstanz an Tochterzellen erhöht, insbesondere deshalb, weil der Prozess mit zunehmendem Alter an Genauigkeit verliert.

Ein Fehler bei der Vervielfältigung des genetischen Materials wird als Genmutation bezeichnet. Bei sehr teilungsaktiven Geweben ist die Wahrscheinlichkeit maligner Veränderungen am höchsten. Das Knochenwachstum ist bei Heranwachsenden am stärksten ausgeprägt, und die testikuläre Aktivität ist bei jungen Männern im Erwachsenenalter am höchsten; während dieser Lebensphasen ist das Krebsrisiko für Knochen- bzw. Hodenkrebs besonders hoch. Mit zunehmendem Alter erhöhen die langsamen, aber stetigen Veränderungen in der Prostata die Wahrscheinlichkeit dafür, dass Faktoren, die eine Zellveränderung auslösen, nach Jahren der Exposition gegenüber männlichen Hormonen als treibender Faktor für eine maligne Entwicklung sorgen. Aus diesem Grund steigt die Prävalenz von Prostatakrebs im höheren Alter.

> Dabei ist weniger die Tatsache von Bedeutung, dass bei dem sensiblen Prozess der Zellteilung hin und wieder etwas fehlschlägt, sondern vielmehr der Umstand, dass dies nicht häufiger vorkommt.

Das ganze Leben ist ein kontinuierlicher, sensibler, lebendiger Prozess bestehend aus unzähligen Zellteilungsgenerationen. Je sorgsamer wir in Verbindung mit einer gesunden Lebensweise auf unseren Körper achten, desto eher kann vermieden werden, dass – möglicherweise unkontrollierbare Prozesse – vollkommen entarten.

Zu einer positiven Lebensweise gehören gute Ernährung, gesunde Bewegung, geschützter Geschlechtsverkehr und die Vermeidung des Kontakts mit potenziellen Gefahrstoffen in unserer Umwelt. Alle diese Maßnahmen sollen die Exposition des Genmaterials in den Zellen gegenüber Stoffen reduzieren, die eine Veränderung der Erbsubstanz auslösen könnten.

Die meisten gesunden Körpergewebe bestehen aus Zellen, die wachsen oder sich vermehren können, diese Vorgänge finden jedoch normalerweise nur im Bedarfsfall statt. Ansonsten wird die Vermehrung eingestellt.

> Die normale Zelle verfügt über eine Art Bremsmechanismus, der die Zellteilung stoppt, sobald der Bedarf an neuen Zellen gedeckt ist.

Die Zellen in solchen Geweben, wie z. B. in der Haut oder im Blut oder in der Schleimhaut von Mund, Rachen oder Verdauungstrakt, haben eine kurze Lebensdauer und werden fortlaufend erneuert. Im Normalfall werden sie jedoch nur ersetzt, um den unmittelbaren Bedarf des Körpers zu decken; anschließend wird die Reproduktion eingestellt. Auch nach einer Verletzung oder nach dem Absterben von Zellen vermehren sich die Zellen in der Umgebung, um geschädigtes Gewebe zu ersetzen und zu reparieren; es gibt jedoch einen eingebauten Mechanismus, der die Zellreproduktion stoppt, sobald die Verletzung behoben wurde und die Wunde geschlossen ist. Diese »Ein-Aus-Mechanismen« werden durch zwei unterschiedliche Genarten geregelt. Sie haben die Funktion, die Zellteilung und das Zellwachstum entweder zu fördern oder zu unterbinden und werden als Protoonkogene und Tumorsuppressoren bezeichnet.

Protoonkogene reagieren auf Wachstumssignale und fungieren als positive Regulatoren der Zellproliferation, jedoch ausschließlich in Gegenwart der entsprechenden Wachstumssignale.

Tumorsuppressorgene fungieren als negative Regulatoren des Zellwachstums und unterdrücken oder kontrollieren das unregulierte Wachstum von Zellen. Der »Aus-Mechanismus« in der normalen Zelle beruht daher auf der Reaktion auf fehlende spezifische Wachstumssignale.

Einige, aber nicht alle Körpergewebe behalten zeitlebens die Fähigkeit, sich selbst zu replizieren, um den Bedarf des Körpers zu decken. Wenn z. B. drei Viertel einer gesunden Leber operativ entfernt wurden, erreicht die verbleibende Leber nach etwa 6 Wochen wieder ihre ursprüngliche Größe und hört dann auf zu wachsen. Dieser »Aus-Mechanismus« ist jedoch noch nicht vollständig erforscht – man ist sich allerdings sicher, dass es sich um einen äußerst wichtigen Prozess handelt, der in der Regel genetisch gesteuert wird.

Bei einer malignen Erkrankung gibt es keinen »Aus-Mechanismus«. Einige Protoonkogene sind mutiert und fördern das Zellwachstum auch ohne die entsprechenden Wachstumssignale, d. h., sie werden zu Onkogenen (Gene, die das Tumorwachstum fördern), während einige Tumorsuppressorgene deaktiviert werden, sodass völlig unkontrolliert anormales Wachstum stattfinden kann. Abnorme und unerwünschte Zellen dringen dann in das umgebende Gewebe und möglicherweise auch in Blut- und Lymphgefäße oder Körperhöhlen ein und breiten sich so in anderen Körperregionen aus, in denen sich neue, schädliche Kolonien ungewollt wachsender Zellen bilden. Diese Kolonien werden als sekundäre oder metastatische Krebserkrankungen bzw. als Sekundärtumoren oder Metastasen bezeichnet.

1.1 Eigenschaften einer malignen Erkrankung

Aus dem o. g. Grund unterscheidet sich eine maligne Erkrankung grundlegend von einer Infektion, die durch Organismen hervorgerufen wird, die von

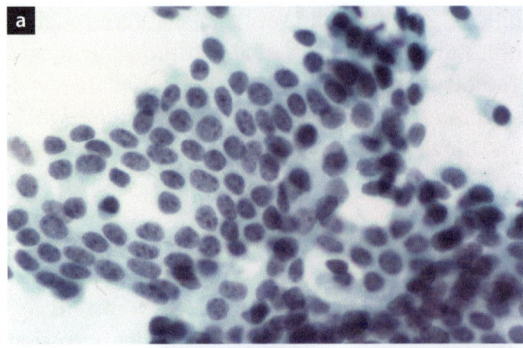
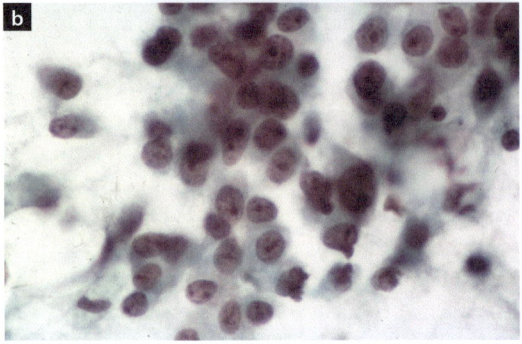

◘ **Abb. 1.1** Mikroskopisches Bild von optisch normalen Brustzellen, die aus einem benignen Brusttumor aspiriert wurden (**a**) und von hochmalignen, anaplastischen Brustkrebszellen, die aus einem Mammakarzinom aspiriert wurden (**b**) (× 400)

Krebszellen stammen normalerweise von einer einzigen Ursprungszelle ab und sollten einen klonalen Ursprung erkennen lassen. Der Zellkern ist häufig unregelmäßig geformt, vergrößert und dunkler gefärbt und kann sogar in einer einzelnen Zelle dupliziert sein. Das Zytoplasma ist oft relativ klein, von unregelmäßiger Größe und Form und weist nicht die spezifischen Merkmale der Ursprungszelle auf. Krebszellen können jedoch nicht nur unterschiedliche Größen und Formen aufweisen, sondern auch eine abweichende Färbung im histologischen Bild (Pleomorphie). Diese Abweichungen sind auf Veränderungen der Tumorsuppressorgene und Onkogene zurückzuführen, die für die Steuerung der Zellteilung verantwortlich sind.

Übung
Untersuchen Sie die Zellen in ◘ Abb. 1.1. Welche Unterschiede sind zwischen den Zellen in ◘ Abb. 1.1a und ◘ Abb. 1.1b zu erkennen?

_____

_____

_____

außen in den Körper eindringen und dort Schäden verursachen. Die Abwehrmechanismen des Körpers erkennen die eindringenden Organismen als Fremdkörper und leiten Abwehrmaßnahmen ein, um sie zu zerstören. Bei sich ausbreitenden Krebszellen handelt es sich dagegen um abnorme Zellen, die von körpereigenen Zellen abstammen und somit weiter wachsen und andere Gewebe infiltrieren können, ohne dass die natürlichen Abwehrmechanismen des Körpers einsetzen.

> **Krebszellen unterscheiden sich außerdem in Bezug auf ihre Merkmale und ihr mikroskopisches Bild von den Zellen, aus denen sie sich entwickelt haben. Krebszellen nehmen bizarre Größen, Formen und andere Eigenschaften an. Dabei gilt der Grundsatz: je bizarrer sie werden, desto aggressiver und maligner ist ihr Verhalten.**

1.2 Wie ist die Prävalenz von Krebs?

Krebs tritt in allen Gesellschaftsschichten und Regionen der Welt auf. Sowohl Tiere als auch Menschen sind von dieser Erkrankung betroffen. Man weiß, dass Krebs beim Menschen nicht nur in der heutigen Zeit, sondern bereits in der Antike diagnostiziert wurde. Die Krebsarten mit der höchsten Prävalenz innerhalb einer Bevölkerungsgruppe variieren je nach Alter, Geschlechterverteilung und ethnischer Herkunft, wobei die geografische Lage, die wirtschaftliche Situation und die Umweltsituation sowie der individuelle Lebensstil einschließlich der Ernährung ebenfalls eine Rolle spielen. (Näheres zur Inzidenz unterschiedlicher Krebsarten in verschiedenen Ländern ► Tab. A1 und A2 im Anhang.)

In den Industrieländern sind etwa 25–30% der Todesfälle auf Krebserkrankungen zurückzuführen. Sie stellen nach kardiovaskulären Erkrankungen die zweithäufigste Todesursache dar. Bei Jugendlichen in den Industrieländern ist das Mortalitätsrisiko durch

Krebs wesentlich geringer als die Wahrscheinlichkeit, aufgrund einer anderen Todesursache wie z. B. einer Infektionskrankheit (einschließlich AIDS) oder den Folgen eines Traumas (insbesondere Haushalts- oder Verkehrsunfälle, Schusswunden oder Suizid) zu sterben. Auch wenn Krebs in allen Altersgruppen auftreten kann, wird die Erkrankung vor Erreichen eines Alters von 40 Jahren relativ selten diagnostiziert. Mit zunehmendem Alter nimmt das Krebsrisiko jedoch kontinuierlich zu.

1.3 Benigne und maligne Tumoren?

> Nichtmaligne bzw. benigne Tumoren sind wesentlich häufiger als maligne Tumoren.

Ein benigner Tumor zeichnet sich durch begrenztes Zellwachstum aus, das scheinbar einer gewissen Kontrolle unterliegt. Auch wenn das Wachstum keinen erkennbaren Zweck hat, sind die Zellen reifer und ähneln stark den Zellen, von denen sie abstammen. Sobald der Tumor eine bestimmte Größe erreicht hat, wächst er normalerweise langsamer oder überhaupt nicht mehr, wie z. B. ein Muttermal auf der Haut. Sämtliche Zellen eines benignen Tumors bleiben zusammen und bilden einen Knoten oder eine Schwellung, der bzw. die üblicherweise durch eine Kapsel oder eine Schicht aus fibrösem Gewebe abgegrenzt ist. Sie breiten sich nicht in andere Bereiche des Körpers aus und können in der Regel problemlos operativ entfernt werden.

Maligne Tumoren im soliden Gewebe, die gewöhnlich als Krebs bezeichnet werden, lassen sich in zwei Hauptgruppen unterteilen: Karzinome und Sarkome. Karzinome sind maligne Tumoren epithelialen Ursprungs, wie z. B. Epithelzellen der Haut, des Verdauungstrakts, der Atemwege, der Blase oder von Drüsen wie Bauchspeichel-, Schild- oder Speicheldrüsen. Sarkome sind maligne Tumoren des Bindegewebes wie Knochen, Knorpel, Muskeln, Fettgewebe, Faszien, Nerven oder Blutgefäße. Karzinome treten wesentlich häufiger auf als Sarkome.

Die Zellen in malignen Tumoren sind den Zellen, von denen sie abstammen, weniger ähnlich. Zellen, die ihre charakteristischen Merkmale verloren haben, werden als anaplastisch bezeichnet. Die

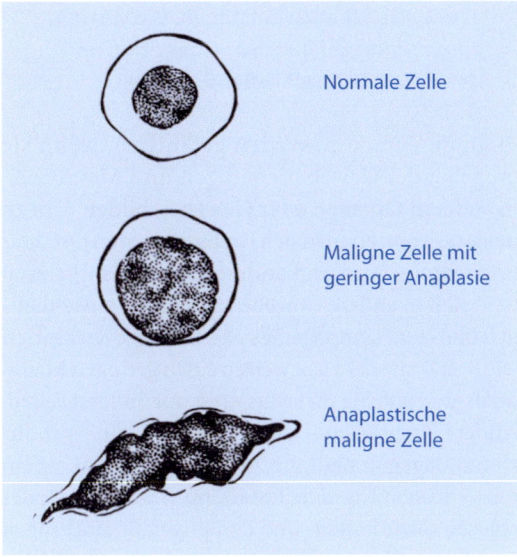

Abb. 1.2 Grad der Zelldegeneration bei der Entstehung von Krebs. **a** Normale Zelle, **b** leicht anaplastische maligne Zelle, **c** anaplastische maligne Zelle

Vermehrung der Zellen setzt sich ebenfalls unkontrolliert fort (Abb. 1.2).

In sehr seltenen Fällen können benigne Tumoren allein aufgrund ihrer Größe oder ihrer Lokalisation lebensbedrohlich sein. Ein Beispiel dafür ist das Meningeom, ein benigner, langsam wachsender Tumor, der in den Meningen entsteht. Er kann tödlich sein, wenn er nicht entfernt wird, weil er auf das umgebende gesunde Hirngewebe drückt und letztlich zentrale Hirnfunktionen beeinträchtigen kann. Ein Meningeom wird dennoch als benigner Tumor eingestuft, weil seine Zellen das umgebende Gewebe nicht infiltrieren, weil er sich nicht über den Blutkreislauf oder das Lymphsystem in andere Bereiche des Körpers ausbreitet und weil eine operative Entfernung zur Heilung führen sollte.

1.4 Gefahren maligner Tumoren

> Wird ein maligner Tumor erkannt, solange er noch klein ist und keine Metastasen gebildet hat, kann er in der Regel operativ vollständig entfernt oder durch Bestrahlung oder mit anderen Methoden vernichtet werden, bevor

ernsthafte Schäden entstehen. Die von ihm ausgehende Gefahr wird so beseitigt, und der Patient ist anschließend geheilt.

Maligne Tumoren werden gefährlich, wenn sie umgebendes Gewebe schädigen und Metastasen in anderen Organen oder Geweben bilden. Um zu metastasieren, können sich Krebszellen vom Ort ihrer Entstehung lösen und andere Gewebe infiltrieren bzw. sich in andere Gewebe ausbreiten, einschließlich Blut- und Lymphgefäßsystem. Einige Krebsarten wie Basaliome der Haut weisen einen geringen Malignitätsgrad auf. Sie metastasieren nur äußerst selten. Andere Krebsarten – wie z. B. Melanome – produzieren dagegen maligne Zellen, die sich in einem relativ frühen Krankheitsstadium wesentlich besser ablösen sowie in Blut- und Lymphgefäße eindringen und diese infiltrieren können. Diese Krebserkrankungen werden äußerst aggressiv, entwickeln eine hohe Malignität und können früh Metastasen bilden.

Die Fähigkeit einiger Krebsarten zur Metastasenbildung ist jedoch noch nicht vollständig erforscht. Sie steht offensichtlich in Zusammenhang mit fehlerhaften interzellulären Kittsubstanzen und wird durch die Veränderung von Genen erworben, die Proteasen und angiogenetische Faktoren kodieren und die Regulation von Adhäsionsfaktoren stören. Mithilfe von Proteasen können Zellen in Gewebe eindringen. Angiogenetische Faktoren fördern die Entstehung neuer Tumorkapillaren zur Versorgung der malignen Zellen. Infolge der Fehlregulation von Adhäsionsfaktoren werden Zellen nicht als ein Gewebe zusammengehalten, sondern können »freigesetzt« werden und einzeln die Zellen infiltrieren. Je mehr dieser Faktoren mit einer Krebserkrankung assoziiert sind, desto höher sind die Malignität und der Grad der Ausbreitung.

Krebszellen lassen sich mit Unkrautsamen vergleichen, die im Garten wachsen. So wie manche Samen in einigen Böden keimen und manche eine bestimmte Bodenbeschaffenheit benötigen, neigen auch einige Krebszellen dazu, sich in bestimmten Gewebearten stärker zu vermehren als in anderen.

Einige Gewebe scheinen disponiert zu sein für unterschiedliche Formen von metastatischem Zellwachstum. So ist z. B. bei Brust- und Prostatakrebszellen die Wahrscheinlichkeit für die Bildung von Knochenmetastasen sehr hoch; Sarkom- und Nierenkrebszellen siedeln sich scheinbar bevorzugt in der Lunge an, und bei Krebszellen des Verdauungstrakts ist die Wahrscheinlichkeit der Bildung von Lebermetastasen am höchsten. In den Lymphknoten sind am häufigsten Metastasen der meisten Tumorarten lokalisiert, jedoch nur selten Metastasen von Sarkomen. Andere Gewebearten lassen eher eine allgemeine Resistenz gegenüber Metastasen erkennen. In der Milz und in Muskeln siedeln sich selten metastatische Zellen an. Eine Ausnahme bilden Zellen von Melanomen, die praktisch jede Art von Gewebe infiltrieren, einschließlich Lunge, Leber, Gehirn, Knochen und Lymphknoten. Plattenepithelkarzinome der Haut und anderer Gewebe breiten sich meist auf nahe gelegene und später auf entferntere Lymphknoten aus; die weitere Metastasierung findet jedoch meist verzögert statt. Früher oder später metastasieren sie allerdings weiter in die Lunge oder andere Organe oder Gewebe.

Metastatische Neubildungen schädigen und zerstören das Organ oder das Gewebe, in dem sie wachsen. So führen z. B. Metastasen in der Leber zu einer Beeinträchtigung der Leberfunktion, Metastasen in der Lunge blockieren die Atemwege und verursachen somit eine Lungenentzündung (Pneumonie), und Metastasen im Gehirn führen häufig zunächst zu Kopfschmerzen und können schließlich Krampfanfälle auslösen oder zu Bewusstlosigkeit führen. Knochenmetastasen sind häufig mit Schmerzen verbunden und schwächen die Knochen, die später kollabieren oder brechen können.

1.5 Ursachen von Krebs

1.5.1 Gibt es eine alleinige Ursache oder einen gemeinsamen Signalweg?

Seit Generationen versuchen Ärzte, Forscher, andere Fachkräfte im Gesundheitswesen, Philosophen, Alternativmediziner und gelegentlich auch Quacksalber, eine bestimmte Ursache für alle Arten von Krebs und somit ein Allheilmittel zu finden. Es wurde keine solche Ursache gefunden, und möglicherweise existiert sie auch gar nicht.

Viele verschiedene Faktoren lösen Veränderungen in Zellen aus, die zu Krebs führen. Die aktuellen Erkenntnisse lassen annehmen, dass alle Ursachen von Krebs auf eine Schädigung der Erbsubstanz von Zellen zurückzuführen sind, die insbesondere Mutationen in Protoonkogenen und Tumorsuppressorgenen nach sich zieht. In vielen Fällen können diese Genmutationen direkt mit der Art von DNS-Schäden in Verbindung gebracht werden, die mit krebsauslösenden Stoffen wie z. B. UV-Licht und Teer im Tabakrauch assoziiert werden. Jede Substanz führt zu sehr spezifischen DNS-Schäden und liefert so einen Beleg für die »unmittelbare Beziehung zwischen Ursache und Wirkung«. Selbst Tumorviren verursachen Krebs, indem sie die Erbsubstanz der Zelle verändern, und zwar entweder durch direkte Veränderung der Expression von Protoonkogenen oder indirekt durch die Deaktivierung von Tumorsuppressorproteinen, sodass faktisch der genetische Bauplan überschrieben wird.

Heute geht man davon aus, dass Krebs aus einer einzigen Zelle entsteht, deren Haupt-Tumorsuppressorgene und Protoonkogene 6–12 genetische Veränderungen (Mutationen) durchlaufen haben. Dies ist eine Erklärung für den klonalen Ursprung von Krebs und dafür, dass die Inzidenz von Krebs infolge der sequenziellen Akkumulation dieser Mutationen mit zunehmendem Alter steigt. Erklärt wird dadurch außerdem, warum einige familiäre (erbliche) Krebserkrankungen im jüngeren Alter ausbrechen, da die Betroffenen bereits zum Zeitpunkt ihrer Geburt eine dieser prädisponierenden Mutationen in sich tragen. Wir können unser persönliches Krebsrisiko zwar durch einen gesunden Lebensstil minimieren, aber nicht vollständig eliminieren, da in allen unseren Zellen natürliche Metaboliten zu finden sind, die derartige Mutationen auslösen könnten.

1.5.2 Apoptose

Krebs wurde zwar bisher ausschließlich in Verbindung mit unkontrollierter Zellproliferation erörtert, es gibt aber noch einen weiteren, wichtigen Gegenpol für das Zellwachstum: den programmierten Zelltod. Dieser Prozess wird auch als Apoptose bezeichnet. Der programmierte Zelltod ist ein natürlicher Mechanismus, der in geschädigten Zellen auftritt, aber auch während der Entwicklung von intakten Zellen; so entstehen die Finger beim Feten z. B. durch den Untergang des Gewebes zwischen den Fingern. Bei der Apoptose handelt es sich um einen stark regulierten und biochemisch definierten Prozess – ganz im Gegensatz zur einfachen Nekrose (bei der die Zellen lediglich ihren Inhalt entleeren). Zellen mit umfangreichen genetischen Schäden durchlaufen häufig spontan eine Apoptose und »begehen Selbstmord«, um sich für das übergeordnete Wohl des Wirts zu opfern.

Dieser Mechanismus spielt bei der Tumorsuppression eine wichtige Rolle. Chemo- und Strahlentherapie zielen in erster Linie darauf ab, in Tumoren derart extensive genetische Schäden hervorzurufen, dass die Krebszellen zur Apoptose angeregt werden. Zellen, die diesen Prozess der Apoptose umgehen, bilden Tumoren, die widerstandsfähiger gegenüber einer Chemo- und Strahlentherapie und mit einer schlechten Prognose assoziiert sind.

1.5.3 Karzinogene

Es sind eine Reihe krebsauslösender Stoffe (Karzinogene) bekannt; unabhängig davon, was sie letzten Endes bewirken, lösen alle Mutationen aus, durch die unterschiedliche Arten von Krebs entstehen.

1.5.4 Rauchen

> **Rauchen zählt zu den Hauptursachen vieler Gesundheitsprobleme und ist in modernen Gesellschaften der am besten vermeidbare Auslöser von Krebserkrankungen.**

Rauchen ist für eine Zunahme der Fälle von Lungenkrebs, Krebs im Mund- und Rachenraum, Kehlkopf- und Speiseröhrenkrebs, Magenkrebs, Bauchspeicheldrüsenkrebs, Nierenkrebs, Blasenkrebs, Gebärmutterhalskrebs und langfristig sogar Brustkrebs verantwortlich.

> **Übung**
>
> Schauen Sie sich ◘ Abb. 1.3 genauer an und erstellen Sie eine Liste der potenziellen langfristigen Auswirkungen des Rauchens:
>
> _____
>
> _____
>
> _____

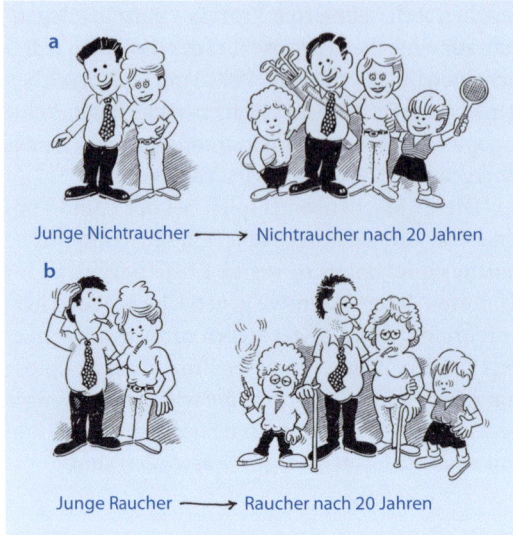

◘ **Abb. 1.3** Rauchen ist für zahlreiche Gesundheitsprobleme einschließlich vieler Krebserkrankungen verantwortlich. Junge Nichtraucher (**a**) und junge Raucher (**b**) heute und in 20 Jahren (© Bob Haynes)

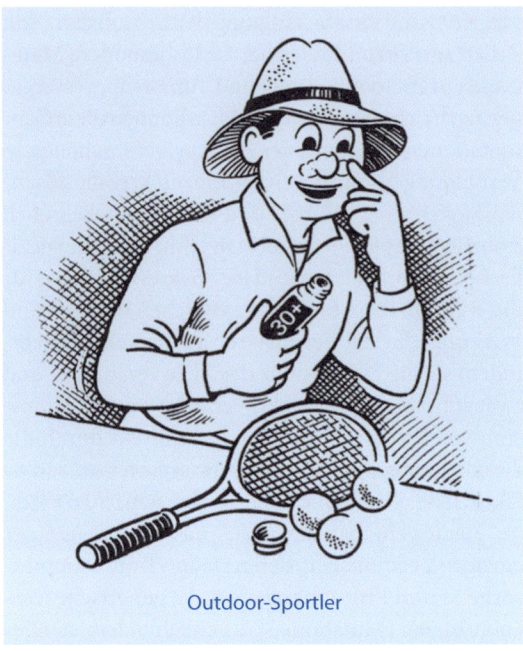

◘ **Abb. 1.4** Einfache Maßnahmen zum Schutz der Haut vor Hautkrebs, die für jedermann zur Routine werden sollten. Achten Sie auf einen Hut, Sonnenschutzcreme und ein Oberteil mit langen Ärmeln (© Bob Haynes)

1.5.5 Alkohol

Die Wechselwirkung zwischen Alkohol und Krebs ist nicht ganz so deutlich erkennbar wie beim Rauchen. Es gibt einen offensichtlichen Zusammenhang zwischen starkem Alkoholkonsum, insbesondere von hochprozentigem Alkohol, und Speiseröhrenkrebs. Die Inzidenz von Speiseröhrenkrebs ist sowohl bei starken Alkoholkonsumenten als auch bei starken Rauchern, unabhängig von der Form des Tabakkonsums (ob Zigaretten, Pfeife oder Zigarren), deutlich erhöht. Bei starken Alkoholikern, die gleichzeitig auch starke Raucher sind (insbesondere Männer), ist die Häufigkeit wesentlich höher als nur in Verbindung mit Alkohol- oder Tabakkonsum allein. Dieses erhöhte Risiko ist bei Krebserkrankungen des Verdauungstrakts – vom Rachen über die Speiseröhre bis zur Bauchspeicheldrüse – zu beobachten.

Es gibt außerdem einen sekundären Zusammenhang zwischen Alkohol und primären Lebertumoren. Der Alkohol führt zu einer Leberzirrhose, die den Patienten gelegentlich für einen primären Lebertumor prädisponiert.

1.5.6 Betelnuss

Die Betelnuss ist in einigen Ländern wie Indien, Pakistan, Südostasien und Neu-Guinea heimisch und wird dort kostengünstig angebaut und gerne gekaut. Das Betelkauen kann wie Kaugummikauen zur Gewohnheit werden und macht eher nicht süchtig. Wenn die Nuss nicht gekaut wird, wird sie oft im von Schleimhaut ausgekleideten Wangenbereich der Mundhöhle belassen. Die Betelnuss besitzt karzinogene Eigenschaften, die häufig die Entstehung von Krebs im Bereich der Mundschleimhaut, insbesondere der Wangenschleimhaut, fördern. Wird die Betelnuss mit Tabakblättern und/oder Limone kombiniert, werden die karzinogenen Eigenschaften noch verstärkt.

Die Angewohnheit, Betelnüsse oder Tabakblätter zu kauen, ist für eine deutlich erhöhte Inzidenz von Krebserkrankungen in der Mundhöhle in Ländern verantwortlich, in denen dieser Brauch weit verbreitet ist.

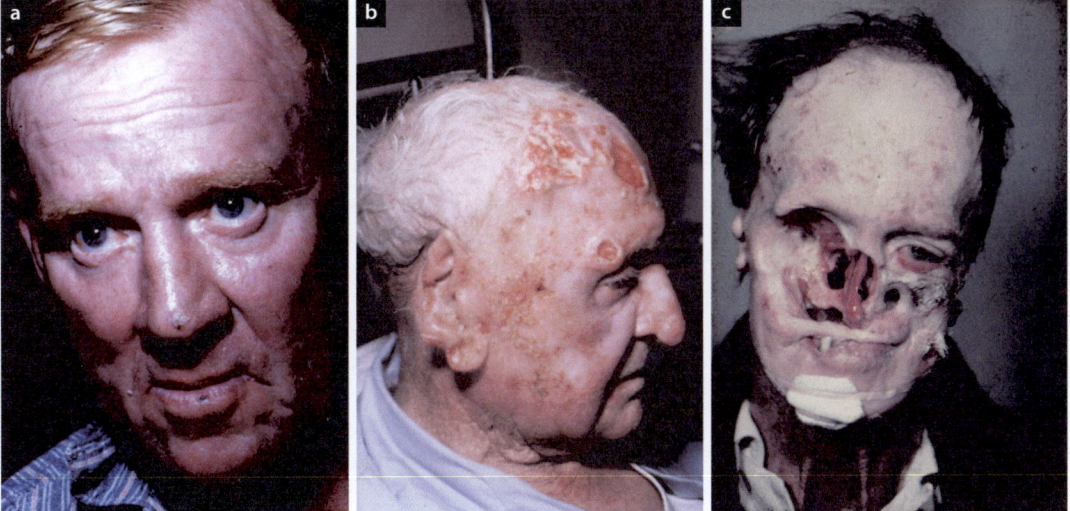

Abb. 1.5 Frühe (**a**), späte (**b**) und sehr späte (**c**) Folgen einer Schädigung durch Sonnenlicht mit zunehmender Hyperkeratose, Basaliomen und Spinaliomen

1.5.7 Sonnenlicht

> Zu viel UV-Strahlung durch Sonnenlicht ist überwiegend verantwortlich für eine stark erhöhte Hautkrebsinzidenz.

Dies gilt insbesondere für hellhäutige Menschen, die in sonnenreichen tropischen oder subtropischen Klimazonen leben. UV-Strahlung von Solarien kann sich als ebenso schädlich erweisen – und dies sogar schon nach einer wesentlich kürzeren Zeit (Abb. 1.4,   Abb. 1.5).

1.5.8 Weitere Strahlungsarten: Röntgenstrahlung und radioaktive Strahlung

In den Anfangszeiten der Röntgentechnik lieferte eine erhöhte Inzidenz von Krebs im Bereich der Handflächen von Personen, die mit Röntgenplatten hantierten, einen ersten Beleg dafür, dass Röntgenstrahlung bestimmte Krebsarten auslösen kann. Nach der Exposition gegenüber radioaktiver Strahlung im Anschluss an die Atombombenexplosionen von Hiroshima und Nagasaki während des Zweiten Weltkrieges sowie die Nuklearkatastrophe von Tschernobyl im Jahr 1986 war außerdem eine höhere Inzidenz anderer Krebsarten wie Schilddrüsenkrebs und Leukämie festzustellen. Damit wurde das Risiko dieser Strahlungsarten im Hinblick auf die Entstehung von Krebserkrankungen nachgewiesen.

1.5.9 Industrielle Reizstoffe und Karzinogene

Die erste Krebserkrankung in westlichen Ländern, die nachweislich durch eine chemische Substanz verursacht wurde, war der Krebs am Skrotum (Hodensack). Diese Krebsart wurde im 18. Jahrhundert häufig bei Schornsteinfegern in Großbritannien diagnostiziert. Als Ursache wurde Ruß ermittelt, der sich im Bereich der Hoden ansammelte.

Später stellte man fest, dass bestimmte Farbstoffe, die von Arbeitern in deutschen Chemiefabriken verwendet wurden und die sie mit dem Urin ausschieden, mit einer erhöhten Inzidenz von Blasenkrebs verbunden waren. Außerdem war bei Personen, die auf Leuchtzifferblätter von Uhren Phosphor aufbrachten, eine hohe Inzidenz von Knochenkrebs (Osteosarkom) zu beobachten. Sie nahmen den

Phosphor auf, weil sie die Spitzen ihrer Pinsel in den Mund nahmen, um sie mit Speichel anzufeuchten

1.5.10 Chemische Karzinogene

Eine Reihe chemischer Substanzen können im Tierversuch Krebs verursachen. Ebenso ist bekannt, dass solche chemischen Stoffe in Teer aus Tabakrauch und in Mineralölerzeugnissen sowie anderen Industrieprodukten enthalten sind.

1.5.11 Hormone

Ein erhöhter Hormonspiegel oder eine verlängerte Exposition gegenüber Hormonen können mit einem höheren Risiko, an bestimmten Krebsarten zu erkranken, assoziiert sein. Bei Frauen, die wegen postmenopausaler Beschwerden eine Hormonersatztherapie erhalten, ist das Brustkrebsrisiko erhöht. Das Prostatakarzinom bei Männern ist ein androgenabhängiger Tumor, der ohne Androgene nicht wächst. Zu weiteren Krebsarten, die gelegentlich mit Hormonen in Zusammenhang gebracht werden, gehört der Gebärmutterkrebs (Uteruskarzinom).

1.5.12 Viren

Viren wurden als potenzielle Auslöser von Krebserkrankungen beim Menschen intensiv untersucht. Angeregt wurden diesbezügliche Studien durch Belege dafür, dass bestimmte Viren bei Tieren Krebs verursachen und dass menschliche Warzen, bei denen es sich um benigne Tumoren handelt, auf Viren zurückzuführen sind. Das humane Papillomvirus (HPV) kann zur Entstehung warzenähnlicher Papillome auf der menschlichen Haut führen. Diese Papillome können maligne werden. Eine Form des HPV wird sexuell übertragen und kann bei Frauen ein Uterus-, Vaginal- oder Vulvakarzinom und bei Männern ein Peniskarzinom verursachen. Heute weiß man, dass das HPV die häufigste Ursache von Gebärmutterhalskrebs ist.

Inzwischen gibt es Nachweise dafür, dass eine Reihe anderer Viren für einige andere Krebsarten beim Menschen verantwortlich sind. So gibt es z. B. eine Krebsart, die vom Nasenrücken ausgeht und am häufigsten bei Chinesen diagnostiziert wird, die in oder im Umkreis der chinesischen Provinz Guangdong in der Nähe von Hongkong leben. Bei den Einwohnern dieser Provinz ist eine hohe Inzidenz von Infektionen mit dem Epstein-Barr-Virus zu beobachten, die möglicherweise bei der Entstehung dieser Krebserkrankung eine Rolle spielen. Das Burkitt-Lymphom, ein maligner Tumor, der in einigen afrikanischen Ländern und Neu-Guinea am häufigsten auftritt, wird ebenfalls mit einer hohen Inzidenz von Infektionen mit dem Epstein-Barr-Virus oder ähnlichen Viren assoziiert.

Überzeugende Belege dafür, dass Viren bei der Entstehung mancher Krebsarten eine Rolle spielen, liefern Studien zur Häufigkeit von Krebserkrankungen bei Patienten nach einer Organtransplantation (z. B. Niere, Herz, Leber). Diese Patienten müssen ein Leben lang Immunsuppressiva einnehmen, um eine Abstoßung des transplantierten Organs zu verhindern, und lassen infolgedessen eine erhöhte Inzidenz insbesondere für die Krebsarten erkennen, bei denen bekanntermaßen ein Zusammenhang mit Virusinfektionen besteht. So ist z. B bei australischen Patienten, die eine Nierentransplantation erhalten hatten, die Inzidenz von Plattenepithelkarzinomen gegenüber der übrigen Bevölkerung um das 100-Fache erhöht, und es konnte eine eindeutige Assoziation mit HPV nachgewiesen werden.

Ähnlich erhöht ist die Inzidenz des Zervixkarzinoms (von dem ebenfalls ein Zusammenhang mit HPV bekannt ist), von Lebertumoren (die mit dem Hepatitis-B- und Hepatitis-C-Virus assoziiert werden), von Non-Hodgkin-Lymphomen (die gelegentlich mit dem Epstein-Barr-Virus in Zusammenhang gebracht werden) und Kaposi-Sarkomen (die mit einer Zytomegalievirusinfektion assoziiert werden). Ähnliche Tumoren sind bei AIDS-Patienten zu beobachten, deren Immunsystem geschwächt ist, jedoch nicht aufgrund der Einnahme von Medikamenten, sondern durch das humane Immundefizienzvirus (HIV).

- **Aktuelle Virenstudien auf molekularer Ebene**

Auf molekularer Ebene konnte nachgewiesen werden, dass Viren auf unterschiedliche Weise die Entstehung von Krebs fördern. Zunächst kodieren viele Viren Proteine, die direkt auf Tumorsuppressorgene des Wirts abzielen und diese deaktivieren, wie z. B. die p53- und die Retinoblastom-Tumorsuppressoren. Dadurch kann das Virus den Wirtszellen einen Impuls zur Einleitung der Zellteilung geben, wobei es sein eigenes genetisches Material mithilfe der Replikationsmechanismen des Wirts in der Synthesephase (S-Phase) des Zellzyklus vervielfältigen lässt. Weil Viren mit der Wirtszelle konkurrieren müssen, verfügen sie über stark exprimierte Gene, die ihre Reproduktion unterstützen; in manchen Fällen aktivieren sie auch zweckwidrig die Expression von Protoonkogenen des Wirts oder vermitteln indirekt chromosomale Translokationen, die dazu führen, dass die Protoonkogene des Wirts unter die genetische Steuerung des Virus geraten.

1.5.13 Bakterien

Die Belege für einen direkten Zusammenhang zwischen Bakterien und Krebserkrankungen sind nicht ganz schlüssig, auch wenn anhaltende Entzündungen von Geschwüren durch die länger andauernde Einwirkung von Bakterien eine Prädisposition für maligne Veränderungen zur Folge haben können. Der offenkundigste Zusammenhang zwischen Bakterien und Krebs besteht wohl im häufigen Nachweis von Bakterien der Gattung *Helicobacter* bei Magenkarzinomen.

1.5.14 Vorhandene Anomalien

Es ist häufig zu beobachten, dass angeborene Gewebeanomalien, chronisch gereiztes Gewebe, chronisch atrophisches oder degeneriertes Gewebe, chronisch entzündetes oder ulzeriertes Gewebe oder stark vernarbtes Gewebe mit einer höheren Wahrscheinlichkeit als gesundes Gewebe maligne Zellen bilden. Dazu zählen u. a. Tumoren, die in einem nichtdeszendierten Hoden entstehen, sowie Plattenepithelkarzinome, die sich in einem chronischen Geschwür entwickeln, das auf eine schwere Verbrennung zurückzuführen ist. Auch bereits vorhandene benigne Tumoren wie Polypen, Papillome und Adenome neigen in unterschiedlichem Ausmaß zu malignen Veränderungen.

1.5.15 Ernährung – Mangelzustände und Gewohnheiten

Ein Mangel an bestimmten Vitaminen, Spurenelementen, Antioxidanzien, natürlichen Pflanzenhormonen und weiteren Pflanzenprodukten sowie natürlichen Ballaststoffen wird in Verbindung gebracht mit einem erhöhten Risiko bestimmter Krebserkrankungen unterschiedlicher Art, in verschiedenen Körpersystemen und unterschiedlichen gesellschaftlichen sowie ethnischen Gruppen, die häufig in verschiedenen Regionen der Welt leben. Ein hoher Anteil tierischer Fette in Lebensmitteln scheint mit einem erhöhten Risiko für bestimmte Krebsarten assoziiert zu sein, während eine Ernährung mit viel frischem Obst und Gemüse anscheinend eine Schutzwirkung hat. Diese Zusammenhänge werden in ▶ Abschn. 1.5.13 sowie in den Kapiteln zu den entsprechenden Krebsarten, insbesondere ▶ Kap. 12, ▶ Kap. 13 und ▶ Kap. 16, ausführlicher behandelt.

1.5.16 Einschätzung bekannter Risikofaktoren und Assoziation mit Krebserkrankungen

Der Zusammenhang zwischen den häufigsten Hautkrebsarten und UV-Strahlung ist offensichtlich. Hinsichtlich der übrigen bekannten und potenziell vermeidbaren Risikofaktoren für eine Krebserkrankung gibt es unterschiedliche Einschätzungen: Sie gehen davon aus, dass die Ernährung, Alkohol- und Tabakkonsum zu etwa 70% eine Rolle spielen könnten und Viren und Bakterien zu ca. 10%, die Vererbung zu ca. 10%, physikalische Faktoren (z. B. Chemikalien, Strahlung, chronisches Trauma) zu ca. 5% und sonstige Faktoren zu etwa 5% beteiligt sind.

Die unvermeidliche Degeneration von Zellen, insbesondere in Verbindung mit zunehmendem Alter, stellt den größtenteils unbekannten Faktor dar. Wie viele Menschen infolge der altersassoziierten Degeneration von Gewebe an Krebs erkranken würden, wenn alle sonstigen bekannten Risikofaktoren vermieden werden können, ist weitgehend unbekannt. Fest steht jedoch, dass bei einer geringeren Anzahl von Krebserkrankungen bei jüngeren Menschen wesentlich mehr Menschen länger leben und gesünder bleiben würden; trotzdem würden schließlich bei den meisten älteren Menschen nach vielen Jahren der wiederholten Zellreproduktion maligne Zellen in vielen Gewebearten entstehen.

Epidemiologie

*K.R. Aigner, F.O. Stephens, T. Allen-Mersh, G. Hortobagyi, D. Khayat,
S.M. Picksley, P. Sugarbaker, T. Taguchi, J.F. Thompson*

2.1 Krebsinzidenz im Vergleich – 17

2.2 Risikogruppen – 17

2.3 Zusammenhänge mit Viren und sonstigen Infektionen – 18

2.4 Vererbung und genetische Faktoren – 18
2.4.1 Tumorsuppressoren, Protoonkogene und krebsfördernde Onkogene – 18
2.4.2 Tumorsuppressorgene – 20
2.4.3 Den Zellzyklus regulierende Gene – 20

2.5 Molekulare Veränderungen bei der Steuerung der Zellteilung – 20

2.6 Alter – 22
2.6.1 Säuglinge und Kleinkinder – 22
2.6.2 Kinder, Jugendliche und junge Erwachsene – 22
2.6.3 Zunehmendes Alter – 23

2.7 Prädisponierende und prämaligne Risikofaktoren – 23
2.7.1 Haut – 24
2.7.2 Speiseröhre – 24
2.7.3 Magen – 24
2.7.4 Darm – 24
2.7.5 Mund- und Rachenraum – 24
2.7.6 Steine: Gallen-, Nieren- und Blasensteine – 24
2.7.7 Chronische Entzündungen – 25
2.7.8 Akute Verletzungen – 25
2.7.9 Vorhandene Knoten und benigne Tumoren – 25
2.7.10 Angeborene Gewebeanomalien – 25

© Springer-Verlag Berlin Heidelberg 2016
K. R. Aigner, F. O. Stephens (Hrsg.), *Onkologie Basiswissen*,
DOI 10.1007/978-3-662-48585-9_2

2.7.11	Geschlecht – 25
2.7.12	Ernährung und Krebs: spezielle präventive Nahrungsinhaltsstoffe – 26
2.7.13	Magenkrebs – 28
2.7.14	Darmkrebs: Kolon- und Rektumkarzinom – 28
2.7.15	Sonstige Krebserkrankungen – 28
2.7.16	Vegetarische Ernährung – 28
2.7.17	Spezielle Nahrungsinhaltsstoffe: Phytoöstrogene und Lycopin – 28
2.7.18	Vitamine, Antioxidanzien und Spurenelemente – 29
2.7.19	Ethnische Herkunft – 29
2.7.20	Geografische Zusammenhänge – 30
2.7.21	Umwelt – 30

2.8	**Gewohnheiten und Lebensstil – 31**
2.8.1	Rauchen – 31
2.8.2	Alkohol – 32
2.8.3	Exposition gegenüber Sonnenlicht – 32
2.8.4	Betelnuss – 32
2.8.5	Schwangerschaft und Brustkrebs – 32
2.8.6	Kulturelle und gesellschaftliche Gepflogenheiten – 32
2.8.7	Psychologische Faktoren: die potenzielle Rolle von Stress oder Emotionen bei der Entstehung von Krebserkrankungen – 33

2.9	**Krebsregister – 33**

2.1 Krebsinzidenz im Vergleich

In diesem Kapitel erfahren Sie mehr über
- Krebsinzidenz im Vergleich
- Risikogruppen
- Zusammenhänge mit Viren und sonstigen Infektionen
- Vererbung und genetische Faktoren
- Alter
- Prädisponierende und prämaligne Risikofaktoren
- Geschlecht
- Ernährung
- Ethnische Herkunft
- Geografische Zusammenhänge
- Umwelt
- Beruf und Krebs
- Gewohnheiten und Lebensstil
- Potenzielle psychologische Faktoren
- Krebsregister

> Die Inzidenz von Krebserkrankungen ist von Land zu Land sehr unterschiedlich (▶ Tab. A1 und A2 im Anhang). Die deutlichsten Unterschiede sind zwischen Industrie- und Entwicklungsländern zu beobachten.

Lungenkrebs, Prostatakrebs, Brustkrebs, Kolon- und Rektumkarzinome sowie Bauchspeicheldrüsenkrebs werden insgesamt häufiger in Industrieländern diagnostiziert, während Speiseröhren- und Leberkrebserkrankungen wesentlich häufiger in Entwicklungsländern auftreten. Außerdem sind Krebserkrankungen wie Hautkrebs, Uteruskarzinom, Eierstockkrebs, Blasenkrebs, Nierenkrebs, Hodenkrebs, Hirntumoren, Lymphome, Leukämien und multiple Myelome in den Industrieländern mindestens doppelt so häufig zu beobachten. In den Entwicklungsländern hingegen ist die Inzidenz von Nasen-Rachen-Krebs um mehr als das Doppelte erhöht.

In ▶ Tab. 2.1 sind die Inzidenz der häufigsten Krebserkrankungen der inneren Organe sowie die Anzahl der daraus resultierenden Todesfälle im Jahr 2001 in den USA aufgeführt.

Tab. 2.1 Inzidenz der häufigsten Krebserkrankungen der inneren Organe und Anzahl der daraus resultierenden Todesfälle in den USA im Jahr 2001

Art der Krebserkrankung	Inzidenz	Todesfälle
Prostatakarzinom	198.100	31.500
Mammakarzinom	193.700	40.600
Lungenkrebs	169.500	157.400
Kolon- und Rektumkarzinom	135.400	56.700

2.2 Risikogruppen

Auch wenn das Krebsrisiko bei jüngeren Menschen relativ niedrig ist, können Menschen in allen Regionen der Welt unabhängig von Alter, ethnischer Herkunft oder Beruf an Krebs erkranken. Erfolgreich behandelte Krebspatienten fragen oft nach dem Risiko einer zweiten Krebserkrankung. Es stimmt zwar, dass bei einigen Menschen die Prädisposition für die Entstehung einer Krebserkrankung erhöht ist, aber bei Patienten, die bereits von einer Krebserkrankung geheilt wurden, ist das Risiko der Entwicklung einer zweiten Krebserkrankung nur wenig höher einzustufen als bei Personen, bei denen noch keine Krebserkrankung diagnostiziert wurde.

So ist z. B. bei einer Frau, deren Brustkrebs geheilt wurde, das Risiko der Entstehung eines Karzinoms in der anderen Brust erhöht, während das Risiko eines Uterus- oder Ovarialkarzinoms nur leicht erhöht ist. Bei der Mehrzahl dieser Patientinnen tritt jedoch keine weitere schwere Krebserkrankung auf. Und auch bei Patienten mit einer behandelten und scheinbar geheilten Darmkrebserkrankung ist das Risiko der Entstehung einer zweiten Krebserkrankung in einem anderen Darmbereich zwar erhöht, dieser Fall tritt jedoch nur selten ein. Patienten, bei denen eine Krebserkrankung erfolgreich behandelt wurde, unterliegen einem leicht erhöhten Risiko der Entwicklung einer zweiten Krebserkrankung, und zwar nicht nur in demselben, sondern auch in anderen Organsystemen. Das Risiko ist jedoch nur geringfügig erhöht.

Das Risiko der Entstehung einer zweiten Krebserkrankung ist allerdings erhöht, wenn die Patienten an einer offensichtlich krebsauslösenden Gewohnheit – wie z. B. Zigarettenrauchen – festhalten oder wenn sie Träger einer erblich bedingten Mutation eines Tumorsuppressors oder Protoonkogens sind.

Außerdem ist bei einigen Patienten etwa 20 Jahre nach der Behandlung einer anderen Krebserkrankung mit einer länger andauernden Chemotherapie das Leukämierisiko erhöht.

2.3 Zusammenhänge mit Viren und sonstigen Infektionen

> Unter normalen Umständen kann Krebs nicht direkt von einer Person auf eine andere übertragen werden.

AIDS (engl. *acquired immune deficiency syndrome*), eine weltweite Geißel unserer Zeit, wird durch eine Virusinfektion ausgelöst, die mit einer Prädisposition für Krebs verbunden sein kann. AIDS selbst stellt jedoch keine Krebserkrankung dar. Bei dieser Krankheit wird die natürliche Immunabwehr des Patienten gegen Infektionen und Krebs geschwächt, was zu einer erhöhten Inzidenz von Krebserkrankungen bei den betroffenen Personen führt. Heute werden einige Krebsarten häufig mit HIV-Infektionen bzw. AIDS assoziiert. Dazu zählen Weichteilsarkome wie das Kaposi-Sarkom, Lymphome des zentralen Nervensystems, Non-Hodgkin-Lymphome und Gebärmutterhalskrebs. Jede dieser Krebserkrankungen wird in ▶ Teil III dieses Buches näher erläutert.

Auch Leberkrebs ist nicht infektiös, ihm gehen jedoch häufig chronische entzündliche Veränderungen in der Leber voraus, die auf eine Infektion mit dem Hepatitis-B- oder Hepatitis-C-Virus zurückzuführen sind. Diese Hepatitiden werden leicht von Mensch zu Mensch übertragen, und zwar hauptsächlich über die Nahrung oder sexuelle Kontakte. Das Hepatitis-C-Virus wird außerdem oft durch Bluttransfusionen oder die gemeinsame Verwendung von Nadeln bei i.v.-Drogenkonsum übertragen. Aus diesem Grund wird Leberkrebs häufiger bei infizierten Patienten diagnostiziert. Lebertumoren treten jedoch vielfach erst 20 Jahre nach einer Infektion auf. Dieser Zeitraum wird als »Latenzzeit« bezeichnet und steht im Einklang mit dem klonalen Ursprung von Krebserkrankungen sowie der Tatsache, dass für die Entstehung von Krebs 5–11 genetische Veränderungen erforderlich sind.

Das humane Papillomvirus (HPV) ist gelegentlich sowohl bei Männern als auch bei Frauen für die Entstehung von Papillomen oder Plattenepithelkarzinomen der Haut oder im Genitalbereich verantwortlich. Es wird häufig durch Geschlechtsverkehr übertragen und insbesondere mit Gebärmutterhalskrebs assoziiert. Die Latenzperiode für die Entstehung eines Zervixkarzinoms nach einer Infektion mit HPV beläuft sich auf 5–30 Jahre.

Viren können die Funktion von Protoonkogenen und Tumorsuppressoren modulieren. Diese grundlegenden Erkenntnisse lieferten erste molekulare Einblicke in die genetische Grundlage von Krebserkrankungen.

2.4 Vererbung und genetische Faktoren

Molekularbiologie und Studien über die Zusammenhänge zwischen Genen und Krebserkrankungen bilden einen der interessantesten, anspruchsvollsten und spannendsten Bereiche der Krebsforschung.

An dieser Stelle sind drei Grundbegriffe der Genetik zu nennen: Die immer noch in der Entwicklung befindlichen Grundlagen befassen sich mit krebsauslösenden Protoonkogenen, Tumorsuppressorgenen sowie den Zellzyklus regulierenden Genen. Diese Grundbegriffe werden sich sicherlich verhältnismäßig schnell ändern oder erweitert werden, da auf diesem relativ neuen, aber spannenden Forschungsgebiet in zahlreichen Labors in vielen Regionen der Welt neue Erkenntnisse gewonnen werden. Wir wissen noch nicht, ob die verschiedenen bereits beschriebenen karzinogenen Faktoren alle »biologische Trigger« in Zellen aktivieren. Doch unabhängig vom Mechanismus oder der Interaktion mehrerer Mechanismen sind Krebserkrankungen letztendlich auf Veränderungen von Tumorsuppressorgenen oder Protoonkogenen zurückzuführen, die diese in Onkogene – also potenziell krebsauslösende Gene – umwandeln.

2.4.1 Tumorsuppressoren, Protoonkogene und krebsfördernde Onkogene

Die zahlreichen Funktionen unserer Körperzellen werden von Genen kontrolliert. Gene werden in der DNS kodiert, aus der die Chromosomen oder

2.4 · Vererbung und genetische Faktoren

Genbibliothek unserer Zellen bestehen. Ebenso wie die Gene die Merkmale wie Augenfarbe und Blutgruppe bestimmen, erben wir auch diese kontrollierenden Gene von unseren Eltern. Zwischen dem Erbgut und einigen Krebsarten gibt es einen Zusammenhang.

Verschiedene Gene werden mit unterschiedlichen Krebsarten in Verbindung gebracht. So wird z. B. das BRCA1-Gen häufig mit Brustkrebs oder Eierstockkrebs assoziiert. Das BRCA2-Gen kann sowohl mit Brustkrebs als auch mit Bauchspeicheldrüsenkrebs assoziiert werden. Aktuelle Studien belegen außerdem einen Zusammenhang zwischen dem BRCA2-Gen und Prostatakrebs, v. a. bei jungen Männern.

Am häufigsten wird allerdings das p53-Gen mit einer ganzen Reihe von Krebserkrankungen assoziiert. Dieses Gen ist für die Koordination der Zellantwort auf DNS-Schäden verantwortlich, entweder in Form eines vorübergehenden Wachstumsstopps, damit die Zelle die geschädigte DNS reparieren kann, oder indem die Zelle angewiesen wird, durch Apoptose »Selbstmord zu begehen«, falls der Schaden zu umfangreich gewesen sein sollte. Das p53-Protein ist ein Transkriptionsfaktor, der die Expression von Genen initiiert, die den Zellzyklus regulieren und für einen Wachstumsstopp und die Apoptose verantwortlich sind. Entsprechend wurde dieses Protein wegen seiner Bedeutung für die indirekte Aufrechterhaltung einer fehlerfreien Kodierung des genetischen Bauplans als »Wächter des Genoms« bezeichnet.

Jede normale Zelle verfügt (mit Ausnahme einiger Gene des X- und Y-Chromosoms bei Männern) über zwei Kopien von jedem Gen. Mutiert ein p53-Gen, bleibt das andere möglicherweise aktiv und kann weiterhin das Zellwachstum und die Apoptose regulieren. Etwa die Hälfte aller Tumoren weisen ein abnormes (mutiertes) p53-Gen auf und haben die andere normale Kopie verloren. Das mutierte p53-Gen kodiert ein Protein, welches an das normale p53-Protein bindet und es dadurch deaktiviert. Da die Schutzfunktion des normalen p53-Proteins damit überwunden wurde, ist das genetische Material instabil, und es findet eine Deletion des nichtmutierten p53-Gens von Chromosom 17 statt, wo es normalerweise lokalisiert ist. Die Mutation eines Gens, gefolgt vom Verlust des verbleibenden normalen Pendants, ist ein allgemeines Merkmal von Tumorsuppressorgenen. Das mutierte p53-Gen verhält sich durch indirekte Stimulierung des Tumorwachstums wie ein Onkogen, sodass das p53-Gen sowohl die Funktion eines Tumorsuppressors als auch die eines Onkogens übernehmen kann, je nachdem, ob es mutiert ist oder nicht.

BRCA1 und BRCA2 sind ebenfalls Tumorsuppressorgene. Wie das p53-Gen kodieren sie ein Protein, das bei der Initiierung der Genexpression eine Rolle spielt und an der DNS-Reparatur sowie der Regulierung des Zellzyklus beteiligt ist.

Alle Tumorsuppressorgene haben eine modulierende oder inhibitorische Funktion im Hinblick auf das Wachstum und die Differenzierung von Zellen. Faktoren, die diese Gene beeinträchtigen oder schädigen, können somit Krebs auslösen.

Zellen enthalten außerdem spezielle Gene, die als Protoonkogene bezeichnet werden. Diese Protoonkogene sind für das programmierte Wachstum im Rahmen der Entwicklung oder Reparatur verantwortlich. Sie übernehmen eine zentrale Funktion bei der Koordination des Wachstums von der befruchteten Eizelle zu einem erwachsenen Menschen, der aus 10^{13} Zellen besteht. Sind die Entwicklung oder die Gewebereparatur abgeschlossen, wird das Zellwachstum eingestellt. Durch krebsauslösende Stoffe oder spontane Genmutationen werden die Protoonkogene zu potenziellen krebsauslösenden Onkogenen, da sie dort und dann Wachstum fördern, wo es eigentlich nicht erwünscht ist. Spontane Genmutationen nehmen mit dem Alter zu, da die DNS-Reparaturprozesse an Effizienz verlieren. Wenn ein Onkogen in einer Zelle aktiv ist, benötigt die Zelle keine Wachstumssignale, um zu wachsen, sodass der Wachstums- und Reparaturmechanismus »eingeschaltet« bleibt und nicht – wie es normalerweise der Fall sein sollte – »ausgeschaltet« wird. Die produzierten Zellen durchlaufen später, wenn sie nicht benötigt werden, keine Apoptose (Selbstzerstörung). Im Gegensatz zu Tumorsuppressoren wird mit der Umwandlung dieser Gene zu Onkogenen nur eine einzige genetische Veränderung assoziiert, da eine Mutation in Ermangelung des korrekten Zellwachstumssignals zur Aktivierung der Genfunktion führt. Protoonkogene bzw. Onkogene sind Gene, die Proteine kodieren, die an sämtlichen Aspekten des Zell-Signalwegs beteiligt sind, die die Kommunikation der Zellen untereinander und ihr Wachstum fördern.

Onkogene oder defekte Tumorsuppressoren können vererbt werden, oder aber sie entstehen durch karzinogene Stoffe, die Protoonkogene in Onkogene verwandeln. Sie können auch zufällig durch eine Genmutation entstehen, die auf Fehler bei der Vervielfältigung des Genmaterials während der Zellteilung oder auf erbgutschädigende Substanzen innerhalb der Zellen (wie z. B. freie Sauerstoffradikale) oder auf äußere Einflüsse wie die UV-Strahlung des Sonnenlichts zurückzuführen ist. Aufgrund dieser Defekte können Zellen sich mitunter teilen, ohne das genetische Material gleichmäßig auf die Tochterzellen zu verteilen, sodass diese anschließend über mehrere Kopien des Genmaterials beider Elternteile verfügen und polyploid werden (also mehrere Chromosomensätze pro Zelle enthalten). Dies ist ein typisches Merkmal von Krebszellen während eines raschen Zellwachstums in einigen Gewebearten oder nach vielen Jahren der Zellteilung im Laufe eines normalen Lebens.

Beim Kolonkarzinom konnten Molekularonkologen die sequenziellen genetischen Veränderungen in spezifischen Onkogenen und Tumorsuppressoren identifizieren, die eine normale Zelle in eine Krebszelle verwandeln.

> Im Rahmen von Brustkrebsstudien wurde nachgewiesen, dass etwa 10% der Brustkrebserkrankungen auf Veränderungen des Brustgewebes zurückzuführen sind, die durch eines von mehreren spezifischen Genen ausgelöst wurden, welche durch einen Elternteil vererbt wurden.

Die restlichen 90% sind wahrscheinlich zu einem Großteil das Ergebnis einer zufälligen Genmutation nach fortlaufenden und wiederholten Veränderungen im Brustgewebe im Laufe mehrerer Jahre während der zyklischen hormonellen Stimulation.

2.4.2 Tumorsuppressorgene

Im Gegensatz zu Protoonkogenen oder krebsfördernden Onkogenen haben Tumorsuppressorgene im Hinblick auf das Wachstum und die Differenzierung von Zellen eine modulierende oder inhibitorische Wirkung. Faktoren, die diese Gene beeinträchtigen oder schädigen, können sich daher als karzinogen erweisen.

2.4.3 Den Zellzyklus regulierende Gene

In Laborkulturen können Krebszellen wachsen und sich alle 24 h teilen. Bei Patienten wird, je nach Zelltyp und Tumorstadium, die Verdopplungszeit von Zellen jedoch mithilfe von Regulierungsprozessen auf 5–700 Tage beschränkt. Die Steuerung des Zellwachstums und der Zellteilung wurde eingehend untersucht. Der Zellzyklus besteht aus 5 Phasen. Phase 1 beginnt mit dem Ende der Mitose (M) und endet mit der Verdopplung des Genmaterials. Sie wird als G1-Phase (G: engl. *gap* für Lücke) bezeichnet. Die Verdopplung des Genmaterials definiert die nächste Phase, die als S-Phase (S: Synthese) bezeichnet wird. Die nächste Phase (M: Mitose) beginnt mit dem Ende der DNS-Synthese und endet, wenn die mitotische Teilung der Zelle in Tochterzellen einsetzt. Die Lücke zwischen der S- und der M-Phase wird als G2 bezeichnet. Zellen, die sich nicht im Zellzyklus befinden oder eine Differenzierung durchlaufen, werden als Zellen in der G0-Phase bezeichnet, da sie sich nicht weiter teilen.

Damit der Zyklus durchlaufen werden kann, muss nacheinander eine Reihe von Ereignissen ablaufen. Tritt eines dieser Ereignisse nicht ein, wird der Zellzyklus an bestimmten Kontrollpunkten (Checkpoints) arretiert, damit Korrekturen vorgenommen werden können. Die wichtigsten Kontrollpunkte befinden sich an den Übergängen G1/S und G2/M. Am G1/S-Kontrollpunkt kann die Zelle alle DNS-Schäden reparieren, bevor diese in der S-Phase kopiert wird, und damit verhindern, dass Mutationen in das Genmaterial eingebaut werden. Am zweiten Checkpoint, dem G2-M-Kontrollpunkt, kann die Zelle die Chromosomen vor deren Aufteilung auf die Tochterzellen auf ihre korrekte Anordnung überprüfen (◘ Abb. 2.1).

2.5 Molekulare Veränderungen bei der Steuerung der Zellteilung

Das Zellzyklus-Kontrollsystem ist von zwei Akteuren abhängig: Cycline und cyclinabhängige Kinasen. Cycline sind regulierende Proteine, die in bestimmten

2.5 · Molekulare Veränderungen bei der Steuerung der Zellteilung

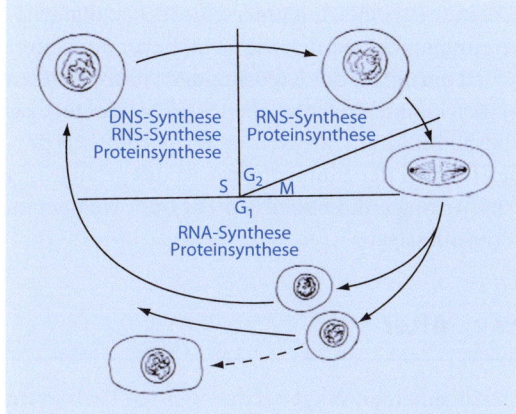

Abb. 2.1 Darstellung des Zellzyklus sowie der Stellen, an denen Genaktivität und molekularbiologische Aktivität gesteuert werden. Normale Zellen und Krebszellen teilen sich auf ähnliche Weise, aber normale Zellen hören auf, sich zu teilen, sobald genügend neue Zellen entstanden sind. Krebszellen hingegen setzen ihre Teilung unkontrolliert fort. Die neuen abnormen und unerwünschten Zellen werden invasiv und gefährlich und schädigen andere Zellen und Gewebe. Weil sie sich fortlaufend teilen, sind sie verstärkt durch krebshemmende Medikamente angreifbar, die in erster Linie auf teilungsaktive Zellen wirken, während sich diese in einer oder mehreren Zellteilungsphasen befinden (▶ Abschn. 8.3.4)

Phasen des Zellzyklus exprimiert werden und mit spezifischen cyclinabhängigen Kinasen interagieren.

Die Interaktion zwischen Cyclinen und den von ihnen gezielt aktivierten Kinasen gewährleistet, dass sich Umweltfaktoren und die Bereitschaft der Zelle zur Zellteilung unmittelbar auf den Fortgang des Zellzyklus auswirken. Die Grundlagen des G1/S-Kontrollpunkts sind bekannt. Die Zellen können nur dann in die S-Phase eintreten, wenn ein bestimmtes Protein (das Retinoblastom-Protein, das nach dem Augentumor, der mit diesem Protein assoziiert wird, benannt ist) durch eine spezifische cyclinaktivierte Kinase phosphoryliert wird. Das mehrfach phosphorylierte Retinoblastom-Protein (RB-Protein) setzt anschließend spezifische Transkriptionsfaktoren frei, die bis dahin in inaktiver Form an das RB-Protein gebunden waren, um die an der DNS-Synthese beteiligten Gene zu aktivieren.

Bei genetischen Schäden blockiert das p53-Tumorsuppressorprotein die G1/S-Transition, indem die Expression eines Proteins (p21) ausgelöst wird, das als Inhibitor dieser Kinase fungiert, um die DNS-Synthese zu blockieren und den Eintritt der Zellen in die S-Phase zu unterbinden.

Da sich Krebszellen durch nichtreguliertes Wachstum auszeichnen, ist es nicht verwunderlich, dass in ihnen genetische Veränderungen von Cyclinen, cyclinabhängigen Kinasen, p53- und RB-Proteinen nachgewiesen werden konnten, welche die Proliferation der Krebszellen ermöglichen. Die Art der genetischen Veränderungen variiert je nach Krebserkrankung, weshalb es nicht einfach ist, die Mechanismen festzustellen, die dafür verantwortlich sind, dass aus normalen Zellen Krebszellen werden.

Unlängst wurden Gene entdeckt, die je nach Bedarf als Inhibitor oder Stimulator der Zellreproduktion fungieren. Eine Schädigung dieser Gene und ihrer aktiven Rolle bei der Zellreproduktion kann ebenfalls Krebs auslösen.

■ **Vererbte Krebsgene: erblich bedingte und familiäre Krebserkrankungen**

Unter unmittelbaren praktischen und klinischen Gesichtspunkten spielt die Vererbung bei einigen relativ seltenen Krebserkrankungen eine zentrale Rolle, während diese bei anderen Krebsarten weniger offensichtlich ist. Für die meisten Krebserkrankungen lässt sich jedoch überhaupt keine genetische Ursache nachweisen.

Zu den Krebserkrankungen, bei denen ein starker genetischer Einfluss am deutlichsten zu erkennen ist, gehört die familiäre Polyposis coli (syn. familiäre adenomatöse Polyposis, FAP). Bei dieser Krankheit entstehen durch die Übertragung eines verantwortlichen Onkogens bei der Hälfte der Kinder eines betroffenen Elternteils mit hoher Wahrscheinlichkeit multiple Polypen im Dickdarm. Alle Betroffenen, die diese Art von Polypen entwickeln, können an Darmkrebs erkranken, wobei die Krebserkrankung in der Regel vor dem Erreichen des 40. Lebensjahres auftritt.

In Verbindung mit einer seltenen, erblich bedingten familiären Erkrankung namens Xeroderma pigmentosum ist eine hohe Inzidenz von Hautkrebs zu beobachten.

Eine weitere seltene, meist vererbte Krankheit wird als Li-Fraumeni-Syndrom bezeichnet. Dieses Syndrom ist auf Keimbahnmutationen im p53-Gen zurückzuführen. Diese Krankheit liefert ein Modell, um die Pathogenese genetisch bedingter

Krebserkrankungen besser nachvollziehen zu können. Bei Patienten mit diesem Syndrom ist ein Allel von p53 (dem »Wächter des Genoms«) defekt, oder die Patienten wurden bereits mit einem nichtfunktionierenden Allel dieses Gens geboren. Wenn also das andere p53-Allel im Verlauf ihres Lebens beschädigt wird, entsteht Krebs.

Zu den häufigeren Krebserkrankungen mit familiärer Häufung zählen Brust-, Magen- und Darmkrebs. In den meisten Familien ist das Risiko für die Angehörigen von Erkrankten zwar kaum höher, in einigen Fällen kann es aber beträchtlich erhöht sein. So wurde z. B. in seltenen Fällen von Familien berichtet, in denen über die Hälfte der weiblichen Blutsverwandten an Brustkrebs erkrankten. Der Grund dafür war weitgehend unbekannt, bis vor einiger Zeit die Gene mit der Bezeichnung BRCA1 bzw. BRCA2 (abgeleitet aus dem Englischen: *BR*east *CA*ncer) entdeckt wurden. Das BRCA1-Gen liegt auf Chromosom 17 und das BRCA2-Gen auf Chromosom 13. Diese Gene wirken als Onkogene auf Brustzellen (► Abschn. 2.4). Familien mit einer hohen Inzidenz von Brustkrebs können Träger eines oder beider BRCA-Gene sein. Alternativ besteht allerdings auch die Möglichkeit, dass die Mitglieder dieser Familien ähnliche Lebensgewohnheiten hatten und denselben Umwelteinflüssen ausgesetzt waren.

Im Fall von Magen-, Kolon- oder Rektumkarzinomen ist das Erkrankungsrisiko bei den Angehörigen betroffener Patienten deutlich erhöht. Dieses Risiko ist allerdings nur dann sehr hoch, wenn bei den Patienten ein erkennbarer prädisponierender genetischer Faktor wie familiäre Polyposis coli vorliegt. In den meisten Fällen haben sich diese Familienangehörigen wahrscheinlich ähnlich ernährt und waren vergleichbaren sonstigen Umweltfaktoren ausgesetzt.

Einen weiteren Anhaltspunkt für die Bedeutung genetischer Faktoren im Hinblick auf die Entstehung von Magenkrebs liefern Berichte über ein leicht erhöhtes Magenkrebsrisiko bei Personen mit Blutgruppe A gegenüber Personen mit einer anderen Blutgruppe. Diese Daten sind ausführlich dokumentiert. Das Risiko ist jedoch so gering, dass es für die Allgemeinheit kaum praktische Bedeutung hat und nur für Statistiker und Wissenschaftler, die sich mit der Erforschung von Krebserkrankungen befassen, von Interesse ist. Tatsache ist, dass Tausende Personen mit unterschiedlichen Blutgruppen untersucht werden mussten, bevor ein Unterschied bezüglich der Krebsinzidenz nachgewiesen werden konnte. In zahlreichen Studien konnte sogar überhaupt kein Unterschied festgestellt werden. Bei Trägern der Blutgruppe A ist das geringfügig erhöhte Magenkrebsrisiko mehr oder weniger zu vernachlässigen.

2.6 Alter

Im Allgemeinen steigt bei den meisten Krebsarten das Erkrankungsrisiko mit zunehmendem Alter, es gibt jedoch Ausnahmen. So zeichnen sich familiäre Krebserkrankungen dadurch aus, dass sie üblicherweise im jüngeren Alter auftreten und häufiger bilateraler oder multipler Natur sind als Krebserkrankungen ohne familiären Hintergrund. Und auch wenn Krebs bei jüngeren Menschen selten diagnostiziert wird, ist keine Altersgruppe völlig frei von Risiken.

2.6.1 Säuglinge und Kleinkinder

Eine seltene Nierenkrebserkrankung, die unter der Bezeichnung Wilms-Tumor (oder Nephroblastom) bekannt ist, tritt fast ausschließlich bei Säuglingen und Kleinkindern < 5 Jahren auf und kann sogar bereits zum Zeitpunkt der Geburt vorliegen. Zu den malignen Tumoren, die zwar insgesamt selten, aber häufiger bei Säuglingen und Kleinkindern diagnostiziert werden, zählen außerdem: Retinoblastom (Augen), Neuroblastom (Nervengewebe), Rhabdomyosarkom (willkürliche, quergestreifte Muskulatur) und Medulloblastom (Gehirn).

2.6.2 Kinder, Jugendliche und junge Erwachsene

Akute Leukämien, insbesondere die akute lymphatische Leukämie (syn. akute lymphoblastische Leukämie), treten häufiger bei Kindern und Jugendlichen als bei Erwachsenen auf. Bei Teenagern und jungen Erwachsenen ist die Inzidenz von Osteosarkomen sowie des als Hodgkin-Lymphom oder Morbus

Hodgkin bekannten Lymphoms am höchsten. Das Burkitt-Lymphom ist ein Tumor, der in erster Linie den Kiefer von Kindern in Tropisch-Afrika und Neu-Guinea befällt.

2.6.3 Zunehmendes Alter

Maligne Hodentumoren sind nicht sehr häufig und treten meist bei jüngeren Männern < 40 Jahren auf, wobei die höchste Inzidenz teratomatöser (oder nichtseminomatöser) Keimzelltumoren des Hodens im Alter von etwa 25 Jahren erreicht wird. In Bezug auf seminomatöse Keimzelltumoren des Hodens ist die höchste Inzidenz bei ca. 35-Jährigen zu beobachten. Eierstock- und Gebärmutterhalskrebs werden am häufigsten bei Frauen im Alter zwischen 40 und 60 Jahren diagnostiziert. Das Endometriumkarzinom tritt mit einer höheren Wahrscheinlichkeit bei Frauen > 60 Jahre auf.

Lungenkrebs wird in Gesellschaften, in denen Rauchen weit verbreitet ist, immer häufiger verzeichnet. Er tritt meist im Alter zwischen 40 und 60 Jahren auf, weil es einige Jahre dauert, bis die schädliche Wirkung der Karzinogene aus dem Tabak zu krebsauslösenden Veränderungen in den Atemwegen führt.

An Brustkrebs können Frauen aller Altersgruppen erkranken, er kommt jedoch bei Frauen < 30 Jahren relativ selten vor. Die Inzidenz steigt mit zunehmendem Alter. Bei einem Alter von etwa 60 Jahren ist die Inzidenz durchschnittlich hoch.

Die Inzidenz von Magenkrebs und kolorektalen Karzinomen steigt ebenfalls mit dem Alter und erreicht einen Altersgipfel zwischen 60 und 75 Jahren.

Das Prostatakarzinom tritt vorrangig im höheren Alter auf. Es wird selten vor Erreichen eines Alters von 50 Jahren diagnostiziert, doch – anders als Hautkrebs – ist es die häufigste Krebsart, an der Männer > 65 Jahre erkranken. Und fast alle Männer, die 90 Jahre alt werden, weisen zumindest einige Prostatakrebszellen mit einem eher geringen Malignitätsgrad auf.

Die Häufigkeit von Hautkrebserkrankungen sowie Kopf- und Halstumoren (Mundhöhlen- und Pharynxkarzinom) steigt ebenfalls mit zunehmendem Alter – auch wenn die Schädigung der Haut durch Sonnenlicht möglicherweise bereits viele Jahre zuvor erfolgte und auch wenn im Fall von Mundhöhlen- und Rachentumoren meist ein Zusammenhang mit dem Rauchen besteht, mit dem bereits vor vielen Jahren begonnen worden war.

Melanome treten selten vor der Pubertät auf, sie sind jedoch später bei Personen aller Altersgruppen zu beobachten. Die Häufung nimmt dann mit zunehmendem Alter leicht zu. Im Gegensatz zu anderen Hautkrebsarten, die zumeist das Gesicht betreffen (weil die Haut dort am stärksten dem Sonnenlicht ausgesetzt ist), stehen Melanome weniger in einem direkten Zusammenhang mit einer verlängerten Exposition gegenüber Sonnenlicht. Sie treten meist im Rumpfbereich, auf den Schenkeln und den Füßen auf, also an Stellen, die nicht dauerhaft dem Sonnenlicht ausgesetzt sind, bei denen jedoch die Wahrscheinlichkeit einer akuten Schädigung durch mehrfachen Sonnenbrand – v. a. im Kindesalter – erhöht ist.

Die deutlichste Assoziation mit dem Patientenalter liefert die Tatsache, dass bei den meisten Krebsarten das Erkrankungsrisiko in den höheren Altersgruppen größer ist. Mehr als 70% der Krebserkrankungen werden erstmalig bei Patienten > 65 Jahre diagnostiziert. Ein möglicher Grund dafür ist das mit höherem Alter ansteigende Potenzial für Fehler in Form von Mutationen sowie der Umstand, dass die Wahrscheinlichkeit solcher Fehler nach jahrelanger Exposition gegenüber Toxinen wie Tabak erhöht ist.

> Krebsarten, die bei jüngeren Menschen auftreten, betreffen oft Gewebe, die im frühen Alter stärker dazu neigen, sich zu teilen und zu wachsen, wie Gehirn-, Nerven- und blutbildende Zellen sowie wachsendes Knochengewebe.

Bei jungen Erwachsenen während der aktivsten Fortpflanzungsphase unterliegen Hoden und Eierstöcke einem erhöhten Risiko.

2.7 Prädisponierende und prämaligne Risikofaktoren

Gewebeanomalien weisen i. Allg. ein erhöhtes Risiko für maligne Veränderungen auf.

2.7.1 Haut

UV-A- und UV-B-Strahlung stellen den wichtigsten karzinogenen Anteil des Sonnenlichts dar. Auf wiederholte Schädigungen der Haut durch die Sonne folgen oft Verdickungen und Verhornungen der oberen Hautschichten, die als Hyperkeratose bezeichnet werden. Diese kann eine prämaligne Erkrankung darstellen, die häufig der Entstehung von Hautkrebs vorausgeht. Hyperkeratose im Bereich der Lippen prädisponiert außerdem für Lippenkrebs, der meist an der Unterlippe auftritt (► Abb. 14.1 und ► 14.2).

Melanome entstehen zumeist in einem vorhandenen Pigmentnävus bzw. Muttermal, auch wenn sie gelegentlich an Hautstellen auftreten, an denen kein Muttermal vorhanden war. Bei hellhäutigen und rothaarigen Menschen ist die Gefahr von Hautkrebs einschließlich Melanomen infolge des fehlenden Pigmentschutzes der Haut erhöht.

2.7.2 Speiseröhre

In Entwicklungsländern, in denen Lebensmittel häufig kontaminiert sind, ist eine erhöhte Inzidenz von Speiseröhrenkrebs zu beobachten; aber auch in den westlichen Ländern ist derzeit eine zunehmende Häufung von Ösophaguskarzinomen im unteren Bereich der Speiseröhre zu beobachten. Diese werden häufig mit einem »Barrett-Ulkus« assoziiert, einem Geschwür im unteren Drittel der Speiseröhre, das wahrscheinlich auf anhaltenden gastroösophagealen Reflux zurückzuführen ist.

2.7.3 Magen

Bei Patienten, die an perniziöser Anämie oder einer chronischen atrophischen Gastritis leiden, ist das Magenkrebsrisiko gegenüber anderen Menschen um das 6-Fache erhöht. Personen mit einem Magengeschwür unterliegen ebenfalls einem erhöhten Risiko, an Magenkrebs zu erkranken, auch wenn dies lange Zeit von einigen Gastroenterologen, die der Überzeugung waren, gastrische Läsionen seien von Beginn an entweder benigner oder maligner Natur, abgestritten wurde. Man ist sich jedoch weitgehend einig, dass das Bakterium *Helicobacter pylori* in einigen Fällen Magenkrebs sowie Magengeschwüre verursacht und dass eine wirksame Bekämpfung dieses Bakteriums mit Antibiotika die Inzidenz von Magenkarzinomen deutlich reduzieren kann. Das häufiger diagnostizierte Zwölffingerdarmgeschwür lässt keine erhöhte Neigung zur Malignität erkennen.

2.7.4 Darm

Polypen im Dickdarm (Kolon oder Rektum) prädisponieren für eine erhöhte Inzidenz von Darmkrebs. Eine chronisch-entzündliche Darmerkrankung, wie z. B. Colitis ulcerosa, ist mit einem erhöhten Krebsrisiko verbunden. Je jünger der Patient zum Zeitpunkt des Ausbruchs der Krankheit ist, je länger er an der Krankheit leidet und je stärker sich die Krankheit im Darm ausbreitet, desto höher ist das Risiko der Entstehung von Krebs. Im Allgemeinen erkranken etwa 10% der Patienten mit Colitis ulcerosa nach ungefähr 10 Jahren an Darmkrebs. Im Fall von Morbus Crohn, einer weiteren chronisch-entzündlichen Darmerkrankung, die gelegentlich auch als granulomatöse Kolitis bezeichnet wird, ist das Krebsrisiko ebenfalls erhöht, allerdings nicht in demselben Maß.

2.7.5 Mund- und Rachenraum

Eine chronisch gereizte Mund- und Rachenschleimhaut, wie sie v. a. bei Rauchern und gelegentlich auch bei Diabetikern zu beobachten ist, kann zu einer Verdickung der oberen Zellschicht führen, die sich in Form von weißen Flecken zeigt und als Leukoplakie bezeichnet wird. Diese weißen Flecken sind mit einer Prädisposition für die Entstehung von Krebs verbunden (► Abb. 14.4a).

2.7.6 Steine: Gallen-, Nieren- und Blasensteine

Gallenblasenkarzinome treten v. a. in westlichen Ländern nur selten auf, und wenn diese Diagnose gestellt wird, sind in fast allen Fällen in der

Gallenblase Steine zu finden, und die Gallenblasenwand ist chronisch gereizt und entzündet. Steinerkrankungen können auch im Nierenbecken und in der Blase Krebs auslösen.

2.7.7 Chronische Entzündungen

Alle chronisch entzündeten, gereizten, verletzten oder degenerierten (atrophischen) Gewebe sind mit einem leicht erhöhten Risiko für die Entwicklung einer Krebserkrankung nach einigen Jahren verbunden. Dazu gehören z. B. chronisch nässende Wunden, Verbrennungsnarben sowie Varizen der unteren Extremität mit Ulzerationen, die gelegentlich eine maligne Veränderung durchlaufen, ebenso wie die chronisch gereizte Mund- und Rachenschleimhaut bzw. die chronisch gereizten Atemwege von Rauchern, in denen maligne Veränderungen relativ häufig festzustellen sind.

2.7.8 Akute Verletzungen

Ob eine maligne Erkrankung auf ein akutes Trauma folgt, ist unklar. Es gibt eine Reihe von Fällen, in denen Tumoren, insbesondere Sarkome, in Geweben entdeckt wurden, die zuvor nachweislich verletzt wurden, wie z. B. durch einen Tritt gegen den Oberschenkel oder die Wade oder eine Knochenprellung beim Fußball. Dabei ist oftmals nicht festzustellen, ob der Tumor auf die Verletzung gefolgt ist oder ob die Verletzung lediglich die Aufmerksamkeit auf einen Tumor gelenkt hat, der bereits vorhanden war. Da diese Art von Verletzung sehr häufig vorkommt und entsprechende Sarkome äußerst selten diagnostiziert werden, dürften maligne Tumoren tatsächlich nur in sehr seltenen Fällen verletzungsbedingt sein.

2.7.9 Vorhandene Knoten und benigne Tumoren

Bei benignen Tumoren besteht u. U. die Gefahr, dass sie maligne werden. Einige benigne Tumoren, wie z. B. Warzen, weisen jedoch ein verschwindend geringes Risiko dafür auf. Bei der weit verbreiteten Fettgeschwulst, die auch als Lipom bezeichnet wird, ist das Risiko so niedrig, dass eine Entfernung des Lipoms normalerweise nicht gerechtfertigt ist. Bei anderen Tumoren besteht jedoch ein etwas höheres (jedoch immer noch geringes) Risiko maligner Veränderungen, und es empfiehlt sich in der Regel eine operative Entfernung. Zu diesen Läsionen zählen Papillome im Mundraum oder in den Milchgängen der Brust, eine Reihe von Weichteiltumoren, Adenome aus Drüsengewebe und einige benigne Knochen- bzw. Knorpeltumoren. Bei anderen benignen Tumoren, wie z. B. Magen- und Kolonpolypen, Blasen- und insbesondere Rektumpapillomen, ist das Risiko maligner Veränderungen jedoch gravierend und eine operative Entfernung dieser Tumoren in fast allen Fällen indiziert.

2.7.10 Angeborene Gewebeanomalien

Bei angeborenen Gewebeanomalien ist das Krebsrisiko insgesamt höher als bei normal entwickeltem Gewebe. Dazu zählen mediane Halszysten (persistierendes Schilddrüsengewebe im oberen Halsbereich oder in der Umgebung des Zungenbeins), laterale Halszysten (verursacht durch eine angeborene Entwicklungsstörung im Halsbereich) sowie nichtdeszendierte Hoden (Hoden, die in der Embryonalzeit nicht in das Skrotum, den Hodensack, abgestiegen sind). Das Risiko der Entstehung von Krebs in diesen Geweben ist unterschiedlich stark erhöht; bei lateralen Halszysten ist das Risiko sehr gering, bei nichtdeszendierten Hoden dagegen verhältnismäßig hoch.

2.7.11 Geschlecht

Es ist offensichtlich, dass Krebserkrankungen in Organen, die nur bei Männern bzw. nur bei Frauen vorkommen, auch nur bei dem jeweiligen Geschlecht diagnostiziert werden. So treten Uterus-, Vaginal- oder Ovarialkarzinome ausschließlich bei Frauen und Prostata- oder Hodenkarzinome ausschließlich bei Männern auf. Brustkrebs, von dem häufig angenommen wird, dass er ausnahmslos mit der weiblichen Brust assoziiert sei, wird jedoch gelegentlich auch bei Männern diagnostiziert. Etwa 1% der Brustkrebsfälle liegen bei männlichen Patienten vor.

Die Inzidenz von Lungenkrebs ist in den letzten 60–70 Jahren um etwa das 10-Fache gestiegen. Dieser zunächst bei Männern zu beobachtende Anstieg ist auf steigenden Tabakkonsum zurückzuführen. Vor 30 Jahren erkrankten 10-mal mehr Männer an Lungenkrebs als Frauen.

> Seit es immer mehr Raucherinnen gibt, gleicht sich die Inzidenz von Lungenkrebs bei Frauen und Männern an.

In den meisten westlichen Ländern stellt Brustkrebs nach Hautkrebs die häufigste Krebserkrankung bei Frauen dar. Die jüngsten Statistiken zeigen jedoch, dass in einigen Ländern, einschließlich der USA, Frauen beinahe ebenso häufig an Lungenkrebs erkranken wie an Brustkrebs, und in ein paar Jahren könnte die Krankheit noch weiter verbreitet sein.

Hautkrebserkrankungen werden bei Männern häufiger diagnostiziert als bei Frauen, weil Männer während der Arbeit und in der Freizeit häufiger der Sonne ausgesetzt sind, oft ohne Kopfbedeckung oder mit freiem Oberkörper (▶ Abb. 10.2–10.7). Andererseits sind im Hinblick auf die Inzidenz bei einer ganzen Reihe von Krebserkrankungen ohne jeden ersichtlichen Grund sehr starke Schwankungen zwischen den Geschlechtern festzustellen. So wird Magenkrebs in den meisten, wenn auch nicht in allen westlichen Ländern dreimal häufiger bei Männern diagnostiziert als bei Frauen. Kolon- und Rektumkarzinome treten ebenfalls häufiger bei männlichen Patienten auf. Speiseröhrenkrebs kommt bei Männern ebenfalls öfter vor, insbesondere im mittleren und unteren Drittel der Speiseröhre. Ösophaguskarzinome im oberen Drittel der Speiseröhre werden dagegen eher bei Frauen diagnostiziert. Die Inzidenz von primärem Leberkrebs ist bei Männern gegenüber Frauen um das 4-Fache erhöht. Aus unbekannten Gründen ist die Inzidenz von Bauchspeicheldrüsenkrebs in den USA und in anderen westlichen Ländern v. a. bei Männern und insbesondere bei männlichen Rauchern gestiegen. Diese Krebsart wird inzwischen auch bei Frauen häufiger diagnostiziert, besonders bei Raucherinnen.

2.7.12 Ernährung und Krebs: spezielle präventive Nahrungsinhaltsstoffe

> Es gibt einen Zusammenhang zwischen der Ernährung und einer Reihe von Krebserkrankungen. Eine ballaststoffreiche Ernährung hat eine präventive Wirkung gegenüber Darmkrebs.

Dabei ist jedoch unklar, ob dies allein auf den mechanischen Effekt der hohen Ballaststoffmenge zurückzuführen ist oder ob ein weiterer Faktor eine Rolle spielt. Einer weit verbreiteten Theorie zufolge geht man davon aus, dass bei einer Ernährung mit einem hohen Anteil an Fleisch, tierischen Fetten und stark raffinierten Lebensmitteln – wie in westlichen Industrieländern üblich – krebsauslösende Stoffe (Karzinogene) entstehen können. Durch die fehlenden Ballaststoffe wird der Darm verhältnismäßig träge, und man nimmt an, dass diese Karzinogene somit länger mit der Darmwand in Kontakt bleiben können.

In Entwicklungsländern enthält die Nahrung i. Allg. wesentlich mehr Ballaststoffe und weniger Fleisch, tierische Fette und raffinierte Lebensmittel. Der bereits geringe Anteil karzinogener Stoffe im Stuhl wird durch ein großes Stuhlvolumen, häufigen Stuhlgang und eine schnelle Stuhlpassage weiter reduziert. Aus diesem Grund ist dort eine niedrige Inzidenz von Dickdarmkrebs zu beobachten.

Jüngere Studien haben gezeigt, dass die Wirkung von Ballaststoffen nicht nur aus einer Erhöhung des Stuhlvolumens und einer schnellen Passage des Darminhalts bestehen könnte. Ballaststoffe setzen sich in erster Linie aus einem komplexen Kohlenhydrat (Glukan) zusammen, das Makrophagen zur Wundheilung anregen kann und diese möglicherweise zur Immunabwehr in der Darmwand stimuliert. Glukan ist in ballaststoffreichen Nahrungsmitteln wie Getreide, Obst und Gemüse zu finden, jedoch nicht in Fleisch, Molkereierzeugnissen oder fettreichen Lebensmitteln (◘ Abb. 2.2).

Neben einer geringeren Inzidenz von Darmkrebs, die mit ballaststoffreicher Ernährung assoziiert wird, werden bei Asiaten und Personen, die sich in erster Linie von pflanzlichen Produkten ernähren, außerdem eine ganze Reihe weiterer

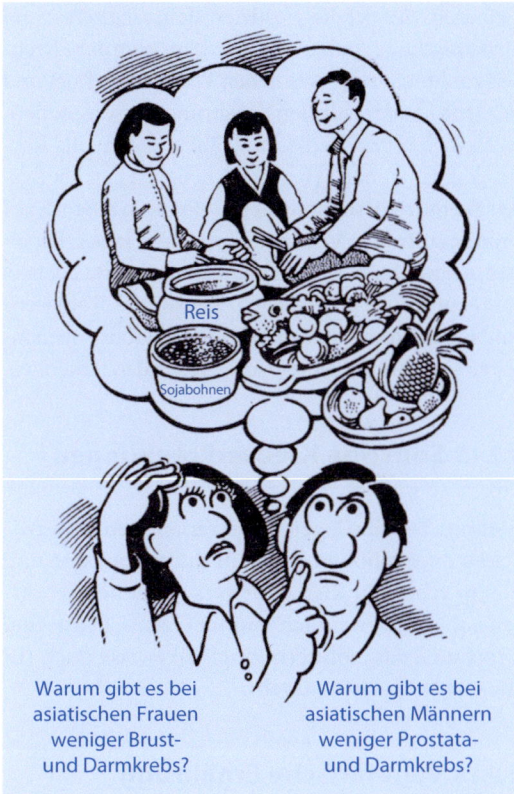

Abb. 2.2 Die asiatische Küche schützt vor bestimmten Krebserkrankungen (© Bob Haynes)

Gesundheitsprobleme, die in westlichen Ländern stark verbreitet sind, seltener diagnostiziert. Vor allem wenn diese Ernährung viele Hülsenfrüchte wie Erbsen, Bohnen und Soja umfasst, ist sie sehr reich an natürlichen Pflanzenhormonen, die auch als Phytoöstrogene bezeichnet werden. In Gesellschaften, die sich auf diese Weise ernähren, gibt es nicht nur weniger Fälle von Darmkrebs, sondern auch eine niedrigere Inzidenz von Brust- und Prostatakrebs. Ebenso treten bei Frauen Osteoporose, prämenstruelles und postmenopausales Syndrom seltener auf.

Auch wenn es im Fall von Dickdarmkrebs eindeutige Belege für einen direkten Zusammenhang mit der Ernährung gibt, legen die statistischen Daten zu anderen Krebserkrankungen zwar sehr nahe, dass die Ernährung eine zentrale Rolle spielt, eine Korrelation konnte jedoch noch nicht nachgewiesen werden. Es gibt eine so große Anzahl variabler Faktoren innerhalb verschiedener Bevölkerungsgruppen, dass der Nachweis, welcher Einzelfaktor oder welche spezifischen Faktoren für die unterschiedliche Inzidenz einer Krebserkrankung verantwortlich ist bzw. sind, immer schwierig sein wird. So können z. B. neben unterschiedlicher Ernährung auch genetische oder ethnische Unterschiede, verschiedene Umweltbedingungen, unterschiedliche Bräuche bzw. gesellschaftliche Gepflogenheiten (wie z. B. Rauchen), Unterschiede im Hinblick auf das Vorkommen von Parasiten oder Infektionen oder sogar in Bezug auf beruflichen Stress oder psychologische Faktoren existieren.

Die unterschiedliche Häufung von Tumoren in einigen Geweben wie Brust und Prostata bei Angehörigen der asiatischen Bevölkerungsgruppe und Europäern scheint ernährungsbedingt zu sein. Asiaten nehmen traditionell viele Hülsenfrüchte zu sich, v. a. Erbsen und Sojabohnen. Hülsenfrüchte weisen einen hohen Anteil an Phytoöstrogenen auf. Mehrere Studien legen nahe, dass dieser Umstand im Hinblick auf die verhältnismäßig niedrige Inzidenz von Brusterkrankungen (einschließlich Krebs) bei asiatischen Frauen und die relativ geringe Anzahl von Prostatakrebserkrankungen bei asiatischen Männern eine zentrale Rolle spielen könnte. Diese Annahme wird durch folgende Belege gestützt: Die Inzidenz von Brust- und Prostatakrebs in Asien war niedriger, bevor die Europäer – mit zunehmendem Wohlstand – ihre an pflanzlichen Produkten (einschließlich Hülsenfrüchte) reiche Ernährung auf die heutige Ernährungsweise mit einem hohen Anteil tierischer Produkte umgestellt hatten. Außerdem lassen Asiaten, die ihre Ernährung nach ihrer Auswanderung in die USA umstellen, eine Häufung von Brust- und Prostatakrebserkrankungen erkennen, die in etwa mit der Inzidenz innerhalb der übrigen US-amerikanischen Bevölkerung vergleichbar ist.

Phytoöstrogene in der Nahrung übernehmen möglicherweise auch eine Schutzfunktion gegenüber Kolon- und Pankreaskarzinomen. Die Belege dafür sind jedoch weniger eindeutig.

Insbesondere französische, italienische und griechische Studien haben gezeigt, dass die antioxidativen Eigenschaften von Rotwein (in Maßen) und die einfach ungesättigten Fettsäuren in Olivenöl ebenfalls eine präventive Wirkung gegenüber Krebs besitzen könnten, v. a. in Bezug auf Brustkrebs. Seit jüngerer Zeit ist eine Substanz namens Lycopin, die in Tomaten und einigen anderen roten Früchten zu finden ist, von großem Interesse. Lycopin ist ein Antioxidans und gehört zur Gruppe der Carotinoide. Es ist für die rote Farbe von Tomaten verantwortlich. Laborstudien legen nahe, dass Lycopin eine Schutzfunktion gegenüber Krebserkrankungen wie Prostata-, Brust-, Lungen-, Magen-, Bauchspeicheldrüsen- und Darmkrebs haben könnte.

2.7.13 Magenkrebs

> Anfang des 20. Jahrhunderts wurde Magenkrebs wesentlich häufiger diagnostiziert als heute.

Die Gründe für die rückläufige Inzidenz sind nicht vollständig bekannt, man vermutet jedoch einen möglichen Zusammenhang mit der zunehmenden Verwendung von Kühlschränken und dem reduzierten Einsatz chemischer Konservierungsmittel wie beim Pökeln und Einsalzen von Fleisch und Gemüse.

Magenkrebs tritt in Japan und Korea 7-mal häufiger auf als in den USA, Kanada, Großbritannien, Australien oder Neuseeland. Dies könnte zurückzuführen sein auf genetische Faktoren oder auf den hohen Konsum von Räucherfisch oder chemischen Konservierungsmitteln oder sonstigen Lebensmittelzusatzstoffen (oder beides) in Japan und Korea.

Einen interessanten Vergleich liefert die hohe Inzidenz von Magenkrebs in Nordisland, wo roh geräucherter Lachs zu den Hauptnahrungsmitteln zählt, gegenüber einer niedrigeren Inzidenz in Südisland, wo die Einwohner ihren Fisch traditionell anders zubereiten.

Im Rahmen anderer Studien wurde eine stärkere Häufung von Magenkrebs bei Personen nachgewiesen, die stark raffinierte Stärkeprodukte und viele tierische Fette zu sich nehmen, verglichen mit einer niedrigeren Inzidenz bei Personen, deren Ernährung reich an Nüssen, Körnern, Obst und Gemüse ist.

2.7.14 Darmkrebs: Kolon- und Rektumkarzinom

Im Gegensatz zu Magenkrebs wird Dickdarmkrebs in Europa, den USA, Großbritannien, Kanada, Australien und Neuseeland aus den bereits genannten Gründen häufiger diagnostiziert als in asiatischen und afrikanischen Ländern. Er wurde als eine der »Krebserkrankungen der westlichen Welt« bezeichnet und wird mit einer westlichen Ernährungsweise assoziiert. In Australien und Neuseeland zählen Kolon- und Rektumkarzinom nach Hautkrebs heute zu den häufigsten Krebsarten, die sowohl bei Männern als auch bei Frauen auftreten. Wie bereits erläutert, lassen Personen, die wenige tierische Fette oder raffinierte Lebensmittel und viele pflanzliche Lebensmittel, Rohfasern und Ballaststoffe mit einem hohen Phytoöstrogenanteil zu sich nehmen, eine niedrigere Inzidenz erkennen.

2.7.15 Sonstige Krebserkrankungen

Mehrere Studien legen einen Zusammenhang zwischen einem hohen Konsum tierischer Fette und einem erhöhten Risiko für verschiedene Krebsarten nahe, und zwar nicht nur für Darm-, Brust- und Prostatakrebs, sondern möglicherweise auch für Bauchspeicheldrüsenkrebs.

2.7.16 Vegetarische Ernährung

Mitglieder der Freikirche der Siebenten-Tags-Adventisten weisen in Bezug auf die meisten Krebsarten wie Ösophagus-, Magen-, Pankreas-, Prostata-, Kolon- und Rektumkarzinom eine unterdurchschnittliche Inzidenz auf. Diese Personen ernähren sich meist nicht nur vegetarisch und ballaststoffreich bzw. verzehren wenig Fleisch und tierische Fette, sondern sie sind normalerweise auch Nichtraucher und trinken keinen Alkohol, was eine wesentlich größere Rolle spielen könnte. Eine Studie mit männlichen Mitgliedern dieser Freikirche kam zu dem Ergebnis, dass die Personen, deren Ernährung Eier, Käse und Milch einschließt, eine höhere Inzidenz von Prostatakrebs erkennen lassen als diejenigen, die sich rein vegan ernähren.

2.7.17 Spezielle Nahrungsinhaltsstoffe: Phytoöstrogene und Lycopin

Alle pflanzlichen Nahrungsmittel enthalten Phytoöstrogene. Studien legen nahe, dass diese Phytoöstrogene, insbesondere in Form von

Isoflavonen in Gemüse, eine präventive Wirkung gegenüber Brust- und Prostatakrebs sowie gegenüber Kolon- und möglicherweise Pankreaskarzinomen besitzen.

In Gewebekulturen und Tiermodellen Prostata- und Brustkrebszellen scheinen v. a. durch Lycopin inhibiert zu werden, ein Antioxidans, das für die rote Farbe in Tomaten und einigen anderen pflanzlichen Lebensmitteln verantwortlich ist. Laborstudien lassen außerdem vermuten, dass das Wachstum von Krebszellen noch stärker gehemmt wird, wenn die synergistische Wirkung von Lycopin und β-Carotin oder Vitamin D ausgenutzt wird. Isoflavone (z. B. aus Sojabohnen), Carotinoide wie Lycopin (aus Tomaten), Curcumine (aus der Gelbwurzel, Kurkuma), Catechine (aus grünem Tee) und verschiedene andere Pflanzenmetaboliten (aus Obst, Gemüse und Getreide) geben jeweils Hinweise auf eine zumindest präventive Wirkung. Inwieweit sich Kombinationen etwa aus Lycopin und Isoflavonen in ihrer Wirkung verstärken oder auch hemmen, wurde noch nicht hinreichend untersucht.

2.7.18 Vitamine, Antioxidanzien und Spurenelemente

Die unmittelbare krebsvorbeugende Wirkung zusätzlicher Vitamine, Antioxidanzien und Spurenelemente ist Gegenstand zahlreicher Thesen, Gegenthesen und spezifischer Studien.

Einige Thesen über die Vorbeugung und Heilung mithilfe von Vitaminen sind zweifelsohne übertrieben, es existieren aber einige Belege dafür, dass die Antioxidanzien Vitamin A, C und möglicherweise E sowie Selen einen gewissen Schutz bieten könnten. Es herrscht jedoch deutlich mehr Einigkeit darüber, dass ein Mangel an einem dieser Nahrungsinhaltsstoffe mit einer höheren Anfälligkeit für Gesundheitsprobleme und auch mit einem erhöhten Krebsrisiko verbunden ist.

2.7.19 Ethnische Herkunft

> Eine Reihe von Krebserkrankungen tritt in einigen ethnischen Gruppen häufiger auf als in anderen. Dabei ist häufig unklar, ob in erster Linie genetische oder ethnische Faktoren eine Rolle spielen oder ob Umweltfaktoren, Ernährungsgewohnheiten, gesellschaftliche Gepflogenheiten wie Rauchen oder sonstige Einflüsse wie der Gesundheitszustand und das Alter der Patienten stärker zum Tragen kommen.

Es gibt zahlreiche Beispiele für eine erhöhte Inzidenz bestimmter Krebsarten in einigen ethnischen Gruppen und Regionen der Erde. Dazu gehören eine starke Prävalenz von Magenkrebs in Japan, Korea und in einem gewissen Maß auch in Skandinavien, den Niederlanden und Tschechien sowie eine hohe Inzidenz von Krebserkrankungen des Nasen-Rachen-Raums bei Angehörigen der chinesischen Bevölkerungsgruppe. Bei bestimmten afrikanischen Stämmen, etwa den Bantu in Südafrika, ist im Gegensatz zur hellhäutigen Bevölkerung eine hohe Inzidenz von Ösophaguskarzinomen zu beobachten. Primäre Lebertumoren werden häufig im malaysischen, ostasiatischen und afrikanischen Raum diagnostiziert. Europäer und Personen europäischer Abstammung lassen eine hohe Inzidenz von Mamma-, Prostata- und Kolonkarzinomen erkennen, die wegen ihrer starken Prävalenz als »Krebserkrankungen der westlichen Welt« bezeichnet werden.

Die hohe Inzidenz von Melanomen und anderen Hautkrebserkrankungen bei Nordeuropäern sowie insbesondere bei Personen nordeuropäischer Abstammung, die in tropischen oder subtropischen Klimazonen leben, ist auf genetische Faktoren zurückzuführen und wird mit der hellen Farbe der Haut, die nicht schnell bräunt, sowie dem Umweltfaktor Sonnenlicht in Zusammenhang gebracht.

In Israel, einem Land mit einer der höchsten Inzidenzen von Schilddrüsenkrebs, tritt diese Erkrankung häufiger bei jüdischen Personen auf, die in Europa geboren wurden, als bei Personen asiatischer Abstammung. In Südafrika lassen Bantu im Vergleich zu Menschen mit schwarzer Hautfarbe in anderen Regionen eine deutlich erhöhte Inzidenz von Schilddrüsenkrebs erkennen.

Doch auch wenn genetische Faktoren existieren, die Angehörige verschiedener Bevölkerungsgruppen für unterschiedliche Krebserkrankungen prädisponieren, lässt sich in Bezug auf eine bestimmte Krebsart nur schwer ermitteln, ob genetische oder Umweltfaktoren die größere Rolle spielen.

2.7.20 Geografische Zusammenhänge

Die Inzidenz einer bestimmten Krebsart variiert von Land zu Land und schwankt entsprechend den geografischen Bedingungen sogar innerhalb einzelner Länder. Ob diese Schwankungen jedoch in erster Linie auf geografische Faktoren zurückzuführen sind, lässt sich oft nicht feststellen.

Die Korrelation zwischen Hautkrebs sowie Melanomen und hellhäutigen Menschen, die in sonnenreichen Klimazonen leben, ist offensichtlich. Die Inzidenz ist am höchsten bei Personen mit heller Hautfarbe, die in sonnenreichen Regionen in Australien oder im sonnigen Süden der USA leben. In Australien werden jedoch nicht nur weltweit die meisten Fälle von Hautkrebs und Melanomen verzeichnet, die Anzahl der Erkrankungen schwankt außerdem von Bundesstaat zu Bundesstaat. Sie nimmt proportional mit der Nähe zum Äquator zu. Bei den weiter verbreiteten Hautkrebsarten (Plattenepithel- und Basalzellkarzinome) steht die Inzidenz in direktem Zusammenhang mit Hautbereichen, die am häufigsten der Sonne ausgesetzt sind. Diese Hautkrebsarten treten daher meist im Gesicht, am Hals sowie auf den Hand- und Armrücken auf. Andererseits hängt die Verteilung von Melanomen, wie bereits erläutert, nicht eng mit den Hautstellen zusammen, die am dauerhaftesten dem Sonnenlicht ausgesetzt sind, da sie bei Männern meist im Rumpfbereich und bei Frauen auf Ober- und Unterschenkeln und den Füßen auftreten. Melanome sind weniger mit der Dauer der direkten Exposition der Haut gegenüber Sonnenlicht als vielmehr mit der Intensität akuter Sonnenbrände – v. a. im Kindesalter – assoziiert.

Primäre Lebertumoren (Hepatome oder hepatozelluläre Karzinome) sind in südostasiatischen und ostafrikanischen Ländern weit verbreitet. Es ist allerdings nicht bekannt, ob eine ethnische Prädisposition vorliegt oder ob die Ernährung oder ein anderer Umweltfaktor eine Rolle spielt. Eine seit langem bestehende Infektion mit Hepatitis-B- oder Hepatitis-C-Viren ist jedoch offensichtlich signifikant. Unklar ist, ob die hohe Inzidenz von Magenkrebs in Japan und Korea in erster Linie genetisch bedingt oder auf die Ernährung zurückzuführen ist.

2.7.21 Umwelt

Sonnenlicht

▶ Abschn. 2.7.1.

Luftverschmutzung

In westlichen Ländern weisen Stadtbewohner, die stärkeren Luftverschmutzungen ausgesetzt sind, gegenüber Personen, die in ländlichen Gebieten leben, eine leicht erhöhte Inzidenz von Lungenkrebs auf. Dieser Faktor ist jedoch nicht annähernd so signifikant wie die Rauchgewohnheiten der betroffenen Personen. Die Verunreinigung der Luft durch Asbest an einigen Arbeitsplätzen wie im Bergbau und in der Bauindustrie war in der Vergangenheit nicht nur für eine erhöhte Prävalenz von Lungenkrebs verantwortlich, sondern auch für die Entstehung eines aggressiven Tumors in der Pleura oder dem Peritoneum, der auch als Mesotheliom bezeichnet wird.

Paradoxerweise könnte die Luftverschmutzung die Hautkrebsrate dadurch senken, dass die UV-Strahlung, die auf die Erdoberfläche trifft, reduziert wird.

Ionisierende Strahlung

Die erhöhte Inzidenz von Leukämie sowie einiger anderer Krebserkrankungen (wie Brust-, Schilddrüsen- und Hautkrebs) bei den Überlebenden der Atombombenabwürfe auf Hiroshima und Nagasaki sowie der Nuklearkatastrophe von Tschernobyl bestätigt den Einfluss des Umweltfaktors ionisierende Strahlung als Auslöser für eine Reihe von Krebsarten.

Kropfgebiete

Schilddrüsenkrebs wird häufiger in Populationen diagnostiziert, in denen der Kropf bzw. die Struma (eine Vergrößerung der Schilddrüse) weit verbreitet ist. Strumae treten meist in Gebieten mit einer zu geringen Jodkonzentration in regionalen Lebensmitteln und im Trinkwasser auf. Diese Gebiete werden auch als Kropfgebiete bezeichnet und liegen in der Regel in Bergregionen, wo Jod über Millionen von Jahren aus dem Boden ausgewaschen wurde. Kropfgebiete sind v. a. in den Schweizer Alpen, den Rocky Mountains, den Anden, im Himalaya und in den Bergregionen von Neu-Guinea zu finden. Die Großen Seen in den USA stellen ebenfalls ein Kropfgebiet dar. Man geht davon aus, dass dort das Jod aus dem Boden ausgewaschen und in die Großen Seen eingeschwemmt und über die Flüsse ins Meer fortgespült wurde. Es ist ebenfalls wahrscheinlich, dass in einigen Gebieten im Laufe vieler Jahre den natürlichen Böden durch die Landwirtschaft Jod entzogen wurde und die Böden auslaugten. Letztlich gelangt das Jod ins Meer, weshalb Meeresfische eine gute jodhaltige Nahrungsquelle darstellen.

Beruf

Das heutige Arbeitsrecht sollte Arbeiter vor den meisten industriellen Gefahren, einschließlich der Exposition gegenüber Karzinogenen, schützen. Früher existierte zwischen einigen Krebserkrankungen und den Arbeitsbedingungen (s. oben, Luftverschmutzung) ein Zusammenhang; diese Bedingungen wurden inzwischen jedoch größtenteils eliminiert.

Dank arbeitsrechtlicher Bestimmungen, die eine konsequente Verbesserung der Arbeitsbedingungen verlangen, werden Personen, die mit Asbest arbeiten, heute vor einer hohen Inzidenz von Lungenkrebs und Mesotheliomen geschützt.

Ein weiteres, weniger offensichtliches Risiko ist die erhöhte Inzidenz von Krebserkrankungen in den Atemwegen unterhalb sowie im Bereich der Nase (Nasennebenhöhlen) bei Arbeitern in der Holz-, Leder-, Metall- und insbesondere der Nickelindustrie. Dies ist möglicherweise auf das ständige Einatmen kleiner Partikel dieser Materialien zurückzuführen. Die Rede war früher ebenfalls von einem erhöhten Risiko für Kehlkopfkrebs bei Personen, die ihre Stimme überstrapazieren wie einst die Buchmacher, die stets mit lauter Stimme die Quoten verkündeten, oder wie Geistliche, die stundenlang in hohen Tonlagen sangen. Doch selbst wenn diese Risiken wirklich existiert hätten, sie wären im Vergleich zum Entstehungsrisiko dieser Art von Krebserkrankungen bei Rauchern verschwindend gering.

2.8 Gewohnheiten und Lebensstil

2.8.1 Rauchen

Das auffälligste Karzinogen in der modernen Gesellschaft ist zweifelsohne Tabak. Rauchen verursacht nicht nur zahlreiche weitere Gesundheitsprobleme, sondern übertrifft als Auslöser schwerer Krebserkrankungen bei Männern und Frauen heute auch alle anderen bekannten Faktoren.

> Die Inzidenz von Lungenkrebs bei Rauchern ist gegenüber Nichtrauchern um das 10-Fache erhöht.

Das Risiko steht in direktem Zusammenhang mit der Menge des gerauchten Tabaks und des eingeatmeten Tabakrauchs.

> Krebserkrankungen im Mund- und Rachenraum hängen eng mit dem Rauchen zusammen.

Nach Schätzungen unterliegen starke Raucher im Vergleich zu Nichtrauchern einem um das 6-Fache erhöhten Risiko für die Entstehung von Krebs im Mund- und Rachenraum. Bei Rauchern, die zusätzlich starke Alkoholkonsumenten sind, steigt das Risiko auf das 15-Fache.

Im Fall von Lungenkrebs ist das Risiko bei Zigarettenrauchern offensichtlich höher als bei Pfeifen- und Zigarrenrauchern, während bei Krebserkrankungen im Mundraum keine deutlichen Unterschiede zwischen Zigaretten-, Pfeifen- und Zigarrenrauchern festzustellen sind. Zigarettenraucher inhalieren Rauch tendenziell eher in ihre Lungen. Das Risiko durch Tabakerzeugnisse im Mund ist jedoch bei allen Formen des Rauchens gleich hoch.

Neben Tumoren in Geweben, die mit Tabakrauch in direkten Kontakt kommen, tritt auch eine Reihe anderer Krebserkrankungen bei Rauchern häufiger auf. Dazu zählen Speiseröhren-, Magen-,

Bauchspeicheldrüsen-, Nieren-, Blasen-, Gebärmutterhals- und sogar Brustkrebs.

2.8.2 Alkohol

Starke Alkoholkonsumenten lassen eine erhöhte Inzidenz von Krebserkrankungen im Mund- und Rachenraum sowie von Ösophagus-, Magen-, Leber-, Pankreas- und Mammakarzinomen erkennen. Bei starken Alkoholikern, die außerdem rauchen, ist das Risiko noch höher.

> Alkohol verstärkt die karzinogene Wirkung anderer Stoffe, insbesondere von Tabak.

Alkohol wird deshalb gelegentlich als Kokarzinogen betrachtet.

2.8.3 Exposition gegenüber Sonnenlicht

▶ Abschn. 2.7.1.

2.8.4 Betelnuss

Der in einigen asiatischen und orientalischen Bevölkerungsgruppen verbreitete Brauch, Betelnüsse oder Tabakblätter oder v. a. beides zusammen, manchmal vermischt mit Limone, zu kauen, wird mit einer erhöhten Inzidenz von Krebs im Bereich der Wangenschleimhaut in Verbindung gebracht.

2.8.5 Schwangerschaft und Brustkrebs

Bei Frauen, die im frühen Alter Kinder geboren haben und mehrmals schwanger waren, ist die Inzidenz von Brustkrebs am niedrigsten. In Gesellschaften, in denen Frauen üblicherweise früh heiraten und ihre ersten Kinder im Teenageralter bekommen, ist eine niedrige Inzidenz von Brustkrebs zu verzeichnen, während in westlichen Gesellschaften, in denen Frauen häufig erst nach Erreichen des 30. Lebensjahres ihr erstes Kind bekommen, die Inzidenz von Brustkrebs höher ist. Eine längere Stillzeit, wie sie in den meisten Entwicklungsländern üblich ist,

könnte ebenfalls eine gewisse präventive Wirkung gegenüber Brustkrebs haben, auch wenn die Belege dafür weniger deutlich sind. Frauen, die nie ein Kind geboren haben, wie z. B. Nonnen, lassen die höchste Inzidenz von Brustkrebs erkennen.

2.8.6 Kulturelle und gesellschaftliche Gepflogenheiten

Kulturell bedingte und gesellschaftliche Gepflogenheiten könnten ebenfalls mit der Entstehung von Krebs in einem Zusammenhang stehen.

Peniskarzinome kommen bei jüdischen Männern, die zum Zeitpunkt der Geburt beschnitten wurden, extrem selten vor; sie werden jedoch gelegentlich bei muslimischen Männern diagnostiziert, die erst in einem Alter von etwa 10 Jahren einer Beschneidung unterzogen wurden. Auch wenn diese Krebserkrankung nicht sehr häufig auftritt, ist die Inzidenz bei unbeschnittenen Männern am höchsten.

Nonnen, die keusch leben, weisen eine niedrige Inzidenz von Gebärmutterhalskrebs, aber eine erhöhte Inzidenz von Brustkrebs auf. Dagegen tritt das Zervixkarzinom häufiger bei Frauen auf, die im jungen Alter ihren ersten Geschlechtsverkehr und in ihrem Leben mehrere männliche Partner hatten. Bei Prostituierten ist das Risiko von Gebärmutterhalskrebs besonders hoch. Der Risikofaktor mit der höchsten Signifikanz, v. a. bei Prostituierten, ist die Inzidenz des sexuell übertragenen humanen Papillomvirus (HPV).

Bei Frauen, die einige Jahre lang orale Kontrazeptiva eingenommen haben, ist die Inzidenz sowohl von Ovarial- als auch von Uteruskarzinomen scheinbar etwas niedriger. Andererseits wurde die langfristige Einnahme oraler Kontrazeptiva mit einem leicht erhöhten Brustkrebsrisiko in Verbindung gebracht; dies gilt insbesondere für die früher verabreichte Antibabypille mit einem sehr hohen Östrogenanteil. In Bezug auf die heute in der Regel verschriebene niedrigdosierte Antibabypille konnte keine signifikante Assoziation mit Brustkrebs nachgewiesen werden. Einige Studien legen nahe, dass sie sogar eine gewisse präventive Wirkung haben könnte.

Der Lebensstil in streng vegetarisch lebenden, völlig abstinenten und nichtrauchenden

Gemeinschaften sowie in verschiedenen geografischen, ökonomischen und ethnischen Gruppen wurde bereits erörtert.

2.8.7 Psychologische Faktoren: die potenzielle Rolle von Stress oder Emotionen bei der Entstehung von Krebserkrankungen

Zu den eher ungewöhnlichen Theorien über die Ursachen von Krebs gehört die These, dass Krebs wie einige psychische und psychosomatische Erkrankungen durch eine unnatürliche Unterdrückung der Fight-or-flight-Reaktion (Kampf-oder-Flucht-Reaktion) auf Angstreize oder Stress ausgelöst werden könnte. Dabei wird Folgendes angenommen: Wenn eine Stresssituation über einen längeren Zeitraum andauert und die betroffene Person das Gefühl hat, egal wie sie sich verhält, falsch zu handeln, so könnte daraus die unterbewusste Entscheidung resultieren, der Situation durch Tod infolge von Krebs zu entfliehen. Es gibt keine stichhaltigen Belege für diese These, auch wenn retrospektive Studien gezeigt haben, dass eine große Anzahl von Krebspatienten in den 6 Monaten bis 2 Jahren vor Ausbruch der Krankheit in irgendeiner Form erheblichem Stress ausgesetzt waren.

> Die meisten Psychologen würden nicht vertreten, Stress sei ein direkter Auslöser von Krebs, doch einige nehmen an, dass Stress neben bekannten chemischen, genetischen, ernährungsspezifischen, geografischen, viralen oder strahlungsbedingten Ursachen eine Rolle spielen könnte.

Die Patienten sind durch die Diagnose Krebs einer starken psychischen Belastung ausgesetzt, und viele benötigen zusätzliche psychologische Unterstützung durch Psychiater, klinische Psychologen, besonders geschultes und erfahrenes Pflegepersonal, Sozialarbeiter und andere geschulte Mediziner oder Angehörige medizinischer Heilberufe.

Die Überzeugung vieler »Alternativmediziner«, Stress könnte Krebserkrankungen fördern, wird von einer Vielzahl der Vertreter dieser Richtung als potenzieller Grund genannt, Methoden der Geistheilung, Meditation oder andere alternative Behandlungsverfahren zu befürworten.

2.9 Krebsregister

> Der Nutzen einer sorgfältigen Erfassung von Tumorerkrankungen in einem Krebsregister auf nationaler oder internationaler Ebene muss ausdrücklich betont werden.

Die meisten Staaten versuchen, die Inzidenz von Krebserkrankungen getrennt nach Alter, Geschlecht, Ethnien, Einkommen, geografischen Gegebenheiten, sozialen und kulturellen und/oder anderen relevanten Faktoren zu erfassen (▶ Tab. A1 und A2 im Anhang). Diese Erfassung erfolgt unterschiedlich detailliert, mit unterschiedlichem Erfolg und unterschiedlicher Präzision. Mithilfe dieser Register können jedoch Informationen gewonnen werden, die häufig wertvolle Anhaltspunkte in Bezug auf die Auslöser bestimmter Krebserkrankungen sowie Informationen über besonders gefährdete Personengruppen und Daten über die Einführung angemessener Maßnahmen im Gesundheitswesen liefern, um diese Krebserkrankungen entweder zu verhindern oder eine Früherkennung und frühzeitige Behandlung zu vereinfachen.

Ein Beispiel stellt die Kenntnis der relativ hohen Inzidenz von Brustkrebs bei Frauen in westlichen Ländern dar, die Erkenntnisse über Zusammenhänge zwischen dieser Krebsart und dem Lebensstil geliefert und zur Schärfung des Bewusstseins von Frauen beigetragen hat – insbesondere für den Nutzen von Mammographie-Screening-Einrichtungen und spezialisierten Zentren für die Diagnose und Therapie von Brustkrebs. So konnten nicht nur bessere Behandlungsergebnisse erzielt werden, sondern es konnte auch ein stärkeres Interesse für die Forschung im Bereich der Brustkrebsursachen, präventiver Maßnahmen und möglicher Therapieformen geweckt werden.

Übung

Erstellen Sie eine Liste der Faktoren, die bekanntermaßen zu einem erhöhten Krebsrisiko beitragen:

_____

_____

_____

Konkrete Maßnahmen zur Krebsprävention

K.R. Aigner, F.O. Stephens, T. Allen-Mersh, G. Hortobagyi, D. Khayat, S.M. Picksley, P. Sugarbaker, T. Taguchi, J.F. Thompson

3.1 Rauchen – 36

3.2 Schutz vor Viren und Bakterien – 36

3.3 Genetischer Schutz – 36

3.4 Hautkrebserkrankungen – 36

3.5 Ernährung: Prostata- und Schilddrüsenkrebs – 37
3.5.1 Prostatakrebs – 37
3.5.2 Schilddrüsenkrebs – 37
3.5.3 Dioxine – 37
3.5.4 Brustkrebs – 37

3.6 Berufsbedingte Krebserkrankungen – 38

3.7 Ionisierende Strahlung – 38

3.8 Behandlung prämaligner und potenziell maligner Läsionen – 38

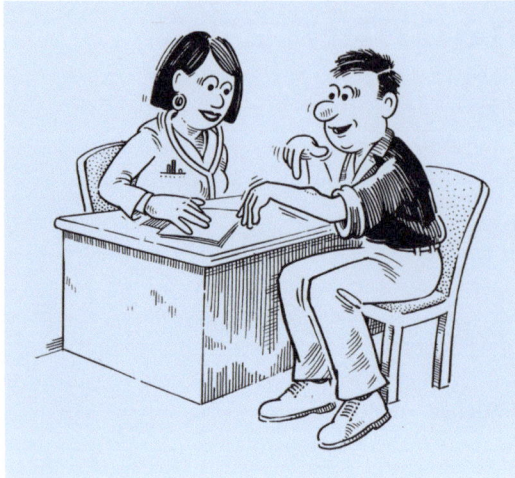

◘ Abb. 3.1 Patienten sollten dazu ermutigt werden, bei einer verdächtigen Läsion frühzeitig einen Arzt zu konsultieren (© Bob Haynes)

In diesem Kapitel erfahren Sie mehr über
- Rauchen
- Schutz vor Viren und Bakterien
- Genetischer Schutz
- Hautkrebserkrankungen
- Ernährung – Magen-, Darm-, Brust-, Prostata- und Schilddrüsenkrebs
- Brustkrebs – sonstige potenziell präventive Maßnahmen
- Berufsbedingte Krebserkrankungen
- Ionisierende Strahlung
- Früherkennung und frühzeitige Behandlung prämaligner oder potenziell maligner Erkrankungen

Prävention ist viel besser als Heilung. Es gibt eine ganze Reihe von Maßnahmen zur Krebsprävention, die zur Gewohnheit werden sollten. Eine der wichtigsten Grundregeln lautet jedoch, dass Patienten einen Arzt konsultieren sollten, wenn sie irgendeinen Verdacht haben, dass etwas nicht in Ordnung ist (◘ Abb. 3.1).

3.1 Rauchen

> Die offensichtlichste präventive Maßnahme, um das Risiko schwerer Krebserkrankungen zu reduzieren, ist das Nichtrauchen.

Bei Nichtrauchern ist das Erkrankungsrisiko im Hinblick auf viele Krebsarten wesentlich geringer. Selbst der regelmäßige längere Aufenthalt in tabakrauchhaltiger Luft (Passivrauchen) wird mit einem erhöhten Krebsrisiko assoziiert und sollte daher vermieden werden.

3.2 Schutz vor Viren und Bakterien

Kondome waren bisher das einfachste Mittel für einen unmittelbaren wirksamen Schutz vor dem humanen Papillomvirus (HPV). Der in Brisbane, Australien, tätige Professor Ian Frazer konnte jedoch kürzlich im Rahmen von Studien nachweisen, dass ein Impfstoff gegen bestimmte HPV-Typen einen äußerst hohen Wirkungsgrad im Hinblick auf eine Immunität gegenüber den Virustypen besitzt, die für die meisten Zervixkarzinome verantwortlich sind. Daher wird Risikopersonen, v. a. Mädchen und jungen Frauen, bevor sie sexuell aktiv werden, dazu geraten, sich gegen HPV impfen zu lassen. Üblich ist bisher eine Vierfachimpfung gegen die HPV-Typen 16 und 18, die Zervixkarzinome verursachen können, sowie gegen die Typen 6 und 11, die weniger gefährliche Genitalwarzen hervorrufen. Alle vier Typen gehören zur Klasse α.

Hautkrebs wird durch Typen der Klasse β induziert, gegen die noch kein Impfstoff die klinische Prüfung vollständig durchlaufen hat.

Eine Impfung gegen Hepatitis B schützt indirekt vor Lebertumoren. Derzeit werden in mehreren Ländern umfangreiche Impfprogramme durchgeführt.

3.3 Genetischer Schutz

Fachkundiger Rat ist in jedem Fall erstrebenswert, um die Gefahr der Weitergabe eines genetischen Risikos zu vermeiden oder einzudämmen (▶ Kap. 2).

3.4 Hautkrebserkrankungen

Bei den häufigsten Hautkrebsarten – Basalzellkarzinom und Plattenepithelkarzinom – lässt sich das Erkrankungsrisiko deutlich reduzieren, indem jede unnötige direkte Exposition gegenüber Sonnenlicht oder sonstigen Formen der UV-Strahlung, z. B. in Solarien, vermieden wird. Dunkelhäutige Personen besitzen durch die Pigmente in ihrer Haut einen natürlichen Schutz. Hellhäutige Personen können sich mit breitkrempigen Hüten, langärmeligen Oberteilen und sonstiger geeigneter Kleidung in Kombination mit Hautlotionen und -cremes mit UV-Filter verhältnismäßig gut schützen. Diese Maßnahmen können auch bis zu einem gewissen Grad dazu beitragen, die Entstehung von Melanomen zu verhindern. Vor allem junge Menschen sollten wiederholte und schwere Sonnenbrände vermeiden. Ein Sonnenbrand fügt den Immunabwehrzellen in der Haut, den sog. Langerhans-Zellen, dauerhaften Schaden zu.

3.5 Ernährung: Prostata- und Schilddrüsenkrebs

3.5.1 Prostatakrebs

Wie bereits in ► Kap. 2 erläutert, spielen bei der Ernährung der Anteil an natürlichen Ballaststoffen und tierischen Fetten sowie die Verwendung chemischer Konservierungsmittel oder sonstiger Chemikalien in Nahrungsmitteln eine zentrale Rolle. Eine ballaststoffreiche Ernährung (mit Getreide, Nüssen, Körnern, frischem Obst und Gemüse) in Kombination mit wenig Fleisch, tierischen Fetten, stark raffinierten und chemisch konservierten Lebensmitteln hat eine gewisse Schutzfunktion gegenüber Magen-, Darm- und möglicherweise Bauchspeicheldrüsenkrebs sowie Mamma- und Prostatakarzinomen. Zu den Schutzfaktoren gehört möglicherweise auch der Anteil an Phytoöstrogenen, Lycopinen, Antioxidanzien, bestimmten Vitaminen und Spurenelementen in der Nahrung. Diese Stoffe werden derzeit ebenso wie einige andere Nahrungsbestandteile im Rahmen von Studien näher untersucht, bisher sind jedoch noch keine endgültigen Schlussfolgerungen möglich.

Der Fettanteil in der Nahrung, v. a. der Anteil an gesättigten tierischen Fetten, sollte idealerweise niedriger sein, als es derzeit bei den meisten westlichen Ernährungsweisen der Fall ist. Die in Fettfisch (z. B. Lachs, Sardine, Makrele, Thunfisch) sowie Soja- und Kidneybohnen vorhandenen Omega-3-Fettsäuren haben möglicherweise eine gewisse krebspräventive Wirkung und könnten außerdem bei einem dramatischen Gewichtsverlust von Nutzen sein, der mit einigen Krebserkrankungen im fortgeschrittenen Stadium verbunden ist.

3.5.2 Schilddrüsenkrebs

Mit Jod angereicherte Nahrungsmittel (meist Jodsalz) reduzieren in Kropfgebieten mit Jodmangel die Inzidenz von Strumaerkrankungen und senken in einem gewissen Maß auch das Risiko von Schilddrüsenkrebs.

3.5.3 Dioxine

Kunststoffbehälter für – v. a. fettreiche – Lebensmittel und Getränke wurden auf ein mögliches karzinogenes Potenzial untersucht. Da das toxische Dioxin fettlöslich ist, sollten stark fetthaltige Lebensmittel nicht in Kunststoffbehältern in der Mikrowelle erwärmt werden. Außerdem wird von einer längeren Aufbewahrung fettreicher Lebensmittel in Kunststoffbehältern abgeraten; stattdessen werden Glas- oder Keramikgefäße empfohlen.

3.5.4 Brustkrebs

Die Förderung des Stillens könnte, ebenso wie regelmäßige Bewegung, die Vermeidung von Übergewicht, Nichtrauchen und eine bewusste Ernährung, zu einer Verringerung der Inzidenz von Brustkrebs beitragen. Vor allem das Mammographie-Screening wird als Maßnahme zur Bekämpfung von Brustkrebs weithin gefördert. Frauen werden zwar zur regelmäßigen Selbstuntersuchung angehalten, bei der sie einen ggf. unentdeckten Knoten in der Brust feststellen könnten. Sie sollten aber darauf hingewiesen werden, dass die Selbstuntersuchung nicht als Alternative zu einem regelmäßigen Mammographie-Screening im Rahmen der Früherkennung von Brustkrebs betrachtet werden darf; d. h., weder Frauen noch Ärzte sollten davon ausgehen, dass keine Krebserkrankung vorliegen kann, weil kein Knoten in der Brust ertastet wurde (◘ Abb. 3.2).

In der Vergangenheit wurden postmenopausale Beschwerden meist mithilfe einer niedrig dosierten

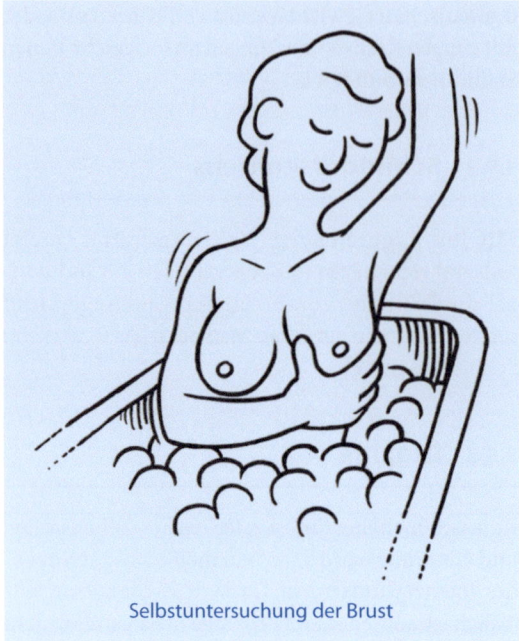

Abb. 3.2 Das Abtasten der Brust beim Baden oder Duschen mit seifig nassen Händen ist eine gute Methode zur Selbstuntersuchung (© Bob Haynes)

Selbstuntersuchung der Brust

Hormonersatztherapie behandelt. Mittlerweile ist bekannt, dass die Hormonersatztherapie ab einer Anwendungsdauer von 5 Jahren das Risiko einer späteren Brustkrebserkrankung leicht erhöhen kann. Deshalb wird diese Therapie heute nur noch im Rahmen der Behandlung postmenopausaler Frauen verschrieben, deren Beschwerden nicht anderweitig gelindert werden können. Doch auch in diesen Fällen wird die Therapie nur über einen begrenzten Zeitraum durchgeführt.

> Eine Hormonersatztherapie kann das Risiko einer späteren Brustkrebserkrankung leicht erhöhen.

3.6 Berufsbedingte Krebserkrankungen

Das Arbeitsschutzgesetz, durch das die Beschäftigten vor einer Vielzahl bekannter industrieller karzinogener Stoffe – wie Asbest und bestimmte Chemikalien, v. a. aus der Mineralöl- und Schädlingsbekämpfungsindustrie – geschützt werden, spielt bei der Krebsprävention eine äußerst wichtige Rolle.

3.7 Ionisierende Strahlung

Die Auswirkungen von Strahlung nach Atombombenexplosionen und der Nuklearkatastrophe von Tschernobyl im Hinblick auf die Verursachung von Krebserkrankungen wurden ausführlich dokumentiert. Ebenso existieren zahlreiche Belege für die Notwendigkeit, eine übermäßige Strahlenbelastung durch Röntgenanlagen oder Atomkraftwerke zu vermeiden. Die von einem Leben in der Nähe von Hochspannungsleitungen, Mikrowellenstrahlung sowie Mobiltelefonen (Handys) ausgehenden Risiken wurden ebenfalls ausführlich diskutiert und analysiert, bis heute liegen jedoch noch keine schlüssigen Studienergebnisse vor.

3.8 Behandlung prämaligner und potenziell maligner Läsionen

Die Behandlung langjähriger Geschwüre sowie chronisch entzündeter oder gereizter Läsionen kann die Entstehung einer Krebserkrankung verhindern. Dazu können so unterschiedliche Läsionen gehören wie seit langem vorhandene Varizen mit Ulzerationen und Geschwüre im Mundraum, die durch einen scharfkantigen Zahn verursacht wurden. Eine sorgfältige Therapie ist ebenfalls indiziert bei Magengeschwüren, anhaltendem gastroösophagealem Reflux, Colitis ulcerosa in Kolon oder Rektum, langjährigen Gallen-, Nieren- oder Blasensteinerkrankungen oder chronisch sezernierenden Sinus, z. B. infolge einer Osteomyelitis. Bestimmte Hautläsionen müssen ggf. ebenfalls behandelt werden, u. a. pigmentierte Hautläsionen, die chronisch gereizt sind, weil sie unter einem Gürtel oder BH-Träger liegen, oder pigmentierte Läsionen unter den Fingernägeln oder an den Fußsohlen.

Eine weitere präventive Maßnahme ist die Entfernung oder ansonsten angemessene Therapie nachweislich prämaligner Veränderungen. Dazu zählen Polypen, Papillome, hyperkeratotische Hautläsionen, Leukoplakie im Mundraum oder Muttermale, die

3.8 · Behandlung prämaligner und potenziell maligner Läsionen

Anzeichen einer Reizung oder Veränderung erkennen lassen, insbesondere bei unregelmäßigen, dysplastischen Läsionen.

Benigne Tumoren, die erkennbar wachsen oder bekanntermaßen zu malignen Veränderungen neigen, sollten entfernt werden, um das Krebsrisiko zu reduzieren. Dazu gehören u. a. dysplatische Nävi auf der Haut, Adenome in Ohrspeichel- oder Schilddrüse, Papillome oder Adenome in der Brust, Ovarialzysten, Papillome oder Polypen in Magen, Kolon, Rektum oder Uterus, Papillome in der Blase oder wachsende Weichteiltumoren aus Fettgewebe (Lipome), Nervengewebe (Neurome), Muskelgewebe (Myome), Tumoren in Blut- oder Lymphgefäßen (Hämangiome oder Lymphangiome) sowie gelegentlich im Knorpel- (Chondrome) oder Knochengewebe (Osteome).

Eine totale Kolon- und Rektumresektion vor einer malignen Neubildung kann bei Patienten mit familiärer Polyposis coli eine Krebserkrankung verhindern.

> **Alle Patienten mit familiärer Polyposis coli können ein Kolonkarzinom entwickeln.**

Allgemeine Merkmale der Manifestation einer Krebserkrankung und deren Behandlung

Kapitel 4   Symptome von Krebs: Lokal- und Allgemeinsymptome – 43
K.R. Aigner, F.O. Stephens, T. Allen-Mersh, G. Hortobagyi, D. Khayat, S.M. Picksley, P. Sugarbaker, T. Taguchi, J.F. Thompson

Kapitel 5   Anzeichen von Krebs: lokale und allgemeine Krankheitszeichen – 49
K.R. Aigner, F.O. Stephens, T. Allen-Mersh, G. Hortobagyi, D. Khayat, S.M. Picksley, P. Sugarbaker, T. Taguchi, J.F. Thompson

Kapitel 6   Klinische Pathologie von Krebserkrankungen – 53
K.R. Aigner, F.O. Stephens, T. Allen-Mersh, G. Hortobagyi, D. Khayat, S.M. Picksley, P. Sugarbaker, T. Taguchi, J.F. Thompson

Kapitel 7   Untersuchungsmethoden zur Krebserkennung – 59
K.R. Aigner, F.O. Stephens, T. Allen-Mersh, G. Hortobagyi, D. Khayat, S.M. Picksley, P. Sugarbaker, T. Taguchi, J.F. Thompson

Kapitel 8   Krebstherapie – 77
K.R. Aigner, F.O. Stephens, T. Allen-Mersh, G. Hortobagyi, D. Khayat, S.M. Picksley, P. Sugarbaker, T. Taguchi, J.F. Thompson

Kapitel 9 Beziehung zwischen Patienten, Ärzten und
Behandlungsteam – 107
K.R. Aigner, F.O. Stephens, T. Allen-Mersh, G. Hortobagyi,
D. Khayat, S.M. Picksley, P. Sugarbaker, T. Taguchi,
J.F. Thompson

Symptome von Krebs: Lokal- und Allgemeinsymptome

K.R. Aigner, F.O. Stephens, T. Allen-Mersh, G. Hortobagyi, D. Khayat, S.M. Picksley, P. Sugarbaker, T. Taguchi, J.F. Thompson

4.1　　Knoten – 44

4.2　　Geschwüre – 44

4.3　　Schmerzen – 45

4.4　　Blutungen – 45

4.5　　Gewichtsverlust – 45

4.6　　Beeinträchtigungen von Gewebe- oder Organfunktionen – 46

4.7　　Symptome der Metastasierung – 46
4.7.1　Lymphknoten – 46
4.7.2　Leber – 46
4.7.3　Lunge – 47
4.7.4　Knochen – 47
4.7.5　Fett- und Muskelgewebe – 47
4.7.6　Darm – 47
4.7.7　Gehirn – 47
4.7.8　CUP-Syndrom – 47

© Springer-Verlag Berlin Heidelberg 2016
K. R. Aigner, F. O. Stephens (Hrsg.), *Onkologie Basiswissen*,
DOI 10.1007/978-3-662-48585-9_4

In diesem Kapitel erfahren Sie mehr über
- Knoten, Geschwüre, Schmerzen, Blutungen, Beeinträchtigungen von Gewebe- oder Organfunktionen, unerklärlichen Gewichtsverlust
- Symptome der Metastasierung: Lymphknoten, Leber, Lunge, Knochen, Fett- und Muskelgewebe, Darm, Gehirn, CUP-Syndrom

Ein Symptom ist etwas, wovon ein Patient berichtet oder das durch den Patienten wahrgenommen wird. Ein Anzeichen ist etwas, das von einer anderen Person beobachtet, wahrgenommen, gemessen oder anderweitig nachgewiesen werden kann. Symptome können auf zwei unterschiedliche Auswirkungen einer Krebserkrankung zurückzuführen sein: erstens auf den lokalen Effekt der Krebserkrankung selbst und zweitens auf die allgemeinen Folgen der Krebserkrankung, da diese den Körper des Patienten insgesamt betrifft.

Normalerweise werden die lokalen Auswirkungen zuerst wahrgenommen. Zu den häufigsten lokalen Auswirkungen gehören: Knoten, nichtheilende Geschwüre, hartnäckiger Husten mit blutigem Auswurf, anhaltender Lokalschmerz, abnorme Magen-, Darm-, Blasen- oder Vaginalblutungen, sonstige abnorme Blutungen oder Funktionsbeeinträchtigungen der betroffenen Organe oder Gewebe. Derartige funktionelle Beeinträchtigungen können sich bei Darmkrebs als Verstopfung manifestieren, im Fall von Lungenkrebs als anhaltender Husten oder Atembeschwerden, bei Speiseröhrenkrebs als Schluckbeschwerden oder in Verbindung mit Prostatakrebserkrankungen als Probleme beim Wasserlassen.

Diese lokalen Symptome sind also von folgenden Faktoren abhängig: der Lokalisation des Tumors, dem Organ oder Gewebe, von dem der Primärtumor ausgeht, der Art der entstandenen Krebszellen, der Tumorgröße sowie dem potenziellen Befall weiterer Organe oder Gewebe in der Nähe des Tumors.

Zu den häufigsten allgemeinen Auswirkungen, die möglicherweise von Personen mit einer Krebserkrankung wahrgenommen werden, gehören Erschöpfung, Unwohlsein, Müdigkeit und Antriebslosigkeit, Appetitlosigkeit und Gewichtsverlust. Allgemeinsymptome sind üblicherweise mit einer Krebserkrankung im fortgeschrittenen Stadium assoziiert und können auf eine Schädigung oder Beeinträchtigung der Funktion betroffener Organe oder Gewebe sowie auf die Reaktion des Körpers auf die Krebserkrankung zurückzuführen sein.

In ▶ Teil III wird auf jedes der o.g. Symptome in Verbindung mit verschiedenen Krebsarten näher eingegangen. Einige Allgemeinsymptome werden bereits im Folgenden erläutert.

4.1 Knoten

Bei fast allen Krebsarten liegt in irgendeiner Form ein Knoten, eine Schwellung oder ein Tumor vor. Dieser Knoten wird jedoch vom Patienten möglicherweise nicht entdeckt oder kann vom Arzt eventuell nicht ertastet werden. Wenn der Knoten in der Haut, im Kopf- oder Halsbereich (z. B. im Mundraum oder an der Zunge), in der Brust, in den Lymphknoten oder in Fett-, Muskel- oder Knochengewebe (insbesondere in einem Arm oder Bein) lokalisiert ist, sollte er zu erkennen sein. Die meisten Knoten sind nichtmaligne. Wenn allerdings ein neuer Knoten an irgendeiner Stelle im Körper entdeckt wird, sollte unbedingt überprüft werden, worum es sich genau handelt. Eines der häufigsten Symptome von Brustkrebs ist z. B. ein tastbarer Knoten in der Brust. Dieser Knoten wird meist während des Badens oder Duschens entdeckt, da die meisten Brusttumoren mit seifig nassen Händen leichter zu ertasten sind.

4.2 Geschwüre

Ein schlecht heilendes Hautgeschwür kann maligner Natur sein und sollte genau untersucht werden. Hautgeschwüre sind normalerweise leicht zu erkennen, während Geschwüre im Mund- oder Rachenraum weniger auffällig sein können, v. a. wenn sie nicht schmerzhaft sind. Alle derartigen Geschwüre können sich als bedenklich herausstellen, wenn sie länger als 2–3 Wochen bestehen und keine Anzeichen von Abheilung erkennen lassen. Dabei ist allerdings zu berücksichtigen, dass die meisten langjährigen Geschwüre nichtmaligne sind. Chronische Geschwüre können durch Varizen oder arterielle Durchblutungsstörungen verursacht werden, in deren Folge die Unterschenkel schlecht durchblutet werden, oder durch wiederholte Verletzungen wie z. B. durch einen scharfkantigen Zahn, schlecht sitzenden Zahnersatz oder Infektionen im Mundraum.

> Wenn im Hinblick auf die Ursache eines Geschwürs irgendwelche Zweifel bestehen, sollte die Durchführung einer Biopsie veranlasst werden.

Die Biopsie umfasst die Entnahme einer kleinen Gewebeprobe, die in der Regel am Rand des Geschwürs erfolgt, und deren anschließende mikroskopische Untersuchung. So kann genau festgestellt werden, um welche Art von Zellen bzw. Geschwür es sich handelt und wodurch das Geschwür ausgelöst wurde.

4.3 Schmerzen

Die meisten Krebserkrankungen sind in frühen Stadien nicht schmerzhaft. Schmerzen können auftreten, wenn ein Tumor groß genug geworden ist, um umgebende Gewebe oder Nerven zu infiltrieren oder zu komprimieren und somit zu schädigen.

> Im Allgemeinen ist ein kleiner schmerzloser Knoten eher maligne als ein kleiner schmerzender Knoten.

Die Patienten sollten daher nicht erst beim Auftreten von Schmerzen einen Arzt aufsuchen.

4.4 Blutungen

Intermittierende Blutungen können Symptom einer Vielzahl maligner Tumoren im epithelialen Gewebe sein. Bei einigen Krebserkrankungen der inneren Organe, wie Magen-, Darm-, Nieren-, Blasen-, Gebärmutter- oder Lungenkrebs, sind Blutungen oft das erste Symptom bzw. eines der ersten Symptome.

> Jedes Anzeichen einer abnormen Blutung sollte näher untersucht werden.

Blutungen aus dem Darm können z. B. in Form von frischem, hellrotem Blut oder verändertem Blut mit dunkelroter oder schwarzer Farbe auftreten. Außerdem können sich Blutungen im Urin, als Vaginalblutungen (v. a. zwischen den Regelblutungen oder nach der Menopause), Blut im Auswurf (entweder aus dem Mund oder Rachen oder nach Husten aus der Lunge), Blutungen aus einem Muttermal auf der Haut oder aus den Brustwarzen manifestieren. Auch wenn eine Blutung ein Hinweis auf eine Krebserkrankung sein kann, muss dies nicht zwangsläufig zutreffen. Blutungen können auch viele andere Ursachen haben. Blutungen oder Hämatome an mehreren Stellen oder stecknadelkopfgroße Blutungen in der Haut (Petechien) können Anzeichen für eine Bluterkrankung sein. Dazu gehören auch Erkrankungen, die durch Leukämien oder Lymphome ausgelöst werden.

4.5 Gewichtsverlust

Etwa zwei Drittel aller Krebspatienten verlieren Gewicht, und häufig ist dies das erste Symptom, das sie dazu veranlasst, einen Arzt zu konsultieren.

> Ein unerklärlicher Gewichtsverlust von mehr als 5% des Körpergewichts in 6 Monaten ist oft ein prognostischer Indikator für eine Krebserkrankung.

Der Gewichtsverlust wird vielfach mit Appetitlosigkeit (vorzeitige Sättigung oder fehlendes Interesse am Essen) assoziiert, doch dies ist nicht der eigentliche Grund, da deutlich mehr Gewicht verloren wird als die Kalorienzufuhr tatsächlich reduziert ist. Der Gewichtsverlust bei Krebspatienten ist auf einen abnormen und ineffizienten Glukosestoffwechsel und auf ein Syndrom zurückzuführen, das als Tumorkachexie bezeichnet wird. Patienten, die daran leiden, sehen ausgemergelt und unterernährt aus. Die Tumorkachexie wird dadurch verursacht, dass sich ein Tumor metabolisch an eine anaerobe Glukoseverwertung (Glykolyse) anpasst. Dabei wird eine große Menge Glukose verbraucht und viel Milchsäure produziert (die normalerweise bei starker körperlicher Belastung in den Muskeln entsteht). Die Milchsäure wird über das Blut abtransportiert und in der Leber eingesetzt, um Glukose (im Rahmen der Glukoneogenese) neu zu synthetisieren. Dafür wird 3-mal mehr Energie benötigt, als durch den anaeroben Abbau von Glukose gewonnen wird. Die Glukose wird faktisch zum Bestandteil eines sinnlosen und aufwändigen Zyklus (Cori-Zyklus). Hinzu kommt, dass im Rahmen der anaeroben Glukoseverwertung nur ca. 6% der Energiemenge gewonnen werden kann, die unter aeroben Bedingungen erzielt werden kann.

Bei allgemein reduzierter Kalorienzufuhr und erhöhtem Energiebedarf (für die Glukoneogenese) benötigt der Körper Energie, und diese gewinnt er durch die Mobilisierung von Fettreserven aus dem Fettgewebe bzw. von Proteinen aus dem Skelettmuskelgewebe. Die Patienten können bis zu 30% ihres ursprünglichen Gewichts und bis zu 75% der Skelettmuskelproteine verlieren. Dieser Verlust an Skelettmuskelmasse ist mit Asthenie (Muskelschwäche) und einer resultierenden potenziellen Beeinträchtigung von Atmung und Herzfunktion verbunden, die häufig zum Tod führt.

> Bei der Tumorkachexie wird in erster Linie Fett- und Skelettmuskelgewebe abgebaut. Der Tod ist durch den Verlust an Muskelmasse bedingt.

Der Gewichtsverlust steht nicht in Zusammenhang mit der Größe des Tumors, da er unmittelbar durch Zytokine (kleine Proteine, die sich wie Hormone verhalten) ausgelöst wird, die entweder vom Tumor und/oder vom körpereigenen Immunsystem produziert werden. Tumorkachexie tritt am häufigsten bei Kindern und älteren Menschen sowie in Verbindung mit Krebserkrankungen wie Magen-, Pankreas-, Lungen- und Prostatakarzinomen auf und ist bei Brustkrebs und Sarkomen eher selten zu beobachten. Die ungewollte Gewichtsabnahme wird mit einer schlechten Prognose und einem schlechten Ansprechen auf eine Chemo- und Strahlentherapie assoziiert.

4.6 Beeinträchtigungen von Gewebe- oder Organfunktionen

Die Symptome sind – je nach Lokalisation des Tumors – sehr unterschiedlicher Natur.

So kann z. B. ein Tumor im Mund- oder Rachenraum Schluck- oder Sprechstörungen auslösen. Kehlkopfkrebs ist normalerweise mit Heiserkeit oder einer Veränderung der Stimme assoziiert, während Ösophaguskarzinome meist infolge von Schluckbeschwerden diagnostiziert werden, die anfänglich in Verbindung mit fester Nahrung und später auch beim Trinken auftreten.

Magenkrebs kann Beschwerden beim Essen, veränderten Appetit oder Erbrechen auslösen, während eine Darmkrebserkrankung zu Veränderungen der Stuhlgewohnheiten (Durchfall oder Verstopfung oder beides im Wechsel) führen oder die Darmpassage teilweise oder vollständig behindern kann. Dadurch entstehen zunächst Koliken und in späterer Folge möglicherweise eine Darmperforation.

Sowohl Prostata- als auch Blasenkarzinome können Beschwerden beim Wasserlassen mit sich bringen, wobei Blasenkrebs zusätzlich mit häufigerem Wasserlassen verbunden sein kann.

Lungenkrebs kann hartnäckigen Husten, eine lokale Blockade der Atemwege oder eine lokalisierte Pneumonie zur Folge haben.

Ein Leber-, Gallengangs- oder Pankreaskarzinom kann den Gallenfluss aus der Leber behindern und so eine Gelbsucht auslösen.

Diese Symptome können auch zahlreiche andere Ursachen haben. Tritt eines der Symptome jedoch erstmals bei einem ansonsten gesunden Patienten auf, dann sollte – v. a. wenn die Symptome anhalten – dieses unverzüglich und sorgfältig abgeklärt werden.

4.7 Symptome der Metastasierung

Die Art dieser Symptome hängt davon ab, in welchen Geweben oder Organen der Tumor Metastasen gebildet hat.

4.7.1 Lymphknoten

Maligne Tumoren metastasieren häufig in nahegelegene drainierende Lymphknoten in der Hals- oder Achselregion, in der Leistengegend oder in einem anderen Bereich, je nach Lokalisation des Primärtumors.

> Vergrößerte Lymphknoten können in manchen Fällen ein erstes Anzeichen für einen malignen Tumor in der näheren Umgebung sein (◘ Abb. 22.1).

4.7.2 Leber

Lebermetastasen können Gelbsucht, Schmerzen oder eine Schwellung im Bereich des Oberbauchs unterhalb der Rippen auf der rechten Seite auslösen. Sie können ebenfalls zur Mangelernährung in Verbindung mit Kachexie und Gewichtsverlust oder zu einer Flüssigkeitsansammlung in der Bauchhöhle (Aszites) führen.

4.7.3 Lunge

Metastasen in der Lunge können Husten, Atembeschwerden, Fieber, eine Lungenentzündung oder Brustschmerzen verursachen.

4.7.4 Knochen

Knochenmetastasen können mit Knochenschmerzen oder -brüchen assoziiert sein. Bei Metastasen in Rückenwirbeln besteht die Gefahr einer Rückenmarkskompression oder Lähmung. Knochenmetastasen lösen in manchen Fällen eine Anämie aus, die auf die Zerstörung des blutbildenden Knochenmarks zurückzuführen ist. Gleichzeitig kann die Freisetzung von Kalzium aus den geschädigten Knochen zu einer Hyperkalzämie führen.

4.7.5 Fett- und Muskelgewebe

Durch Metastasen in Weichteilen können Schwellungen oder Knoten entstehen, die sich ggf. unter der Haut tasten lassen.

4.7.6 Darm

Metastasen im Darm oder an anderen Stellen in der Bauchhöhle können einen Darmverschluss auslösen, der mit Koliken oder Schwellungen und einer Flüssigkeitsansammlung in der Bauchhöhle (Aszites) verbunden ist.

4.7.7 Gehirn

Hirnmetastasen können mit starken Kopfschmerzen, Erbrechen, Sehstörungen, Verwirrtheit, Krämpfen oder Krampfanfällen, Bewusstlosigkeit oder Koma assoziiert sein.

4.7.8 CUP-Syndrom

Manchmal nimmt ein Patient Symptome wahr, die mit Krebsmetastasen in Zusammenhang stehen, aber am Ort des Primärtumors keine Beschwerden verursachen. So kann eine Frau z. B. zunächst einen Knoten in ihrer Achselhöhle bemerken. Im Rahmen einer Biopsie stellt sich dann heraus, dass es sich nicht um ein primäres Lymphknotenkarzinom handelt, sondern um die Lymphknotenmetastase eines Mammakarzinoms, obwohl die Patientin bisher keine Beschwerden im Brustbereich bemerkt hatte und kein Knoten in der Brust zu ertasten ist. Oder ein Patient entdeckt einen Knoten im Halsbereich, der auf Metastasen eines bis dahin asymptomatischen Tumors im Mund-, Rachen- oder Nasen-Rachen-Raum zurückzuführen ist. Eine vergrößerte Leber mit oder ohne Gelbsucht oder Knochenschmerzen kann ebenfalls auf Metastasen zurückzuführen sein und den Patienten dazu veranlassen, einen Arzt aufzusuchen, während sich der Primärtumor an einer anderen Stelle befindet und asymptomatisch ist. Gelegentlich entdecken Patient oder Arzt einen Sekundärtumor, ohne dass es irgendwelche Anzeichen für die Lokalisation des Primärtumors gibt. Dieses Phänomen wird als CUP-Syndrom bezeichnet (engl. *cancer of unknown primary*, Krebs bei unbekanntem Primärtumor).

Übung
Erstellen Sie eine Liste der Symptome, die häufig mit Krebs assoziiert werden.

_____

_____

_____

Übung
Warum werden Knoten in der Brust in den meisten Fällen beim Baden oder Duschen entdeckt?

_____

_____

_____

Anzeichen von Krebs: lokale und allgemeine Krankheitszeichen

K.R. Aigner, F.O. Stephens, T. Allen-Mersh, G. Hortobagyi, D. Khayat, S.M. Picksley, P. Sugarbaker, T. Taguchi, J.F. Thompson

5.1 Knoten – 50

5.2 Geschwüre – 50

5.3 Blutungen und Anzeichen von Blutverlust – 50

5.4 Vergrößerte Lymphknoten – 50

5.5 Sonstige Schwellungen – 51

5.6 Befunde der Allgemeinuntersuchung einschließlich Mund, Rachen, Abdomen, Rektum und Anus – 52

5.7 Seltene und scheinbar unabhängige Anzeichen einer Krebserkrankung – 52

© Springer-Verlag Berlin Heidelberg 2016
K. R. Aigner, F. O. Stephens (Hrsg.), *Onkologie Basiswissen*,
DOI 10.1007/978-3-662-48585-9_5

In diesem Kapitel erfahren Sie mehr über
- Knoten, Geschwüre, Blutungen und Anzeichen von Blutverlust, vergrößerte Lymphknoten
- Sonstige Schwellungen
- Befunde der Allgemeinuntersuchung einschließlich Mund, Rachen, Abdomen, Rektum und Anus
- Seltene und scheinbar in keinem Zusammenhang stehende Anzeichen einer Krebserkrankung

Zu den körperlichen Anzeichen einer Krebserkrankung gehören lokale Knoten oder sonstige abnorme Schwellungen, Geschwüre, empfindliche oder schmerzhafte Bereiche, Anzeichen von Blutungen aus dem Darm, im Urin, aus der Gebärmutter etc. ebenso wie allgemeine Auswirkungen auf den Patienten wie Gewichtsverlust, Blässe und ein allgemein »krankes« Erscheinungsbild. Ebenso können Nachweise für eine Ausbreitung des malignen Tumors in andere Organe oder Gewebe (Metastasierung) vorliegen. Verschiedene Krebsarten metastasieren in der Regel auf prognostizierbare Weise in unterschiedliche Organe oder Gewebe. Doch unabhängig von den sichtbaren Anzeichen lässt sich eine Krebserkrankung ausschließlich durch eine Biopsie bestätigen, in deren Rahmen maligne Zellen nachgewiesen werden.

5.1 Knoten

Die Merkmale von Knoten, bei denen ein Zusammenhang mit einer Krebserkrankung im Allgemeinen sowie mit bestimmten Krebsarten am wahrscheinlichsten ist, sollten unbedingt erkannt werden. So sind maligne Knoten meist härter als Knoten, die auf andere Ursachen zurückzuführen sind. Außerdem sind maligne Knoten meist nicht zystisch (es gibt Ausnahmefälle).

> Maligne Knoten sind normalerweise erst in einem eher fortgeschrittenen Stadium druckschmerzhaft.

Mit zunehmender Größe wachsen maligne Knoten mit angrenzenden Strukturen zusammen und dringen in diese ein, sodass sie weniger beweglich werden.

5.2 Geschwüre

Bei malignen Geschwüren ist häufig ein erhöhter oder aufgeworfener Rand zu beobachten. Sie zeigen die Tendenz, das umgebende Gewebe zu infiltrieren, und meist sind in der Umgebung eine Schwellung sowie eine Verhärtung zu erkennen. Sie können leicht, jedoch normalerweise nicht übermäßig bluten und sind möglicherweise druckschmerzhaft oder auch nicht. Geschwüre, die durch Hautkrebs ausgelöst werden, sind nur selten schmerzempfindlich, während maligne Geschwüre im Mund- und Rachenraum im fortgeschrittenen Stadium relativ schmerzhaft werden.

5.3 Blutungen und Anzeichen von Blutverlust

Ein Blutverlust kann erkennbar oder versteckt (okkult) stattfinden und mit Anzeichen einer Anämie infolge von chronischem Blutverlust verbunden sein. Blut im Stuhl kann chemisch nachgewiesen werden, auch wenn es mit bloßem Auge nicht erkennbar ist. Ein positiver Test kann ein früher Indikator für ein Magen-, Kolon- oder Rektumkarzinom sein. Personen mit einem hohen Magen- und Darmkrebsrisiko werden häufig im Rahmen von Screening-Tests auf okkulten Blutverlust untersucht, auch wenn sie eventuell keine Symptome zeigen.

Blut im Urin lässt sich mithilfe einer mikroskopischen Urinuntersuchung nachweisen, auch wenn es mit bloßem Auge nicht zu sehen ist, und kann auf ein Nieren- oder Blasenkarzinom hindeuten; auch andere, häufigere Ursachen können eine Rolle spielen.

5.4 Vergrößerte Lymphknoten

> Anzeichen für die Metastasierung eines malignen Tumors können durch eine Untersuchung der drainierenden Lymphknoten festgestellt werden.

So sollten z. B. bei Verdacht auf eine Krebserkrankung im Kopf- oder Halsbereich die Unterkiefer-, Kinn- und Halslymphknoten (Nodi lymphoidei submandibulares, submentales et cervicales) untersucht

5.5 · Sonstige Schwellungen

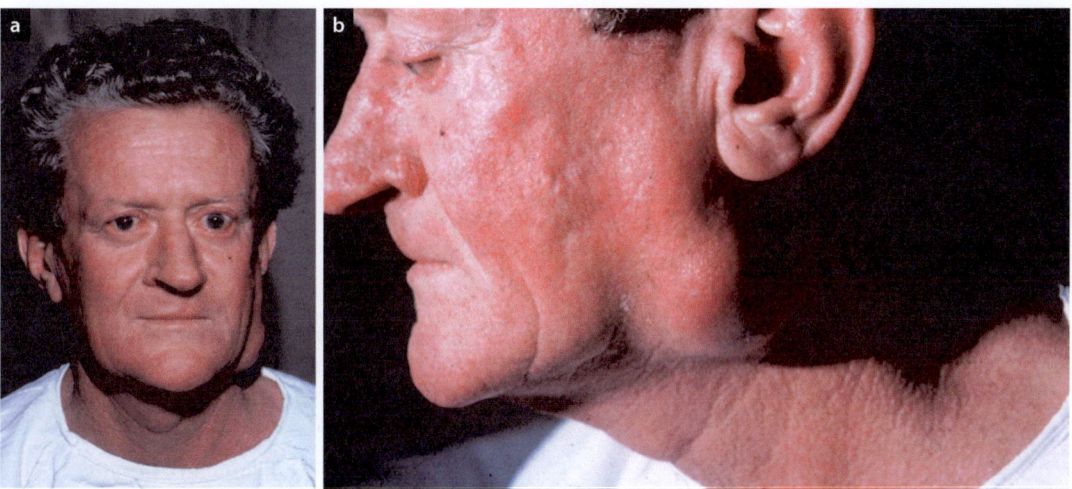

Abb. 5.1 a, b Vergrößerte zervikale Lymphknoten (Halslymphknoten), die 3 Jahre nach der scheinbar erfolgreichen Behandlung eines Plattenepithelkarzinoms an der Oberlippe sichtbar wurden

werden (Abb. 5.1). Wenn der Verdacht auf Brustkrebs oder Hautkrebs im Bereich eines Arms oder der Thoraxwand besteht, sollten die Achsellymphknoten inspiziert werden. Bei Verdacht auf einen malignen Tumor im Bereich der unteren Extremitäten oder auf Hautkrebs im Bereich des Abdomens oder unteren Rückens, des Hodensacks (Skrotums), des Anus oder der Vulva ist eine Untersuchung der Leistenlymphknoten indiziert.

Bei Magen-, Darm-, Bauchspeicheldrüsen-, Hoden-, Gebärmutter- und Eierstockkrebs oder sonstigen malignen Tumoren in der Bauchhöhle können die abdominellen Lymphknoten betroffen sein. Sie sind jedoch in der Regel erst tastbar, wenn sie sehr stark vergrößert sind, und werden heute oftmals erst im Rahmen einer Computertomographie entdeckt. Manchmal metastasiert ein Tumor von den Bauchorganen über die Lymphgefäße in die supraklavikulären Lymphknoten im Halsbereich (zumeist auf der linken Seite). Diese Lymphknoten sollten daher ebenfalls untersucht werden. Wenn sie vergrößert sind, können sie leicht ertastet werden. Ein tastbarer metastatischer Lymphknoten im unteren Halsbereich, der auf einen Primärtumor im Bauch- oder Beckenbereich zurückzuführen ist, wird als Virchow-Lymphknoten bezeichnet. Das Vorliegen eines derart tastbaren Lymphknotens wird als Trousseau-Zeichen bezeichnet.

In den Lymphknoten im Thoraxbereich können Metastasen von Lungen- oder Ösophaguskarzinomen und gelegentlich auch von Mammakarzinomen lokalisiert sein. Auch wenn diese nicht zu ertasten sind, ist eine Vergrößerung der mediastinalen Lymphknoten in manchen Fällen auf einer Thorax-Röntgenaufnahme oder -Computertomographie sichtbar.

In Verbindung mit Lymphomen oder Leukämien können die Lymphknoten ebenfalls vergrößert sein. Bei einer Vergrößerung fühlen sich diese Lymphknoten normalerweise leicht gummiartig und weniger hart an als Lymphknotenmetastasen. Außerdem sind ihre Konturen eher glatt, und sie verbinden sich seltener mit anderen Strukturen. Häufig sind auch die Lymphknoten an beiden Halsseiten oder weitere Lymphknoten betroffen. Die Milz verhält sich ebenfalls wie ein vergrößerter Lymphknoten. Während eine normale Milz nicht tastbar ist, kann sie sich bei Patienten mit einem Lymphom oder mit Leukämie vergrößern und palpabel werden.

5.5 Sonstige Schwellungen

Manchmal gibt es Anzeichen für Knoten oder Schwellungen in anderen Körperteilen, die auf Metastasen zurückzuführen sind. Dazu zählen

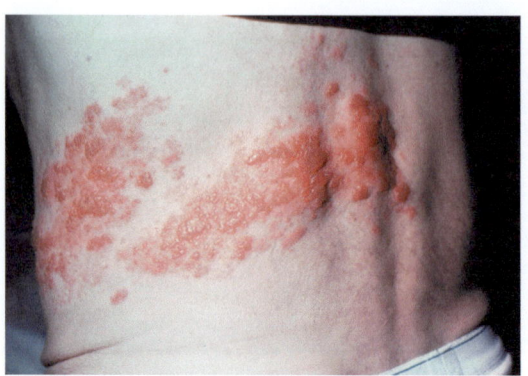

◘ **Abb. 5.2** Typischer Ausbruch von Herpes zoster (Gürtelrose) als erstes Anzeichen eines Pankreaskarzinoms bei einem 72-jährigen Mann

insbesondere subkutane Knoten sowie Knoten im Abdomen, in der Leber oder in anderen Geweben oder Organen. Dort lokalisierte Metastasen können mit nahezu jeder Art von Krebs assoziiert sein.

5.6 Befunde der Allgemeinuntersuchung einschließlich Mund, Rachen, Abdomen, Rektum und Anus

Eine Untersuchung des Verdauungstrakts sollte den Mund, die Zunge und den Rachen sowie insbesondere eine digitale Kontrolle des Anus von innen einschließen. Die meisten Rektumkarzinome sind mit einem behandschuhten Finger tastbar. Eine ganze Reihe von Krankheiten wie eine vergrößerte oder verhärtete Prostata, eine Gebärmuttervergrößerung oder ein Tumor im Becken können im Rahmen dieser einfachen Untersuchung oder mit beiden Händen ertastet werden, wobei sich ein Finger im Rektum (oder in der Vagina) befindet und mit der anderen Hand der Unterbauch abgetastet werden sollte. Auch eine Untersuchung des verwendeten Handschuhs, die Farbe und Beschaffenheit des Stuhls sowie sichtbares Blut und ein abnormer Befund können Rückschlüsse auf eine möglicherweise vorliegende Krebserkrankung zulassen.

5.7 Seltene und scheinbar unabhängige Anzeichen einer Krebserkrankung

In sehr seltenen Fällen kann eine Erkrankung, die nicht in einem erkennbaren Zusammenhang mit einer Tumorerkrankung steht, der erste Hinweis auf eine latente Krebserkrankung sein. Das häufigste Anzeichen ist eine ungeklärte Anämie, doch auch eine Neuropathie oder eine sonstige neurologische Störung oder der Ausbruch eines Herpes zoster bei älteren Patienten kann auf eine Schwächung des Immunsystems hinweisen, die möglicherweise auf eine unentdeckte Krebserkrankung zurückzuführen ist. Auch eine ungeklärte tiefe Venenthrombose ohne erkennbaren Auslöser kann manchmal das erste klinische Zeichen einer Krebserkrankung sein (◘ Abb. 5.2).

> **Übung**
> Erstellen Sie eine Liste der Symptome, die häufig mit Krebs assoziiert werden.
> _____
> _____
> _____

Klinische Pathologie von Krebserkrankungen

K.R. Aigner, F.O. Stephens, T. Allen-Mersh, G. Hortobagyi, D. Khayat, S.M. Picksley, P. Sugarbaker, T. Taguchi, J.F. Thompson

6.1 Typisierung, Bestimmung des Differenzierungsgrades und Stadieneinteilung maligner Tumoren – 54

6.2 Typisierung (Typing) maligner Tumoren – 54

6.3 Bestimmung des Differenzierungsgrades (Grading) maligner Tumoren – 55

6.4 Klinisch-pathologische Klassifikation (Staging) maligner Tumoren – 56

6.5 Klinische Entscheidungen auf der Grundlage pathologischer Befunde – 56

© Springer-Verlag Berlin Heidelberg 2016
K. R. Aigner, F. O. Stephens (Hrsg.), *Onkologie Basiswissen*,
DOI 10.1007/978-3-662-48585-9_6

In diesem Kapitel erfahren Sie mehr über
- Typisierung, Bestimmung des Differenzierungsgrades und Stadieneinteilung maligner Tumoren
- Klinische Entscheidungen auf der Grundlage pathologischer Befunde

Die endgültige Diagnose eines benignen oder malignen Tumors kann ausschließlich auf der Grundlage der pathologischen Untersuchung einer Gewebeprobe erfolgen. Dabei kann es sich um eine oberflächlich abgetragene Gewebeprobe handeln oder um eine kleine Probe von Zellen, die mit einer Hohlnadel aspiriert wurde, um einen kleinen Gewebezylinder, der mithilfe einer Stanzbiopsienadel entnommen wurde, um eine kleine repräsentative Gewebeprobe, die von einem Chirurgen mit einem Skalpell oder sonstigen Biopsieinstrument entnommen wurde (Inzisionsbiopsie), oder auch um das gesamte chirurgisch entnommene Tumorgewebe (Exzisionsbiopsie). In manchen Fällen lässt sich die endgültige Diagnose jedoch erst nach dem Tod des Patienten anhand von Proben bestätigen, die im Rahmen einer Autopsie entnommen werden.

Unabhängig davon, wie die Gewebeprobe entnommen wurde, erstattet der Pathologe – sofern möglich – sowohl über die makroskopischen als auch über die mikroskopischen Merkmale der Zellen und des daraus zusammengesetzten Gewebes Bericht. Bevor der Pathologe jedoch die mikroskopischen Eigenschaften des Gewebes bzw. der Zellen begutachten kann, muss das Gewebe in einem festen Block (in der Regel ein Paraffinblock) präpariert werden, damit die Gewebeprobe in feine Schnitte zerlegt werden kann. Das präparierte Gewebe wird mit geeigneten Farbstoffen eingefärbt, um bestimmte Merkmale möglichst gut sichtbar zu machen. Außer bei der Präparation von direkten Zellabstrichen oder Gefrierschnitten (diese werden in ▶ Kap. 7 näher erläutert) nehmen die meisten Präparations- und Färbeverfahren für Gewebeproben mindestens 24 h, in der Regel 2–3 Tage in Anspruch.

Der Pathologe berichtet jedoch nicht nur über die Art des Gewebes, sondern überprüft auch, ob es sich um normales oder anormales Gewebe handelt, und – falls es anormal ist –, ob Merkmale eines benignen oder malignen Tumors zu erkennen sind.

Wenn eine maligne Neubildung festgestellt wird, berichtet der Pathologe außerdem über den Grad der relativen Normalität und Reife der Zellen in der Gewebeprobe (also den Grad der Anaplasie) sowie über weitere stärker abnorme und aggressive Merkmale. Im Rahmen der Biopsie sollte möglichst auch eine Probe des angrenzenden Gewebes entnommen werden, damit der Pathologe den Grad der Invasion oder Infiltration der Tumorzellen in umliegende oder darunter befindliche Gewebe begutachten kann.

6.1 Typisierung, Bestimmung des Differenzierungsgrades und Stadieneinteilung maligner Tumoren

Eine optimale Krebstherapie hängt von vielen Faktoren ab, u. a. von patientenspezifischen Faktoren (Alter, Gesundheitszustand, familiäre, soziale und emotionale Aspekte), Kliniken oder sonstigen Therapieeinrichtungen mit oder ohne spezialisierte Pflegekräfte und Angehörigen sonstiger Gesundheitsberufe sowie von spezifischen Faktoren der Krebserkrankung selbst.

> Zu den tumorspezifischen Faktoren gehören drei pathologische Aspekte: der Typ, der Grad der Differenzierung und die Stadieneinteilung des Tumors. Diese werden mithilfe von Daten abgeklärt, die sowohl durch den Pathologen als auch vom Behandlungsteam zur Verfügung gestellt werden.

6.2 Typisierung (Typing) maligner Tumoren

> Das Behandlungsteam ist im Hinblick auf den Nachweis eines malignen Tumors, den Tumortyp sowie sonstige Merkmale des Tumors auf den pathologischen Befund angewiesen.

Zu den häufigsten malignen Tumoren gehören Karzinome, die von Zellen im Platten- oder Drüsenepithel ausgehen und normalerweise einige Merkmale dieser Zelltypen beibehalten.

Andere maligne Tumoren können vom Stützgewebe (Sarkome), von den Keimzellen (Hodenkarzinome sowie einige Ovarialkarzinome) oder von den blutbildenden Zellen (Leukämien und Lymphome) ausgehen. Zu den malignen Tumoren, die sich nicht ohne Weiteres einem der o. g. Typen zuordnen lassen, zählen Gliome (Hirntumoren) und Myelome, eine seltene Tumorart, die im Knochen entsteht, jedoch nicht aus Knochenzellen besteht. Myelome bzw. multiple Myelome sind durch eine bösartige Vermehrung von Plasmazellen im Knochenmark gekennzeichnet.

Im Rahmen der pathologischen Untersuchung können die Merkmale dieser unterschiedlichen Zelltypen ermittelt werden. Diese sind für den Fachmann oft leicht zu erkennen und ähneln stark dem Ursprungsgewebe. In manchen Fällen ist jedoch der Grad der Anaplasie so hoch, dass der ursprüngliche Zelltyp nur sehr schwer oder gar nicht mehr festzustellen ist. Besondere Verfahren wie die Verwendung spezieller Farbstoffe, elektronenmikroskopische Untersuchungen oder immunhistochemische Tests können zu einer präziseren Bestimmung des Gewebetyps beitragen.

Im Fall einer unklaren Lokalisation oder Anamnese des Primärtumors kann die pathologische Untersuchung außerdem insbesondere dabei behilflich sein herauszufinden, ob malignes Gewebe im Biopsiematerial von einem Primärtumor stammt oder eher Anzeichen einer Metastasierung erkennen lässt.

6.3 Bestimmung des Differenzierungsgrades (Grading) maligner Tumoren

> Die Bestimmung des Differenzierungs- bzw. Malignitätsgrades (Grading) maligner Tumoren liefert Hinweise auf die potenzielle Aggressivität der Krebserkrankung.

Gut differenzierte Tumorzellen, die eine hohe Übereinstimmung mit dem Ursprungsgewebe aufweisen, sind generell entweder benigne oder besitzen einen sehr geringen Malignitätsgrad und nur sehr selten eine Tendenz, schnell zu wachsen oder früh zu metastasieren. Bei schlecht differenzierten, anaplastischen Tumorzellen dagegen, die alle spezifischen Merkmale ihres Ursprungsgewebes verloren haben, ist die Wahrscheinlichkeit eines aggressiven Verhaltens und einer Infiltration in angrenzendes Gewebe sowie einer Metastasierung in andere Körperteile wesentlich höher.

Im Allgemeinen sind maligne Tumoren, die lokal begrenzt bleiben oder in umgebende Gewebe eindringen, indem sie diese komprimieren und erst bei anhaltendem Wachstum infiltrieren, weniger aggressiv als maligne Tumoren mit Zellen, die sich vom Ursprungsgewebe lösen und tiefer in angrenzende Gewebe eindringen.

Der Grad der Variation der Zellkerne im Hinblick auf ihre Größe, Form und Färbemuster wird als nukleäre Pleomorphie bezeichnet. Je pleomorpher der Zellkern ist, desto aggressiver ist das voraussichtliche Verhalten des malignen Tumors.

Zusammen mit der Anzahl pleomorpher Zellen liefert die Zahl der Mitosefiguren (als Indikator für sich teilende Zellen) einen zusätzlichen Hinweis auf die potenzielle Aggressivität des Tumors.

Im Umfeld maligner Neubildungen ist gelegentlich eine mehr oder weniger stark ausgeprägte lymphozytäre Infiltration zu erkennen. Diese Infiltration durch Lymphozyten kann auf die körpereigene Immunabwehr gegen den malignen Tumor und einen somit möglicherweise geringeren Malignitätsgrad hinweisen als bei Tumoren ohne Anzeichen einer Abwehrreaktion.

Auf der Grundlage dieser Merkmale – gut oder schlecht differenzierte Tumorzellen, Vorhandensein oder Fehlen von Tumorzellen, die sich vom Primärtumor gelöst haben und in umgebendes Gewebe infiltriert sind, Grad der nukleären Pleomorphie, Zahl der Mitosefiguren sowie Anzahl lymphozytärer Abwehrzellen – kann der Pathologe Angaben zur potenziellen Aggressivität, d. h. zum Malignitätsgrad des Tumors machen; dieser reicht von einem niedrigmalignen und weniger aggressiven bis zu einem hochmalignen und potenziell aggressiveren Tumor. Eine solche Aussage ist jedoch nur möglich, wenn für die pathologische Untersuchung wirklich repräsentatives Biopsiematerial zur Verfügung gestellt wird. Der Malignitätsgrad des Tumors kann in verschiedenen Gewebeproben unterschiedlich sein. Das Wachstumsmuster des malignen Tumors orientiert sich jedoch meist eher an der Gewebeprobe mit dem höchsten Malignitätsgrad als an der Probe mit dem niedrigsten. Der Bericht des Pathologen zum Differenzierungsgrad ist daher vom untersuchten Tumorgewebe mit dem geringsten Grad der Differenzierung bzw. dem höchsten Malignitätsgrad abhängig.

6.4 Klinisch-pathologische Klassifikation (Staging) maligner Tumoren

Die Typisierung (Typing) sowie die Bestimmung des Differenzierungsgrades (Grading) maligner Tumoren erfolgt anhand der pathologischen Befunde. Der dritte wichtige Bestandteil der pathologischen Untersuchung ist die Klassifikation bzw. Stadieneinteilung (Staging) des Tumors. Dafür werden die gesammelten Daten des Pathologen und des Chirurgen oder Klinikteams benötigt.

Die Tumorklassifikation beschreibt die Größe des Tumors und den Grad seiner Metastasierung. Die am häufigsten angewandten klinischen Klassifikationssysteme bestehen aus folgenden Hauptelementen:
1. Lokaler Primärtumor: Die Größe des Tumors und das Ausmaß seines Eindringens in lokale Gewebe werden mit dem Buchstaben T und einer Skala von 1–4 angegeben. T1 steht für einen kleinen, lokalen Tumor, T4 für einen Tumor im fortgeschrittenen Stadium, der angrenzendes Gewebe zerstört und wahrscheinlich nicht heilbar ist.
2. Lymphknotenbefall: Der Grad der Metastasierung in die nächsten lokalen oder weiter entfernten drainierenden Lymphknoten wird mit dem Buchstaben N und einer Skala von 0–3 angegeben. N0 steht für keinen Lymphknotenbefall, N1 für den ausschließlichen Befall angrenzender Lymphknoten, N2 für den Befall einer weiteren Lymphknotengruppe und N3 für den Befall entfernter Lymphknoten.
3. Metastatische Neubildung: Anzeichen von Fernmetastasen in Organen oder Geweben (die sich normalerweise über die Blutbahn ausgebreitet haben) werden mit dem Buchstaben M und einer Skala von 0–1 angegeben. M0 steht für keine Anzeichen von Fernmetastasen und M1 für Fernmetastasen in einer oder mehreren Körperregionen.

> **Die Tumorklassifikation beschreibt die Größe des Tumors und den Grad seiner Metastasierung.**

Tumorerkrankungen mit der besten Prognose werden als T1, N0, M0 klassifiziert, und Krebserkrankungen mit der schlechtesten Prognose entsprechen der Klassifikation T4, N3, M1.

Der Buchstabe X wird verwendet, wenn keine eindeutige Klassifikation möglich ist, d. h. wenn für die Klassifikation einer oder mehrerer klinisch-pathologischer Stadien keine ausreichenden Daten vorliegen. TX lässt darauf schließen, dass für eine Klassifikation des Primärtumors nicht genügend Daten vorliegen, NX deutet darauf hin, dass keine Aussage zum Lymphknotenbefall möglich ist, und MX weist entsprechend darauf hin, dass keine Anzeichen existieren, die für oder gegen das Vorhandensein oder Fehlen von Fernmetastasen sprechen.

Wenn alle klinisch erhobenen Daten vorliegen, kann die Tumorklassifikation auf der Grundlage einer klinischen Auswertung erfolgen. Dieser Vorgang wird als klinische Klassifikation (klinisches Staging) bezeichnet. Alternativ ist eine Klassifikation anhand der pathologischen Untersuchung von Biopsiematerial möglich. Diese Methode ist als pathologische Klassifikation (pathologisches Staging) bekannt. Das Ergebnis der klinischen Klassifikation steht dem untersuchenden Arzt schneller zur Verfügung, endgültige Entscheidungen sollten jedoch besser auf der Basis der pathologischen Klassifikation getroffen werden, die in der Regel präziser ist.

6.5 Klinische Entscheidungen auf der Grundlage pathologischer Befunde

Mithilfe aller dieser pathologischen und klinisch-pathologischen Befunde und in Verbindung mit dem Wissen über das typische Verhalten verschiedener Tumorarten kann das für die Behandlung des Patienten verantwortliche Ärzteteam eine Aussage in Bezug auf die Prognose für den Patienten sowie die optimale Therapie und die zu erwartende Therapieantwort treffen. Bei den Empfehlungen ist jedoch zu berücksichtigen, dass bekanntermaßen nicht alle Tumoren auf prognostizierbare Weise auf eine Therapie ansprechen. Mit wenigen Ausnahmen sollten Aussagen über die voraussichtliche Therapieantwort zurückhaltend erfolgen und ausschließlich allgemein formuliert sein. In den meisten Fällen eignet sich die statistische Wahrscheinlichkeit am besten dafür, klinische Entscheidungen zu treffen und klinische oder prognostische Empfehlungen abzugeben.

Manchmal können spezielle Untersuchungen von Biopsiematerial Rückschlüsse auf geeignete Therapieoptionen ermöglichen. So kann z. B. ein Test von Biopsiegewebe der Brust auf den Hormonrezeptorstatus (Östrogenrezeptor ER oder Progesteronrezeptor PR) bei einem positiven Testergebnis auf ein wahrscheinliches Ansprechen auf eine Hormontherapie schließen lassen. ER- und PR-positive Brusttumoren sprechen wahrscheinlich eher auf eine Hormonbehandlung an als Mammakarzinome mit dem negativem Rezeptorstatus. Ein weiterer Test – der immunhistochemische Test auf HER2-Wachstumsrezeptoren – lässt eine Prognose im Hinblick auf das wahrscheinliche Ansprechen von Mammakarzinomen auf Herceptin zu. Bei Vorliegen einer Überexpression extrazellulärer Wachstumsrezeptoren auf der Zelloberfläche wird eine Therapie mit Herceptin empfohlen, da dieser Wirkstoff die Tumorzellen gezielt zerstört (▶ Abschn. 8.4).

Übung
Welche pathologischen Merkmale sind bei einer Krebserkrankung im Hinblick auf eine Beurteilung des Therapieerfolgs bzw. der Prognose hilfreich?

_____

_____

_____

Untersuchungsmethoden zur Krebserkennung

K.R. Aigner, F.O. Stephens, T. Allen-Mersh, G. Hortobagyi, D. Khayat, S.M. Picksley, P. Sugarbaker, T. Taguchi, J.F. Thompson

7.1	Screening-Programme – 61	
7.2	Screening-Tests – 61	
7.2.1	Analyse des Zervixabstrichs (Pap-Test) 61	
7.2.2	Tests auf okkultes Blut – 61	
7.2.3	Gastroösophageales Screening – 62	
7.2.4	Brustkrebs-Screening: Mammographie – 62	
7.2.5	Hautkrebs-Screening: Kontrolle von »Muttermalen« – 63	
7.2.6	PSA-Screening – 63	
7.2.7	Gentests – 63	
7.3	Bildgebende Verfahren zur Darstellung von Organen – 64	
7.3.1	Konventionelle Röntgenuntersuchung 64	
7.3.2	Röntgenuntersuchung mit Barium oder Jod als Kontrastmittel – 64	
7.3.3	Röntgen-Screening – 65	
7.3.4	Mammographie – 66	
7.3.5	Röntgen-Thorax – 66	
7.3.6	Röntgenuntersuchung des Skeletts – 67	
7.3.7	Angiographie – 67	
7.3.8	Szintigraphie – 68	
7.3.9	Computertomographie (CT) oder Computeraxialtomographie (CAT) – 69	
7.3.10	Sonographie – 69	
7.3.11	Magnetresonanztomographie (MRT) – 70	
7.3.12	Positronenemissionstomographie (PET) – 70	

© Springer-Verlag Berlin Heidelberg 2016
K. R. Aigner, F. O. Stephens (Hrsg.), *Onkologie Basiswissen*,
DOI 10.1007/978-3-662-48585-9_7

7.4		Endoskopische Untersuchungen: starre und flexible Endoskope – 71
7.4.1		Starre Endoskope – 71
7.4.2		Sigmoidoskopie – 71
7.4.3		Proktoskopie – 72
7.4.4		Vaginalspekulum – 72
7.4.5		Laryngoskopie und Bronchoskopie – 72
7.4.6		Ösophagoskopie – 72
7.4.7		Zystoskopie – 72
7.4.8		Endosonographie – 72
7.4.9		Flexible Endoskope – 72
7.4.10		Gastroskopie oder Endoskopie – 72
7.4.11		Koloskopie – 73
7.4.12		Laparoskopie (Peritoneoskopie) und Thorakoskopie – 73
7.4.13		Kuldoskopie – 73

7.5 Indirekte Anzeichen einer Krebserkrankung – 73
7.5.1 Blut- und Serumanalyse – 73
7.5.2 Tumormarker – 74

7.6 Direkte Anzeichen einer Krebserkrankung – 75
7.6.1 Biopsie – 75
7.6.2 Feinnadelaspirationsbiopsie oder Stanzbiopsie – 75
7.6.3 Feinnadelaspirationszytologie – 76
7.6.4 Knochenmarkpunktion – 76
7.6.5 Standard-Paraffinschnitt und Gefrierschnitt – 76

In diesem Kapitel erfahren Sie mehr über
- Screening-Tests
- Bildgebende Verfahren zur Darstellung von Organen
  - Röntgenuntersuchung, Szintigraphie, Computertomographie (CT), Sonographie
  - Magnetresonanztomographie (MRT)
- Positronenemissionstomographie (PET)
- Indirekte Anzeichen einer Krebserkrankung – Blut- und Serumanalysen
- Direkte Anzeichen einer Krebserkrankung – Biopsie

Heute stehen zahlreiche Tests zur Verfügung, die zur Erkennung einer Krebserkrankung beitragen können. Einige der nützlichsten wurden erst in den 1980er und 1990er Jahren entwickelt. Sie reichen von Screening-Tests zur Feststellung des Krebsrisikos bei asymptomatischen Risikopersonen bis hin zu bildgebenden Verfahren zur Darstellung von Organen, um vorhandene Symptome näher zu untersuchen. Zu den hilfreichen Untersuchungsmethoden gehören Röntgenuntersuchung, Computertomographie (CT), Sonographie, Szintigraphie, Magnetresonanztomographie (MRT) und Positronenemissionstomographie (PET). Jedes dieser Verfahren kann dazu dienen, das Vorliegen, die Lokalisation und die wahrscheinlichen Abmessungen eines tief liegenden Tumors zu ermitteln. Im Rahmen einer endoskopischen Untersuchung mit einem flexiblen Endoskop kann der durchführende Arzt Läsionen im Verdauungstrakt, im Thorax, in der Peritonealhöhle oder in anderen Körperhöhlen erkennen, fotografieren oder sogar biopsieren. Mithilfe einiger Blut- und Serumanalysen können Anzeichen für Reaktionen auf einen Tumor an jeder Stelle im Körper nachgewiesen werden. Eine Biopsie stellt die abschließende Untersuchung dar, weil die mikroskopische Analyse des Biopsiematerials meist Rückschlüsse auf die Art der malignen Zellen und auf das Organ oder Gewebe zulässt, von dem diese abstammen, sowie auf den Grad der Anaplasie bzw. die potenzielle Aggressivität des Tumors.

7.1 Screening-Programme

Screening-Programme sind eine einfache, nichtinvasive sowie relativ kostengünstige Methode zur Früherkennung von Krebs bei Personen, die einer Hochrisikogruppe angehören. Die frühzeitige Erkennung maligner Tumoren vor dem Auftreten von Symptomen bzw. dem Sichtbarwerden von Anzeichen ist mit einer deutlich besseren Heilungsaussicht verbunden. Für bestimmte Krebserkrankungen mit einer hohen Prävalenz innerhalb einer Bevölkerungsgruppe haben Gesundheitsbehörden in zahlreichen Ländern langfristige Screening-Programme eingeführt.

7.2 Screening-Tests

7.2.1 Analyse des Zervixabstrichs (Pap-Test)

Der Pap-Test nach Papanicolaou (Zervixabstrich) zur Früherkennung von Gebärmutterhalskrebs ist einer der ersten und immer noch nützlichsten spezifischen Screening-Tests. Das Zervixkarzinom stellt die häufigste Form von Gebärmutterkrebs dar. Frauen > 40 Jahre und insbesondere Frauen, die unterschiedliche Geschlechtspartner hatten oder mehrmals schwanger waren, unterliegen im Hinblick auf diese Krebsart einem erhöhten Risiko. Daher wird bei den meisten Frauen dieser Risikogruppe heute jährlich ein Pap-Test durchgeführt. Frauen, die dem Risiko einer HPV-Infektion ausgesetzt waren (dies gilt v. a. für Prostituierte mit zahlreichen männlichen Sexualpartnern), sind am stärksten gefährdet und sollten häufiger untersucht werden. Der Pap-Test zeichnet sich durch Einfachheit, schmerzlose Durchführbarkeit, Kostengünstigkeit und größtenteils hohe Zuverlässigkeit aus. Durch die Vagina wird ein Abstrich von Gebärmuttermund und -hals entnommen. Das gewonnene Material wird auf einen Objektträger aus Glas gestrichen und zytologisch untersucht. Bei einem Nachweis von malignen Zellen kann eine Krebserkrankung frühzeitig erkannt und erfolgreich behandelt werden. Andere abnorme Zellen lassen möglicherweise auf prämaligne Veränderungen schließen, die unbehandelt maligne werden könnten. Somit kann eine einfache Therapie in dieser Phase oftmals die Entstehung eines malignen Tumors verhindern.

7.2.2 Tests auf okkultes Blut

Kleine Blutmengen im Stuhl werden mithilfe von chemischen und sonstigen Tests nachgewiesen. Wie bereits in ▶ Kap. 5 erläutert, wird Blut im Stuhl, das nicht mit bloßem Auge zu erkennen ist, als »okkultes Blut« bezeichnet. Das Vorhandensein von okkultem Blut lässt auf eine Anomalie im Magen oder im Darm schließen, bei der es sich um einen malignen Tumor oder um eine prämaligne Erkrankung, wie z. B. einen Polypen, handeln könnte. Tests auf okkultes Blut sind nicht immer zuverlässig und können gelegentlich falsch negative oder falsch positive Ergebnisse liefern. Ein positives Testergebnis kann auf diverse Entzündungen oder auf sonstige benigne Erkrankungen zurückzuführen sein. Die Tests können jedoch nützliche Screening-Instrumente sein, um herauszufinden, welche Personen dem höchsten Krebsrisiko ausgesetzt sind und welche von ihnen weiter untersucht werden müssen.

Bei Personen mit einem hohen Darmkrebsrisiko wird ein regelmäßiges Kolon- und Rektum-Screening mittels Koloskopie empfohlen.

7.2.3 Gastroösophageales Screening

In Ländern mit hoher Inzidenz von Speiseröhrenkrebs wird ein gastroösophageales Screening in Form von regelmäßigen endoskopischen Untersuchungen angeraten. In den letzten Jahren ist die Prävalenz des Barrett-Ulkus in den westlichen Ländern gestiegen. Dabei handelt es sich um ein Geschwür im unteren Drittel der Speiseröhre, das mit anhaltendem gastroösophagealem Reflux assoziiert ist. Ein nicht abgeheiltes Barrett-Ulkus wird heute als prämaligne Erkrankung betrachtet, die regelmäßig endoskopisch untersucht werden muss, um eine maligne Veränderung frühzeitig zu erkennen.

7.2.4 Brustkrebs-Screening: Mammographie

In den meisten westlichen Ländern ist Brustkrebs, und nicht Hautkrebs, die häufigste Krebserkrankung bei Frauen.

> Es gibt zwar keinen bestimmten Screening-Test, der zu 100% zuverlässig

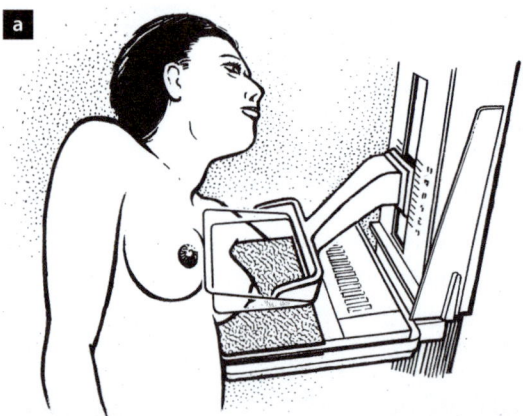

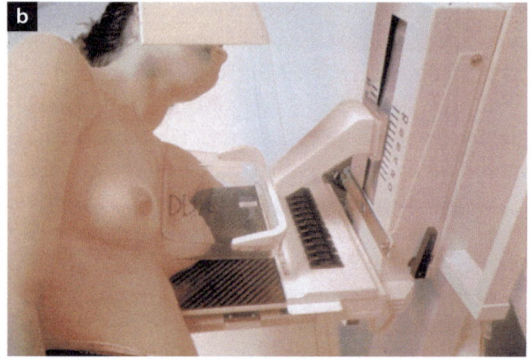

Abb. 7.1 a, b Mammographie. Es werden niedrigdosierte Röntgenaufnahmen erstellt, während die Brust zwischen zwei Platten gepresst wird

> ist, aber die Kombination mehrerer Testmethoden kann zur Früherkennung von Brustkrebs beitragen.

Dazu gehört die Anleitung zur Selbstuntersuchung bzw. die Untersuchung auf Knoten in Screening-Zentren durch einen Arzt oder speziell geschultes Personal. Wichtige Screening-Methoden sind: Mammographie, Sonographie und Biopsie mithilfe einer Feinnadel oder einem anderen Instrument zur Aspiration oder andersartigen Entnahme einer flüssigen Probe oder Zellprobe aus einer verdächtigen Neubildung zum Zweck der mikroskopischen Untersuchung. Diese Tests werden häufig in spezialisierten Zentren durchgeführt und durch staatlich finanzierte Screening-Programme gefördert. In den Industrieländern gibt es heute in den meisten Großstädten Brustkrebszentren in städtischen Kliniken oder an

7.2 · Screening-Tests

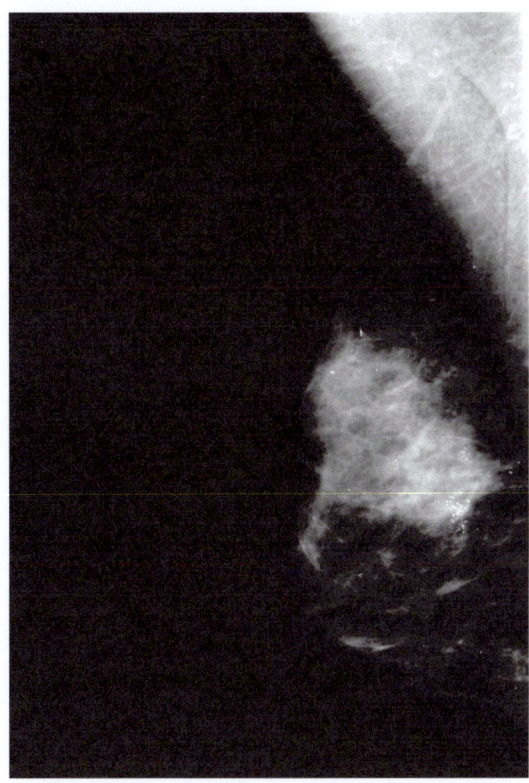

Abb. 7.2 Mammogramm mit einem Bereich aus relativ dichtem Brustgewebe mit Kalkablagerungen, der auf eine Krebserkrankung schließen lassen könnte

anderen, gut erreichbaren und zentral gelegenen Orten (Abb. 7.1, Abb. 7.2).

7.2.5 Hautkrebs-Screening: Kontrolle von »Muttermalen«

In Ländern mit einer hohen Hautkrebsrate werden oft für die Mitglieder von Vereinen sowie für die Angehörigen bestimmter Berufsgruppen jährliche Kontrollen von »Muttermalen« (Pigmentnävi) organisiert. In vielen australischen Surf-Clubs ist dies inzwischen gängige Praxis. Es ist zwar die Rede von einer »Kontrolle von Muttermalen«, bei der die Früherkennung von Melanomen im Vordergrund steht, im Rahmen dieser Untersuchung werden aber auch viele prämaligne oder frühmaligne Hautläsionen entdeckt, die nicht wie Muttermale aussehen. Dazu zählen insbesondere Hyperkeratosen, Basalzellkarzinome und Plattenepithelkarzinome.

7.2.6 PSA-Screening

Nicht Hautkrebs, sondern das Prostatakarzinom ist die Krebsart, an der Männer in westlichen Ländern am häufigsten erkranken. Es wird selten vor Erreichen eines Alters von 50 Jahren diagnostiziert und tritt öfter bei Männern im höheren Alter auf. Früher war die digital-rektale Untersuchung (DRU) mit einem behandschuhten Finger auf eine verhärtete Prostata die einzige hilfreiche Screening-Testmethode. Heute wird stattdessen meist die Konzentration des prostataspezifischen Antigens (PSA) im Blut mithilfe einer einfachen Testmethode bestimmt. Wenn der ermittelte PSA-Wert erhöht ist, liegt möglicherweise eine Erkrankung der Prostata vor, bei der es sich um Krebs handeln könnte. Die PSA-Konzentration steigt bei allen Männern mit zunehmendem Alter tendenziell auf natürliche Weise. Im Alter von 50 Jahren sollte eine Obergrenze von 3 ng/ml nicht überschritten werden. Mit 60 Jahren liegt der maximale Referenzwert bei 4 ng/ml. Eine höhere Konzentration weist auf eine Anomalie der Prostata hin, wobei es sich in den meisten Fällen um eine benigne Prostatahyperplasie handelt. Ein progressiv steigender Wert (bis zu 6, 8 oder 10 ng/ml) oder eine deutlich erhöhte Konzentration > 12 ng/ml lassen jedoch eher auf eine maligne Erkrankung schließen. Bei progressiv steigender PSA-Konzentration oder einem deutlich erhöhten initialen PSA-Wert ist eine Biopsie der Prostata indiziert, auch wenn im Rahmen einer DRU keine Knoten bzw. andere Anomalien entdeckt wurden.

7.2.7 Gentests

Die genetische Grundlage der familiären Häufung bestimmter Krebserkrankungen – wie Mamma-, Prostata-, Ovarial- und Kolonkarzinome – wird immer besser erforscht. Krebsarten, die mit der Vererbung abnormer Tumorsuppressoren oder Onkogene assoziiert werden, treten im Vergleich zu Krebserkrankungen, bei denen kein erblich bedingter

Zusammenhang nachgewiesen wurde, meist in einem jüngeren Alter auf.

Gentests sind zeitaufwändig und stehen heute nicht für die allgemeine Krebsvorsorge zur Verfügung. Im Hinblick auf Personen, bei deren Angehörigen auffallend häufig bestimmte Tumorarten diagnostiziert werden, können solche Tests allerdings zur Früherkennung bzw. Prävention einer Krebserkrankung beitragen. Personen, die nachweislich besonders gefährdet sind, sollten eine besondere Beratung erhalten und in speziellen Vorsorgezentren betreut werden.

7.3 Bildgebende Verfahren zur Darstellung von Organen

7.3.1 Konventionelle Röntgenuntersuchung

Die konventionelle Röntgenuntersuchung ist eine verhältnismäßig alte, aber immer noch nützliche medizinische Untersuchungsmethode zur Krebserkennung. Die Technik wird fortlaufend verbessert und die benötigte Strahlendosis immer geringer. Röntgenaufnahmen können jedoch nur Punkte oder Läsionen erfassen, deren Strahlendurchlässigkeit sich von der des gesunden Gewebes im betreffenden Bereich unterscheidet. Dieser Unterschied ist auf einem Röntgenbild als relativ heller oder dunkler Schatten sichtbar.

Röntgenstrahlen können z. B. Luft in der Lunge oder Gas im Dickdarm leicht durchdringen, woraufhin auf dem Bild ein dunkler Schatten zu erkennen ist. Wenn ein Tumor vorhanden ist, können bei einem Röntgen-Thorax die Röntgenstrahlen das Tumorgewebe schlechter penetrieren als die luftgefüllte Lunge. Der Tumor wird also als relativ hellerer Fleck in einem Bereich abgebildet, der normalerweise als dunkler Schatten der mit Luft erfüllten Lunge dargestellt sein sollte. Dichtes Knochenmaterial können Röntgenstrahlen dagegen gar nicht durchdringen. Knochen werden daher auf einer Röntgenaufnahme weiß abgebildet. Bei Vorliegen eines Knochentumors ist die Läsion des Knochens möglicherweise als relativ dunkler oder grauer Bereich erkennbar, der im Normalfall aufgrund der Röntgenopazität von gesundem Knochengewebe weiß abgebildet würde. Andere Gewebearten wie Muskel- und Fettgewebe lassen so viele Röntgenstrahlen durch, dass ihre Darstellung zwischen dem dunklen Schatten von Luft und dem weißen Schatten von Knochen liegt. Diese Gewebe sind von ähnlicher Konsistenz und lassen ebenso viele Röntgenstrahlen penetrieren wie Tumoren. Tumorschatten in Weichgewebe sind daher auf einfachen Röntgenbildern nur schwer zu erkennen, sodass möglicherweise komplexere Untersuchungen erforderlich sind.

7.3.2 Röntgenuntersuchung mit Barium oder Jod als Kontrastmittel

Barium- oder Jodverbindungen sowie eine Reihe anderer Stoffe (sog. Farbstoffe bzw. Kontrastmittel) sind für die Röntgenstrahlung undurchlässig und werden oft eingesetzt, um die Konturen von Körperhöhlen abzubilden, die ansonsten auf einer Leeraufnahme kaum zu erkennen wären.

Bei Bariumbrei handelt es sich um eine Bariumsulfatmischung, die durch Schlucken in den Magen gelangt und mit deren Hilfe die Magenkonturen sichtbar gemacht werden. Wenn ein Tumor vorhanden ist, könnte eine Anomalie der Magenform oder der Magenumrisse zu erkennen sein. Analog dazu kann mithilfe eines Barium-Kontrasteinlaufs im unteren Verdauungstrakt ein Kolon- oder Rektumkarzinom auf dem Röntgenbild dargestellt werden (◘ Abb. 7.3, ◘ Abb. 7.4).

Jodverbindungen werden ebenfalls als Kontrastmittel eingesetzt, da sie nach Injektion in eine periphere Vene über den Urin ausgeschieden werden. Mit ihrer Hilfe können die Lage, Form, Größe sowie die Umrisse von Nieren und Blase sichtbar gemacht werden. Diese Methode wird als intravenöse Pyelographie (IVP) oder Ausscheidungsurographie (AUG) bezeichnet. Eine Röntgenaufnahme kann auch nach der retrograden Injektion einer jodhaltigen Verbindung über die Harnröhre (Urethra) und/oder die Harnleiter (Ureter) in die Blase oder die Nieren erstellt werden. Diese röntgenologische Aufnahmetechnik der Nieren ist auch als retrograde Pyelographie oder retrograde Urographie bekannt. Jodverbindungen wurden in der Vergangenheit auch in andere Körperhöhlen injiziert, z. B. in den Liquorraum. Auf

7.3 · Bildgebende Verfahren zur Darstellung von Organen

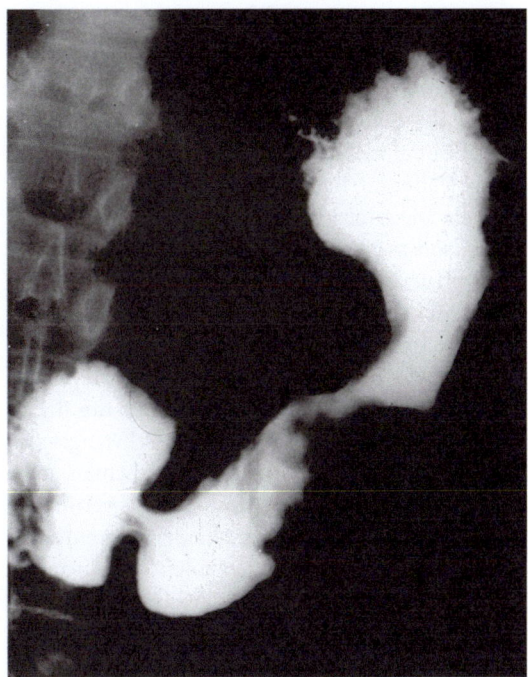

◘ **Abb. 7.3** Röntgenaufnahme nach Verabreichung von Bariumbrei. Zu sehen ist eine »Füllungsanomalie« im Bereich der großen Magenkurvatur (Curvatura gastrica major) aufgrund eines Magenkarzinoms

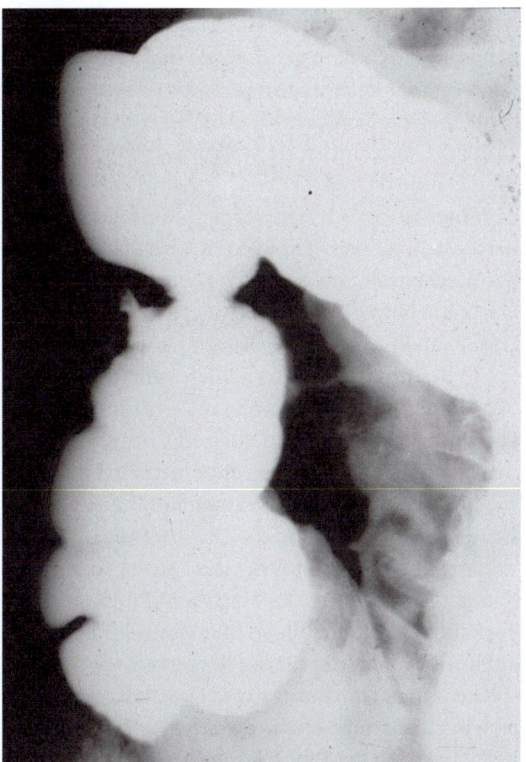

◘ **Abb. 7.4** Röntgenaufnahme nach Verabreichung von Bariumbrei. Gezeigt wird eine »Füllungsanomalie« des aufsteigenden Dickdarms (Colon ascendens) aufgrund eines Kolonkarzinoms

dem anschließend erzeugten Röntgenbild (dem Myelogramm) sind bei Vorliegen eines Tumors möglicherweise »Füllungsanomalien« zu erkennen. Inzwischen wurde die Myelographie allerdings durch die Computertomographie und die Magnetresonanztomographie abgelöst.

Einige Jodverbindungen werden auch mit der Gallenflüssigkeit über die Gallenblase und die Gallengänge ausgeschieden. Anhand von Röntgenaufnahmen kann dann die Form sowie der Inhalt der Gallenblase (Cholezystographie) bzw. der Gallengänge (Cholangiographie) abgebildet werden. Auch hier sind bei Vorhandensein eines Tumors oder sonstiger Erkrankungen, wie z. B. Gallensteine, möglicherweise Anomalien festzustellen. Die retrograde Injektion eines Kontrastmittels über die Gallengänge in den Pankreasgang kann mithilfe eines Katheters erfolgen, der in die Ampulla vateri im Duodenum eingeführt wird (über die der Gallensaft und der Pankreassaft normalerweise ablaufen). Diese Methode wird als endoskopische retrograde Cholangiopankreatikographie (ERCP) bezeichnet. Die Untersuchung wird endoskopisch durchgeführt, weil der Katheter nur über ein Endoskop durch den Mund, die Speiseröhre, den Magen und den Zwölffingerdarm in die Papilla vateri eingeführt werden kann.

7.3.3 Röntgen-Screening

Während in der Vergangenheit Röntgenaufnahmen in Form von Standbildern angefertigt wurden, können Radiologen bei den heutigen Verfahren die Passage von röntgendichtem Material (Farb- oder Kontrastmittel) – wie z. B. Barium oder Jod – durch eine Körperhöhle auf einem Bildschirm verfolgen. Dabei wird zunächst Bariumbrei verabreicht oder ein Barium-Kontrastmitteleinlauf vorgenommen.

Anschließend wird der Patient in einen abgedunkelten Röntgenraum geführt, wo der Radiologe die Lagerung des Patienten so verändern kann, dass das röntgenopake Kontrastmittel in verschiedene Bereiche des zu untersuchenden Organs strömt. Auf diese Weise können Größe, Form, Lage sowie die Umrisse des untersuchten Organs auf dem Bildschirm detaillierter sichtbar gemacht werden, und der Radiologe kann erkennen, ob es sich bei einem Knoten im Darm um beweglichen Stuhl oder um einen mit der Darmwand verbundenen Tumor handelt.

In bestimmten Körperhöhlen kann die vorhandene Flüssigkeit mithilfe von Luft verdrängt werden. Die Luft ist anschließend auf den Röntgenaufnahmen als dunkler Schatten zu erkennen. Im Dickdarm wird Luft gelegentlich zusammen mit Barium eingesetzt, sodass das Barium die Darmwände überzieht und die Luft die Hohlräume des Darms ausfüllt. So können die Konturen der Darmwand und eventuell vorhandene Knoten, die in den Darm hineinragen, auf Röntgenbildern präziser dargestellt werden. Ein solcher Einlauf mit Barium und Luft als Kontrastmittel wird als Barium-Doppelkontrasteinlauf bezeichnet. Diese Untersuchungsmethode kann äußerst nützlich sein, um Tumoren oder Polypen sichtbar zu machen, die mit der Darmwand verwachsen sind. Luft kann auch verwendet werden, um den Liquor in den Hohlräumen des Gehirns (Hirnventrikel) teilweise zu verdrängen. Mithilfe dieses Verfahrens können auf Röntgenbildern Anzeichen von Läsionen im Gehirn erkennbar werden, da Luft eine wesentlich höhere Strahlendurchlässigkeit aufweist wie ein Tumor, der die Konturen der Hirnventrikel möglicherweise verzerrt. Diese Untersuchungsmethode wird als Pneumenzephalographie bezeichnet und kam vor der allgemeinen Verfügbarkeit von CT und MRT wesentlich häufiger zum Einsatz.

Die Röntgendichte maligner Tumoren ist in der Regel mit der des umgebenden Gewebes vergleichbar, weshalb sich tief liegende Tumoren allein mithilfe eines Röntgenbildes schlecht nachweisen lassen. Bei nicht tief liegenden Tumoren, wie z. B. Mammakarzinomen, können Röntgenaufnahmen (Mammogramme) verwendet werden, um geringste Unterschiede in der Strahlendurchlässigkeit des Gewebes darzustellen, die möglicherweise auf das Vorhandensein eines malignen Tumors schließen lassen.

7.3.4 Mammographie

Ein Mammogramm ist eine spezielle Röntgenaufnahme der Brust, mit der Zysten, dichtes fibröses Gewebe oder maligne Tumoren im weniger dichten Fettgewebe der Brust sichtbar gemacht werden können. Die erforderliche Strahlendosis ist nur sehr gering, sodass diese Untersuchung sicher ist, wenn sie nicht allzu häufig durchgeführt wird. Obwohl Mammogramme gelegentlich zu einem falsch negativen oder falsch positiven Befund führen können, stellen sie eine sehr nützliche, sichere und kostengünstige Untersuchungsmethode innerhalb des Brustkrebs-Screenings dar. Bei Frauen, die schwanger sein könnten oder weitere Kinder haben möchten, sollte jedoch auch diese geringe Strahlendosis vermieden werden, da sogar eine derart niedrige Strahlenbelastung eine Genmutation in fetalen Zellen oder im aktiven Ovarialgewebe auslösen kann. Aus diesem Grund wird die Mammographie in der Regel nicht für Frauen < 40 Jahre empfohlen.

Die Tatsache, dass ein Mammogramm – wie jede andere Untersuchung – keine 100%ige Zuverlässigkeit bieten kann, ist außerdem zu berücksichtigen.

> Ein Mammogramm ohne Befund bei einer Frau mit einem Knoten in der Brust bedeutet nicht zwangsläufig, dass keine weiteren Untersuchungen – wie etwa eine Sonographie oder insbesondere eine Feinnadelbiopsie – indiziert sind.

Andererseits ist nicht auszuschließen, dass die starke Druckeinwirkung (Quetschung) bei der Mammographie bei bereits tastbaren Knoten eine Metastasierung auslösen kann.

7.3.5 Röntgen-Thorax

Röntgenaufnahmen des Thorax sind sehr nützliche Untersuchungen zum Nachweis von Anomalien in der Lunge, inkl. Tumoren, die in der dunkel abgebildeten, luftgefüllten Lunge als weiße Verschattungen zu erkennen sind (▶ Abb. 11.1 und ▶ Abb. 11.2). In manchen Fällen ist die Größe oder die Form der Lunge oder des Gewebes zwischen den Lungenflügeln (Mediastinum) verändert. Die mediastinalen

Lymphknoten sind entlang der Mittellinie zwischen den Lungenflügeln angeordnet. Bei vergrößerten Lymphknoten, z. B. in Verbindung mit einem Lymphom, erscheint das weiß dargestellte normale Mediastinum bzw. der röntgendichte zentrale Bereich möglicherweise verbreitert.

7.3.6 Röntgenuntersuchung des Skeletts

Röntgenaufnahmen des Skeletts bilden die Knochenkonturen ab und liefern Hinweise auf die Knochendichte. Primäre Knochentumoren (also Tumoren, die vom Knochen ausgehen, sog. Osteosarkome) sind manchmal als abnorme Form und abnorme Dichte auf einer Seite des Knochens, meist an einem Ende eines Röhrenknochens, erkennbar. Primäre Knochentumoren können auf einer Röntgenaufnahme gelegentlich auch wie »Sonnenstrahlen« erscheinen. Sekundäre (metastatische) Knochentumoren hingegen sind normalerweise als abgerundete, weniger dichte Bereiche im Knochen sichtbar, die auf eine lokale Zerstörung von Knochengewebe zurückzuführen sind. Manchmal können sie auch anhand von Frakturen in beschädigtem Knochengewebe (pathologische Fraktur) erkennbar sein. Einige Knochenmetastasen, die Kalzium einlagern, können sogar als abgerundete Stellen mit einer erhöhten Dichte im Knochengewebe dargestellt werden. Röntgenaufnahmen des Skeletts sind jedoch nicht zu 100% zuverlässig und können – insbesondere sehr kleine – maligne Läsionen im Knochengewebe nicht in jedem Fall sichtbar machen.

7.3.7 Angiographie

Röntgendichte Stoffe (Kontrastmittel) können in Arterien, Venen und sogar Lymphgefäße injiziert werden, um diese auf Röntgenaufnahmen oder direkt auf einem Bildschirm darzustellen. Auf diese Weise kann der Radiologe feststellen, ob die Gefäße normal verlaufen oder möglicherweise durch irgendeine Art von Knoten verschoben wurden, bei dem es sich um einen malignen Tumor handeln könnte. Einige Tumoren entwickeln außerdem eine charakteristische Blutversorgung, die bei diesem Verfahren

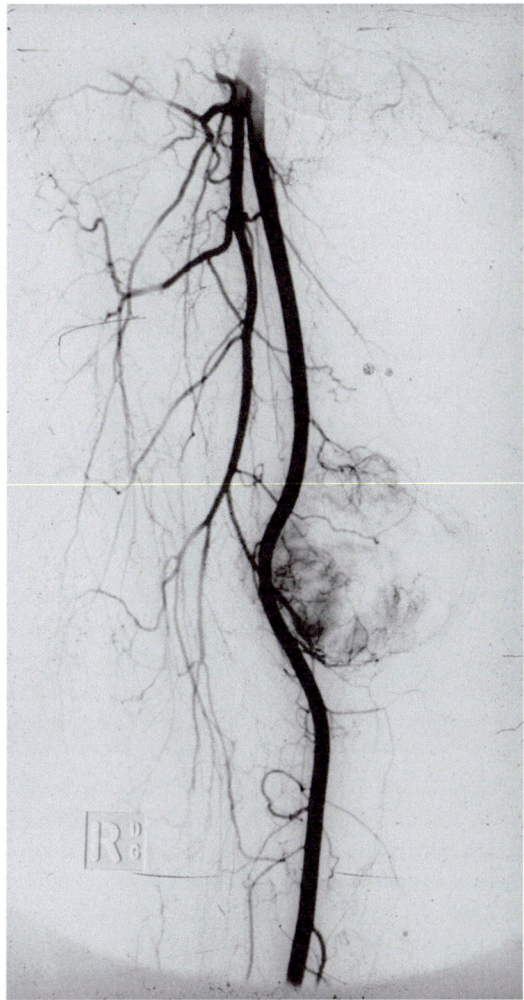

Abb. 7.5 Angiogramm, aufgenommen während der Injektion einer jodhaltigen Verbindung in das obere Ende der Oberschenkelschlagader (Arteria femoralis). Zu erkennen ist eine Raumforderung im Unterschenkel, in die das sichtbar gemachte Blut einströmt. Es handelt sich um ein vaskuläres Sarkom, das die normalerweise gerade verlaufende Arteria femoralis zur Seite drückt. Eine solche Tumorvaskularität wird auch als »Tumorblush« bezeichnet

in Form einer Ansammlung von Kapillaren sichtbar wird und auch als »Tumorblush« bezeichnet wird (Abb. 7.5).

Mithilfe der modernen Angiographie können Arterien in fast allen Bereichen des Körpers radiologisch (durch Röntgenstrahlung) sichtbar gemacht werden. Die Untersuchungsergebnisse können im

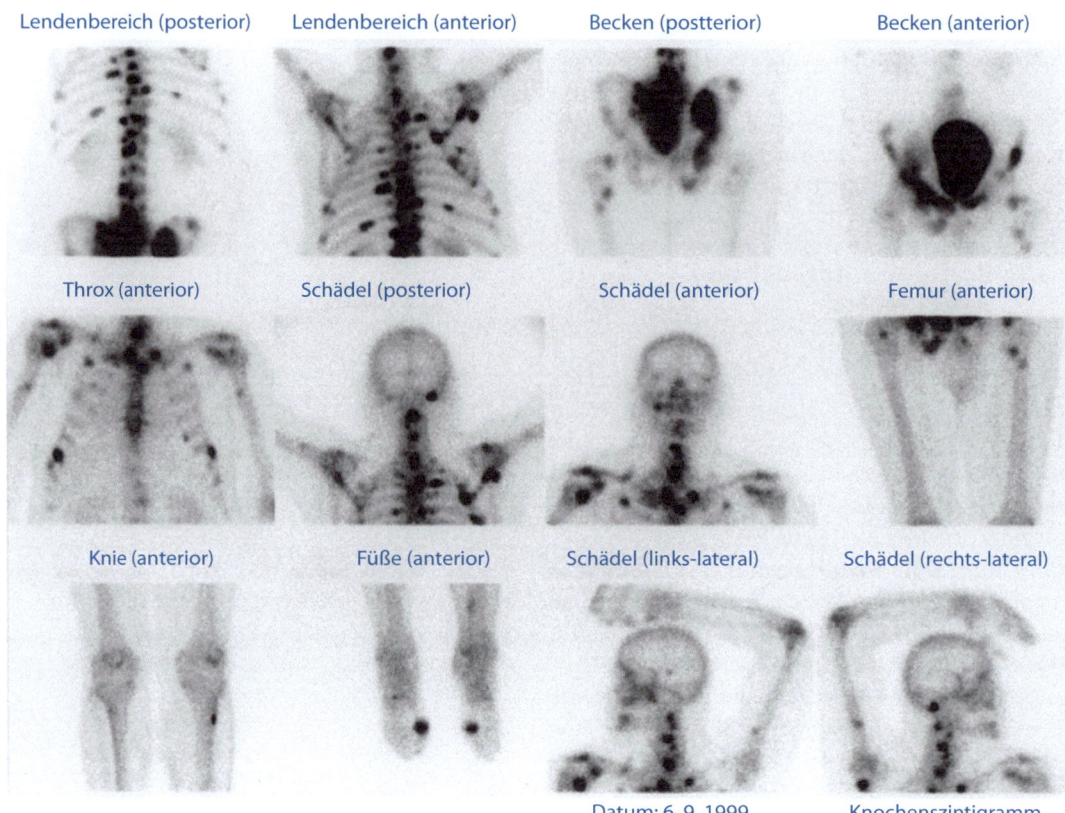

Abb. 7.6 Knochenszintigramme mit zahlreichen Metastasen im Knochengewebe (*dunkle Flecken*), verursacht durch ein metastasierendes Prostatakarzinom im fortgeschrittenen Stadium

Hinblick auf die Erkennung und Behandlung tief liegender Tumoren von Nutzen sein.

Bei einer Lymphangiographie werden röntgendichte Kontrastmittel in die Lymphgefäße injiziert, sodass Röntgenaufnahmen der Lymphknoten angefertigt werden können, um festzustellen, ob eine Vergrößerung vorliegt oder die Lymphknoten teilweise durch potenziell malignes anormales Gewebe ersetzt wurden.

7.3.8 Szintigraphie

Die Szintigraphie, ein bildgebendes Verfahren der Nuklearmedizin unter Verwendung von Radiopharmaka, weist einige Parallelen zur Röntgenuntersuchung auf, wie z. B. die Abbildung der Schatten einer radioaktiven Substanz auf Filmmaterial. Zu diesem Zweck werden Radionuklide in eine periphere Vene injiziert, die sich anschließend über die Blutbahn verteilen. Die applizierte Strahlendosis ist äußerst gering. Die radioaktive Substanz setzt sich aus verschiedenen Wirkstoffen zusammen oder wird mit unterschiedlichen Wirkstoffen kombiniert, je nachdem, welches Organ oder Gewebe untersucht werden soll. Radioaktives Jod wird z. B. in der Schilddrüse angereichert. Daher können mithilfe einer Szintigraphie die aufgenommene Menge, die Größe, Form und Lage der Schilddrüse sowie die Beschaffenheit ihres Gewebes bestimmt werden. Eine andere Substanz namens Technetium wird im Knochengewebe angereichert, insbesondere in Knochenbereichen mit aktiven oder wachsenden Zellen. Auf einem Knochenszintigramm sind also nicht nur die Position, Größe und Form des Knochens zu erkennen, sondern auch Bereiche mit abnormer zellulärer

Aktivität, die möglicherweise auf eine Krebserkrankung zurückzuführen sind (◘ Abb. 7.6).

Mit vergleichbaren Aufnahmen werden die Größe und die Form sowie potenzielle abnorme Aktivitäten in Leber und Milz dargestellt. In diesen Organen kann sich eine maligne Erkrankung in Form eines oder mehrerer Bereiche mit reduzierter Aktivität zeigen.

Die Szintigraphie steht heute ebenso für weitere Organe oder Gewebe zur Verfügung, u. a. das Gehirn, die Lunge oder Lymphknoten. Mithilfe eines Gallium-Isotops können normale von anormalen Lymphknotenmustern abgegrenzt werden.

Während der Untersuchung liegt der Patient auf einem speziellen Tisch. Abgesehen von einem Nadelstich zur Injektion der Substanz in eine Vene ist das Verfahren relativ schmerzlos.

7.3.9 Computertomographie (CT) oder Computeraxialtomographie (CAT)

Anfang der 1970er Jahre entwickelten britische Techniker ein Verfahren, bei dem mithilfe geringer Dosen von Röntgenstrahlen Schnittbilder von Geweben im Rumpf-, Kopf- und Halsbereich oder in den Extremitäten angefertigt werden. So wird z. B. eine ganze Serie von Schnittbildern des Abdomens aufgenommen, um eine dreidimensionale Darstellung zu erhalten. Lage, Größe und Konturen sämtlicher Organe sowie aller großen Blutgefäße, Knochen und Muskeln im Abdomen sind erkennbar, und in den meisten Fällen kann die Lage, Größe und Dichte eines abnormen Tumors relativ genau bestimmt werden.

Für die Computertomographie sind hochmoderne Geräte und besonders geschultes Personal erforderlich. Daher ist dieses Verfahren im Vergleich zu Standard-Röntgenuntersuchungen verhältnismäßig kostenintensiv. CT-Aufnahmen haben sich für die Untersuchung von Krebserkrankungen und Tumoren in ansonsten nicht zugänglichen Bereichen in Kopf, Abdomen und Thorax sowie in den Extremitäten als äußerst nützlich erwiesen.

Während der CT-Untersuchung liegt der Patient auf einem Tisch. Im Gegensatz zu anderen Röntgenmethoden besteht die einzige Unannehmlichkeit darin, dass der Patient mehrere Minuten lang auf einer dünnen Schaumstoffmatratze in einem relativ beengten Raum ruhig liegen bleiben muss (◘ Abb. 7.7).

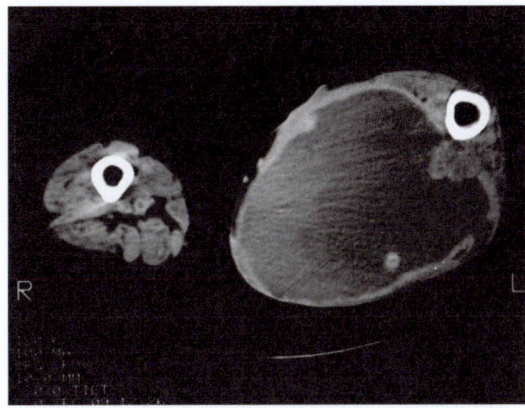

◘ **Abb. 7.7** CT-Querschnitt beider Oberschenkel mit einem großen Sarkom auf der *linken* Seite

Übung
Welche Vor- und Nachteile hat die Computertomographie im Vergleich zur Röntgenuntersuchung ohne Kontrastmittel (Leeraufnahme)?

_____

_____

_____

7.3.10 Sonographie

Für die Anfertigung von Röntgenbildern, Szintigrammen und CT-Aufnahmen müssen Röntgen- bzw. γ-Strahlen das zu untersuchende Gewebe penetrieren. Auch wenn die heute erforderlichen niedrigen Strahlendosen bei sorgfältiger Anwendung sicher sind, gibt es Situationen, in denen selbst diese geringe Strahlenbelastung besser vermieden werden sollte. Dies trifft z. B. auf Schwangere zu, weil der Fetus in der Entwicklungsphase sehr strahlenempfindlich ist. Bei Personen im reproduktiven Alter sollten möglichst weder die Eierstöcke noch die Hoden einer Strahlung ausgesetzt werden, auch dann nicht, wenn diese nur niedrig dosiert ist.

In jüngerer Zeit wurde der Einsatz von Ultraschallwellen weiterentwickelt, um Schnittbilder von

Geweben und Organen zu erstellen, die in etwa mit CT-Aufnahmen vergleichbar sind. Ultraschallwellen sind relativ harmlos und können ohne Bedenken im Bereich der Gebärmutter – auch während einer Schwangerschaft – oder aktiver Eierstöcke verwendet werden. Die Methode basiert auf dem Prinzip, dass Schallwellen von Körpergeweben verschiedener Dichte unterschiedlich stark reflektiert werden, wie etwa beim Radar oder beim Echolot.

Die Intensität der Reflexion von Schallwellen hängt von der Art und den Eigenschaften des untersuchten Gewebes ab. Ein vergleichbares Prinzip wird von Fischern für das Auffinden von Fischschwärmen oder von Ozeanografen zur Messung der Meerestiefe genutzt. Es handelt sich keinesfalls um eine neue oder ursprünglich physikalische Anwendung von Schallwellen. Delfine verwenden ein ähnliches System, um Fischschwärme aufzuspüren, und Fledermäuse machen sich dasselbe Prinzip zunutze, um im Dunkeln fliegen zu können.

Ultraschallbilder liefern i. Allg. weniger Informationen als CT-Aufnahmen. Bei einigen Läsionen wie z. B. Zysten bilden sie die Lage und die Art der Läsion allerdings präziser ab. Dies gilt insbesondere für die Brustuntersuchung bei jungen Frauen, weil die Ultraschalluntersuchung für das bei jungen Frauen dichtere Brustgewebe mehr Daten liefert. Die Untersuchungsmethode kann sogar während einer Schwangerschaft oder während des Eisprungs bedenkenlos angewendet werden. Daher bietet sie sich in einigen Fällen als Alternative oder auch Ergänzung zur Computertomographie an.

Wie bei der Anfertigung von Röntgenbildern und CT-Aufnahmen, liegt der Patient während der Ultraschalluntersuchung auf einem Tisch. Der untersuchende Arzt führt eine Sonde über die Haut des Patienten. Das Verfahren ist ungefährlich, schmerzlos und verursacht keinerlei Beschwerden.

Übung
Unter welchen Umständen sollte eine Brustuntersuchung vorzugsweise mithilfe von Ultraschall anstatt im Rahmen einer Mammographie erfolgen?

7.3.11 Magnetresonanztomographie (MRT)

Im Rahmen der Magnetresonanztomographie (syn. Kernspintomographie) werden Schnittbilder von Geweben angefertigt, die ähnlich wie CT-Aufnahmen aussehen, obwohl die beiden Methoden auf völlig unterschiedlichen physikalischen Prinzipien beruhen. MRT-Aufnahmen werden durch die Computeranalyse der Absorption und Penetration hochfrequenter Radiowellen durch Wassermoleküle innerhalb eines starken Magnetfeldes erstellt. Eine Exposition gegenüber Röntgenstrahlen oder sonstiger schädlicher Strahlung findet nicht statt. Bei einigen Körperregionen und Geweben – wie Knochen, Muskeln, Gehirn und Rückenmark – ist ein MRT-Bild möglicherweise detaillierter und liefert mehr Informationen als eine CT-Aufnahme, während in anderen Fällen die Computertomographie vorzuziehen ist. CT-Bilder können ausschließlich horizontal angefertigt werden, während MRT-Aufnahmen aus fast jedem beliebigen Winkel möglich sind.

Die Magnetresonanztomographie ist heute als bevorzugtes bildgebendes Verfahren zur Darstellung von Muskel- und Skelettgewebe sowie für die Durchführung von intrakraniellen Untersuchungen und Untersuchungen des Rückenmarks anerkannt. In manchen Situationen kommen auch beide Verfahren – CT und MRT – zum Einsatz, denn sie können sich ergänzen, indem die Aufnahmen unterschiedliche Daten in Bezug auf die Größe, Form und sonstige Eigenschaften eines Tumors sowie dessen potenzielle Metastasierung in umgebendes Gewebe liefern.

Die Untersuchung wird in der Regel ambulant durchgeführt. Der Patient muss dabei ruhig liegen bleiben. Das Verfahren ist schmerzfrei und erfordert keine Narkose, außer eventuell bei Kindern, damit diese sich nicht bewegen. Da bei der Magnetresonanztomographie mit einem starken Magnetfeld gearbeitet wird, muss der Patient vorher Schmuck oder andere metallische Gegenstände ablegen.

7.3.12 Positronenemissionstomographie (PET)

Die Positronenemissionstomographie ist die jüngste der heute verwendeten nichtinvasiven Untersuchungsmethoden, d. h. Methoden, bei denen weder ein Instrument in den Körper eingeführt werden muss noch die Entnahme einer Gewebeprobe bzw. ein operativer Eingriff erforderlich ist.

PET-Aufnahmen unterscheiden sich relativ deutlich von Röntgen-, CT- oder MRT-Bildern. Röntgenaufnahmen werden mithilfe von Röntgenstrahlen angefertigt und bestehen aus schwarzen bzw. weißen Schatten mit diversen Grauschattierungen. Solche Graustufenbilder sind kostengünstig und stehen kurzfristig zur Verfügung, enthalten aber längst nicht so viele Informationen wie CT- oder MRT-Aufnahmen. Auch bei diesen Bildern handelt es sich um Schwarz-Weiß-Aufnahmen mit unterschiedlichen Graustufen. Sie liefern aber mehr dreidimensionale Daten über die Lage, Größe, Form und Beschaffenheit tief liegender Tumoren oder Knoten sowie über deren Position im Verhältnis zu anderen Geweben wie Arterien, Nerven, Muskeln, Knochen und wichtigen Organen. CT und MRT nutzen die Penetration von Röntgenstrahlen und Radiowellen unter verschiedenen Bedingungen, im Fall der Magnetresonanztomographie einschließlich einer Veränderung von Magnetfeldern.

Im Rahmen der Positronenemissionstomographie werden zwar auch dreidimensionale Aufnahmen in Schwarz-Weiß oder in Farbe erzeugt, diese basieren jedoch auf der unterschiedlichen chemischen Aktivität in verschiedenen Gewebearten und Zellen. Das Grundprinzip ist der erhöhte Glukoseverbrauch von Krebszellen im Vergleich zu normalen Zellen. Tumoren werden als Bereiche mit aktivierter Glukoseaufnahme sichtbar, welche ein Merkmal von Krebszellen darstellt. Aus diesem Grund handelt es sich bei der Positronenemissionstomographie im Gegensatz zur anatomischen Bildgebung um ein funktionelles bildgebendes Verfahren. PET-Aufnahmen stellen meist Bereiche der Aktivität eines malignen Tumors dar, wie etwa dessen Wachstumsgeschwindigkeit oder Veränderungen nach einer durchgeführten Therapie. Bei einigen Krebsarten, wie z. B. Lungenkrebs, ist außerdem besser erkennbar, ob sich der Tumor in andere Regionen ausgebreitet hat bzw. metastasiert ist. In Verbindung mit Lymphomen ist zudem eine bessere Darstellung des Ausmaßes der Erkrankung möglich. Darüber hinaus enthalten die Aufnahmen möglicherweise Informationen darüber, ob eine Krebserkrankung vollständig auf die Therapie angesprochen hat oder ob nach der Behandlung ein Tumorrezidiv zu erwarten ist.

In letzter Zeit werden die bildgebenden Verfahren PET und CT bzw. PET und MRT miteinander kombiniert, um sowohl die anatomischen Gegebenheiten als auch die funktionelle Aktivität von Tumorherden detaillierter abbilden zu können.

7.4 Endoskopische Untersuchungen: starre und flexible Endoskope

7.4.1 Starre Endoskope

Die meisten Menschen sind damit vertraut, dass ein Zahnarzt die Innenseite ihrer Zähne mit einem Mundspiegel untersucht, oder sie kennen das typische Bild eines Arztes, der mithilfe eines Stirnspiegels Lichtstrahlen in den Mundraum reflektiert, um den Rachen, den Kehlkopf oder die Nase zu untersuchen. Dieses Prinzip der Untersuchung von Körperhöhlen unter Verwendung von Spiegeln und Linsen in Verbindung mit einer Lichtquelle wurde weiterentwickelt und verfeinert, sodass heute eine bemerkenswerte Präzision möglich ist, die vor einigen Jahrzehnten noch undenkbar gewesen wäre. Früher war die nichtoperative Untersuchung von Körperhöhlen auf den Kehlkopf, die Luftröhre und die Atemwege (Bronchien), die Speiseröhre, den Magen, das Rektum und den unteren Dickdarm, die Blase und die Vagina beschränkt und wurde mit einem starren oder halbstarren Schlauch durchgeführt. Diese Untersuchungsmethoden sind auch heute noch nützlich, weil sie die direkte Betrachtung dieser Organe ermöglichen. Sie sind außerdem relativ einfach durchzuführen, kostengünstig und stehen sowohl in Arztpraxen als auch in Krankenhäusern kurzfristig zur Verfügung.

7.4.2 Sigmoidoskopie

Die altmodischen und weit verbreiteten starren Sigmoidoskope aus Metall wurden inzwischen zwar größtenteils durch flexiblere Koloskope abgelöst, sie kommen jedoch vereinzelt in Arztpraxen sowie in Entwicklungsländern immer noch zum Einsatz. Eine Untersuchung des Rektums und des unteren Darms (Colon sigmoideum) mit einem Sigmoidoskop kann für die Diagnose einer Krebserkrankung im Dickdarm immer noch von Nutzen sein. Mehr als die Hälfte aller Dickdarmtumoren können mit einem starren Sigmoidoskop erreicht werden. Die Sigmoidoskopie kann ambulant und ohne Narkose durchgeführt werden, wobei im Rahmen der Untersuchung von verdächtigem Gewebe direkt ein Biopsat entnommen werden kann. Vorher muss der Darm jedoch entleert werden. Während der Untersuchung liegt der Patient üblicherweise auf der Seite, und das Sigmoidoskop wird durch den Anus eingeführt. Das Instrument ist mit einer kleinen Lampe ausgerüstet, und der Darm wird mit Luft aufgeblasen, um das Lumen zu vergrößern bzw. den Darm zu weiten. Das Einblasen der Luft und die Passage des Instruments sind zwar unangenehm, aber erträglich.

7.4.3 Proktoskopie

Eine Untersuchung des Anus und des unteren Rektums kann relativ problemlos mit einem kleinen röhrenförmigen Instrument aus Metall ambulant durchgeführt werden. Dieses wird als Proktoskop oder Analspekulum bezeichnet. Obwohl das Instrument nicht weit in das Rektum eingeführt wird, enthält es eine kleine Lampe. Es kann sich als nützlich erweisen, um Läsionen im oder in der Nähe des Anus, wie z. B. Hämorrhoiden, oder das eher seltene Analkarzinom zu entdecken oder zu behandeln.

7.4.4 Vaginalspekulum

Ein Vaginalspekulum ist ein Metallinstrument, mit dem ein Arzt die Vaginalwände und den Gebärmutterhals relativ beschwerdefrei ambulant untersuchen kann.

7.4.5 Laryngoskopie und Bronchoskopie

Der Kehlkopf kann indirekt mit einem Spiegel ambulant untersucht werden. Eine direkte Untersuchung des empfindlichen Kehlkopfes oder der größeren Atemwege erfolgt dagegen in der Regel mithilfe eines starren Laryngoskops oder Bronchoskops unter Vollnarkose in einem Krankenhaus.

7.4.6 Ösophagoskopie

Untersuchungen der Speiseröhre wurden in der Vergangenheit ebenfalls meist mit einem starren Ösophagoskop in einem Krankenhaus unter Vollnarkose durchgeführt.

7.4.7 Zystoskopie

Die Blase kann ebenfalls mit einem starren Zystoskop untersucht werden. Diese Untersuchung erfolgt normalerweise unter Vollnarkose in einem Krankenhaus.

7.4.8 Endosonographie

 Einige innere Organe wie die Speiseröhre oder die Prostata lassen sich mithilfe einer Ultraschallsonde, die durch ein Endoskop eingeführt wird, auf maligne Tumoren untersuchen.

Die gleichzeitige Verwendung von Endoskop und Ultraschallsonde wird als Endosonographie bezeichnet.

7.4.9 Flexible Endoskope

In den letzten Jahrzehnten wurden erhebliche Fortschritte erzielt, indem flexible Glasfaser-Endoskope und -Koloskope sowie zahlreiche andere flexible Endoskope mit einer Reihe von Linsen und Spiegeln sowie einer Lichtquelle ausgerüstet wurden, um die bisher verwendeten starren Endoskope aus Metall größtenteils abzulösen.

7.4.10 Gastroskopie oder Endoskopie

Erfahrene Gastroenterologen können eine Untersuchung mit modernen Gastroskopen oder Endoskopen ohne Vollnarkose durchführen. Sofern der Patient ausreichend sediert ist, verursacht die Untersuchung kaum Beschwerden. Mithilfe dieser Instrumente können nicht nur die Speiseröhre und der

Magen, sondern auch der obere Teil des Zwölffingerdarms untersucht werden. Durch das Duodenum und die Ampulla vateri kann außerdem die Mündung des Gallengangs von der Leber und der Gallenblase sowie der Pankreasgang dargestellt werden. In diese Gänge werden röntgendichte Stoffe (Kontrastmittel) injiziert, um im Rahmen einer endoskopischen retrograden Cholangiopankreatikographie (ERCP) detailliertere Röntgenbilder anzufertigen.

7.4.11 Koloskopie

Ein Koloskop ist ebenfalls ein flexibles Instrument, das durch den Anus und den gesamten Dickdarm geführt werden kann, um den Dickdarm auf seiner gesamten Länge zu untersuchen. Mithilfe dieses Instruments können außerdem prämaligne Polypen entfernt und Gewebeproben von verdächtigen Tumoren entnommen werden. Vor der Verwendung des Koloskops sind jedoch besondere Vorbereitungen erforderlich, um den Darm vollständig zu entleeren. Das Instrument kann ohne größere Beschwerden für den Patienten eingesetzt werden, sofern der Patient ausreichend sediert ist. Bei einigen Patienten ist jedoch möglicherweise eine Kurznarkose vorzuziehen.

Eine weniger invasive Darmuntersuchung ist die virtuelle Koloskopie. Dabei wird der Darm wie für eine Koloskopie vorbereitet. Anschließend erfolgt ein Kontrastmitteleinlauf, und das Kolon wird computertomographisch untersucht. Eine Narkose ist nicht erforderlich. Die Erkennungsgenauigkeit im Hinblick auf kolorektale Läsionen ist in etwa mit der einer klassischen Koloskopie vergleichbar. Wenn allerdings eine Läsion entdeckt wird und ein Polyp biopsiert oder entfernt werden muss, ist zusätzlich eine reguläre Koloskopie notwendig.

7.4.12 Laparoskopie (Peritoneoskopie) und Thorakoskopie

Auch die Körperhöhlen – d. h. die Peritonealhöhle und die Pleurahöhlen – können mit einem Laparoskop (oder Peritoneoskop) oder einem Thorakoskop untersucht werden, das durch einen kleinen Schnitt in die betreffende Höhle eingeführt wird. Diese Untersuchung wird unter Vollnarkose im OP durchgeführt. Mit den genannten Instrumenten kann der Chirurg den Inhalt der Körperhöhlen analysieren. Zu diesem Zweck wird die Peritonealhöhle zunächst mit einem ungefährlichen Gas (CO_2) aufgeblasen, um bewegliche Organe freizulegen und die Passage des Instruments zwischen Darmschlingen und anderen Geweben sowie Eingeweiden zu ermöglichen. Werden dabei verdächtige Läsionen entdeckt, kann der untersuchende Arzt eine Gewebeprobe entnehmen. Heute ist spezielles Zubehör erhältlich, um chirurgische Eingriffe vorzunehmen. Dafür werden ähnliche Endoskope mit chirurgischen Instrumenten verwendet, die durch eine zweite oder dritte kleine Öffnung in der Bauchwand oder der Brustwand eingeführt werden. Auf diese Weise lassen sich auch einige Krebsoperationen durchführen.

7.4.13 Kuldoskopie

Bei der Kuldoskopie handelt es sich um eine ähnliche Methode zur Untersuchung des Beckens. Das Instrument wird durch einen kleinen Schnitt im oberen Bereich der hinteren Scheidenwand in die Beckenhöhle eingeführt.

7.5 Indirekte Anzeichen einer Krebserkrankung

Mithilfe von Blutanalysen können sowohl direkte als auch indirekte Anzeichen einer Krebserkrankung festgestellt werden.

7.5.1 Blut- und Serumanalyse

Hämoglobin und Erythrozytenzahl
Die meisten Krebserkrankungen können eine mehr oder weniger stark ausgeprägte Anämie auslösen, die sich in Form einer verminderten Hämoglobinkonzentration sowie einer reduzierten Erythrozytenzahl manifestiert. Einige Tumorarten können sich zum Zeitpunkt dieser Manifestation bereits in einem relativ fortgeschrittenen Stadium befinden.

Leukozytenzahl

Die Gesamtleukozytenzahl kann ebenfalls eine Reaktion auf bestimmte Krebserkrankungen erkennen lassen. Die Anzahl und Art der Leukozyten könnte jedoch hauptsächlich ein erster direkter Hinweis auf eine Leukämie sein.

Erythrozytensedimentationsrate

Die Erythrozytensedimentationsrate (ESR) gibt die Blutkörperchensenkungsgeschwindigkeit (BSG) an und steigt mit einer krankheitsbedingt erhöhten Konzentration bestimmter Proteine im Blut. Viele organische Krankheitsprozesse sind mit einer erhöhten ESR assoziiert; dies trifft u. a. auch auf Krebserkrankungen zu. Neben möglichen Rückschlüssen auf den Schweregrad einer Erkrankung kann der Test auch im Hinblick auf eine Beurteilung der Therapieantwort als nützlich sein. Wenn eine erhöhte ESR im Anschluss an eine Krebstherapie sinkt, lässt dies auf eine erfolgreiche Behandlung schließen, auch wenn eine vollständige Heilung nicht garantiert werden kann.

Serum-Biochemie

Bei einigen Krebsarten können biochemische Blutbestandteile verändert sein. So kann ein Prostatakarzinom beispielsweise einen Anstieg des Enzyms saure Phosphatase im Serum auslösen. Ein Mammakarzinom im fortgeschrittenen Stadium kann zu einer Erhöhung des Serumkalziumspiegels führen. Eine bestimmte Art von Dickdarmkrebs, das papilläre Adenokarzinom, ist möglicherweise mit einem Verlust von Kalium über den Darm verbunden und kann so einen Rückgang der Kaliumkonzentration im Serum bewirken. Maligne Tumoren in der Leber können zu einem gewissen Grad eine Leberinsuffizienz verursachen, die ebenfalls anhand von Veränderungen der Serum-Biochemie diagnostiziert werden kann, nachdem eine Leberzirrhose ausgeschlossen wurde.

7.5.2 Tumormarker

Die potenzielle Verwendung biologischer Tumormarker im Rahmen der Krebsfrüherkennung und Diagnose von Tumorrezidiven wird fortlaufend untersucht. Für die Erkennung maligner Tumoren kann heute eine ganze Reihe von Tumormarkern herangezogen werden. Einige werden bereits regelmäßig klinisch angewendet, doch nicht alle sind gleichermaßen zuverlässig. Am häufigsten werden folgende Tumormarker verwendet: das prostataspezifische Antigen (PSA) für Prostatakrebs (▶ Abschn. 7.2.5), das karzinoembryonale Antigen (CEA) für Krebserkrankungen des Verdauungstrakts, insbesondere Dickdarmkrebs, CA19-9 für Verdauungstrakt, Pankreas und cholangiozelluläres Karzinom, α-1-Fetoprotein (AFP) in Bezug auf primäre Leberkarzinome sowie Keimzelltumoren und Cancer-Antigen 125 (CA12-5) in Verbindung mit Ovarialkarzinomen. Zu den nützlichen Tumormarkern zum Nachweis von Keimzelltumoren gehören das AFP, humanes Choriongonadotropin (hCG) und Laktatdehydrogenase (LDH). Zweifelsohne werden sich noch weitere Tumormarker im Hinblick auf die Krebsfrüherkennung sowie die Beurteilung der Therapieantwort oder die Diagnose von Rezidiven als klinisch verwertbar erweisen.

Anhand von Tumormarkern wird außerdem der Erfolg oder Misserfolg einer Krebstherapie bewertet. Ein Rückgang lässt auf ein gutes erstes Ansprechen auf die Behandlung schließen, ein späterer Anstieg könnte jedoch auf ein Rezidiv oder einen Tumorrest – entweder am Ort des Primärtumors oder in einer anderen Körperregion – hinweisen.

Ausblick Bis heute gibt es noch keinen Tumormarker-Test, der allein eine 100 %ige Zuverlässigkeit bieten kann. Auf diesem Gebiet wird jedoch intensiv geforscht. Das Hauptproblem stellt das inverse Verhältnis zwischen Spezifität und Sensitivität dar. Je spezifischer die Kriterien (d. h. je höher die Konzentrationen) für einen Tumormarker sind, desto weniger maligne Tumoren werden entdeckt. Und wenn sie entdeckt werden, dann befinden sie sich größtenteils in einem weiter fortgeschrittenen Stadium. Im Gegenzug werden bei weniger spezifischen Kriterien mehr Tumoren erkannt, es gibt allerdings auch mehr falsch positive Testergebnisse.

> Nützliche und zuverlässige Tests auf Tumormarker, die Rückschlüsse auf das Vorliegen oder Nichtvorliegen einer bestimmten Krebserkrankung zulassen, werden in nicht allzu ferner Zukunft für den gezielteren klinischen Einsatz verfügbar sein.

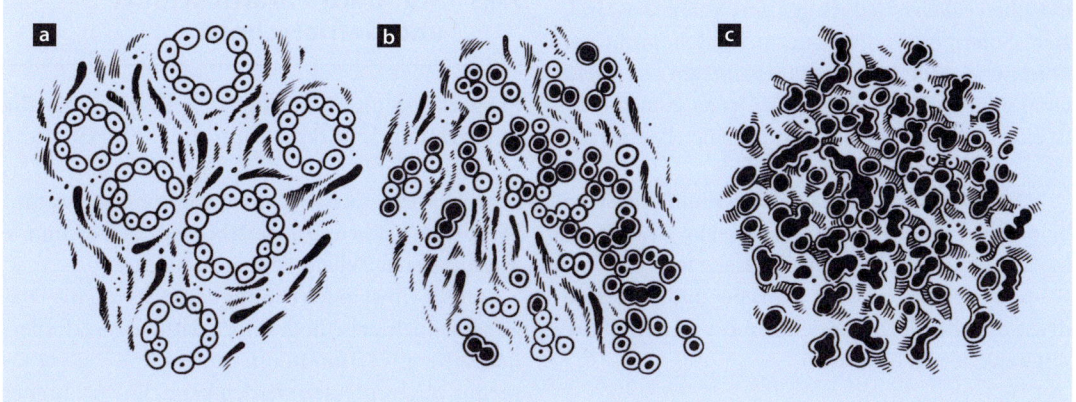

◘ **Abb. 7.8** Mikroskopische Merkmale einer normalen Prostata (**a**), von Veränderungen, die auf ein Prostatakarzinom in situ oder ein »latentes« Prostatakarzinom im frühen Stadium schließen lassen (**b**), sowie eines invasiven Prostatakarzinoms in einem weiter fortgeschrittenen Stadium (**c**)

7.6 Direkte Anzeichen einer Krebserkrankung

7.6.1 Biopsie

Die Biopsie stellt die abschließende Untersuchung auf eine Krebserkrankung dar, in deren Rahmen eine Gewebeprobe von einem verdächtigen Tumor entnommen und mikroskopisch untersucht wird. Sofern es sich bei dem entnommenen Gewebe um eine repräsentative Probe handelt, kann der Pathologe durch eine Untersuchung der biopsierten Zellen in den meisten Fällen nicht nur feststellen, ob eine Krebserkrankung vorliegt, sondern außerdem die Art und das Ursprungsgewebe des Tumors und sogar den Malignitätsgrad bestimmen. Bei einigen Krebsarten kann die Biopsie zudem nützliche Hinweise auf die optimale Therapiemethode sowie die Wahrscheinlichkeit einer möglichen Heilung liefern.

Eine Biopsie wird im Idealfall vor Einleitung einer Behandlung, einschließlich Operationen, durchgeführt. So kann das Ärzteteam die am besten geeignete Therapie leichter auswählen. Gewebeproben werden häufig auch während einer Operation gewonnen. Dabei entnimmt der Chirurg normalerweise eine kleine, repräsentative Probe von verdächtigem Tumorgewebe (Inzisionsbiopsie). Bei kleinen Tumoren kann der Chirurg das Gewebe auch zur anschließenden Untersuchung vollständig entfernen (Exzisionsbiopsie). Gelegentlich werden auch Gewebe oder Organe in unmittelbarer Nähe des Tumors biopsiert, um auszuschließen, dass sich dorthin Tumorzellen ausgebreitet haben, also um einen deutlich tumorfreien Randsaum sicherzustellen (◘ Abb. 7.8).

Um mithilfe einer Biopsie eine Diagnose stellen zu können, wurde eine Reihe von Methoden entwickelt.

Übung
Erstellen Sie eine Liste der mikroskopischen Merkmale, die darauf schließen lassen, dass das Biopsiematerial von einem hochmalignen Tumor stammt.

_____

_____

_____

7.6.2 Feinnadelaspirationsbiopsie oder Stanzbiopsie

Bei einer Reihe von Tumoren – wie z. B. Knoten in der Brust – kann eine spezielle Hohlnadel in den Knoten eingeführt werden, um eine ausreichende Menge an Zellen oder Gewebe für eine anschließende Untersuchung zu aspirieren. Alternativ kann mit einer sog. Tru-Cut-Biopsienadel, die über eine Art Stanzvorrichtung verfügt, ein kleiner Gewebezylinder ausgestanzt werden. Diese Biopsie kann ambulant unter Lokalanästhesie durchgeführt werden, in manchen Fällen ist jedoch ggf. eine Vollnarkose indiziert. Sofern eine repräsentative Gewebeprobe entnommen wurde und ein Expertenteam zur Verfügung steht, um diese direkt vor Ort zu untersuchen, ist eine rasche Diagnose mit minimalen Beeinträchtigungen für den Patienten möglich.

Die Feinnadelaspirationsbiopsie und die Stanzbiopsie kann heute auch für zahlreiche Tumorarten in vielen anderen Geweben eingesetzt werden, wie z. B. im Bereich der Prostata, der Leber und der Schilddrüse oder bei tief liegenden Tumoren in den Extremitäten oder im Brustkorb.

7.6.3 Feinnadelaspirationszytologie

Diese Methode ist mit der Aspirationsbiopsie vergleichbar, jedoch mit dem Unterschied, dass hier die zytologische Untersuchung von Zysten oder sonstigen Flüssigkeiten im Zentrum steht. Zu diesem Zweck wird eine Zyste in der Brust oder an einer anderen Stelle im Körper punktiert und das dabei aspirierte Gewebe anschließend im Rahmen einer speziellen Präparation auf eventuell vorhandene maligne Zellen untersucht. Wenn solche Zellen entdeckt werden, kann eine positive Krebsdiagnose gestellt werden. Sollten keine malignen Zellen nachgewiesen werden, ist eine Krebserkrankung dennoch nicht vollständig auszuschließen und ggf. eine weitere Biopsie erforderlich. Es besteht immer noch die Möglichkeit, dass in der Zyste oder in einem benachbarten Knoten Tumorzellen vorhanden sind, auch wenn in der entnommenen Flüssigkeitsprobe keine solchen Zellen entdeckt wurden.

7.6.4 Knochenmarkpunktion

Mit einem ähnlichen Aspirationsverfahren werden Knochenmarkproben entnommen, die v. a. für die Erkennung und detaillierte Diagnose einer potenziellen Leukämie eine wichtige Rolle spielen. Eine Knochenmarkpunktion kann sich auch für den Nachweis von Knochenmetastasen als nützlich erweisen.

7.6.5 Standard-Paraffinschnitt und Gefrierschnitt

Präparation und Färbung eines Biopsats für die anschließende mikroskopische Untersuchung nehmen in der Regel mehrere Tage in Anspruch. Das Gewebe wird präpariert, indem es in einen Paraffinblock eingebettet und angefärbt wird, um bestimmte Merkmale der Zellen sichtbar zu machen.

Unter Umständen benötigt der Chirurg die Diagnose jedoch unbedingt sofort, damit eine erforderliche operative Tumorentfernung ohne Zeitverzögerung abgeschlossen werden kann. Ein erfahrener Pathologe kann eine Diagnose häufig direkt mithilfe eines Gefrierschnitts (syn. Schnellschnitt) stellen. Dafür wird das Biopsat schockgefroren, um Feinschnitt-Präparate anzufertigen. Das derart präparierte Gewebe wird anschließend mit einem einfachen Farbstoff angefärbt und mikroskopisch untersucht. So kann der Pathologe dem Chirurgen innerhalb weniger Minuten eine genaue Diagnose mitteilen. Wenn der Patient narkotisiert und für einen operativen Eingriff vorbereitet ist, kann der Chirurg einen Tumor im Rahmen derselben Operation vollständig entfernen. Der Gefrierschnitt ist heute in Bezug auf die meisten Tumorarten äußerst präzise, wenn er von erfahrenen Pathologen durchgeführt wird.

Bei einigen Tumoren ist jedoch eine konkrete Diagnose erst einige Tage nach der Präparation spezieller pathologischer Proben in Paraffinblöcken möglich. Manchmal werden außerdem spezielle Farbstoffe benötigt, oder es müssen weitere Tests durchgeführt werden, wie z. B. immunhistochemische Tests, bei denen Antikörper gegen Tumormarker verwendet werden.

> **Übung**
> Erstellen Sie eine Liste der nützlichsten Untersuchungsmethoden, die zur Diagnose einer Krebserkrankung beitragen können.
> _____
> _____
> _____

Krebstherapie

K.R. Aigner, F.O. Stephens, T. Allen-Mersh, G. Hortobagyi, D. Khayat,
S.M. Picksley, P. Sugarbaker, T. Taguchi, J.F. Thompson

8.1 Ist Krebs heilbar? Prognosen im Überblick – 78

8.2 In westlichen Ländern werden mehr Krebserkrankungen geheilt als nicht geheilt – 78

8.3 Behandlungsmethoden – 79
8.3.1 Grundsätze der Behandlung potenziell heilbarer regionaler Tumoren – 79
8.3.2 Chirurgie – 80
8.3.3 Strahlentherapie – 81
8.3.4 Chemotherapie (Behandlung mit Zytostatika) – 83

8.4 Weitere wichtige Behandlungsmethoden – 93
8.4.1 Hormontherapie – 93
8.4.2 Immuntherapie – 95

8.5 Weitere, derzeit untersuchte Behandlungsmethoden – 98
8.5.1 Wärmetherapie (Hyperthermie) – 98
8.5.2 Kryochirurgie – 98
8.5.3 Laserchirurgie – 99
8.5.4 Photodynamische Therapie – 99
8.5.5 Gentherapie – 99

8.6 Allgemeinversorgung – 100
8.6.1 Allgemeine Gesundheitsfürsorge – 100
8.6.2 Behandlung von Komplikationen – 100
8.6.3 Supportivtherapie und Supportivtherapieteams – 101
8.6.4 Schmerztherapie – 102
8.6.5 Psychologische und seelsorgerliche Betreuung – 103
8.6.6 Nachsorge – 104
8.6.7 Palliativpflege – 104
8.6.8 Alternative Medizin – 104

© Springer-Verlag Berlin Heidelberg 2016
K. R. Aigner, F. O. Stephens (Hrsg.), *Onkologie Basiswissen*,
DOI 10.1007/978-3-662-48585-9_8

In diesem Kapitel erfahren Sie mehr über
- Ist Krebs heilbar? Prognosefaktoren im Überblick
- Behandlungsmethoden
- Chirurgie
- Strahlentherapie einschließlich Brachytherapie
- Chemotherapie – krebshemmende Medikamente
- Hormontherapie
- Immuntherapie
- Zelluläre krebshemmende Aktivität
- Weitere, derzeit untersuchte Behandlungsmethoden
- Allgemeinversorgung
- Supportivtherapie und Supportivtherapieteams
- Psychologische und seelsorgerliche Betreuung
- Nachsorge
- Spezialgebiet Palliativpflege
- »Alternative Medizin«

8.1 Ist Krebs heilbar? Prognosen im Überblick

Die Diagnose »Krebs« ist zwar ganz besonders angsteinflößend, dennoch können in modernen Gesellschaften die meisten Krebserkrankungen tatsächlich geheilt werden. Die Heilungschancen hängen von zahlreichen Faktoren ab, wobei insbesondere das Ursprungsgewebe sowie die Art der dort angesiedelten Tumorzellen, die Größe und die Lage des Tumors im Körper, der Grad der Anaplasie der einzelnen Tumorzellen, die Strukturen, in die der Tumor möglicherweise infiltriert ist, und das Vorhandensein sowie die Lokalisation von Metastasen eine Rolle spielen. Das Alter und der allgemeine Gesundheitszustand des Patienten sind ebenfalls signifikant. Auch die körpereigenen Abwehrreaktionen des Patienten können von zentraler Bedeutung sein. Sie sind jedoch noch nicht ausreichend erforscht und können bis dato nicht zuverlässig bestimmt werden.

Ein Großteil der Hauptfaktoren hängt davon ab, wie schnell die Krebserkrankung diagnostiziert und behandelt wird. Ein kleiner Tumor, der in einem frühen Stadium und vor der Bildung von Metastasen oder der Infiltration anderer Gewebe entdeckt wird, ist möglicherweise sehr gut therapierbar, während sich derselbe Tumor als mehr oder weniger unheilbar erweisen kann, wenn er über einen Zeitraum von z. B. einigen Monaten nicht beachtet wird und in dieser Zeit wächst und Metastasen bildet.

Schon vor etlichen Jahren sagte der bedeutende amerikanische Pathologe Arthur Purdy Stout: »Die besten Chancen zur Heilung einer Krebserkrankung liegen in den Händen des behandelnden Arztes, der den ersten Therapieversuch einleitet.«

Diese Aussage lässt sich wie folgt in die heutige Zeit übertragen: »Die besten Chancen zur Heilung vieler fortgeschrittener und aggressiver Krebserkrankungen liegen in den Händen des Ärzteteams, das den ersten Therapieversuch einleitet.«

Aus diesem Grund gestaltet sich die Therapie eines Tumorrezidivs nach einem erfolglosen Behandlungsversuch schwieriger als die Therapie eines Primärtumors. Die Qualität der Behandlung des Patienten, insbesondere der Erstbehandlung, spielt eine entscheidende Rolle für die Bestimmung der Heilungsaussichten. Bei schwer zu behandelnden Krebserkrankungen wird das heute am besten im Rahmen eines integrativen Behandlungsansatzes und im Team erreicht.

8.2 In westlichen Ländern werden mehr Krebserkrankungen geheilt als nicht geheilt

Diese Aussage ist zweifelsohne korrekt, da Basaliome und Plattenepithelkarzinome der Haut die häufigsten Krebserkrankungen darstellen. Diese Hauttumoren wachsen nicht nur verhältnismäßig langsam und metastasieren – wenn überhaupt – erst in einem eher fortgeschrittenen Stadium, sie sind für den Patienten und den Arzt auch meist schon dann deutlich zu erkennen, wenn sie noch relativ klein sind, und bei einer Behandlung zu diesem Zeitpunkt sind sie sehr gut therapierbar. Sogar der aggressivere und gefährlichere pigmentierte Hauttumor, das Melanom, ist in einem frühen Stadium normalerweise gut heilbar. Angesichts eines besseren Bewusstseins für die Gefahr, die von Veränderungen in Pigmentnävi oder anderen dunklen Hautflecken ausgeht, werden die meisten Melanome heute entdeckt, bevor eine Metastasierung stattgefunden hat. Werden sie in dieser Phase richtig behandelt, sind auch Melanome heilbar.

Dies sind gute Nachrichten, und noch besser ist die Tatsache, dass auch ohne Berücksichtigung von

Hautkrebs heute mehr Krebsarten therapierbar als nichttherapierbar sind.

Die häufig vorkommenden Brust- und Darmkrebserkrankungen sind heute ebenso wie Uteruskarzinome in der Regel heilbar, da Früherkennungsuntersuchungen inzwischen weit verbreitet sind. Bei diesen Krebsarten ist eine frühzeitige Diagnose besonders wichtig, da die Prognose deutlich besser ist, wenn die Behandlung eingeleitet wird, solange diese Tumoren noch klein sind. Aus diesem Grund wurden große Anstrengungen unternommen, um Screening-Zentren für die Diagnosestellung potenziell heilbarer Krebserkrankungen vor Erreichen eines unheilbaren Stadiums einzurichten. Dafür ist diagnostische und therapeutische Teamarbeit erforderlich.

Eine Heilung kann heute auch bei den meisten malignen Tumoren im Kopf- und Halsbereich, wie Lippen, Mund- und Rachenraum, Kehlkopf, Speichel- und Lymphdrüsen, erwartet werden.

Bis vor nicht allzu langer Zeit galten Krebserkrankungen, die von Zellen ausgehen, die im ganzen Körper verteilt sind, wie z. B. Lymphome und Leukämien, als unheilbar. Doch dank moderner Behandlungsmethoden werden immer mehr Patienten von einer solchen Krebserkrankung geheilt, darunter auch die Mehrzahl der an Leukämie erkrankten Kinder.

Der häufigste maligne Tumor der inneren Organe bei Männern, das Prostatakarzinom, kann heute in der Regel ebenfalls in einem heilbaren Stadium diagnostiziert werden. Da der Großteil dieser Tumoren jedoch langsam wächst und während der zu erwartenden Lebensdauer des Patienten nicht zwangsläufig lebensbedrohlich wird, kann bezweifelt werden, ob eine radikale Behandlung zum Zweck der Heilung begründet ist. In manchen Fällen rechtfertigt die Prognose ohne kurative Behandlung nicht die schweren Nebenwirkungen einer solchen Therapie. Dies trifft v. a. auf ältere Männer mit weiteren Gesundheitsproblemen zu.

Die Prognose für Keimzelltumoren des Hodens hat innerhalb der letzten 2–3 Jahrzehnte des 20. Jahrhunderts einen deutlichen Wandel erfahren. Während solche Tumoren früher (außer in einem sehr frühen Stadium) schlecht therapierbar waren, können die meisten heute im Rahmen kombinierter bzw. integrativer Behandlungsprogramme mithilfe moderner Chemotherapie, Strahlentherapie und Chirurgie geheilt werden.

Integrative Behandlungsmethoden haben auch die Heilungsaussicht bei zahlreichen anderen Krebserkrankungen, wie fortgeschrittene Kopf- und Halstumoren, Sarkome (insbesondere in den Extremitäten) sowie Magen- und Mammakarzinome, verbessert, die früher als Hochrisikotumoren eingestuft wurden.

Maligne Tumoren mit der schlechtesten Prognose (also der geringsten Heilungschance) sind meist solche, die in tiefen Körpergeweben entstehen und oft erst dann erkennbar sind, wenn bereits eine Metastasierung in die Lymphknoten oder in andere Gewebe stattgefunden hat. Dazu zählen Ösophagus-, Pankreas- und Lungenkarzinome. Daher wird intensiv nach Methoden für eine Früherkennung dieser Krebsarten geforscht. Tumoren in Organen, auf die nicht ohne weiteres verzichtet werden kann, wie z. B. in der Leber oder in einem Großteil des Gehirns, sind ebenfalls mit einer schlechten Prognose verbunden.

Mithilfe moderner endoskopischer Verfahren können Magenkarzinome heute auch in einem heilbaren Stadium entdeckt werden. In Japan, wo diese Tumorart relativ häufig ist und Screening-Tests zunehmend zur Routine werden, können die meisten Magenkrebserkrankungen inzwischen in einem frühen Stadium diagnostiziert und erfolgreich behandelt werden.

8.3 Behandlungsmethoden

Die Chirurgie, die Strahlentherapie und die Chemotherapie stellen die drei Hauptsäulen der Krebstherapie dar.

8.3.1 Grundsätze der Behandlung potenziell heilbarer regionaler Tumoren

> **Der wichtigste Grundsatz der Behandlung neuer und potenziell therapiebarer Tumoren besteht darin, dass die Therapie einen Schritt über die sichtbaren Tumorgrenzen hinausgehen sollte.**

Bei einer Entzündung, z. B. einer akuten Blinddarmentzündung, muss zum Zweck der Heilung nur der Blinddarm entfernt werden. Analog dazu ist bei der Behandlung benigner Läsionen wie benigne Zysten, Adenome oder Polypen auch nur die Läsion zu entfernen. Die bestmögliche Krebstherapie erfordert jedoch einen operativen Eingriff, in dessen Rahmen mehr als nur das sichtbare Tumorgewebe entfernt wird. An den Tumor angrenzende Gewebe, in die möglicherweise Tumorzellen infiltriert sind, werden ebenfalls entfernt. Wenn die Behandlung eine Strahlentherapie einschließt, so werden entsprechend auch Gewebe bestrahlt, die über die sichtbaren Tumorränder hinausgehen, d. h. Gewebe, in die mikroskopische Tumorzellen metastasiert sein könnten. Eine Chemotherapie wird oft ergänzend zu einem chirurgischen Eingriff und/oder zur Strahlentherapie durchgeführt, wenn das Risiko sehr hoch ist, dass sich der zu behandelnde Tumor bereits über den lokalen Haupttumorherd oder die Primärregion hinaus ausgebreitet hat. Dies gilt auch, wenn es möglicherweise keine Hinweise für Fernmetastasen gibt.

8.3.2 Chirurgie

Das Fachgebiet der Chirurgie bezieht sich auf den Bereich der Medizin und medizinischen Praxis, der wahrscheinlich mit der Notwendigkeit eines operativen Eingriffs verbunden ist. Der Begriff Chirurgie wird oft auch synonym mit operativer Chirurgie verwendet, und in diesem Kontext ist der Ausdruck Chirurgie in den folgenden Abschnitten zu verstehen.

Vor Durchführung der ersten Vollnarkose und der ersten Verwendung von Diethylether als Allgemeinanästhetikum im Jahr 1842 durch Dr. Crawford Long in den USA war die operative Chirurgie äußerst primitiv. Sie stellte jedoch die einzige verfügbare wirksame Krebstherapie dar.

Der frühe Einsatz der Vollnarkose in Verbindung mit der operativen Chirurgie war jedoch mit zahlreichen Kreuzinfektionen und einer entsprechend hohen Mortalitätsrate verbunden. Die Situation änderte sich nach der Entdeckung von Mikroorganismen in infizierten Wunden durch die weltweit bedeutenden Wissenschaftler Louis Pasteur in Frankreich, Robert Koch in Deutschland, Ignaz Semmelweis in Österreich/Ungarn und Joseph Lister in Großbritannien (◘ Abb. 8.1).

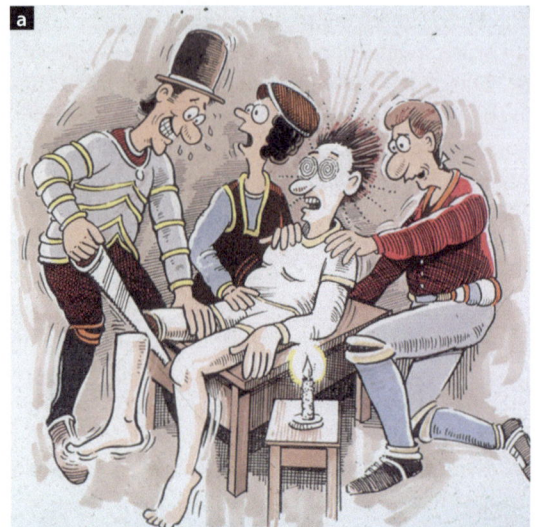

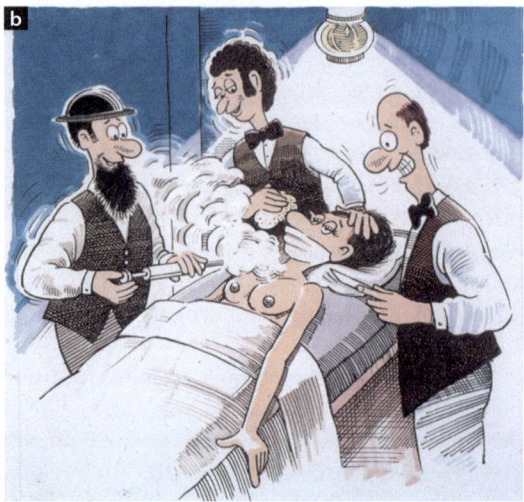

◘ **Abb. 8.1** a Operative Chirurgie vor 1842, b Desinfektion im Operationssaal durch »Listern« mit Lysol-Spray (© Bob Haynes)

Dank dieser Veränderungen in Form der Durchführung von Operationen unter Vollnarkose und aseptischen Bedingungen konnte sich die operative Chirurgie zu dem entwickeln bzw. weiterentwickeln, was sie heute ist. Sie wurde also zur ersten weitverbreiteten, wirksamen und allgemein einsetzbaren Krebstherapie.

Die Chirurgie stellte somit die erste effektive Form der Krebstherapie dar. Heute wird sie eingesetzt, um eine Diagnose zu stellen, um eine Heilung zu erzielen oder um – in einigen fortgeschrittenen oder unheilbaren Fällen – eine deutliche Linderung der Symptome zu bewirken. Dabei versucht der Chirurg in erster Linie, den Tumor möglichst als Ganzes zu exzidieren, zusammen mit allen angrenzenden Geweben, in die sich Tumorzellen ausgebreitet haben könnten. Für viele Krebsarten, insbesondere Hauttumoren im Frühstadium und kleine Tumoren auf den Lippen oder im Mundraum, stellt die Chirurgie eine relativ einfache, direkte, schnelle und wirksame Methode zur Beseitigung maligner Tumoren dar. Es kann eine vollständige Heilung ohne Restbeschwerden erwartet werden. Bei Krebserkrankungen in einem weiter fortgeschrittenen Stadium, die in drainierende Lymphknoten metastasiert sind bzw. sein könnten, entfernt der Chirurg nicht nur den Primärtumor, sondern auch alle potenziell befallenen drainierenden Lymphknoten. Der Primärtumor und die Lymphknoten werden – sofern dies möglich ist – am besten in einem Arbeitsgang en bloc entfernt. Diese Methode wird daher als En-bloc-Resektion bezeichnet und verspricht ebenfalls gute langfristige Heilungschancen. Muss viel Gewebe entfernt werden, muss das Operationsteam möglicherweise einige plastische bzw. rekonstruktive chirurgische Maßnahmen durchführen, um die Beeinträchtigung oder Deformation möglichst gering zu halten. Die operative Entfernung eines Tumors stellt außerdem die wirksamste Therapie im Hinblick auf den mit einer Krebserkrankung verbundenen Gewichtsverlust (Tumorkachexie) dar, da die zelluläre Quelle des abnormen Stoffwechsels als Auslöser des Gewichtsverlusts beseitigt wird.

> Der Heilungserfolg einer ausschließlich operativen Therapie hängt jedoch von einer frühzeitigen Diagnose und Behandlung ab. Beides muss stattfinden, bevor der Tumor in Gewebe metastasiert ist, die nicht zusammen mit dem Primärtumor reseziert werden können.

Bei lokal begrenzten Mammakarzinomen in Verbindung mit einem potenziellen frühen Befall der axillären Lymphknoten wurde in den letzten 100 Jahren meist en bloc eine totale Resektion der betroffenen Brust und der Lymphknoten im Achselbereich durchgeführt. Diese als radikale Mastektomie bezeichnete Operationsmethode konnte im Lauf der Jahre vielen an Brustkrebs erkrankten Frauen zur Heilung verhelfen. Heute erweisen sich jedoch auch weniger radikale Operationen als ebenso erfolgreich.

Bei tief liegenden Tumoren wird das befallene Organ in der Regel vollständig oder teilweise zusammen mit den nahegelegenen drainierenden Lymphknoten entfernt. Dieses Verfahren entspricht der Standardtherapie bei Magen-, Kolon-, Rektum-, Uterus-, Ovarial-, Ösophagus-, Lungen- und gelegentlich auch Pankreaskarzinomen. Im Rahmen einer ausschließlich operativen Therapie konnte bei einigen Patienten eine gute Heilungsrate erzielt werden, während sich in anderen Fällen nur ein äußerst schlechter Behandlungserfolg einstellte.

Werden Sarkome in den Extremitäten nicht weiträumig exzidiert, neigen sie zur Bildung von Lokalrezidiven in dem betroffenen Körperglied. In manchen Fällen können die besten Heilungschancen durch die Amputation der betroffenen Extremität erreicht werden. Dies gilt insbesondere für große Sarkome. Dank neuer kombinierter bzw. integrativer Behandlungsmethoden (▶ Abschn. 8.3.4) konnte die Anzahl der Fälle, in denen eine Amputation notwendig ist, allerdings reduziert werden.

Übung
Welche potenziellen Ziele verfolgt die operative Chirurgie im Hinblick auf die Krebstherapie?

_____

_____

_____

8.3.3 Strahlentherapie

Die Strahlentherapie (syn. Radiotherapie) ist die zweitälteste wirksame Methode zur Krebsbehandlung. Klinisch verfügbar ist sie allerdings erst seit etwa 1900, und zwar dank der Forschungsarbeit von Marie und Pierre Curie in Frankreich sowie von Wilhelm Conrad Röntgen in Deutschland. Grundlage der Behandlung ist die Sensitivität sich teilender Zellen, die durch Röntgen- oder γ-Strahlen aus einer radioaktiven Quelle zerstört werden. Die Behandlung, die Geräte und die computergestützten Verfahren werden fortlaufend optimiert, sodass im Hinblick auf die Zerstörung von Tumorzellen bei minimaler Schädigung angrenzender Gewebe und

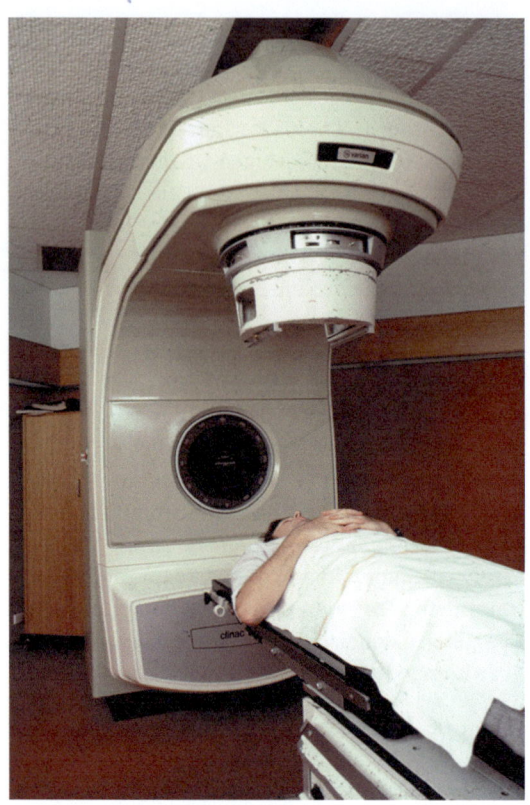

Abb. 8.2 Patient, der für eine externe Hochvoltstrahlentherapie vorbereitet wurde

Zellen zunehmend bessere Ergebnisse erzielt werden können (Abb. 8.2).

Die Strahlentherapie hat den Vorteil, dass ein chirurgischer Eingriff vermieden werden kann. In vielen Fällen muss die Behandlung jedoch über einen Zeitraum von 5–8 Wochen durchgeführt werden. Ein weiterer Nachteil der Strahlentherapie ist, dass den Tumor umgebende gesunde Gewebe und Zellen im Behandlungsbereich (Bestrahlungsfeld) geschädigt werden können. Aus diesem Grund muss der Strahlentherapeut den Patienten richtig positionieren, damit die Strahlung den gesamten Tumor im Bestrahlungsfeld erreicht, während gleichzeitig so wenig gesundes Gewebe wie möglich bestrahlt wird. So können bei geringstmöglicher Schädigung von normalen angrenzenden Geweben und Zellen möglichst viele Tumorzellen vernichtet werden.

Die ausschließliche Strahlentherapie ist eine wirksame Behandlungsmethode für zahlreiche Hautkrebsarten, einige Kopf- und Halstumoren sowie einige tief liegende Tumoren, bei denen eine vollständige operative Entfernung nicht möglich ist. Sie wird außerdem als Palliativbehandlung eingesetzt, um bei einigen Tumoren, die weder mithilfe einer Operation noch anderweitig heilbar sind, durch eine Reduzierung der Tumorgröße für Linderung zu sorgen.

Die applizierte Strahlendosis ist entscheidend, weshalb die Therapie ausschließlich von Spezialisten durchgeführt werden sollte. Bei einer zu niedrigen Dosis werden die Tumorzellen nicht zerstört; ist die Dosis zu hoch, wird auch gesundes Gewebe zerstört. Dies kann zu einem Gewebeverlust führen, der in manchen Fällen mit einer schmerzhaften und möglicherweise nicht abheilenden Ulzeration der darüber liegenden Hautschichten oder weiteren langfristigen lokalen Beschwerden verbunden ist, wie etwa Schäden an einem darunter liegenden Lungenflügel oder anderem Gewebe. Die verabreichte Strahlendosis ist außerdem kumulativ. Das bedeutet, dass ein Körperteil, der einmal mit einer therapeutischen Strahlendosis behandelt wurde, nicht wieder an derselben Stelle bestrahlt werden kann, ohne schwere Gewebeschäden zu riskieren.

Die eigentliche Durchführung der Strahlentherapie ist relativ schmerzlos. Anschließend können jedoch Hautveränderungen auftreten, wie z. B. einem Sonnenbrand ähnliche Erytheme, oder der Patient fühlt sich nach der Behandlung antriebslos und müde, wodurch eine vorhandene Depression möglicherweise verstärkt wird. Depressionen sind eine typische Begleiterscheinung von Krebserkrankungen. Sie werden gelegentlich durch eine Strahlentherapie verstärkt, nach Abschluss der aktiven Behandlung tritt jedoch zumeist eine Besserung ein. Eventuelle Rötungen gehen ebenfalls einige Wochen nach der Strahlentherapie zurück. Häufig bleiben allerdings leichte Hautveränderungen in Form kleiner, sichtbarer Blutgefäße zurück, die als Teleangiektasien bezeichnet werden und oft ein dauerhaftes Merkmal von Bestrahlungsfeldern sind.

Brachytherapie Die Brachytherapie ist eine Form der Strahlentherapie, bei der radioaktive Nadeln in den Tumor eingeführt oder sog. Seeds in dem Tumor implantiert werden, um eine genau berechnete Strahlendosis direkt an den Tumor abzugeben. Die von den Nadeln (die nach Applikation der erforderlichen Dosis entfernt werden) oder Seeds (die dauerhaft im Tumor verbleiben) abgegebene Strahlendosis ist von entscheidender Bedeutung. Genauso wichtig ist eine präzise Platzierung des radioaktiven Materials, damit das gesamte Tumorgewebe einer ausreichenden Strahlendosis ausgesetzt wird. Bei der traditionellen Bestrahlung von außen kann das erforderliche Bestrahlungsfeld mit einer höheren Zuverlässigkeit abgedeckt werden, es werden allerdings auch umgebende Gewebe bestrahlt. Bei der Brachytherapie wird eine Strahlendosis gezielter in den Tumor appliziert, sie ist jedoch mit einem höheren Risiko verbunden, dass einige Zellen am Tumorrand verfehlt werden. In einigen Kliniken können beide Formen der Strahlentherapie zur Behandlung verschiedener Tumoren in Kombination eingesetzt werden. In anderen Kliniken wird die Brachytherapie oder eine Kombination aus externer Bestrahlung und Brachytherapie zunehmend für die Behandlung von Prostatakarzinomen verwendet, wenn ein lokal begrenzter Tumorherd vorliegt. Man geht inzwischen davon aus, dass die Behandlungsergebnisse mit denen einer Radikaloperation vergleichbar sind, und das mit dem Vorteil geringerer Nebenwirkungen.

Die Strahlentherapie wird heute oft in kombinierten bzw. integrativen Behandlungsprogrammen eingesetzt, v. a. in Verbindung mit einer Operation und/oder einer Chemotherapie. Bei vielen aggressiven Tumoren im fortgeschrittenen Stadium kann eine kombinierte und integrative Behandlung eine Heilung erzielen, die mit nur einer Behandlungsmethode wahrscheinlich nicht erreicht worden wäre. Aus diesem Grund wird es für Patienten mit einer aggressiven oder fortgeschrittenen Krebserkrankung immer wichtiger, von einem Klinikarzt untersucht zu werden, der mit Kollegen in einem interdisziplinären Team zusammenarbeitet.

Übung
Worin liegen die Vor- und Nachteile der Behandlung eines Tumors mithilfe der Brachytherapie im Vergleich zur externen Strahlentherapie?

_____

_____

_____

8.3.4 Chemotherapie (Behandlung mit Zytostatika)

Ärzte, Wissenschaftler und andere Fachleute haben in den letzten Jahrhunderten nach chemischen Stoffen gesucht, die Krebs möglicherweise heilen können. Dr. George Beatson vom Glasgow Royal Cancer Hospital berichtete Anfang des 20. Jahrhunderts als erster von einer erfolgreichen Behandlung dieser Art. Seinem Bericht zufolge hemmt eine Oophorektomie (Entfernung der Ovarien) das Wachstum von Mammakarzinomen.

Auf diese Beobachtung hin wurden bei Brustkrebserkrankungen Hormontherapien durchgeführt. Als nächstes berichteten im Jahr 1941 zwei amerikanische Ärzte, Charles Huggins und Clarence Hodges, dass einige Prostatakarzinome auf die Behandlung mit dem weiblichen Hormon Stilbestrol ansprechen. 1945 wurde erstmals beobachtet, dass ein im Ersten Weltkrieg eingesetztes Gas sich teilende Zellen zerstört. Auf diese Weise wurde Stickstofflost als Medikament entdeckt, das klinisch gegen Tumorzellen bei Patienten angewendet werden kann. Dies war der Beginn der modernen Chemotherapie zur Krebsbehandlung. Seitdem wurde eine Vielzahl wirksamer Chemotherapeutika entwickelt, die am stärksten auf sich teilende Zellen wirken. Da sich Tumorzellen konstanter teilen als normale Zellen, sprechen diese wahrscheinlich eher auf solche Medikamente an als gesunde Körperzellen. Die modernen Chemotherapeutika werden entsprechend ihrer Wirkung auf sich teilende Zellen in Gruppen bzw. Kategorien eingeteilt (Abb. 8.3).

Übung
Warum sprechen Tumorzellen wahrscheinlich eher auf eine Chemotherapie an als normale Zellen?

_____

_____

_____

Chemotherapeutika
So wie die Details eines chirurgischen Eingriffs erfahrenen Chirurgen überlassen werden sollten und die

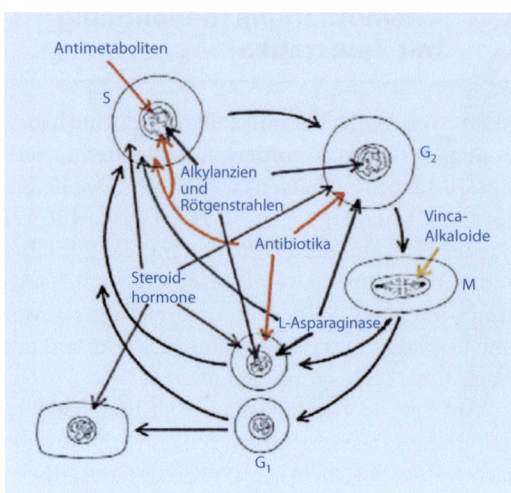

Abb. 8.3 Wichtigste Angriffspunkte von Chemotherapeutika auf teilungsaktive Zellen

Einzelheiten des bestmöglichen Einsatzes strahlentherapeutischer Verfahren spezialisierten Strahlentherapeuten, so sind auch die Details der bestmöglichen Verabreichung chemotherapeutischer Wirkstoffe sehr vielschichtig. Die Verwendung komplexer krebshemmender Substanzen erfolgt am besten unter der Anleitung von Experten, die entsprechend angemessen geschult sind und über ausreichend Erfahrung verfügen. Zum besseren Verständnis der weiteren Ausführungen werden die am häufigsten verwendeten Wirkstoffe im Folgenden kurz dargestellt.

Die Anzahl von Chemotherapeutika nimmt mit der Entdeckung neuer Substanzen mit selektiverer Wirkung gegen bestimmte Tumorarten stetig zu. Sie werden i. Allg. in folgende Gruppen unterteilt:

Antimetabolite Diese Gruppe tumorwirksamer Substanzen beeinträchtigt in erster Linie die Synthese und den Stoffwechsel der DNS sowie bis zu einem gewissen Grad auch der RNS. Dazu gehören Methotrexat, 5-FU (5-Fluorouracil), Cytarabin, Gemcitabin und 6-MP (6-Mercaptopurin).

DNS-schädigende Substanzen Dazu zählen Alkylanzien wie Cyclophosphamid, Ifosfamid und Melphalan, Antibiotika wie Doxorubicin (Adriamycin), Mitomycin, Actinomycin D und Bleomycin, Nitrosoharnstoffderivate (wie BCNU und CCNU) und Platinderivate wie Cisplatin und Carboplatin.

Mitosehemmer Zu dieser Gruppe gehören Vinca-Alkaloide (wie Vincristin und Vinblastin) und Taxane (Taxol).

Tumorzell-Enzyminhibitoren Es handelt sich um eine neue Kategorie krebshemmender Wirkstoffe, die erst vor kurzem entdeckt wurden und intensiv erforscht werden. Die erste Substanz mit dem Codenamen STI-571 (Imatinib, Handelsname: Glivec in Europa und Australien bzw. Gleevec in USA) ist ein Tyrosinkinase-Inhibitor. Die Tyrosinkinase spielt bei der Reproduktion von Tumorzellen eine entscheidende Rolle. Für STI-571 wurde zuerst eine Wirkung auf das für die chronische myeloische Leukämie typische Philadelphia-Chromosom nachgewiesen. Bei der Behandlung dieser Art von Leukämie wurden äußerst vielversprechende Ergebnisse erzielt. STI-571 wird heute auch zur Behandlung anderer Krebsarten eingesetzt, v. a. bei bestimmten gastrointestinalen Stromatumoren (GIST) und Nierentumoren, und dies mit ebenfalls ermutigenden Ergebnissen. Möglicherweise können auch einige Mamma- und Prostatakarzinome auf ähnliche Weise behandelt werden.

> Alle derzeit erhältlichen wirksamen Chemotherapeutika sind mit Nebenwirkungen verbunden.

Die Nebenwirkungen beeinträchtigen einige Patienten stärker als andere, und manche manifestieren sich frühzeitig als akute toxische Nebenwirkungen. Bei anderen handelt es sich um langfristige Nebenwirkungen oder Spätfolgen, die erst Monate oder gar Jahre später auftreten. Bis alle unerwünschten Wirkungen dieser Wirkstoffe vollständig bekannt sind, sollte ihre klinische Anwendung durch erfahrene Experten überwacht werden.

Kombinierter Einsatz chemotherapeutischer Wirkstoffe

Im Rahmen der Krebstherapie wählt der auf die Krebstherapie spezialisierte Facharzt (Onkologe) Medikamente aus, die nachweislich gegen die

vorliegende Tumorart wirken und dabei normale Körperzellen so wenig wie möglich schädigen. Im Allgemeinen kann mit geeigneten Kombinationen effektiver Medikamente eine bessere Wirkung erzielt werden als mit nur einem Medikament in hohen und zunehmend toxischen Dosen. Es wird fortlaufend intensive Forschung betrieben, um die effektivsten und sichersten Kombinationen, Dosierungen und Einnahmepläne von Medikamenten gegen unterschiedliche Tumorarten bei minimaler Schädigung normaler, sich teilender Zellen herauszufinden.
▣ Abb. 8.4 ist zu entnehmen, dass eine Auswahl von zwei oder mehr Substanzen eine bessere Wirkung gegen die zu behandelnden Tumorzellen unter der Voraussetzung erzielen sollte, dass diese Medikamente nachweislich gegen die zu behandelnde Tumorart wirken. Auf diese Weise werden die Tumorzellen quasi gleichzeitig an zwei oder mehr Stellen angegriffen. Dabei sollte die Gabe von Medikamenten mit identischen Nebenwirkungen vermieden werden, sodass eine gleichzeitige Schädigung normaler Zellen durch mehrere Wirkstoffe weniger wahrscheinlich ist.

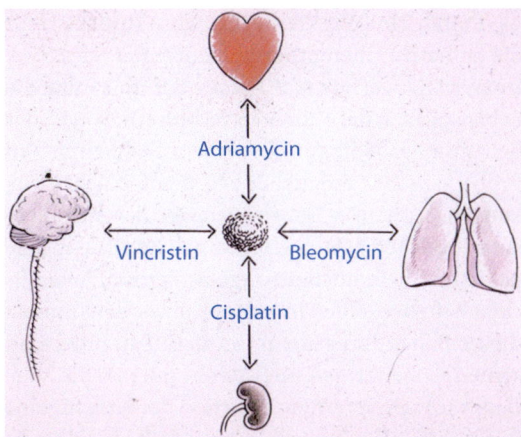

▣ **Abb. 8.4** Prinzip der kombinierten Verwendung verschiedener Wirkstoffe im Rahmen der Krebstherapie anstelle der Verabreichung von nur einem Medikament in höheren und toxischeren Dosen

Dauer und Zeitpunkt der Verabreichung und Konzentration von Zytostatika bei verschiedenen Tumorzellarten

Ein weiterer Aspekt bei der Verwendung von Zytostatika ist die Sensitivität der zu behandelnden Tumorzellen im Verhältnis zur Dauer ihrer Exposition gegenüber den Subtanzen sowie ihre relative Sensitivität gegenüber der Wirkstoffkonzentration. So ist 5-FU i. Allg. wirksamer, wenn das Medikament über einen Zeitraum von mehreren Tagen als Dauerinfusion verabreicht wird, während Melphalan eine bessere Wirkung erzielt, wenn es in einer höheren Konzentration über einen kürzeren Zeitraum von etwa einer Stunde appliziert wird. Entsprechend reagieren verschiedene Tumorarten unterschiedlich auf verschiedene Expositionszeiträume und Wirkstoffkonzentrationen. Gastrointestinale Tumoren sowie Tumoren im Mund- und Rachenraum sprechen offenbar am besten auf eine kontinuierliche, verlängerte Wirkstoffexposition über einen Zeitraum von mehreren Tagen oder Wochen an, während Melanome am besten auf eine höhere Wirkstoffkonzentration reagieren, die jedoch nur über einen kürzeren Zeitraum verabreicht werden kann.

Die für eine größtmögliche Wirkung auf den zu behandelnden Tumor erforderliche Dosis, Kombination, Expositionsdauer und Wirkstoffkonzentration bei minimalen Nebenwirkungen sind noch lange nicht hinreichend erforscht.

> Die Frage, wann Zytostatika am besten in eine Strahlentherapie oder eine operative Therapie integriert werden, muss noch intensiv untersucht werden.

Palliative Chemotherapie

Chemotherapeutika werden v. a. zur Behandlung von Krebserkrankungen eingesetzt, die bereits metastasiert sind oder die aus irgendeinem Grund nicht effektiv mithilfe eines operativen Eingriffs oder einer Strahlentherapie behandelt werden können. Auch wenn manche metastasierten Tumoren gelegentlich medikamentös geheilt werden können, wird diese Behandlungsmethode doch in erster Linie palliativ eingesetzt. Palliation steht in diesem Zusammenhang für den Versuch, die Größe des Tumors zu reduzieren und so die Beschwerden des Patienten für eine gewisse Zeit zu lindern. Früher oder später treten jedoch fast ausnahmslos Tumorrezidive auf, die zu dann schlechter auf Chemotherapeutika ansprechen und wahrscheinlich zum Tod führen.

Durch eine Verkleinerung des Tumors stellt die palliative Chemotherapie normalerweise eine lebensverlängernde Maßnahme dar und sollte die Lebensqualität des Patienten verbessern. Wegen der behandlungsbedingten Unannehmlichkeiten und Probleme sowie möglicher belastender Nebenwirkungen (s. unten, ▶ Nebenwirkungen der Chemotherapie) bestehen jedoch gelegentlich Zweifel, ob eine palliative Chemotherapie angemessen ist. Die ärztlichen Betreuer sollten in jedem Fall vor dem Einsatz dieser Behandlungsform mit dem Patienten und seinen Angehörigen über deren potenzielle Vor- und Nachteile sprechen. Obschon der Arzt für eine fachkundige Beratung verantwortlich ist, sollte die endgültige Entscheidung für oder gegen eine palliative Chemotherapie vom Patienten getroffen werden. Wenn der Patient Zweifel hegt, ob er eine solche Therapie wünscht, könnte ein Probezyklus angebracht sein. Dabei wird die Behandlung unter der Voraussetzung eingeleitet, dass sie jederzeit modifiziert oder abgebrochen werden kann, wenn der Patient die Therapie als zu belastend empfindet.

Adjuvante Chemotherapie

Die adjuvante Chemotherapie ist eine Form der Chemotherapie, die im Anschluss an einen operativen Eingriff oder eine Strahlentherapie zur Behandlung von Krebserkrankungen durchgeführt wird, die bekanntermaßen mit einem hohen Metastasierungsrisiko verbunden sind, auch wenn Metastasen nicht unbedingt erkennbar sind.

Am deutlichsten hat sich die adjuvante Chemotherapie für die Behandlung von Frauen als nützlich erwiesen, bei denen ein Mammakarzinom operativ (mittels Mastektomie, Segmentektomie oder Lumpektomie) entfernt wurde oder die im Rahmen einer kombinierten Behandlung aus Operation und Bestrahlung des betroffenen Brustbereichs therapiert wurden. Diese Patientinnen weisen bestimmte Prognosefaktoren auf, die nahelegen, dass die Gefahr einer bereits erfolgten Ausbreitung von Tumorzellen über das Behandlungsgebiet hinaus relativ hoch ist, auch wenn diese nicht zu erkennen sind. Die adjuvante Chemotherapie ist außerdem ein Bestandteil der Therapie von (meist jungen) Patienten, bei denen ein Knochentumor (Osteosarkom) zuvor chirurgisch behandelt wurde, z. B. in Form der Amputation einer Extremität. Die postoperative Chemotherapie ist heute auch bei kleinen Osteosarkomen Standard, da das Risiko, dass sich einige Tumorzellen bereits von den lokalen Geweben abgelöst und Mikrometastasen in der Lunge gebildet haben, sehr hoch ist. Im Rahmen der Behandlung von Ovarialkarzinomen und einigen Kolorektalkarzinomen wird heute ebenfalls häufig eine adjuvante Chemotherapie verabreicht, um bestmögliche langfristige Behandlungsergebnisse zu erzielen.

Systemische Chemotherapie

Die praktischste und einfachste Methode zur Durchführung einer genau dosierten Chemotherapie ist die intravenöse Applikation, entweder in Form einer Bolusinjektion oder als langsame Dauerinfusion in eine Vene. Nach der intravenösen Zufuhr wird das Zytostatikum über den Blutkreislauf mehr oder weniger gleichmäßig in alle Körperregionen verteilt und greift die Tumorzellen normalerweise unabhängig von ihrer Lokalisation an.

Während die Chirurgie auf die Behandlung von Tumoren beschränkt ist, die in einer bestimmten Körperregion lokalisiert sind und exzidiert werden können, und die Strahlentherapie auf die Behandlung von Tumorzellen in einem begrenzten Bestrahlungsfeld limitiert ist, wird die Chemotherapie i. Allg. systemisch durchgeführt, sie erstreckt sich also auf den gesamten Körper. Einige krebshemmende Medikamente können oral verabreicht werden, die meisten werden jedoch mithilfe einer intravenösen Injektion oder Infusion appliziert. Diese Art der Chemotherapie erzielt wahrscheinlich als adjuvante Therapie die größte Wirkung, wenn ein erhebliches Risiko besteht, dass nach der Entfernung eines Primärtumors weit verstreute Tumorzellen in anderen Körperregionen zurückbleiben könnten.

Regionale (intraarterielle) Chemotherapie (RCT)

Wenn Tumoren auf eine Körperregion beschränkt sind, welche über einen Gefäßstamm arteriell versorgt wird, ist es möglich, die Chemotherapeutika durch Injektion oder Infusion konzentriert direkt in diese Tumorregion zu bringen (◘ Abb. 8.5). Dieses Vorgehen wird als regionale oder intraarterielle Chemotherapie bezeichnet. Der Nutzen dieser Methode hängt jedoch davon ab, ob die verwendeten

8.3 · Behandlungsmethoden

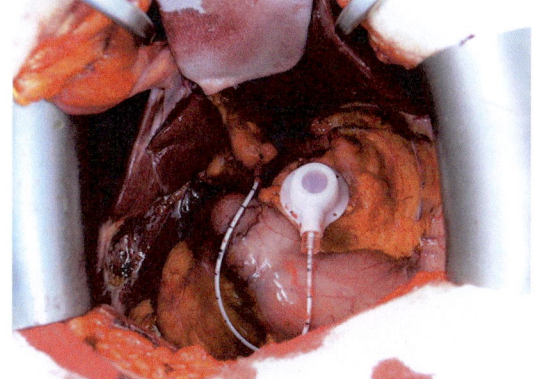

Abb. 8.6 Jet Port A.-hepatica-Katheter. Nach Fixierung der Katheterspitze in der A. gastroduodenalis wird die Injektionskammer (Port) später im Oberbauch gut tastbar subkutan verlagert

Substanzen auf diesem Applikationsweg wirksam sind. Einige Wirkstoffe, wie z. B. Cyclophosphamid, müssen in der Leber aktiviert werden, sodass eine intraarterielle Gabe keine Vorteile bietet. Bei einigen anderen Substanzen ist eine Exposition des Tumors über einen längeren Zeitraum wirksamer als gegenüber einer höheren Konzentration.

Regionale Chemotherapie kann in vier verschiedenen situationsadaptierten Techniken angewandt werden.

Intraarterielle Infusion Die intraarterielle Infusion kann nach zwei unterschiedlichen Verfahren erfolgen. Meist wird in Lokalanästhesie unter angiographischer Kontrolle ein Katheter über die Femoralarterie eingeführt und mit der Spitze in der die Tumorregion versorgenden Arterie platziert. Alternativ kann in Vollnarkose ein permanenter, sog. Portkatheter eingesetzt werden (Abb. 8.6). Bei der intraarteriellen Infusion wird im Zielgebiet der Tumorregion meist ein weit größerer Anteil des verabreichten Zytostatikums als bei intravenöser, systemischer Chemotherapie aufgenommen. Man nennt dies denn First-pass-Effekt. So ist die regionale Chemotherapie eine potente Methode, um eine hohe Zytostatikaexposition (Konzentration × Zeit), AUC [*area under the curve*]) in der Tumorregion zu erzielen. Abhängig vom jeweiligen Chemotherapeutikum wird durch die intraarterielle Infusion vom Gewebe ein höherer Anteil bei der primären Passage durch die Tumorregion aufgenommen,

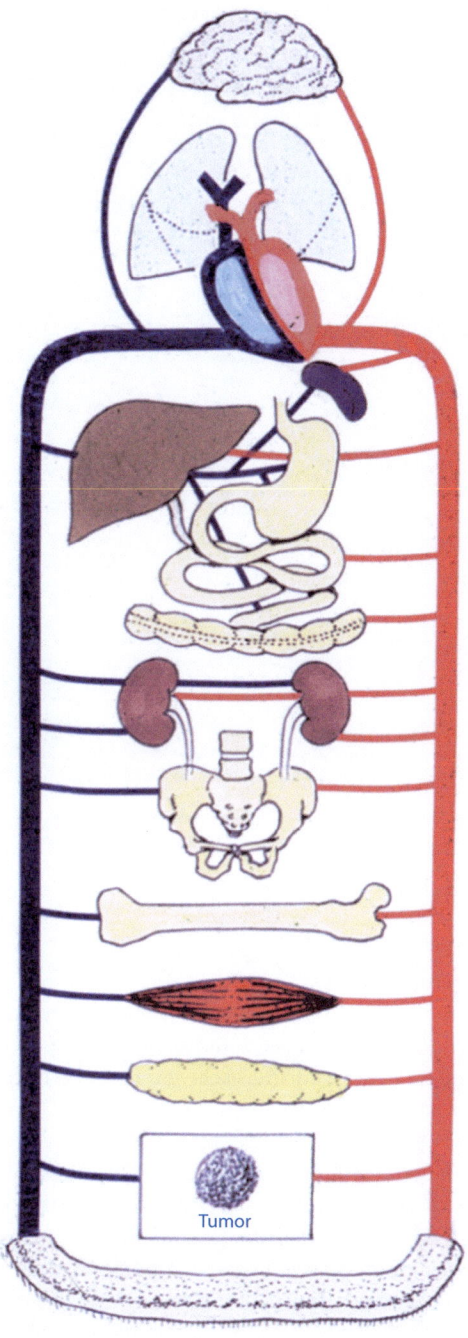

Abb. 8.5 Prinzip der intraarteriellen Chemotherapie. Werden alle aktiven Zytostatika in eine kleine Arterie infundiert, die nur den Tumor (*unterer Bildbereich*) mit Blut versorgt, so ist der Tumor anfänglich einer höheren Wirkstoffkonzentration ausgesetzt als bei einer Applikation der Substanzen über das venöse System, bei der sie mehr oder weniger gleichmäßig, allerdings in einer niedrigeren Konzentration, in alle Körpergewebe verteilt werden

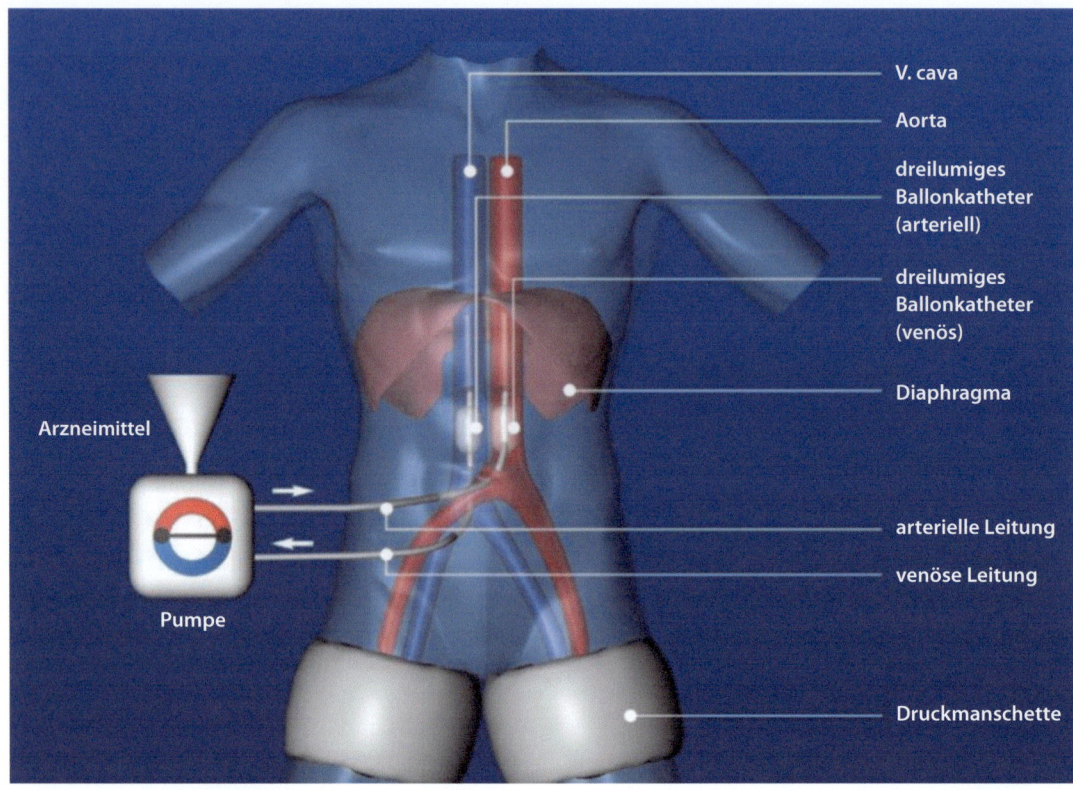

Abb. 8.7 Perfusionsschema der isolierten Beckenperfusion. Beide Oberschenkel sind mit Druckmanschetten, Aorta und V. cava oberhalb der Bifurkation mit dreilumigen Ballonkathetern blockiert, welche an einen extrakorporalen isolierten Perfusionskreislauf angeschlossen werden

bevor der Rest des Medikaments in meist nur noch niedriger Konzentration in den systemischen Kreislauf gelangt.

Isolierte Perfusion Eine Alternative zur intraarteriellen Infusion ist die arterielle Perfusionschemotherapie, welche eine regionale vaskuläre Isolation eines Organs, einer Extremität oder eines Körpersegments mit extrakorporaler Zirkulation im geschlossenen Kreislauf voraussetzt. Bei isolierten Perfusionschemotherapien werden potenziell höhere Zytostatikakonzentrationen als unter intraarterieller Infusionschemotherapie erreicht. Bei der isolierten Perfusion wird unter Allgemeinanästhesie eine Körperregion (Extremität, Becken, Abdomen, Leber oder Thorax) im geschlossenen Kreislauf mittels Rollerpumpe oder Herz-Lungen-Maschine funktionell vom Restorganismus getrennt (Abb. 8.7). Auf diese Weise können Chemotherapeutika im isolierten Perfusionskreislauf wesentlich höher dosiert und konzentriert werden, ohne im Restorganismus schwere toxische Nebenwirkungen zu verursachen.

Chemoembolisation (transarterielle Chemoembolisation, TACE) Neben der arteriellen Infusion und isolierten Perfusion stellt die Chemoembolisation eine dritte Option der regionalen Chemotherapie dar. Sie wird vorwiegend bei Lebertumoren und Metastasen angewandt. Dabei werden die Kapillaren der Endstrombahn mit einem Gemisch aus Mikropartikeln und Chemotherapeutika blockiert, sodass letztere über einen bestimmten Zeitraum in der Tumorregion gehalten werden und so größere Wirkung entfalten. Zusätzlich bewirkt die Embolisation auch eine temporäre Hypoxie in der Tumorregion.

8.3 · Behandlungsmethoden

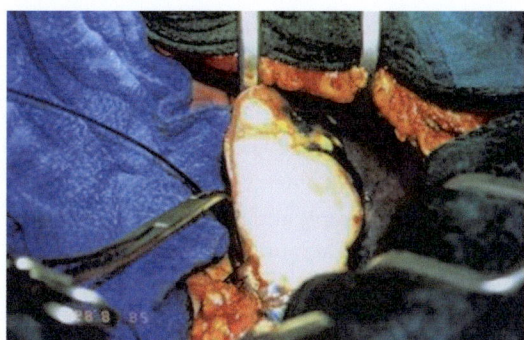

Abb. 8.8 Kolorektale Lebermetastase mit schlechter Vaskularisation. Nach Injektion von Indigokarminblau durch den A.-hepatica-Katheter färbt sich nur die Leber, nicht aber die Metastase

Stopflow-Infusion Die Stopflow-Infusion ist im Wesentlichen eine Variante der Chemoembolisation mit gleichem Wirkprinzip. Während bei der Chemoembolisation die peripheren Kapillaren temporär blockiert werden, wird bei der Stopflow-Infusion die den Tumor versorgende Arterie temporär mit einem Ballonkatheter unterbrochen. Auf diese Weise kann eine vorausberechnete Konzentration an Chemotherapeutika über einen gewünschten Zeitraum in der Tumorregion gehalten werden.

Prinzip der regionalen Chemotherapie

Das Ziel der regionalen Chemotherapie besteht darin, den Tumor stark zu schädigen und Nebenwirkungen für den Patienten zu vermeiden oder auf ein Minimum zu reduzieren. Die regionale Chemotherapie wird nur bei soliden Tumoren eingesetzt, nicht bei hämatologischen Erkrankungen. Es spricht jedoch nicht jeder Tumortyp gleich gut auf eine hochkonzentrierte Chemotherapie an. Einige Tumoren wie das kolorektale Karzinom, Melanome, Sarkome, hepatozelluläre und Cholangiokarzinome bedürfen sehr hoher Konzentrationen von Zytostatika, während andere Tumortypen wie Mammakarzinom, Ovarialkarzinom, Blasen- und Analkarzinom und Tumoren im Kopf-Hals-Bereich schon bei niedrigeren Konzentrationen sehr gute Therapieeffekte zeigen. Mit einigen RCT-Techniken wie der isolierten Perfusion oder Chemoembolisation und mit Stopflow-Verfahren werden – verglichen mit konventioneller Chemotherapie – 10- bis 20-, in extremen Fällen sogar 80-fache Konzentrationen erreicht.

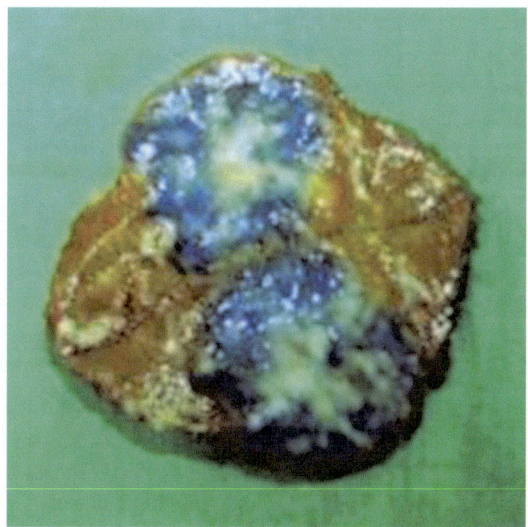

Abb. 8.9 Gut vaskularisierte aufgeschnittene Lebermetastase eines Pankreaskarzinoms. Nach Injektion von Indigokarminblau durch den A.-hepatica-Katheter färbt sich vorwiegend die Metastase

Die Grundvoraussetzung für jede Chemotherapie ist der Grad der Gefäßversorgung von Tumoren. Bei schlecht vaskularisierten Tumoren können nur geringe Zytostatikamengen in das Zielgebiet gelangen, selbst wenn der direkte arterielle Zugang gewählt wird (Abb. 8.8, Abb. 8.9). Die vaskuläre Versorgung eines zu therapierenden Areals kann auch durch sekundäre Faktoren wie Voroperationen mit Narbenbildung oder Vorbestrahlung zerstört oder erheblich reduziert sein. Das Ziel jeder regionalen Chemotherapie ist es, den Tumor weitestgehend zu schrumpfen, um Resektabilität zu erreichen und den erforderlichen chirurgischen Eingriff so klein wie möglich zu gestalten. Im besten Fall kommt es noch vor dem operativen Eingriff zur Komplettremission, d. h. dem völligen Verschwinden des Tumors.

Reduzierung von Nebenwirkungen

Systemische Nebenwirkungen und Toxizität sind nach regionaler Chemotherapie grundsätzlich geringer, da diese nur auf eine kleinvolumige Körperregion oder ein Körpersegment begrenzt ist. In der überwiegenden Mehrzahl der Fälle sind toxische Nebenwirkungen wie Knochenmarksuppression, Neurotoxizität, Fatigue und Leistungsknick nur mild ausgeprägt, oder sie kommen überhaupt nicht vor. Eine weitere Option, die Toxizität für den Patienten zu senken, ist die systemische Detoxifikation im venösen Abflussgebiet der arteriell infundierten Tumorregion. Nicht zuletzt deswegen tolerieren 95% aller Patienten die Therapie außergewöhnlich gut. Übelkeit und Erbrechen sind sehr selten, die Lebensqualität wird kaum beeinträchtigt und verbessert sich nach der Behandlung häufig.

Weitere regionale Chemotherapien

Eine Chemotherapie kommt gelegentlich zum Einsatz, um eine stärkere regionale Wirkung mittels intrathekaler, intraventrikulärer, intrapleuraler oder intraperitonealer Injektion zu erzielen. Einige Substanzen, die gegen Hirntumoren eingesetzt werden, können die Blut-Hirn-Schranke nicht passieren und müssen daher intrathekal (also direkt in den Liquorraum) appliziert werden. Andere Medikamente können sich im Rahmen der Therapie von Hautkrebs als Bestandteil von Cremes oder Salben zur lokalen (topischen) Anwendung als wirksam erweisen.

Die hypertherme intraperitoneale Chemotherapie (HIPEC) ist eine Form der regionalen Chemotherapie, die sich bei der Behandlung einiger intraabdomineller Tumoren als nützlich erweisen kann. Die Substanzen wirken zuerst konzentriert in der Peritonealhöhle, ein Teil wird anschließend als systemische Chemotherapie in den allgemeinen Blutkreislauf aufgenommen. Die HIPEC erfolgt nach chirurgischer Freilegung aller peritonealen Oberflächen und Entfernung aller sichtbaren Tumoren.

> **Übung**
> Unter welchen Umständen könnte die chemotherapeutische Behandlung einer Krebserkrankung auf intraarteriellem Weg von Vorteil sein?
>
> _____
>
> _____
>
> _____

Kombinierte integrative Behandlung

Bei relativ kleinen und günstig lokalisierten Tumoren, die sich leicht und effektiv operativ oder strahlentherapeutisch behandeln lassen, kommen integrierte Behandlungsmethoden auf eine unkomplizierte und generell einfache Weise am besten zum Einsatz.

Von einigen Krebserkrankungen können die meisten Patienten jedoch weder mittels Chirurgie oder Strahlentherapie allein noch durch die Kombination beider Therapieformen geheilt werden. Ein zur Beseitigung des Tumors erforderlicher operativer Eingriff kann möglicherweise auch derartig verstümmelnd sein, dass er für den Patienten nicht infrage kommt. Unter solchen Umständen lässt sich gelegentlich durch eine Kombination von Chirurgie und/oder Strahlentherapie und/oder Chemotherapie ein besseres Ergebnis erzielen.

Ein Beispiel für eine allgemein anerkannte kombinierte Behandlungsmethode stellt die moderne Therapie von Mammakarzinomen dar. Bei Frauen mit Brustkrebs in einem fortgeschrittenen Stadium wird heute meist eine chirurgische Entfernung der Brust sowie der axillären Lymphknoten mit einer anschließenden Bestrahlung des Brustbereichs durchgeführt. Angrenzende Lymphknoten, die nicht während der Operation entfernt wurden, können so strahlentherapeutisch behandelt werden. Gleichzeitig wird systemisch eine adjuvante Chemotherapie verabreicht, um Tumorzellen zu bekämpfen, die sich möglicherweise über die drainierenden Lymphknoten hinaus in den Blutkreislauf ausgebreitet haben und später Fernmetastasen entstehen lassen könnten. Dank solcher kombinierter, integrativer Behandlungsprogramme kann die Überlebensrate deutlich verbessert werden.

Die Behandlung von fortgeschrittenen Zervixkarzinomen ist ein weiteres Beispiel dafür, dass heute statistisch belegbar bessere Überlebensraten bei Frauen erzielt werden, die einer integrativen Behandlung aus Chemotherapie, Strahlentherapie und Chirurgie unterzogen werden und nicht lediglich einer Radikaloperation.

Induktionschemotherapie

Die Induktionschemotherapie (die bisweilen auch als neoadjuvante, primäre, initiale, basale oder reduzierende Chemotherapie bezeichnet wird) ist eine Chemotherapie, die vor jeder weiteren Behandlung durchgeführt wird, um Veränderungen im Tumor hervorzurufen. Bei der Behandlung einiger Krebserkrankungen, die scheinbar auf den primären Tumorherd begrenzt bleiben, jedoch lokal so weit fortgeschritten sind, dass eine Heilung allein durch eine Operation oder Strahlentherapie unwahrscheinlich ist, kann eine vorab verabreichte Induktionschemotherapie die Größe und Ausdehnung des Tumors reduzieren. Auf diese Weise könnte die vollständige Entfernung des verkleinerten Tumors, entweder auf operativem Weg oder im Rahmen einer Strahlentherapie oder mithilfe einer Kombination aus beiden Behandlungsmethoden, möglich werden.

Der Hauptvorteil der Induktionschemotherapie liegt darin, dass die Chemotherapeutika in den Tumor einströmen können, bevor dessen Vaskularität geschädigt wird.

> Sowohl die Chirurgie als auch die Strahlentherapie führt zu Schäden an Blutgefäßen und beeinträchtigt so die Blutversorgung von Tumoren.

Wenn die Zytostatika durch unbeschädigte Arterien fließen, die den Tumor mit Blut versorgen, sollte das größtmögliche Ansprechen des Tumors sowie eine maximale Reduzierung seiner Größe und Funktionstüchtigkeit erreicht werden können. Die Substanzen können direkt als systemische, präoperative, Induktionschemotherapie wirken, und somit werden die Heilungschancen durch eine anschließende Operation oder Strahlentherapie verbessert.

Wenn die Induktionschemotherapie durch regionale Infusion in einer höheren Konzentration direkt in die den Tumor versorgenden Arterien verabreicht werden kann, sollte die Wirkung auf den Primärtumor größer sein, wobei der Großteil anschließend in alle übrigen Körpergewebe abfließt und als direkte systemische, »adjuvante« Chemotherapie wirkt. Dies bedeutet, dass sowohl die bestmögliche Wirkung der konzentrierten Induktionschemotherapie zur Reduzierung des Primärtumors als auch eine optimale direkte präoperative, systemische, adjuvante Wirkung auf potenzielle Mikrometastasen erzielt werden kann. Man hofft, auf diese Weise, den Primärtumor zu verkleinern und kleine, unentdeckte, vom Haupttumorherd entfernte Ansammlungen von Tumorzellen vollständig oder zumindest teilweise zu zerstören, bevor der Primärtumor einem kurativen chirurgischen Eingriff oder einer Strahlentherapie unterzogen wird. Die durch diese Art der kombinierten Behandlung erzielten Forschungsergebnisse sind vielversprechend, v. a. im Hinblick auf die Therapie von Tumoren im Kopf- und Halsbereich (einschließlich Mund- und Rachenraum) sowie einiger Magenkarzinome, Mammakarzinome und Tumoren bzw. Sarkomen der Extremitäten.

Bei der Behandlung lokal fortgeschrittener Tumoren erweist sich die präoperative Durchführung einer Chemotherapie in jedem Fall als vorteilhaft, unabhängig davon, ob diese als Induktionschemotherapie mittels regionaler Infusion verabreicht werden kann oder nicht. Der Tumor sollte möglichst stark verkleinert und zerstört werden, während dessen Blutversorgung intakt bleibt.

Nebenwirkungen der Chemotherapie

Bei der Gabe von Zytostatika können auch Zellen im normalen Gewebe geschädigt werden. Daher sollte die Therapie unter der Aufsicht eines Experten durchgeführt werden, um sicherzustellen, dass möglichst viele Tumorzellen und möglichst wenige gesunde Zellen bzw. Körpergewebe angegriffen werden.

Weil sich Tumorzellen am konstantesten teilen, reagieren sie wahrscheinlich eher sensitiv auf chemotherapeutische Wirkstoffe als gesunde Zellen. Einige Zellen im normalen Gewebe sind jedoch gefährdet, weil sie sich ebenfalls häufig teilen. Dazu gehören blutbildende Zellen (im Knochenmark), Hautzellen und Haarwurzelzellen, Schleimhautzellen im Mund- und Rachenraum bzw. im Magen- und Darmbereich sowie epitheliale Zellen der Atemwege.

Die schwerwiegendste akute bzw. kurzfristige Nebenwirkung der meisten Chemotherapeutika ist jedoch eine Verringerung der Leukozyten- bzw. Thrombozytenzahl im Blut. Daraus können sich eine geschwächte Immunabwehr oder Gerinnungsstörungen ergeben (in schweren Fällen sollte diese Nebenwirkung durch die Gabe von G-CSF [Granulozyten-Kolonie stimulierender Faktor] oder durch eine Stammzellinfusion bzw. Knochenmarktransfusion ausgeglichen werden). Aus diesem Grund wird regelmäßig ein Blutbild erstellt, und die Dosierung der Medikamente muss möglicherweise angepasst werden. Weitere häufige akute

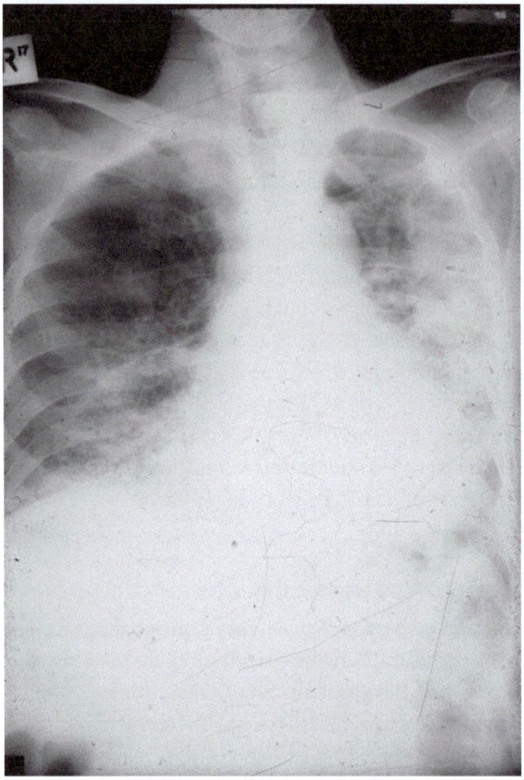

Abb. 8.10 Verschiedene chemotherapeutische Wirkstoffe sind meist mit unterschiedlichen schweren Nebenwirkungen verbunden. Auf dieser Röntgen-Thorax-Aufnahme ist eine Lungenfibrose zu erkennen, die sich bei einem Patienten als schwere Nebenwirkung einer Behandlung mit Bleomycin manifestiert hat

einer korrekten Beaufsichtigung durch Onkologen ist das Risiko sehr schwerer Nebenwirkungen jedoch gering (Abb. 8.10).

Wenn eine Chemotherapie intraarteriell oder anderweitig regional verabreicht wird, ist die Gefahr einer Schädigung lokaler Gewebe in Verbindung mit lokalen oder regionalen Nebenwirkungen erhöht, weil sich die Chemotherapeutika auch in den Geweben in Tumornähe konzentrieren, die über die infundierte Arterie versorgt werden. Regionale Infusionen dieser Art sollten daher ausschließlich von Klinikärzten durchgeführt werden, die mit diesen Verfahren vertraut sind.

Fertilität und Schwangerschaft   In den Eierstöcken junger Frauen sowie in den Hoden finden fortlaufend Zellteilungen statt, um Eizellen bzw. Spermien für eine potenzielle Fortpflanzung und Entwicklung eines neuen Embryos zu produzieren. Wenn bei diesen Personen eine Chemotherapie durchgeführt werden muss, wird ihnen aufgrund des Risikos einer Veränderung der Eizellen bzw. Spermien dazu geraten, während der Behandlungsdauer und mindestens 12 Monate danach eine Schwangerschaft zu vermeiden. Es besteht sogar das Risiko dauerhafter Unfruchtbarkeit. Bei jungen Männern mit Kinderwunsch können vor Einleitung der Chemotherapie Spermien gewonnen und (in Flüssigstickstoff) eingefroren werden, damit sie später für eine Fertilisation verwendet werden können. In manchen Fällen ist auch eine Entnahme und Einlagerung von Eizellen junger Frauen vor Beginn einer Chemotherapie möglich. Diese können dann zu einem späteren Zeitpunkt, wenn die Krebstherapie erfolgreich verlaufen ist, befruchtet und in die Gebärmutter eingepflanzt werden.

Spätfolgen der Chemotherapie   Die Spätfolgen bzw. langfristigen Nebenwirkungen der Chemotherapie standen bisher weniger im Fokus als die akuten Nebenwirkungen, und tatsächlich sind noch nicht alle langfristigen Nebenwirkungen belegt. Verzögert auftretende Nebenwirkungen wie Hörschäden oder Gleichgewichtsstörungen, Knochenmarkdysplasien oder eine spätere hämatologische Toxizität werden jedoch immer besser dokumentiert, auch wenn sie glücklicherweise nicht sehr häufig sind. Einige Zytostatika können bei langfristiger Verabreichung

Nebenwirkungen sind Geschwüre im Mund- und Rachenraum, Übelkeit und Erbrechen, Haarausfall oder Blutungen aus dem Darm. Einige Nebenwirkungen treten zwar häufig auf, sie sind jedoch – vorausgesetzt, dass der Patient ihre Toxizität überlebt – fast alle reversibel und klingen nach Absetzen der Medikamente ab.

Eine geringe Zahl von Zytostatika können die Herz-, Lungen- oder Nierenfunktion oder die Funktion des zentralen Nervensystems bzw. der peripheren Nerven beeinträchtigen. Diese Nebenwirkungen sind jedoch nur selten zu beobachten, da sie bei Gabe einer normalen Wirkstoffdosis unwahrscheinlich sind. Die Behandlung muss dennoch streng überwacht und ggf. abgebrochen werden, sobald diesbezügliche Anzeichen auftreten. Bei sogar eine weitere Krebserkrankung auslösen. Alle Wirkstoffe aus der Gruppe der Alkylanzien können mit einer Knochenmarkdysplasie (myelodysplastisches Syndrom) oder in seltenen Fällen auch mit einer akuten Leukämie assoziiert sein. Dieses geringe Risiko ist bei dem Alkylans Melphalan am höchsten. Eine zweite Gruppe von Chemotherapeutika (die Topoisomerase-II-Hemmer Doxorubicin, Epirubicin, Etoposid, Teniposid etc.) kann ebenfalls mit einem leicht erhöhten Risiko für ein myelodysplastisches Syndrom oder eine akute Leukämie verbunden sein. Das Leukämierisiko erhöht sich weiter, wenn die Chemotherapie mit einer Strahlentherapie kombiniert wird.

Kombinierte Chemo- und Strahlentherapie: die »Sandwich-Therapie«

> Die Durchführung einer Chemotherapie und einer Strahlentherapie im gleichen Behandlungszeitraum hat sich gegenüber dem getrennten Einsatz der beiden Behandlungsmodalitäten als effektiver erwiesen. Das Risiko einer Schädigung von angrenzendem gesundem Gewebe ist allerdings ebenfalls erhöht.

Einige chemotherapeutische Wirkstoffe, wie z. B. Cisplatin, erhöhen die Sensitivität von Zellen gegenüber der Strahlentherapie. Zwar spricht der Tumor selbst wahrscheinlich wesentlich besser auf die Behandlung an, aber es ist offensichtlich, dass auch das umgebende gesunde Gewebe stärker geschädigt wird, was mit erhöhten regionalen Nebenwirkungen verbunden ist. Applikationsschemata für eine solche kombinierte Behandlung werden derzeit untersucht. Bis zur weiteren Klärung sollte sie jedoch mit äußerster Vorsicht und ausschließlich von Experten in spezialisierten Krebszentren durchgeführt werden. Einige Berichte über den Einsatz der intraarteriellen Chemotherapie in Kombination mit einer Strahlentherapie zur Behandlung lokal fortgeschrittener primärer sowie sekundärer Melanome sind ebenfalls vielversprechend. Doch angesichts potenzieller schwerer Gewebeschäden dürfen auch solche Behandlungen ausschließlich in Fachzentren durchgeführt werden.

8.4 Weitere wichtige Behandlungsmethoden

8.4.1 Hormontherapie

Brustkrebs

Seit dem Jahr 1896, als Dr. George Beatson eine Regression von Mammakarzinomen nach Entfernung der Ovarien beobachtete, konnte bei einigen Frauen, v. a. bei jungen (prämenopausalen) Frauen, ein mehr oder weniger deutlicher Zusammenhang zwischen Brustkrebs und dem weiblichen Geschlechtshormon Östrogen nachgewiesen werden. Ebenso wie die Entfernung der Hauptquelle des körpereigenen Östrogens (mittels Oophorektomie) bei vielen Brustkrebspatientinnen eine Tumorregression bewirkt, kann eine zusätzliche Östrogengabe bei solchen Patientinnen das Tumorwachstum beschleunigen. Eine Entfernung der Ovarien wird auch heute noch gelegentlich im Rahmen der Brustkrebstherapie bei prämenopausalen Frauen (also Frauen mit aktiven Ovarien) durchgeführt, wenn der Tumor metastasiert oder so weit fortgeschritten ist, dass er nicht allein durch einen chirurgischen Eingriff oder eine Strahlentherapie geheilt werden kann. Leider führt jedoch eine Oophorektomie oder anderweitige Hormontherapie – wenn überhaupt – nur in wenigen Fällen zu einer vollständigen Heilung, auch wenn auf diese Weise oft eine vorübergehende Tumorregression erreicht werden kann.

Wenn bei jungen Frauen, deren Eierstöcke entfernt wurden, oder bei älteren Frauen, deren Eierstöcke nicht mehr aktiv sind, der Tumor wieder an Größe zunimmt, kann die Gabe männlicher Hormone (Androgene) für Linderung sorgen. Eine noch größere Anzahl von Tumoren spricht möglicherweise auf Antiöstrogene an. Der erste und immer noch am häufigsten verabreichte antiöstrogene Wirkstoff ist Tamoxifen.

Die Hormonmanipulation hat einen deutlichen Vorteil gegenüber Chemotherapien, weil Hormone mit geringerer Wahrscheinlichkeit schwere Nebenwirkungen auslösen. Androgene führen allerdings dazu, dass die meisten Patientinnen bestimmte männliche Merkmale entwickeln, wie z. B. eine tiefere Stimme und Haarwuchs im Gesicht. Ebenso ist eine Steigerung des sexuellen Verlangens (Libido) möglich, die von einigen Patientinnen, wie etwa

Frauen ohne Partner, als belastend empfunden werden kann. Modifizierte Androgene mit reduzierten Nebenwirkungen stellen zwar eine Verbesserung dar, es gibt allerdings keinen Wirkstoff ohne Nebenwirkungen.

Eine weitere, früher eingesetzte Form der Hormontherapie war die Entfernung oder Inaktivierung anderer Drüsen, wie die Nebennierenrinde oder die Hirnanhangsdrüse (Hypophyse), die für die Östrogenproduktion verantwortlich sind, nachdem die Ovarien ihre Funktion eingestellt haben oder entfernt wurden. Heute kann die Aktivität dieser Drüsen durch die Gabe von GnRH-Analoga (GnRH: Gonadotropin-Releasing-Hormon) und Aromatasehemmern unterdrückt werden. In diesem Fall müssen jedoch weitere Vorsichtsmaßnahmen ergriffen und zusätzliche Medikamente verabreicht werden, um andere wichtige Funktionen dieser Drüsen zu ersetzen.

Die ursprünglichen Methoden der Hormontherapie von Brustkrebserkrankungen wurden inzwischen jedoch größtenteils durch moderne Hormonbehandlungen abgelöst, die mit größter Sorgfalt von spezialisierten Onkologen durchgeführt werden sollten.

Antiöstrogene: Tamoxifen

Der antiöstrogene Wirkstoff Tamoxifen besitzt eine ähnliche Wirkung wie Androgene, hat jedoch den klaren Vorteil, relativ frei von Nebenwirkungen zu sein. Außerdem sprechen wahrscheinlich mehr Patientinnen auf Tamoxifen an als auf Androgene oder sonstige Wirkstoffe.

Das Antiöstrogen Tamoxifen stellt den am häufigsten verwendeten hormonellen Wirkstoff dar und löst kurzfristig nur selten Beschwerden aus. Bei einer Verabreichungsdauer von mehreren Jahren besteht ein gewisses Risiko einer Veränderung der Gebärmutterschleimhaut und möglicherweise sogar für ein Uteruskarzinom. Dieses Risiko ist zwar gering, die meisten Ärzte verabreichen Tamoxifen dennoch heute maximal über einen Zeitraum von 5 Jahren, es sei denn, eine längere Einnahmedauer zwingend ist erforderlich. Studien belegen inzwischen, dass die Hormontherapie als adjuvante Behandlung im Anschluss an eine Brustkrebstherapie bei Frauen mit einem hormonrezeptor-positiven Mammakarzinom sowohl das Rezidivrisiko als auch die Mortalitätsrate deutlich senken kann.

Kortison

Das Nebennierenrindenhormon Kortison kann ebenfalls die Entstehung und das Wachstum bestimmter Tumoren hemmen. Es wird oft zusammen mit Zytostatika zur Behandlung von Mammakarzinomen, einigen Leukämiearten, Lymphomen, insbesondere Hodgkin-Lymphomen (▶ Abschn. 19.6), Adenokarzinomen der Niere (▶ Abschn. 17.2.2), fortgeschrittenen Prostatakarzinomen (▶ Abschn. 16.3) sowie einer seltenen Krebserkrankung der Plasmazellen im Knochenmark, die als multiples Myelom bezeichnet wird (▶ Abschn. 19.8), verabreicht.

Nebenwirkungen von Hormonen

Die meisten Patienten vertragen eine Hormontherapie besser als eine Chemotherapie. Hormone können allerdings bei längerer Einnahme manchmal mit schweren langfristigen Nebenwirkungen verbunden sein. Östrogene können Thrombosen auslösen und bei Männern eine gewisse feminisierende Wirkung haben. Androgene können bei Frauen Bluthochdruck verursachen und eine belastende maskulisierende Wirkung besitzen. Eine Entfernung der Nebennieren oder der Hirnanhangsdrüse zieht außerdem eine Störung des Hormonhaushalts nach sich, die behandelt werden muss.

Als eine im Vergleich zur zytostatischen Chemotherapie »natürlichere« und weniger toxische Behandlungsmethode findet die Hormontherapie sowohl bei Patienten als auch unter Medizinern meist eine höhere Akzeptanz. Leider ist jedoch das gute Ansprechen metastasierter Tumoren auf eine Hormonbehandlung in der Regel von nicht allzu langer Dauer. In den meisten Fällen treten Rezidive auf, die von Mal zu Mal weniger auf andere Formen der Hormontherapie ansprechen und schließlich gar nicht mehr auf eine Hormonbehandlung reagieren.

Langzeit-Hormontherapie

Frauen in und nach der Menopause werden häufig mit niedrigdosiertem Östrogen behandelt, um Symptome wie Hitzewallungen, Stimmungsschwankungen/Depressionen, Scheidentrockenheit, Libidoverlust und sonstige klimakterische Beschwerden zu lindern. Eine solche Hormonersatztherapie über einen längeren Zeitraum ist jedoch nachweislich mit einem leicht erhöhten Brustkrebsrisiko und einem geringen Risiko einer tiefen Venenthrombose assoziiert. Östrogen wurde daraufhin durch Präparate abgelöst, die aus einer Kombination von niedrigdosiertem Östrogen und Progesteron bestehen. Inzwischen gibt es allerdings Belege dafür, dass immer noch eine geringe Gefahr östrogenbedingter Nebenwirkungen besteht, die infolge der Kombination mehrerer Wirkstoffe sogar noch stärker ausfallen könnten. Dazu gehören ein erhöhtes Osteoporose- und Thromboserisiko sowie eine erhöhte Gefahr von Herzproblemen. Neuere Studien konnten kein signifikant erhöhtes Brustkrebsrisiko nachweisen, nachdem postmenopausale Frauen über einen Zeitraum von maximal 2 Jahren eine Hormonersatztherapie erhalten hatten, und lassen auch bei einer Behandlungsdauer von bis zu 5 Jahren auf ein sehr geringes Risiko schließen. Frauen, die sich bereits einer Brustkrebstherapie unterzogen haben oder einer anderen Hochrisikogruppe angehören, erhalten jedoch keine derartige Therapie.

Neue Wirkstoffe Es werden laufend neue, effizientere Wirkstoffe entwickelt und getestet. Herceptin wird in einem späteren Kapitel behandelt (▶ Abschn. 12.11; s. auch ▶ Abschn. 8.4.2, Monoklonale Antikörper). Hinweise auf das zu erwartende Ansprechen kann bei Bedarf die Untersuchung eines Biopsats liefern.

Prostatakarzinom

Im Jahr 1941 konnten Charles Huggins und Clarence Hodges nachweisen, dass viele Prostatakarzinome nach Ausschaltung der männlichen Hormone (durch Kastration) oder Verabreichung eines weiblichen Hormons (Östrogen) kleiner wurden. Dies war die erste Studie, die eine Wirkung von Hormonantagonisten auf hormonabhängige Tumoren belegen konnte. Die Kastration wird bisweilen auch heute noch zur Behandlung von Prostatakarzinomen praktiziert und kann sich in diesem Zusammenhang als nützlich erweisen. Bei den meisten Patienten ist dadurch jedoch nur eine vorübergehende Tumorkontrolle möglich. Östrogen wird heute nicht mehr eingesetzt, weil inzwischen bessere Hormonpräparate erhältlich sind, die weder einen derart starken Libidoverlust auslösen noch die sexuelle Aktivität unterdrücken und bei denen sonstige Veränderungen der Geschlechtsmerkmale, wie z. B. eine Zunahme des Brustgewebes der Patienten, weniger wahrscheinlich sind. Antiandrogene wie GnRH-Analoga (GnRH: Gonadotropin-Releasing-Hormon) besitzen eine vergleichbare tumorsuppressive Wirkung, sie sind allerdings mit geringeren Nebenwirkungen verbunden als Östrogene (▶ Kap. 16).

Weitere potenziell hormonsensitive Tumoren

Zu den weiteren Krebsarten, die auf eine Hormontherapie ansprechen, zählen Tumoren der männlichen Brust, die meist auf eine Kastration ansprechen. Die Therapie mit Tamoxifen besitzt jedoch eine breitere Akzeptanz und lässt häufig ebenfalls ein Tumoransprechen erkennen. Eine Krebserkrankung der Gebärmutterschleimhaut (Endometriumkarzinom) spricht möglicherweise auf Progesteron an. Nierentumoren reagieren gelegentlich entweder auf männliche oder auf weibliche Hormone, und bei einigen Schilddrüsenkarzinomen kann mithilfe des Schilddrüsenhormons Thyroxin zumindest vorübergehend eine Tumorsuppression erreicht werden.

8.4.2 Immuntherapie

Für die natürliche Widerstandsfähigkeit des Körpers gegen eindringende Organismen und andere Fremdstoffe ist die körpereigene Immunabwehr verantwortlich. Der Körper besitzt eine gewisse Immunabwehr gegenüber malignen Zellen, und Tumoren können auch durch eine Störung oder einen Ausfall dieser Schutzmechanismen entstehen. (Aktuelle Begriffe zu solchen Abwehrmechanismen s. unten, ▶ Zelluläre krebshemmende Aktivität.)

Man hat versucht, Impfstoffe gegen Krebs zu entwickeln. Der einzige echte Erfolg waren Impfstoffe gegen Viren, die direkt (wie das humane Papillomvirus, HPV) oder indirekt (wie das Hepatitis-B-Virus, HBV) mit einer Krebserkrankung assoziiert sind.

Ein Schwerpunkt der Forschung liegt auf der Untersuchung der Immunabwehrmechanismen und dem Versuch, diese bei krebskranken Patienten zu stärken oder zu unterstützen. Solche Ansätze werden für die Krebstherapie künftig von großem praktischem Nutzen sein.

Zu diesem Zweck wurden z. B. bestimmte eher harmlose Organismen injiziert, wie das Kuhpocken-Virus, BCG (Bacillus Calmette–Guérin) oder *Corynebacterium parvum*. Letztere sind Bakterien, die im Rahmen von Studien zur Behandlung verschiedener Tumoren eingesetzt wurden, um die natürliche Immunabwehr zu stimulieren. Vereinzelt wurde von Erfolgen berichtet, besonders bei der Therapie von Melanomen und Lymphomen. Leider hat sich jedoch für die meisten Krebserkrankungen bisher nur ein sehr geringer bis gar kein klinischer Nutzen ergeben; dennoch laufen noch weitere Untersuchungen mit Impfstoffen, v. a. im Bereich der Behandlung fortgeschrittener Melanome. Die klinische Anwendung von BCG hat zur Therapie einiger Blasenkarzinome weiterhin ihre Berechtigung. Bei vielen Patienten ist damit inzwischen nachweislich eine langfristige Tumorkontrolle möglich.

Monoklonale Antikörper

Es wurden zahlreiche Versuche unternommen, Antikörper mit einer spezifischen Aktivität gegen eine bestimmte Krebsart zu entwickeln. Dies ist im Rahmen von verschiedenen Tiermodellen gelungen, insbesondere mit bestimmten Tumorarten bei Mäusen.

Dabei gibt es drei therapeutische Minimalziele: Ein Ziel ist die Entwicklung von »Killer-Antikörpern«, die gezielt gegen eine bestimmte Tumorart wirken. Ein weiteres Ziel ist die Entwicklung eines »Universalheilmittels«, bei dem Antikörper eingesetzt werden, um einen chemotherapeutischen Wirkstoff, ein Radioisotop oder eine andere Substanz direkt zu den Tumorzellen zu transportieren, unabhängig davon, wo diese lokalisiert sind. Die dritte potenzielle Einsatzmöglichkeit monoklonaler Antikörper ist der Nachweis von Tumorzellen mithilfe einer spezifischen Antikörperreaktion.

Die Anwendung dieser Grundsätze im Rahmen der Behandlung klinischer Krebserkrankungen beim Menschen konnte einige ermutigende Ergebnisse hervorbringen, v. a. bei der Behandlung von metastasierendem Brustkrebs.

Mithilfe fortlaufend neu entwickelter biotechnologischer Verfahren ist es gelungen, sog. monoklonale Antikörper herzustellen, die gezielt auf spezifische Zielstrukturen in bestimmten Tumoren wirken sollen. Dazu zählen maligne Lymphome sowie Brust- und Darmkrebserkrankungen. Der klinische Einsatz humanisierter monoklonaler Antikörper erfolgt z. B. in Form von Rituximab (Handelsnamen MabThera und Rituxan) bei Lymphomen, Trastuzumab (Handelsname Herceptin) für Mammakarzinome sowie Cetuximab (Handelsname Erbitux) bei Darmkrebs. Diese Antikörper werden i. Allg. in Kombination mit einer Chemotherapie verabreicht. Sie sind zwar sehr teuer, lassen jedoch eine beachtliche Wirkung erkennen, obschon ihre genaue Rolle immer noch evaluiert wird.

Herceptin ist ein im Handel erhältliches Präparat bestehend aus einem humanisierten monoklonalen Antikörper (Trastuzumab), der gezielt auf Tumorzellen wirkt und an einem bestimmten Protein angreift, dem humanen epidermalen Wachstumsfaktor-Rezeptor HER2. HER2 ist für ein normales Zellwachstum und eine normale Zellteilung verantwortlich. Auf der Oberfläche HER-positiver Tumorzellen befindet sich eine erhöhte Anzahl von HER-Rezeptoren, und diese Zellen wachsen schneller als gesunde Zellen. Herceptin kann außerdem das Immunsystem aktivieren und so HER2-positive Tumorzellen zerstören. Dies erklärt, warum das Tumorwachstum durch Herceptin spezifisch gehemmt wird. Bei einigen Patienten erzielt Herceptin eine deutlich höhere Wirkung in Verbindung mit einer Chemotherapie, insbesondere in Kombination mit Taxanen. Herceptin ist teuer, und es weist in klinischen Dosen eine relativ geringe Toxizität auf.

Interferone, Interleukine und Tumornekrosefaktor

> Drei Gruppen immunologischer Wirkstoffe sind besonders interessant: Interferone, Interleukine und der Tumornekrosefaktor (TNF).

Interferone

In den 1930er Jahren wurde zum ersten Mal beobachtet, dass eine Infektion tierischer Zellen mit einem Virus vorübergehend in eine Infektion durch andere Viren »eingreift«. 30 Jahre später entdeckte man, dass mit einem Virus infizierte Zellen

Proteine freisetzen, die andere Zellen vor weiteren viralen Infektionen schützen. Diese Proteine werden als Interferone (lat. *interferre*: eingreifen) bezeichnet.

Interferone sind artspezifisch. Daher schützt Interferon, das von Hühnerzellen produziert wurde, andere Hühnerzellen vor Virusinfektionen, es besitzt jedoch keine Schutzfunktion für Zellen anderer Tierarten. Gleichermaßen schützt Interferon, das durch menschliche Zellen gebildet wurde, ausschließlich andere humane Zellen.

Es gibt Belege dafür, dass Interferone möglicherweise eine Schutzfunktion gegenüber einigen Virusinfektionen besitzen, für den allgemeinen Gebrauch sind sie jedoch zu teuer. Eine seltene Form der Leukämie, die Haarzellenleukämie, stellt eine Krebserkrankung dar, die meist gut auf eine Interferontherapie anspricht (▶ Kap. 19).

AIDS (*Acquired Immune Deficiency Syndrome*) ist auf eine Virusinfektion zurückzuführen, es handelt sich nicht um eine Krebserkrankung. Bei einigen AIDS-Patienten wird jedoch eine bestimmte Tumorart diagnostiziert, die als Kaposi-Sarkom bezeichnet wird. Längerfristig wurde bei AIDS-Patienten im Vergleich zur übrigen Bevölkerung eine stärkere Häufung bestimmter Lymphome, von Zervixkarzinomen sowie einer Reihe weiterer Krebsarten beobachtet. Die anfängliche Hoffnung, dass AIDS gut auf Interferon oder eine andere Form der Immuntherapie ansprechen könnte, hat sich bis heute nicht erfüllt.

Interleukine

Interleukine sind Eiweißstoffe und gehören zu den Zytokinen. Sie werden von Leukozyten gebildet und aktivieren nachweislich die Immunantwort. Die zuerst entdeckten Interleukine sind das von Makrophagen (großen Leukozyten) sezernierte Interleukin 1 sowie Interleukin 2, das von Lymphozyten (kleine Leukozyten) produziert wird. Diese stimulieren die Reproduktion und Aktivität von Abwehrzellen gegen eine Krebsart, für welche die Zellen spezifisch sensibilisiert wurden. In Tierversuchen konnte nachgewiesen werden, dass Interleukine unter bestimmten Bedingungen die natürliche Lymphozytenaktivität des Tieres gegen implantierte Tumoren so sehr anregen, dass diese Tumoren beseitigt wurden.

Einige Krebserkrankungen wie Melanome und Nierentumoren lassen jedoch gelegentlich ein scheinbar besseres Ansprechen erkennen, wenn bestimmte Interleukine in Verbindung mit anderen Behandlungsmethoden eingesetzt werden.

Tumornekrosefaktor

Der Tumornekrosefaktor (TNF) ist ebenfalls ein Protein (Zytokin) und erst in den letzten Jahrzehnten Gegenstand der Immunforschung. TNF konnte zwar in einigen Versuchsmodellen Tumorzellen zerstören, weist aber für die direkte Anwendung bei menschlichen Patienten eine zu hohe Toxizität auf. Neuere Untersuchungen haben allerdings gezeigt, dass TNF die krebshemmende Wirkung bestimmter anderer Chemotherapeutika verstärkt und sowohl sicher als auch effektiv eingesetzt werden kann, wenn die Verabreichung ausschließlich innerhalb einer begrenzten Körperregion erfolgt. Eine sichere Gabe ist nur innerhalb eines geschlossenen Kreislaufs im Rahmen einer regionalen Perfusion oder Infusion zur Behandlung von Tumoren wie Melanome oder Sarkome möglich, sofern diese auf eine Extremität begrenzt sind (▶ Abschn. 8.3.4, Regionale Chemotherapie). Eine sichere systemische Verwendung ist hingegen nicht möglich.

TNF in Kombination mit Interleukin 1 und 6 spielt eine Rolle im Hinblick auf die Auslösung einer Tumorkachexie. Tatsächlich wurde TNF ursprünglich als Kachektin bezeichnet, also als Substanz, die eine Kachexie auslöst. Medikamente, die eine Bildung von TNF unterdrücken, wie z. B. Kortikosteroide und Thalidomid, haben sich jeweils als vielversprechende Wirkstoffe zur Unterbindung einer Kachexie bzw. zur Hemmung des Tumorwachstums erwiesen. Man geht davon aus, dass Omega-3-Fettsäuren Interleukin 6 supprimieren, das den Abbau von Fettgewebe und Skelettmuskeln fördert.

Niedermolekulare Verbindungen als gezielte Inhibitoren

Die Grundlagenforschung konnte mehrere wichtige Signalwege identifizieren, die das Wachstum von Tumorzellen koordinieren. Wachstum signalisierende Zytokine zirkulieren im Blutkreislauf und binden über spezielle Rezeptormoleküle an Tumorzellen. Die Rezeptoren werden durch das anbindende

Zytokin aktiviert und senden eine Reihe komplexer chemischer Signale an den Zellkern, um das Zellwachstum und die Zellteilung anzuregen. Die hauptverantwortlichen Onkogen-Proteine wurden identifiziert und erfolgreich gezielt durch kleine Moleküle (niedermolekulare Verbindungen, engl. *small molecules*) inhibiert, die vor allem die Enzymaktivität hemmen, die das Wachstum stimuliert. Beispiele dafür sind der Tyrosinkinase-Inhibitor Imatinib Mesylat (Glivec), c-ABL + PDGF und c-KIT, die bei einer chronischen Leukämie bzw. bei gastrointestinalen Stromatumoren aktiviert werden. Niedermolekulare Substanzen können auch andere Proteinfunktionen inhibieren oder regulierende Protein-Protein-Interaktionen blockieren.

Zelluläre krebshemmende Aktivität

Die zelluläre krebshemmende Aktivität beginnt mit einer dendritischen Zelle. Dabei handelt es sich um eine spezialisierte Leukozytenart, die im Knochenmark und in den Lymphknoten gebildet wird. Dendritische Zellen sind für die Initiierung und Koordinierung des körpereigenen Abwehrsystems und der Immunantwort verantwortlich. Sie stimulieren die Aktivität von Makrophagen. Makrophagen fungieren als Fresszellen (Phagozyten) und sind im Bindegewebe sowie in zahlreichen Organen zu finden wie Knochenmark, Lymphknoten, Milz, Leber und zentrales Nervensystem. Makrophagen werden auch als antigenpräsentierende Zellen (APC) bezeichnet. Sie prozessieren Antigene für die Präsentation gegenüber T-Lymphozyten.

T-Helferzellen erkennen das fremde Antigen auf der Oberfläche fremder Zellen und regen die Produktion von zytotoxischen T-Lymphozyten bzw. Killerzellen an. Die Killerzellen vernichten Tumorzellen und virusinfizierte Zellen, indem sie gezielt das von Makrophagen präsentierte fremde Antigen angreifen.

Dies ist ein insgesamt relativ eng ineinandergreifender Zyklus der Aktivität von Immunzellen. Ein Großteil der in diesem Abschnitt beschriebenen Faktoren der Immuntherapie wurde von den unterschiedlichen Zellen abgeleitet, die an diesem faszinierenden Zyklus beteiligt sind. Jede dieser Therapien zielt auf eine Stärkung der natürlichen Abwehrkräfte gegen Tumorzellen ab.

8.5 Weitere, derzeit untersuchte Behandlungsmethoden

8.5.1 Wärmetherapie (Hyperthermie)

Weil Tumorzellen stärker als normale Zellen auf Wärme reagieren, werden heute einige Tumoren, die auf eine Extremität begrenzt sind (z. B. Melanome), mit einer Kombination aus Wärme- und Chemotherapie behandelt. Wenn diese Therapien auf den Blutkreislauf innerhalb der Extremität limitiert werden können, wird ein höherer tumorzerstörender Effekt erzielt als bei einer Chemotherapie allein. Eine sichere und wirksame Temperaturerhöhung muss jedoch in einem sehr engen Bereich erfolgen, und selbst dann besteht ein erhöhtes Risiko einer Schädigung von gesundem Muskel- und Hautgewebe oder anderen Geweben innerhalb der Extremität.

Es werden weiterhin Methoden untersucht, die Wärme lokal und selektiv auf inneren tumortragenden Organen oder Geweben applizieren, um eine sichere Zerstörung der Tumorzellen zu erreichen, ohne gesundes Gewebe zu schädigen. Dieser Ansatz könnte sich v. a. für die Behandlung von Tumorzellen in wichtigen Organen (z. B. der Leber), die nicht sicher entfernt werden können, als nützlich erweisen. Zu diesem Zweck wurden verschiedene Geräte entwickelt, die Mikrowellen abgeben. Noch müssen allerdings einige Probleme gelöst werden, insbesondere die Aufrechterhaltung eines kritischen Temperaturniveaus über einen signifikanten Zeitraum, ohne den Patienten zu überhitzen oder gesunde Gewebe bzw. Zellen zu schädigen.

8.5.2 Kryochirurgie

Diese Behandlungsmethode stellt ein weiteres Verfahren zur Zerstörung von Tumorgewebe dar. Dabei wird das Gewebe einer extrem niedrigen Temperatur ausgesetzt, um es durch Gefrieren und anschließendes Auftauen zu zerstören. Das Verfahren wird seit Jahren topisch zur Behandlung kleiner, prämaligner Hautläsionen (mit CO_2-Schnee oder Flüssigstickstoff) eingesetzt. In jüngerer Zeit wurde eine Sonde entwickelt, um metastatische Tumorherde – v. a. in der Leber – zu vernichten. Krebszentren, die sich auf diese Behandlung spezialisiert haben, berichten von positiven Ergebnissen.

8.5.3 Laserchirurgie

Die i. Allg. eher romantische Vorstellung von der Entwicklung einer Laserwaffe, die gezielt auf Tumorzellen gerichtet werden und deren Zerstörung einleiten könnte, gehört leider immer noch eher in den Bereich der Science Fiction. Zwar sind einige Studien, bei denen einige Prostatakarzinome in einem frühen Stadium mit Laser behandelt wurden, ermutigend, ansonsten entspricht die Anwendung dieses Prinzip bis heute aber am ehesten der in ▶ Abschn. 8.5.2 erläuterten photodynamischen Chirurgie.

In ihrer gängigen Anwendung stellt die Laserchirurgie schlichtweg ein operatives Verfahren zur Krebstherapie dar, bei dem Gewebe mit Laserlicht geschnitten wird, und ist in etwa vergleichbar mit der Diathermie. Studien über die Verwendung von Laserlicht in Kombination mit anderen Substanzen – beispielsweise im Rahmen der photodynamischen Therapie – sind allerdings noch im Gange. Eine verstärkte klinische Anwendung in der Zukunft gilt jedoch als nahezu sicher. Diese Verfahren werden bereits in einigen klinischen Bereichen wie z. B. in der Gefäßchirurgie eingesetzt. Dabei werden Endoskope verwendet, um pathologische Läsionen oder Tumoren in Organen oder Geweben zu erreichen, die sonst kaum zugänglich wären.

8.5.4 Photodynamische Therapie

Bei dieser Behandlungsmethode handelt es sich um eine Therapie mit lichtsensitiven Substanzen, die im Hinblick auf die Behandlung einiger Krebserkrankungen noch weiter erforscht wird.

Die winzigen neuen Kapillargefäße, die zusammen mit einem Tumor entstehen, sind schlecht ausgebildet und fragil. Sie reißen leicht ein, wenn sie beschädigt werden, und lassen außerdem eine Reihe von Stoffen in das Tumorgewebe einströmen. Bei der photodynamischen Therapie werden den Patienten bestimmte photosensibilisierende Substanzen injiziert, die aus den brüchigen Blutgefäßen im Tumor auslaufen. Anschließend wird der Tumor mit Laserlicht mit bestimmten Wellenlängen bestrahlt. Durch die Reaktion der Substanzen auf die Laserstrahlung werden die Tumorzellen zerstört. Da Laserlicht jedoch nicht tief in Gewebe eindringen kann, wurde diese Behandlungsmethode bisher nur bei bestimmten oberflächlichen Tumoren angewendet, z. B. bei Hauttumoren oder Tumoren in der Mundschleimhaut.

Studien werden bis heute ausschließlich in spezialisierten Kliniken durchgeführt, da Vorsichtsmaßnahmen zur Vermeidung von Nebenwirkungen ergriffen werden müssen. Dazu gehört v. a. eine allgemeine Hypersensitivität gegenüber Sonnenlicht, die auf die Photosensibilisatoren zurückzuführen ist.

Die potenziellen Vorteile dieser Therapie gegenüber anderen, herkömmlichen Behandlungsmethoden stehen noch nicht fest. In Zukunft könnten ähnliche Verfahren zur Therapie von schwerer zugänglichen Tumoren (z. B. Blasenkarzinome) entwickelt werden.

Dermatologen haben inzwischen eine wirksame photodynamische Therapie für Hauttumoren entwickelt, bei der eine photosensitive Salbe lokal aufgetragen und mit starkem Licht bestrahlt wird. Dabei muss es sich nicht zwangsläufig um Laserlicht handeln. Viele oberflächliche Hauttumoren werden heute mit dieser relativ einfachen Methode sehr erfolgreich behandelt.

8.5.5 Gentherapie

Zu den interessanten Bereichen sowohl im Hinblick auf das Verständnis von Krebserkrankungen als auch in Bezug auf ihre Therapie gehört die Erforschung von Genen und ihrer Aktivität sowie von genetischen Anomalien. In naher Zukunft werden genotypische Tumormerkmale bei der Wahl der Behandlung eine Rolle spielen.

Die Gentherapie steckt noch in den Kinderschuhen. In China wurde allerdings 2005 ein rekombinantes Adenovirus zugelassen, das nach der Injektion in Plattenepithelkarzinome im Kopf- und Halsbereich ein funktionelles p53-Protein produziert. Außerdem gibt es Belege für eine Wirkung dieses Virus in Kombination mit einer Strahlentherapie (mit dem Ziel der Apoptose und Tumorregression).

Abstimmung der Therapie auf tumorassoziierte Gene und molekulare Charakterisierung von Tumoren

Parallel zur traditionellen Abstimmung der Krebstherapie auf die histologischen Merkmale von Tumorzellen werden heute Fortschritte im Bereich der Abstimmung der Behandlung auf tumorassoziierte Gene und die molekulare Typisierung erzielt. Dies gilt insbesondere bei der Gabe des Tyrosinkinase-Inhibitors STI-571 bzw. Imatinib (Glivec) bei der Therapie von chronischen myeloiden (oder myelozytären bzw. granulozytären) Leukämien sowie gastrointestinalen Stromatumoren (▶ Abschn. 19.4.3).

Diese Fortschritte werden ausführlicher behandelt in ▶ Abschn. 25.19: Die Rolle der molekularen Charakterisierung für die Krebstherapie der Zukunft.

Antiangiogenese

In Übereinstimmung mit den in ▶ Abschn. 8.5.4 zur photodynamischen Therapie beschriebenen Grundsätzen werden heute Wirkstoffe entwickelt, die gezielt die kleinen Blutgefäße (Kapillaren) zur Tumorversorgung mit Blut schädigen oder deren Entwicklung hemmen sollen. Ohne Blutversorgung können die Tumoren nicht wachsen bzw. überleben. Bisher wurden bei Mäusen und anderen Tierarten erfolgreiche Versuche zur Tumorbehandlung durchgeführt. Einer dieser Wirkstoffe trägt die Bezeichnung Angiostatin. Es ist wahrscheinlich, dass in naher Zukunft noch etliche weitere neue Wirkstoffe entwickelt werden, die gezielt auf die Tumorvaskularität wirken.

Anfang der 1960er Jahre wurden zahlreiche Kinder mit Fehlbildungen von Gliedmaßen geboren, deren Mütter das Schlafmittel und Antiemetikum Thalidomid (ehem. Handelsname Contergan) eingenommen hatten. Die schädliche Wirkung von Thalidomid ist genaugenommen auf eine Wachstumshemmung der wichtigen Blutgefäße in den Extremitäten des Feten zu einem entscheidenden Zeitpunkt während der fetalen Entwicklung zurückzuführen. Thalidomid und vergleichbare Wirkstoffe werden heute im Hinblick auf eine Zerstörung der Kapillargefäße von Tumoren in der Wachstumsphase untersucht.

8.6 Allgemeinversorgung

8.6.1 Allgemeine Gesundheitsfürsorge

Ein maligner Tumor wirkt sich früher oder später deutlich auf den allgemeinen Gesundheitszustand des Patienten aus. Zu den häufig auftretenden Allgemeinsymptomen gehören Anorexie (Appetitlosigkeit), Gewichtsverlust, Anämie, Erschöpfung, allgemeines Unwohlsein und Schwäche. Je nach Lokalisation des Tumors sowie der befallenen Gewebe oder Organe treten zusätzlich spezifische Beschwerden auf.

> Der allgemeine Gesundheitszustand des Patienten wirkt sich auf seine natürlichen Abwehrmechanismen zur Tumorkontrolle aus, ebenso wie auf seine geistige und seelische Verfassung und darauf, wie er die unterschiedlichen Behandlungsmethoden verträgt.

Daher sollte dem Allgemeinzustand und Wohlbefinden des Patienten besondere Aufmerksamkeit gewidmet werden. Die Ernährung sollte nährstoffreich und gleichzeitig schmackhaft und abwechslungsreich sein. Der Patient muss entweder über die Nahrung oder durch Vitaminpräparate mit ausreichend Vitaminen versorgt werden. Eine Kachexie sollte u. a. mit Omega-3-Fettsäuren behandelt werden, eine Anämie sollte entsprechend therapiert werden. Außerdem sollte für angemessene Ruhezeiten und schonende gesunde Bewegung sowie für eine ausreichende Schmerzlinderung gesorgt werden. Emotionaler Beistand seitens der Familie, der Freunde und des Behandlungsteams, einschließlich einer freundlichen Anteilnahme und Unterstützung durch einen guten Hausarzt, machen einen großen Unterschied im Hinblick auf die Chancen des Patienten auf ein möglichst beschwerdefreies Leben und das Erzielen erreichbarer Fortschritte.

8.6.2 Behandlung von Komplikationen

Die mit bestimmten Krebsarten assoziierten besonderen Probleme müssen entsprechend behandelt werden. Dazu gehört auch die Ernährung von

Patienten mit obstruktiven Ösophagus- oder Magenkarzinomen. Bei Patienten mit obstruktivem Darmkrebs oder einem Pankreaskarzinom, das den Gallengang verengt und dadurch einen Ikterus auslöst, kann die Obstruktion durch einen chirurgischen Eingriff beseitigt werden. Eine operative Entlastung ist auch bei einer Behinderung des Harnflusses durch ein obstruktives Prostatakarzinom möglich. Ulzerierende Hauttumoren sollten unbedingt lokal behandelt und verbunden werden. Der mit einer Flüssigkeitsansammlung in der Pleurahöhle (Pleuraerguss) verbundene Druck auf die Lunge und die daraus resultieren Atembeschwerden können in manchen Fällen teilweise durch die Gabe von Diuretika oder andere Maßnahmen gelindert werden. Möglicherweise ist jedoch zusätzlich eine Punktion der Flüssigkeit in der Pleurahöhle oder des Aszites in der Bauchhöhle erforderlich, um eine vorübergehende Druckentlastung im Bauch- und Brustraum zu erzielen.

Ein erhöhter intrakranieller Druck kann Kopfschmerzen, Erbrechen, ein Papillenödem (in Verbindung mit Sehstörungen), Bewusstlosigkeit oder ein Koma auslösen. Diese Symptome können auf einen Hirntumor und die damit verbundene Schwellung zurückzuführen sein. Dem Patienten kann meist durch eine Strahlentherapie oder die Verabreichung bestimmter Medikamente, insbesondere Steroide zur Reduzierung der Schwellung, Linderung verschafft werden.

Besondere Aufmerksamkeit erfordern auch komplizierende Infektionen infolge einer Krebserkrankung, z. B. eine mit obstruktiven Tumoren der Atemwege assoziierte Pneumonie oder eine Infektion, die auf ein geschwächtes Immunsystem infolge der bei einer Leukämie reduzierten Leukozytenzahl zurückzuführen ist.

Blutungen, Hämatome oder Thrombosen, die häufig mit Bluterkrankungen wie Leukämien assoziiert sind, müssen ebenfalls gesondert behandelt werden.

Anämie ist in Verbindung mit abnormen Blutungen eine weitere häufige Begleiterscheinung vieler Krebserkrankungen wie Leukämien, Magen-, Darm- oder Gebärmutterkrebs oder primärer bzw. sekundärer Tumoren, die Knochenmark zerstören oder ersetzen. Wenn nach einer Chemotherapie eine Anämie auftritt, kann durch die angemessene Gabe des Wirkstoffs Erythropoetin eine Besserung erzielt werden. Die Hämoglobinkonzentration im Blut sollte nicht unter 12 g/l sinken. Auf diese Weise kann das Risiko einer erforderlichen Bluttransfusion reduziert und die Lebensqualität und Leistungsfähigkeit des Patienten verbessert werden.

Von Krebs befallene Knochen können nicht nur schmerzen, sondern auch spontan brechen. Ein solcher Bruch wird als pathologische Fraktur bezeichnet. Die Verabreichung von Bisphosphonaten senkt nachweislich das Risiko von Komplikationen (Frakturen, Hyperkalzämie, Rückenmarkskompression etc.) und lindert Knochenschmerzen. Bisphosphonate werden in die geschwächten Knochenbereiche eingebaut, die dadurch bis zu einem gewissen Grad wieder an Festigkeit gewinnen und besser vor einer weiteren Zerstörung geschützt sind. Eine Bisphosphonat-Therapie wird ambulant durchgeführt. Dabei wird eine geringe Menge Flüssigkeit mit dem Medikament in eine Vene infundiert. Währenddessen kann der Patient bequem sitzen und ein Buch lesen oder fernsehen. Die Behandlung sollte den Patienten nicht beunruhigen und hat normalerweise keine Nebenwirkungen. Bei Bedarf kann sie in monatlichen Abständen wiederholt werden. Bisphosphonate werden vorteilhaft bei der Metastasentherapie von Mamma-, Prostata- und Lungenkarzinomen eingesetzt.

Pathologische Frakturen müssen kausal behandelt werden. Der Heilungsprozess kann allerdings oft durch eine lokale Strahlentherapie beschleunigt werden. Doch nicht nur Knochenmetastasen, sondern auch Metastasen in Leber, Lunge, Gehirn, Darm oder an anderen Stellen verlangen möglicherweise eine besondere Therapie.

8.6.3 Supportivtherapie und Supportivtherapieteams

Wegen der Komplexität der verschiedenen Krebstherapien, den damit zwangsläufig verbundenen Nebenwirkungen und der notwendigen akuten sowie langfristigen Spezialbehandlung haben einige Kliniken professionelle Supportivtherapieteams (Supportive-Care-Teams) eingerichtet. Diese multiprofessionellen Teams setzen sich aus Ärzten, Pflegekräften, Angehörigen anderer Gesundheitsberufe sowie sozialtherapeutischen, psychologischen und seelsorgerlichen Betreuern zusammen. Sie verfügen über besondere Qualifikationen sowie ein besonderes Interesse an der Pflege und Betreuung von Krebspatienten, bei deren Behandlung Komplikationen aufgetreten sind, sowie von Patienten mit verbliebenen Komplikationen, einer ansonsten jedoch guten langfristigen Prognose. Die Möglichkeiten solcher Teams reichen von der Gabe hämatopoetischer Wachstumsfaktoren und der Durchführung von Bluttransfusionen zur Wiederherstellung einer reduzierten Knochenmarkaktivität über die Behandlung von Infektionen oder Ernährungsproblemen, eine längerfristige Wiederherstellung der körperlichen Aktivität und langfristige Schmerzlinderung bis zu einer Wiederherstellung der sozialen Aktivität und Erwerbsfähigkeit.

Für diesen Bereich der Pflege und Betreuung waren traditionell das Krebstherapieteam und das Palliativpflegeteam gemeinsam verantwortlich.

In den meisten Kliniken wird die Supportivtherapie weiterhin von dem onkologischen Behandlungsteam oder dem Palliativpflegeteam übernommen. Doch in einigen Kliniken, v. a. in solchen mit einem wachsenden klinischen Arbeitsaufkommen, haben sich spezialisierte Supportivtherapieteams im Rahmen der Krebstherapie als wertvolle Ressource erwiesen.

8.6.4 Schmerztherapie

Nichts ist für einen Patienten zermürbender, kräftezehrender und belastender als dauerhafte und unvermindert anhaltende Schmerzen. Während die meisten mit starken Schmerzen verbundenen Tumoren in einem fortgeschrittenen Stadium sind und in manchen Fällen nicht therapiert werden können, kann Patienten mit starken Schmerzen zumindest Linderung verschafft werden. Bei einer heilbaren Krebserkrankung lassen sich Schmerzen am besten durch eine Beseitigung des Tumors eliminieren. Wenn die Krebserkrankung nicht heilbar ist, stehen immerhin zahlreiche schmerzlindernde Methoden zur Verfügung.

Die Strahlentherapie bewirkt häufig eine Schmerzlinderung, und zwar durch eine Reduzierung der Tumorgröße und der damit verbundenen Schwellung bzw. dem daraus resultierenden Druck. Dies gilt insbesondere für Knochen- und Hirnmetastasen. Operationen zur Beseitigung obstruktiver Tumoren im Darm, in der Blase oder in anderen Organen sorgen ebenfalls für eine Schmerzlinderung. Hormone oder Chemotherapeutika, die eine Verringerung der Tumorgröße und des damit assoziierten Drucks bewirken, können gelegentlich ebenfalls als Schmerztherapie verabreicht werden.

Nerven, die Schmerzsignale weiterleiten, können auch durch Injektion eines Lokalanästhetikums oder von Alkohol oder sogar durch eine operative Durchtrennung ausgeschaltet werden. In einigen Fällen kann die Nervenbahn im Rückenmark, die für die Weiterleitung von Schmerzsignalen an das Gehirn verantwortlich ist, durchtrennt werden, um einen dauerhaften Verlust der Schmerzempfindung in einer bestimmten Körperregion zu gewährleisten.

Bisweilen werden Schmerzen auch durch Meditation, Hypnotherapie oder Akupunktur reduziert. Diese Behandlungsmethoden sind für einige Patienten zweifellos hilfreich, bei anderen liegt ihr größter Nutzen jedoch eher in einer emotionalen Unterstützung als in einer tatsächlichen Linderung starker oder anhaltender körperlicher Schmerzen.

Die am häufigsten eingesetzte und schnellste Methode zur Schmerzbehandlung ist die Verabreichung einfacher Schmerzmittel (Analgetika) oder die Gabe stärkerer und suchterzeugender Schmerzmittel (Narkotika). Zuerst werden in der Regel einfache Analgetika wie Aspirin und ähnliche Medikamente, Paracetamol usw. verabreicht. Wenn diese Mittel nicht wirken, werden dann zunächst meist Wirkstoffe mit einem geringen Anteil des am wenigsten gefährlichen narkotischen Wirkstoffs Codein verabreicht. Die stärkeren narkotischen Schmerzmittel – Pethidin (Handelsname: Dolantin), Methadon und Opiate wie Morphin – können zur sofortigen und nachhaltigen Linderung starker Schmerzen gegeben werden. Eine solche Therapie wird jedoch in der Regel nur vorübergehend durchgeführt, bis eine andere Behandlungsmethode für eine dauerhafte Schmerzlinderung gesorgt hat. Bei Patienten mit einer begrenzten Lebenserwartung aufgrund einer unheilbaren Krebserkrankung können diese Narkotika jedoch auch dauerhaft palliativ gegeben werden.

Einer der häufigsten Behandlungsfehler im Bereich der Onkologie ist eine unzureichende Schmerztherapie, insbesondere bei chronischen Schmerzen in der Palliativversorgung. Eine kombinierte Schmerzmitteltherapie mit narkotischen und nichtnarkotischen Medikamenten in Verbindung mit Antidepressiva zum Stressabbau stellt einen wichtigen Aspekt der Behandlung von Patienten mit einer fortgeschrittenen unheilbaren Krebserkrankung dar. In einigen Ländern wird unter solchen Umständen auch Heroin sehr erfolgreich eingesetzt. Diese Therapie wird jedoch ausschließlich bei einer äußerst begrenzten Lebenserwartung gewählt.

8.6.5 Psychologische und seelsorgerliche Betreuung

Wie bereits in ▶ Abschn. 2.8.7 erläutert, gehen einige Psychologen, Alternativmediziner und Psychiater davon aus, dass eine Krebserkrankung u. U. durch Angst, ein seelisches Trauma oder Depressionen ausgelöst werden kann. Unabhängig davon, ob diese Theorie zutrifft oder nicht, muss zumindest anerkannt werden, dass derartige Emotionen das Wohlbefinden des Patienten beeinträchtigen und sich häufig nachteilig auf das Fortschreiten der Krankheit und die Therapieantwort auswirken. Eine größere Rolle könnte jedoch die Tatsache spielen, dass Personen, die zu Recht oder irrtümlicherweise glauben, an Krebs erkrankt zu sein, ängstlich und psychisch krank werden, auch wenn sie dies vorher nicht waren. Es handelt sich dabei um eine natürliche und nachvollziehbare Reaktion auf etwas, das oft im schlimmsten Fall als Todesurteil betrachtet wird oder als eine sehr schwere Krankheit, die eine radikale oder länger andauernde Therapie erfordert und ggf. mit einer Entstellung verbunden sein könnte.

Eine derartige psychische Belastung veranlasst Patienten häufig dazu, alternative Heilmethoden zu wählen oder Alternativmediziner, unkonventionelle »Wunderheiler« oder tragischerweise unqualifizierte Scharlatane aufzusuchen, v. a. dann, wenn ihnen gesagt wurde, die Schulmedizin könne keine Heilung bieten.

Jeder Arzt, der Krebspatienten betreut, sollte diese verständlichen Reaktionen voraussehen und dem Patienten und seinen Angehörigen in allen Situationen bereitwillig die benötigte emotionale Unterstützung zukommen lassen. In manchen Fällen können die verantwortlichen klinischen Spezialisten in Zusammenarbeit mit dem Hausarzt, erfahrenen Pflegekräften und anderen qualifizierten Helfern sowie Sozialarbeitern oder Psychologen diese Aufgabe effektiv übernehmen oder einen Beitrag dazu leisten. Für die meisten Patienten kann die Betreuung durch einen Geistlichen sehr tröstlich sein. Gelegentlich ist die Unterstützung durch einen verständnisvollen und auf diesem Gebiet erfahrenen Psychiater (Psychoonkologe) zwingend notwendig. Auf jeden Fall ist es aber für ein Krebstherapieteam äußerst nützlich, jederzeit auf die Dienste eines engagierten und erfahrenen Psychiaters und/oder Klinikpsychologen und eines Sozialarbeiters zurückgreifen zu können.

Einige Psychiater und Angehörige medizinischer Heilberufe haben behauptet, dass manche Patienten, die Techniken der Entspannung und Meditation oder Hypnotherapie erlernt hatten, nicht nur Vorteile für Körper und Seele, sondern tatsächlich eine Tumorregression erkennen ließen. Bei einigen Patienten mögen solche Vorteile real sein, sie sind jedoch kaum zu belegen. Der starke Wunsch nach Besserung könnte ein messbares Urteil verschleiern. Es wurde allerdings von sehr seltenen Fällen einer spontanen Tumorregression ohne eine besondere Therapie berichtet.

Die Unterstützung des Krebskranken und seiner Angehörigen im Hinblick auf die Anpassung an die neue Situation mit allen damit verbundenen emotionalen, sozialen und sonstigen Problemen durch einen erfahrenen Psychiater oder Klinikpsychologen und einen erfahrenen Sozialarbeiter ist von größtem Nutzen. Ein erfahrener Sozialarbeiter kann sich bei einer Beratung über finanzielle Unterstützung und andere Hilfseinrichtungen, die einem Patienten bei seiner Neuorientierung und in anderen Belangen zur Verfügung stehen, als wichtige Stütze erweisen.

Für viele Menschen, v. a. solche mit einer fortgeschrittenen oder unheilbaren Krebserkrankung, stellen Geistliche oder andere spirituelle Berater eine große Hilfe bei diesem Neuorientierungsprozess dar, in dessen Rahmen sich der Patient mit einer neuen und möglicherweise tödlich verlaufenden Situation arrangieren muss.

8.6.6 Nachsorge

> Unabhängig davon, welche Behandlungsmethode bei der Krebstherapie gewählt wird, sollten sich alle Patienten unbedingt regelmäßigen medizinischen Nachsorgeuntersuchungen unterziehen.

Auf diese Weise sollen in erster Linie potenzielle Probleme frühzeitig erkannt und behandelt werden. Die meisten Patienten können so aber auch darauf vertrauen, dass sie nicht vergessen werden und dass neue Probleme frühzeitig angegangen werden. Für den Arzt sind außerdem korrekte und kontinuierliche Aufzeichnungen über den langfristigen Behandlungserfolg und sonstige Aspekte der durchgeführten Therapie wichtig, damit optimierte Behandlungsmethoden dokumentiert und weiterentwickelt werden können.

Bei einigen Krebsarten besteht nach einer 2-jährigen rezidivfreien Zeit große Hoffnung auf eine erfolgreiche Heilung. Tatsächlich lässt bei den meisten Krebserkrankungen eine tumorfreie Zeit von 5 Jahren darauf schließen, dass die Krankheit sehr wahrscheinlich geheilt wurde. Zwei der häufigeren Krebsarten, Melanome und Mammakarzinome, verlangen jedoch eine längere regelmäßige Nachsorge, weil Anzeichen einer Erkrankung möglicherweise erst Jahre später erkennbar werden. Scheinbar ist die natürliche Immunabwehr des Körpers dazu in der Lage, insbesondere diese beiden Tumorarten über einen Zeitraum von mehreren Jahren unter Kontrolle zu halten, bis sie aus irgendeinem Grund wieder zutage treten, manchmal in Form eines Knotens unter der Haut, in einem Lymphknoten oder an einer anderen Stelle. Solche Tumorrezidive oder Tumorreste wachsen meist nur langsam und können heilbar sein, sofern sie bei ihrer Entdeckung noch klein und lokal begrenzt sind. Daher ist bei Krebspatienten eine regelmäßige und langfristige Nachsorge besonders angebracht.

8.6.7 Palliativpflege

Die Palliativpflege hat sich in den letzten Jahren zu einem eigenständigen Spezialgebiet entwickelt, das v. a. im Bereich der Onkologie von Bedeutung ist.

Wenn eine Heilung äußerst unwahrscheinlich ist und das verbleibende Leben zunehmend elend wird oder werden könnte, kommt ein Palliativpflegeteam zum Einsatz. Dieses Team setzt sich aus Ärzten, Pflegepersonal und anderen Fachkräften zusammen, die über besonderes Fachwissen im Hinblick auf die Linderung belastender Symptome und die Gestaltung eines angenehmeren und erträglicheren Lebensendes verfügen. Anstatt es dem Hausarzt, Fachchirurgen, Arzt, Radioonkologen oder einem anderen spezialisierten Onkologen allein oder gemeinsam zu überlassen, sich nach besten Kräften um eine Palliation zu bemühen, bilden die Experten in der Palliativpflege ein Team, das sich der Untersuchung und Umsetzung von Methoden widmet, um das Leben leidender Patienten so angenehm wie möglich zu gestalten. Solche Teams sind auf die Linderung akuter oder chronischer Schmerzen, von Blasen- und Darminkontinenz sowie von Ernährungs-, Atem-, Sprech- und Mobilitätsproblemen und Schlafstörungen spezialisiert. Sie sind mit den Komplikationen einer länger andauernden Krankheit oder Bettlägerigkeit wie Dekubitus, Lungenstauung oder tiefer Venenthrombose vertraut und helfen, diese zu vermeiden.

Solche Pflegeexperten sind inzwischen zu äußerst wertvollen Partnern für Behandlungsteams in der Onkologie geworden, indem sie auf die besonderen Bedürfnisse des Patienten eingehen, und zwar nicht nur auf die medizinischen und körperlichen Bedürfnisse, sondern auch auf solche sozialer, emotionaler und seelischer Art. Sie unterstützen Angehörige und Freunde bei einer Anpassung an die neue Situation und veränderte Bedürfnisse, v. a. wenn keine Aussicht auf eine Heilung der Krebserkrankung besteht.

Spezialisten auf dem Gebiet der Palliativpflege waren ursprünglich ausschließlich in Krankenhäusern und Pflegeheimen tätig. Viele von ihnen bieten ihre Dienste heute jedoch auch in anderen Einrichtungen oder zu Hause an. In einigen Ländern wurden spezielle Palliativpflegeeinrichtungen gegründet.

8.6.8 Alternative Medizin

- Von wissenschaftlich nicht belegten natur- und pflanzenheilkundlichen Methoden bis zu skrupellosen »Quacksalber-Methoden«

Es gibt eine nahezu unendlich große Zahl von »Krebsheilmitteln«, die von zahlreichen Personen propagiert werden. Dabei handelt es sich sowohl umsichtige, wohlmeinende und sachkundige Alternativmediziner als auch um fehlgeleitete Quacksalber und skrupellose Scharlatane. Solche »Heilmittel« reichen von hochdosierten Vitaminen (v. a. Vitamin C) bis zu Kräutern oder Kräutermischungen und einer Vielzahl an Pflanzenextrakten. Zu den bekanntesten Pflanzenextrakten gehört ein Extrakt aus Aprikosenkernen mit dem Handelsnamen Lätril. Spezielle Diäten (v. a. eine eiweißarme Kost), Meditation, Akupunktur, Hypnotherapie und Wunderheilung werden häufig empfohlen.

Es gibt allerdings auch einige verachtenswerte, betrügerische, unqualifizierte »Heiler«, die mithilfe von Tricks vortäuschen, Krebskranke schmerzlos von Tumoren zu befreien, und als Beweis dafür z. B. eine Handvoll blutiges Gewebe präsentieren.

Einige dieser alternativen Heilmittel basieren auf zufälligen Beobachtungen. Manchen liegen zweifelsohne nachvollziehbare Beobachtungen oder Hypothesen zugrunde, wie es bei der Therapie mit Vitamin C oder den Vitaminen A und E der Fall sein könnte, die auf der antioxidativen Wirkung dieser Vitamine beruht. Andere dagegen entbehren jeder logischen oder wissenschaftlichen Grundlage, und einige basieren auf purer Einbildung oder der einmaligen zufälligen Beobachtung einer Spontanremission bei einem einzelnen Krebspatienten.

Leider wird ein »Krebsheilmittel« manchmal nur deshalb beworben, weil sich der »Heiler« auf Kosten des Krebskranken oder seiner Angehörigen bereichern will. Gelegentlich werden sogar Patienten als geheilt bezeichnet, bei denen niemals eine Krebserkrankung diagnostiziert wurde.

> Die meisten unkonventionellen »Heilmittel« wurden in irgendeiner Form untersucht und nach einer wissenschaftlichen Analyse als unzulänglich bewertet.

Kein Mittel wurde sorgfältiger untersucht als Lätril. Auch wenn kein medizinischer Nutzen nachgewiesen werden konnte, ist es absolut nachvollziehbar, dass Menschen, die sich der Tatsache, dass sie an einer unheilbaren Krankheit leiden oder sich einer Radikaloperation oder anderen radikalen Therapie unterziehen müssen, nicht stellen können, nach einer für sie akzeptableren Alternative suchen. Krebstherapieteams müssen dem Rechnung tragen und dazu bereit sein, Zeit für die Beratung und Unterstützung von Krebskranken im Hinblick auf ihre psychische und emotionale sowie körperliche Belastung aufzuwenden.

Gleichzeitig sollten sich Ärzte nicht der Möglichkeit verschließen, dass eines Tages ein Alternativmediziner eine Idee präsentieren oder eine Beobachtung machen könnte, die sich für die Krebstherapie als nützlich erweisen könnte.

Viele nützliche Medikamente, auch einige chemotherapeutische Wirkstoffe, wurden in Pflanzen entdeckt, und es besteht kein Zweifel daran, dass künftig noch weitere gefunden werden. Ärzte und Wissenschaftler sind sich dieser Möglichkeiten bewusst, weshalb die meisten neuen oder alternativen, jedoch wissenschaftlich nicht belegten »Krebsheilmittel« von zuständigen Stellen in irgendeiner Form untersucht werden.

> Für einige Patienten kann eine alternative oder unkonventionelle Therapie beruhigend und unterstützend wirken, auch wenn konkrete krebsheilende Eigenschaften entweder nicht existieren, nicht bekannt sind oder nicht verstanden werden.

Sofern eine solche Behandlung für den Patienten hilfreich oder beruhigend ist, weder körperlich noch finanziell schadet und der erforderlichen Behandlungsmethode nicht entgegensteht, sollte das onkologische Behandlungsteam eine derartige Therapie nicht ablehnen.

Übung
Was sind Interferone, Interleukine und TNF?

_____

_____

_____

Beziehung zwischen Patienten, Ärzten und Behandlungsteam

K.R. Aigner, F.O. Stephens, T. Allen-Mersh, G. Hortobagyi, D. Khayat, S.M. Picksley, P. Sugarbaker, T. Taguchi, J.F. Thompson

In diesem Kapitel erfahren Sie mehr über
- Bedeutung der Auswahl geeigneter Spezialisten für die Patientenversorgung
- Bedeutung des Aufbaus eines aufrichtigen und empathischen Verhältnisses zwischen Arzt und Patient
- Fähigkeit, Patienten und ihren Angehörigen beunruhigende Nachrichten zu übermitteln
- Häufige Unterschiede zwischen Männern und Frauen im Umgang mit Gesundheitsproblemen

In keinem Bereich der medizinischen Praxis ist für den Patienten ein gutes persönliches Verhältnis, Vertrauen und Verständnis wichtiger als zwischen Patienten, die an Krebs erkrankt sind oder bei denen der Verdacht auf eine Krebserkrankung besteht, und ihren medizinischen Betreuern. Speziell bei Patienten mit Mamma- oder Prostatakarzinom ist dies besonders wichtig. Bei Brustkrebs stehen unterschiedliche Behandlungsmethoden mit wahrscheinlich vergleichbaren Langzeitergebnissen zur Verfügung, und es sollte mit der Patientin über die von ihr bevorzugte Behandlungsoption diskutiert werden. Bei Prostatakrebs könnte die Frage aufkommen, ob ein Heilungsversuch überhaupt anzuraten ist, wobei die persönlichen Lebensprioritäten des Patienten zu berücksichtigen sind.

> Die Überbringung einer schlechten Nachricht für Krebspatienten sollte mit Behutsamkeit, Mitgefühl und Verständnis erfolgen.

Für das Gespräch sollte genügend Zeit eingeplant werden, und am besten ist auch der Ehepartner des Patienten oder ein naher Freund oder Angehöriger anwesend. Fragen sollten ehrlich und sorgfältig beantwortet werden, jedoch ohne pessimistische Aspekte unnötig zu betonen.

Eine einfache Antwort gibt es nicht. Die besonderen Bedürfnisse und Prioritäten jedes einzelnen Patienten ebenso wie seine Angehörigen, sozialen Beziehungen und die Umstände spielen im Hinblick auf die Entscheidungsfindung insgesamt eine wichtige Rolle.

Wenn Frauen in ein Alter kommen, in dem sie zu einer Krebserkrankung ärztlichen Rat benötigen, kennen die meisten von ihnen einen Hausarzt, dem sie vertrauen.

Männer sind im Vergleich zu Frauen meist weniger dazu bereit, einen Arzt aufzusuchen, und müssen oft von ihrer Ehefrau oder einem Freund überredet werden.

Nach einem vertrauensvollen, rücksichtsvollen und aufrichtigen Gespräch ohne Zeitdruck über das Problem mit dem Hausarzt, bei dem wenigstens einmal auch der Ehe- oder Lebenspartner des Patienten oder ein anderer naher Angehöriger oder Freund anwesend sein sollte, wird normalerweise eine Untersuchung durch einen Facharzt in die Wege geleitet.

Dieser Facharzt ist der Familie wahrscheinlich weniger gut bekannt als der Hausarzt. Es ist sehr wichtig, dass der Hausarzt den Patienten an einen erfahrenen und gleichzeitig mitfühlenden, unterstützenden und verständnisvollen Facharzt überweist, der dazu bereit ist, auf die Ängste des Patienten einzugehen und sich für die Beantwortung zahlreicher gestellter oder nichtgestellter Fragen Zeit zu nehmen. Der Spezialist sollte wegen seiner besonderen Qualifikation sowie der ihm zur Verfügung stehenden Spezialeinrichtungen ausgewählt werden, ebenso wie aufgrund seiner Fähigkeit, mit ängstlichen, besorgten und meist irritierten Patienten und deren Angehörigen bereitwillig ein beruhigendes Gespräch zu führen. Die Beziehung zwischen dem Facharzt und dem Patienten ist vermutlich von längerer Dauer und kann sich über Monate oder Jahre erstrecken. Tatsächlich sollte zwischen allen drei Parteien – Facharzt bzw. Behandlungsteam, Hausarzt und Patient – ein enges Verhältnis mit einer guten Verständigung und Kommunikation bestehen.

Der Facharzt sollte selbstverständlich über die notwendigen Fähigkeiten und Einrichtungen verfügen und stets auf dem neuesten Stand der Wissenschaft sein. Genauso wichtig ist jedoch, dass sowohl er als auch die Mitglieder seines Behandlungsteams offen und in einer ruhigen Atmosphäre kommunizieren, erklären und bereitwillig Fragen beantworten, und dass sie bei auftretenden Problemen – ggf. telefonisch – gut zu erreichen sind. Die Diskussion über die am besten geeignete Therapie sollte nicht wie eine Verordnung von oben klingen. Vielmehr sollte diese gemeinsam bewertet und einvernehmlich veranlasst werden, nachdem zahlreiche individuelle Faktoren des Patienten berücksichtigt wurden. Der Facharzt sollte sich außerdem darüber im Klaren sein, dass der Patient kaum dazu in der Lage sein wird, alle Informationen bei einem einzigen Termin aufzunehmen – egal, wie genau er alles erklärt hat. Bei fast allen Patienten ist mindestens ein weiteres Gespräch erforderlich, wenn nicht mit dem Facharzt, dann doch zumindest mit dem über alles informierten Hausarzt.

Die häufigsten Krebserkrankungen

Kapitel 10 **Hautkrebs – 113**
K.R. Aigner, F.O. Stephens, T. Allen-Mersh, G. Hortobagyi,
D. Khayat, S.M. Picksley, P. Sugarbaker, T. Taguchi,
J.F. Thompson

Kapitel 11 **Lungenkrebs (Bronchialkarzinom) – 127**
K.R. Aigner, F.O. Stephens, T. Allen-Mersh, G. Hortobagyi,
D. Khayat, S.M. Picksley, P. Sugarbaker, T. Taguchi,
J.F. Thompson

Kapitel 12 **Brustkrebs (Mammakarzinom) – 133**
K.R. Aigner, F.O. Stephens, T. Allen-Mersh, G. Hortobagyi,
D. Khayat, S.M. Picksley, P. Sugarbaker, T. Taguchi,
J.F. Thompson

Kapitel 13 **Krebs des Verdauungstraktes – 149**
K.R. Aigner, F.O. Stephens, T. Allen-Mersh, G. Hortobagyi,
D. Khayat, S.M. Picksley, P. Sugarbaker, T. Taguchi,
J.F. Thompson

Kapitel 14 **Krebs im Kopf-Hals-Bereich – 171**
K.R. Aigner, F.O. Stephens, T. Allen-Mersh, G. Hortobagyi,
D. Khayat, S.M. Picksley, P. Sugarbaker, T. Taguchi,
J.F. Thompson

Kapitel 15 **Krebs der weiblichen Geschlechtsorgane – 185**
K.R. Aigner, F.O. Stephens, T. Allen-Mersh, G. Hortobagyi,
D. Khayat, S.M. Picksley, P. Sugarbaker, T. Taguchi,
J.F. Thompson

Kapitel 16 **Krebs der männlichen Geschlechtsorgane – 197**
K.R. Aigner, F.O. Stephens, T. Allen-Mersh, G. Hortobagyi,
D. Khayat, S.M. Picksley, P. Sugarbaker, T. Taguchi,
J.F. Thompson

Kapitel 17 **Blasen- und Nierenkrebs – 209**
K.R. Aigner, F.O. Stephens, T. Allen-Mersh, G. Hortobagyi,
D. Khayat, S.M. Picksley, P. Sugarbaker, T. Taguchi,
J.F. Thompson

Kapitel 18 **Krebs des Gehirns und des Nervensystems – 215**
K.R. Aigner, F.O. Stephens, T. Allen-Mersh, G. Hortobagyi,
D. Khayat, S.M. Picksley, P. Sugarbaker, T. Taguchi,
J.F. Thompson

Kapitel 19 **Leukämien und Lymphome – 223**
K.R. Aigner, F.O. Stephens, T. Allen-Mersh, G. Hortobagyi,
D. Khayat, S.M. Picksley, P. Sugarbaker, T. Taguchi,
J.F. Thompson

Kapitel 20 **Weichteilsarkome – 241**
K.R. Aigner, F.O. Stephens, T. Allen-Mersh, G. Hortobagyi,
D. Khayat, S.M. Picksley, P. Sugarbaker, T. Taguchi,
J.F. Thompson

Kapitel 21 **Maligne Knochen- und Knorpeltumoren – 249**
K.R. Aigner, F.O. Stephens, T. Allen-Mersh, G. Hortobagyi,
D. Khayat, S.M. Picksley, P. Sugarbaker, T. Taguchi,
J.F. Thompson

Kapitel 22 **Metastasen (Sekundärtumoren) – 255**
K.R. Aigner, F.O. Stephens, T. Allen-Mersh, G. Hortobagyi,
D. Khayat, S.M. Picksley, P. Sugarbaker, T. Taguchi,
J.F. Thompson

Hautkrebs

K.R. Aigner, F.O. Stephens, T. Allen-Mersh, G. Hortobagyi, D. Khayat, S.M. Picksley, P. Sugarbaker, T. Taguchi, J.F. Thompson

10.1   Hautkrebsprävention – 114

10.2   Basalzellkarzinome – 115

10.3   Plattenepithelkarzinome – 116

10.4   Melanome – 119
10.4.1   Pathologie – 119
10.4.2   Ursachen und Inzidenz – 119
10.4.3   Frühe Anzeichen von Melanomen – 120
10.4.4   Methoden zur Behandlung von Melanomen – 121
10.4.5   Untersuchungen als Hilfestellung für die operative Therapie – 122
10.4.6   Weitere Behandlungsmethoden – 123
10.4.7   Impfstudien – 124

© Springer-Verlag Berlin Heidelberg 2016
K. R. Aigner, F. O. Stephens (Hrsg.), *Onkologie Basiswissen*,
DOI 10.1007/978-3-662-48585-9_10

In diesem Kapitel erfahren Sie mehr über
- Hautkrebsprävention
- Basalzellkarzinome
- Plattenepithelkarzinome
- Melanome

Hautkrebs ist die häufigste Krebserkrankung bei Personen europäischer Abstammung und tritt besonders oft bei hellhäutigen Menschen auf, die in sonnenreichen Klimazonen leben. Australier und Neuseeländer weisen die höchste Inzidenz von Hautkrebserkrankungen weltweit auf, gefolgt von den weißen Bevölkerungsgruppen in den südlichen Regionen der USA. Tatsächlich müssen mehr als die Hälfte der in diesen Klimazonen lebenden hellhäutigen Menschen damit rechnen, im Laufe ihres Lebens an einer oder mehreren der verbreiteten Hautkrebsarten zu erkranken.

> Es gibt drei Hauptarten von Hautkrebs – Basalzellkarzinome, Plattenepithelkarzinome und Melanome. Basalzellkarzinome treten mit Abstand am häufigsten auf, sind aber glücklicherweise auch am ungefährlichsten. Plattenepithelkarzinome weisen die zweithöchste Inzidenz auf, sind allerdings aggressiver als Basalzellkarzinome. Melanome werden zum Glück am seltensten diagnostiziert, sie stellen jedoch die gefährlichste Variante dar.

10.1 Hautkrebsprävention

Wie bei allen Gesundheitsproblemen stellt auch bei Hautkrebs die Prävention die beste Behandlung dar. Basalzell- und Plattenepithelkarzinome der Haut lassen sich größtenteils durch das Meiden extensiver UV-Strahlung durch starkes Sonnenlicht oder künstliches Licht in Solarien verhindern. Vor allem hellhäutige Menschen, in erster Linie blonde und rothaarige Personen, die in sonnenreichen tropischen oder subtropischen Klimazonen leben, sollten sich auch im Alltag schützen. Wenn sie intensivem Sonnenlicht ausgesetzt sind, sollten sie schützende Kleidung wie breitkrempige Hüte, langärmelige Oberteile und lange Röcke oder Hosen tragen. Auf Hautbereiche, die der Sonne ausgesetzt sind,

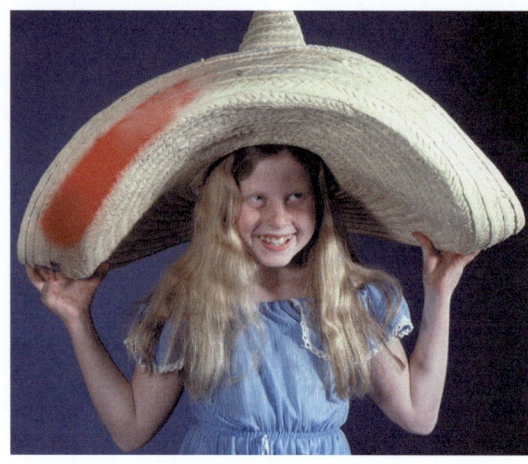

Abb. 10.1 Die beste Hautkrebsprävention ist der Schutz der Haut – v. a. heller, empfindlicher Haut – vor Sonnenlicht und anderen Arten von UV-Strahlung. Schutz bieten ein Sonnenhut, schützende Hautcremes, Salben oder Lotionen und Schutzkleidung. Das sehr hellhäutige Mädchen auf dem Foto trägt einen großen, Schatten spendenden Hut, wäre jedoch mit einem langärmeligen Kleid noch besser geschützt

sollte außerdem bei jedem Aufenthalt in intensivem Sonnenlicht eine Lotion mit UV-Filter aufgetragen werden. Diese Personen sollten außerdem das Schwimmen im Freien oder Strandaktivitäten auf den frühen Morgen oder den späten Nachmittag beschränken. Vor allem die Nase, die Lippen und das Gesicht i. Allg. sowie Unterarme und Handrücken im Besonderen sollten vor einer länger andauernden Exposition geschützt werden. Durch solche Maßnahmen kann das Risiko der Entstehung von Basalzell- und Plattenepithelkarzinomen deutlich reduziert werden.

Zur Vermeidung von Melanomen sind ähnliche Schutzmaßnahmen, v. a. aber die unbedingte Vermeidung von Sonnenbränden, zu nennen. Dies gilt insbesondere für Kinder und Jugendliche, die an sonnigen Tagen gerne mit freiem Oberkörper und unbekleideten Extremitäten in die Sonne gehen und so relativ helle Haut der Sonne aussetzen, sobald die Strandsaison eröffnet ist. Die Haut junger Menschen reagiert besonders empfindlich auf Veränderungen, die mit einer Verringerung der Schutzzellen in der Haut (Langerhans-Zellen) verbunden sind, wodurch das Risiko der späteren Entstehung von Melanomen steigt (Abb. 10.1).

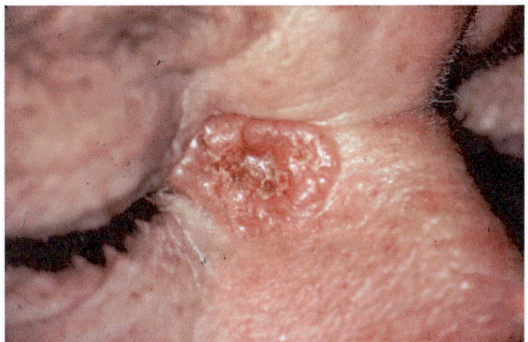

Abb. 10.2 Typisches Basalzellkarzinom im Gesicht

10.2 Basalzellkarzinome

Ein Basalzellkarzinom wird in den meisten Fällen erstmalig als eine kleine, verkrustete Stelle oder ein kleiner, grauer, perlschnurartiger Knoten oder ein Geschwür auf der Haut wahrgenommen. Solche Tumoren treten am häufigsten in Hautbereichen auf, die viele Jahre lang konstant dem Sonnenlicht ausgesetzt waren. Daher werden sie selten vor Erreichen eines Alters von 40 Jahren diagnostiziert, und die Inzidenz steigt mit zunehmendem Alter an. Mehr als 70 % der Basalzellkarzinome treten im Gesicht auf, weil die Gesichtshaut am dauerhaftesten der Sonne ausgesetzt ist. Darauf folgt die Haut im Halsbereich, auf den Handrücken oder den Oberseiten der Unterarme, den Unterschenkeln, im Brustbereich, auf den Schultern und auf dem Rücken.

Basalzellkarzinome sind schmerzlos, wachsen meist langsam und wurden möglicherweise bereits Monate oder gar ein ganzes Jahr vor Aufsuchen eines Arztes entdeckt. Unbehandelt entwickelt sich ein solches Karzinom normalerweise wie ein langsam wachsendes Geschwür, das wegen seines Aussehens wie ein Rattenbiss häufig auch als Ulcus rodens bezeichnet wird. Auch wenn Basalzellkarzinome glücklicherweise so gut wie nie in Lymphknoten oder andere entfernte Gewebe metastasieren, neigen sie dazu, lokal angrenzendes Gewebe zu erodieren. Wenn sie über einen langen Zeitraum vernachlässigt werden, können sie daher unheilbar oder gar tödlich werden, weil Gewebe wie darunterliegender Nasen- oder Ohrenknorpel sowie Schädelknochen oder große Blutgefäße im Halsbereich zerstört werden. Gelegentlich können Basalzellkarzinome auch die Augenhöhle und die Nasennebenhöhlen infiltrieren und sogar das Gehirn erodieren (Abb. 10.2, Abb. 10.3).

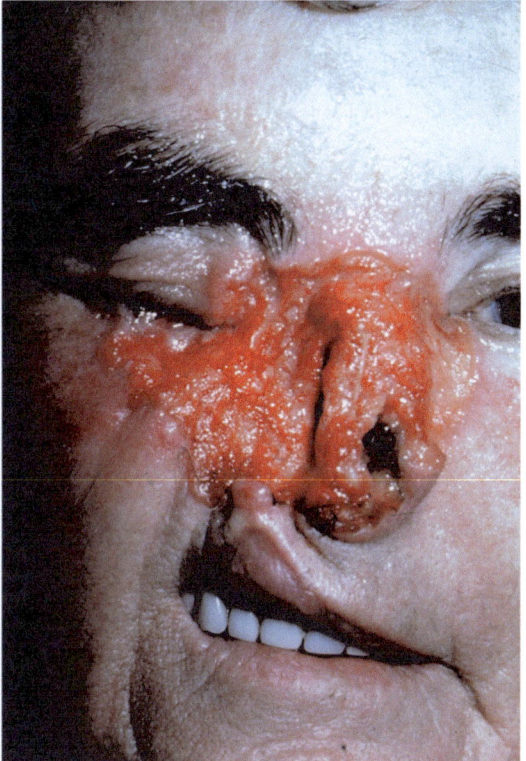

Abb. 10.3 Frau mit einem tragischerweise vernachlässigten fortgeschrittenen Basalzellkarzinom im Gesicht. Eine solche Verzögerung vor Aufsuchen eines Arztes ist äußerst selten und kommt normalerweise nur bei Personen vor, die in Isolation gelebt haben. Dieser Fall zeigt, dass selbst langsam wachsende Basalzellkarzinome verstümmelnd werden können, wenn sie falsch behandelt oder jahrelang nicht beachtet werden

Behandlung

Sehr kleine oberflächliche Basalzellkarzinome werden oft kryotherapeutisch behandelt, meist mithilfe von Flüssigstickstoffspray. Größere oder tiefer gehende Basalzellkarzinome werden besser chirurgisch exzidiert, in der Regel unter lokaler Anästhesie. Das exzidierte Gewebe wird pathologisch untersucht, um nachzuweisen, ob es sich tatsächlich um ein Basalzellkarzinom handelt und ob dieses vollständig mit einem ausreichenden tumorfreien Randsaum entfernt wurde. Basalzellkarzinome können ebenfalls mithilfe einer Strahlentherapie effektiv behandelt werden. Diese sollte jedoch vorzugsweise erst nach Entnahme einer kleinen Gewebeprobe zur Bestätigung der Diagnose durchgeführt werden. Die Strahlentherapie hat den Vorteil, dass ein chirurgischer Eingriff vermieden werden kann und dass die Behandlung selbst schmerzlos ist. Von Nachteile ist, dass teure Spezialgeräte und Fachkräfte benötigt werden, dass mehrere Behandlungen (meist 20 oder mehr) erforderlich sind und dass ein kleiner Hautbereich dauerhaft durch die Strahlung geschädigt wird. Ein weiterer Nachteil besteht darin, dass ohne eine Gewebeentfernung Zweifel aufkommen können, ob die Läsion korrekt diagnostiziert und vollständig beseitigt wurde. Dennoch kann die Strahlentherapie bei vielen kleinen Läsionen und insbesondere bei älteren Patienten sowie an schwierigen Stellen, wie z. B. über einem Tränenkanal, die am besten geeignete Behandlungsmethode sein. Manchmal werden Basalzellkarzinome auch von Dermatologen durch Kauterisation oder mithilfe einer kleinen Kürette entfernt. Diese Verfahren sollten ausschließlich erfahrenen Spezialisten überlassen werden, weil eine fehlerhafte Diagnose oder eine unvollständige Entfernung ein größeres Problem nach sich ziehen kann.

Basalzellkarzinome, die nach vorangegangenen Behandlungsversuchen rezidivieren oder die in der Nähe wichtiger Strukturen – wie z. B. über einem Tränenkanal oder in einem Augenlid – auftreten, sind besonders problematisch und müssen von Experten behandelt werden.

Große Basalzellkarzinome, die in Knochengewebe oder anderes Gewebe infiltriert sind, erfordern möglicherweise eine umfassende chirurgische Behandlung sowie ggf. rekonstruktive chirurgische Maßnahmen. In sehr seltenen Fällen können sie auch unheilbar sein und werden am besten mit einer palliativen Strahlentherapie behandelt. (Die Palliativbehandlung sorgt durch eine Verkleinerung des Tumors oder eine Reduzierung der damit verbundenen Symptome für Linderung, wahrscheinlich ohne eine Heilung zu erzielen). Solche fortgeschrittenen Läsionen sind zwar nicht häufig, aber wenn sie auftreten, sind sie verheerend und hätten durch die richtige Behandlung in einem frühen Stadium leicht verhindert werden können. Deshalb sollten Patienten mit kleinen Läsionen unbedingt frühzeitig einen Arzt aufsuchen. Zu diesem Zeitpunkt sind Basalzellkarzinome leicht und vollständig heilbar.

10.3 Plattenepithelkarzinome

Plattenepithelkarzinome treten meist im Gesicht auf, v. a. in der unteren Gesichtshälfte und im Bereich der Unterlippe. Sie sind allerdings auch häufig im Halsbereich, auf den den Handrücken oder den Oberseiten der Unterarme oder in anderen Hautzonen, die oft der Sonne ausgesetzt sind, wie Unterschenkel, Rücken oder Brustbereich, zu finden.

Sie entstehen oftmals auf dem Boden von sog. Hyperkeratosen. Dabei handelt es sich um kleine, krustige oder schuppige, verdickte Hautläsionen, die auf vorangegangene wiederholte Sonnenbrände über einen langen Zeitraum zurückzuführen sind.

Ein Plattenepithelkarzinom wird in den meisten Fällen erstmals als kleiner, schmerzloser, oft verkrusteter Knoten auf der Haut oder als Geschwür in der Haut wahrgenommen. Bei der intraepithelialen Hyperplasie (Morbus Bowen) handelt es sich um ein sehr frühes, nichtpenetrierendes Plattenepithelkarzinom, das auf die oberste Hautschicht begrenzt ist. Dies ist ein Carcinoma in situ, das sich meist als ein kleiner, roter Hautflecken manifestiert, der oberflächlich leicht ulzerieren kann.

Plattenepithelkarzinome wachsen in der Regel schneller als Basalzellkarzinome und neigen im Gegensatz zu diesen dazu, nach einer gewissen Zeit in angrenzende drainierende Lymphknoten zu metastasieren. Später können sich auch in weiter entfernten Lymphknoten oder anderen entfernten Geweben oder Organen (z. B. in der Lunge) Fernmetastasen bilden. Plattenepithelkarzinome wachsen ebenfalls lokal und neigen dazu, umgebende Gewebe zu infiltrieren, wodurch Ulzerationen, Blutungen und Schmerzen entstehen können.

Die meisten Plattenepithelkarzinome der Haut haben zum Zeitpunkt der Erstdiagnose glücklicherweise meist noch keine Metastasen gebildet und erfordern normalerweise keine Behandlung der drainierenden Lymphknoten. Diese müssen jedoch fortlaufend intensiv beobachtet und bei einer Vergrößerung unverzüglich behandelt werden – in der Regel durch eine chirurgische Exzision (◘ Abb. 10.4, ◘ Abb. 10.5, ◘ Abb. 10.6, ◘ Abb. 10.7).

10.3 · Plattenepithelkarzinome

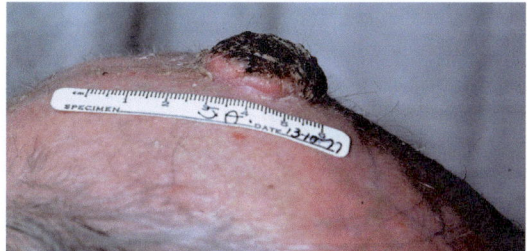

Abb. 10.4 Typisches Plattenepithelkarzinom auf der Kopfhaut eines älteren Mannes mit Glatze, der sein Jahrzehnte lang als Gärtner im Freien gearbeitet hat

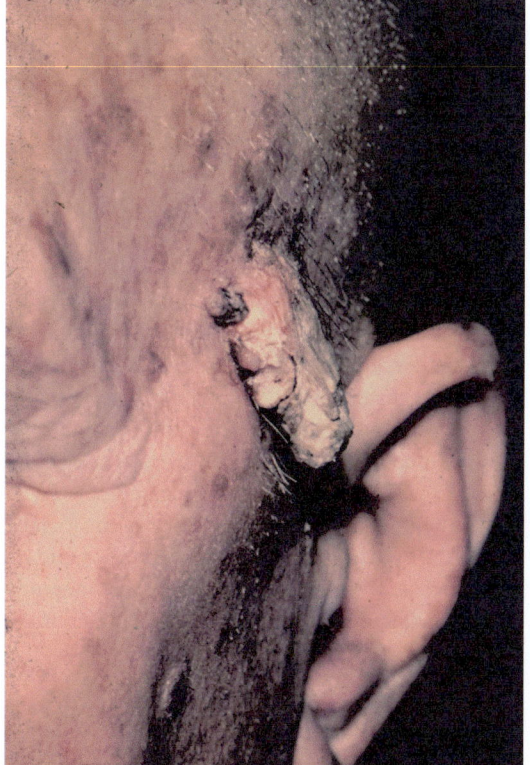

Abb. 10.5 Hauthorn (Cornu cutaneum), an dessen Basis wahrscheinlich ein Plattenepithelkarzinom entstehen wird

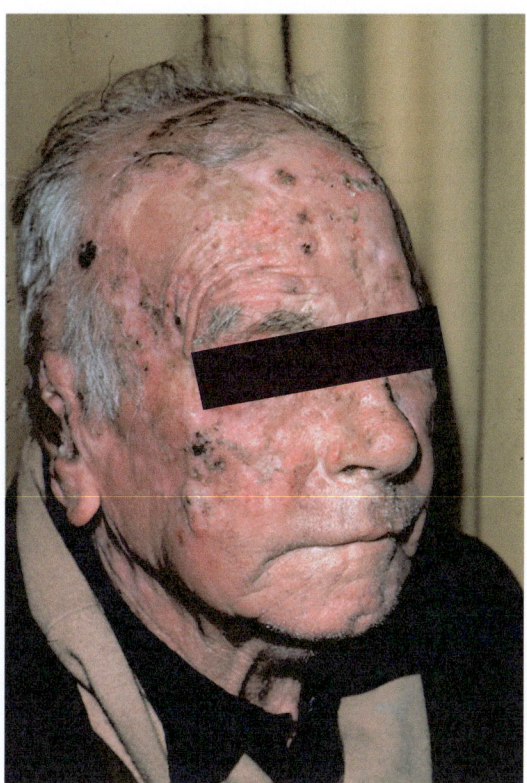

Abb. 10.6 Hellhäutige Menschen, die über viele Jahre ungeschützt der Sonne ausgesetzt waren, können multiple Basalzell- und Plattenepithelkarzinome entwickeln. Das Gesicht dieses Mannes ist quasi von Tumoren übersät

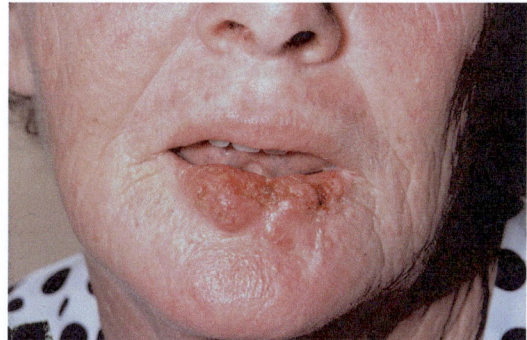

Abb. 10.7 Fortgeschrittenes Plattenepithelkarzinom der Unterlippe

Behandlung

> Wie bei allen Krebserkrankungen gilt: je früher Plattenepithelkarzinome diagnostiziert und behandelt werden, desto weniger radikal muss die Therapie sein und desto besser sind die Heilungschancen.

Alle Läsionen, bei denen der Verdacht auf ein Plattenepithelkarzinom besteht, sollten biopsiert werden. Bei kleinen Läsionen erfolgt dies am besten durch die operative Entfernung der gesamten Läsion, d. h. durch eine Exzisionsbiopsie. Bei größeren Läsionen ist meist die Entnahme einer kleinen Gewebeprobe vom Rand für eine mikroskopische Untersuchung angemessener. Diese Methode wird als Inzisionsbiopsie bezeichnet. In manchen Fällen ist eine Gefrierschnitt-Untersuchung des Biopsats (► Abschn. 7.6.5) indiziert, damit unverzüglich eine vollständige Behandlung durchgeführt werden kann.

Sehr oberflächliche Plattenepithelkarzinome (Morbus Bowen) können heute wirksam mithilfe der photodynamischen Therapie behandelt werden. Dabei wird eine photosensibilisierende Creme auf die Läsion aufgetragen. Anschließend wird die Läsion einem starken Lichtstrahl ausgesetzt. Die Kryotherapie ist ebenfalls effektiv.

Wenn ein invasives oder potenziell invasives Plattenepithelkarzinom der Haut diagnostiziert wurde, wird normalerweise eine operative Entfernung oder gelegentlich eine Strahlentherapie durchgeführt. Die chirurgische Exzision stellt meist die wirksamste und am besten geeignete Behandlungsmethode dar. Die Läsion wird weiträumig exzidiert und mikroskopisch untersucht, um zu überprüfen, ob ein tumorfreier Rand mitentfernt wurde, und um sicherzustellen, dass der Primärtumor vollständig beseitigt wurde. Wenn drainierende Lymphknoten ohne Anzeichen einer zugrundeliegenden Infektion vergrößert sind, sollten diese Lymphknoten ebenfalls en bloc entfernt und histologisch untersucht werden. Je nach Lokalisation des Karzinoms und je nachdem, wie viel Gewebe exzidiert werden muss, ist möglicherweise ein kosmetischer chirurgischer Eingriff – z. B. eine Hauttransplantation – erforderlich, um den Gewebeschaden zu reparieren und eine plastische Defektdeckung zu erzielen.

Einige Plattenepithelkarzinome der Haut werden manchmal wie Basalzellkarzinome strahlentherapeutisch behandelt, v. a. bei älteren Patienten oder bei Patienten, bei denen eine Operation riskant sein könnte. Gelegentlich wird die Strahlentherapie auch palliativ durchgeführt, wenn eine chirurgische Heilung nicht für möglich erachtet wird.

Bisweilen werden bei Patienten große Plattenepithelkarzinome der Haut diagnostiziert, die wahrscheinlich weder strahlentherapeutisch noch chirurgisch (oder ausschließlich durch einen verstümmelnden operativen Eingriff wie die Amputation einer Extremität) heilbar sind. Bei diesen Karzinomen können manchmal die Größe und die Ausdehnung des Tumors reduziert werden, indem zunächst eine Chemotherapie durchgeführt wird, v. a. wenn diese regional mittels intraarterieller Infusion oder Perfusion verabreicht wird (wie in ► Abschn. 8.3.4 erläutert). Im Anschluss an die Chemotherapie sind die Tumoren in der Regel in ihrer Größe, ihrem Ausmaß und ihrer Viabilität derart reduziert, dass sie durch eine Strahlentherapie und/oder mittels lokaler chirurgischer Exzision – meist in Verbindung mit einer operativen Entfernung befallener regionaler Lymphknoten – geheilt werden können.

Wenn ein Plattenepithelkarzinom der Haut sehr weit fortgeschritten ist und in wichtige lokale Organe oder Gewebe infiltriert ist oder wenn Fernmetastasen in anderen Organen oder Geweben existieren, kann möglicherweise keine Heilung erzielt werden. Dennoch können eine Chemotherapeutikagabe und die Durchführung einer Strahlentherapie im Rahmen einer Palliativbehandlung zur Reduzierung des Ausmaßes und der Tumorgröße sowie zur Linderung von Symptomen angemessen sein.

Fallbericht

Hautkrebs

Eric ist ein 64-jähriger Mann nordeuropäischer Herkunft, der seit seinem 2. Lebensjahr in Südkalifornien lebt und die meiste Zeit seines Lebens mit Aktivitäten im Freien verbracht hat.

Zwischen seinem 40. und 60. Lebensjahr wurden im Gesicht, auf dem Hals und den Handrücken zahlreiche hyperkeratotische Hautläsionen mittels Kryotherapie (Flüssigstickstoff) behandelt. Vier Basalzellkarzinome wurden operativ entfernt, ebenfalls ein Plattenepithelkarzinom im unteren linken Wangenbereich. Im Alter von 60 Jahren, als bei ihm eine ganze Reihe weiterer verkrusteter Läsionen und eine neue rötliche Läsion (Morbus Bowen, ein oberflächliches Plattenepithelkarzinom in situ) im unteren rechten Gesichtsbereich diagnostiziert wurden, wurde er an einen Dermatologen

> überwiesen. Der Dermatologe schlug eine Behandlung der vorhandenen Läsionen mit einer chemotherapeutischen Creme namens Efudix vor (Efudix ist eine Hautcreme mit dem chemotherapeutischen Wirkstoff Fluorouracil). Der Hautarzt empfahl, die Creme über einen Zeitraum von 3 Wochen zweimal täglich auf die Läsionen aufzutragen. Während dieser Zeit sollte Eric eine direkte Exposition gegenüber Sonnenlicht vermeiden, da seine Haut eine erhöhte Photosensibilität aufweisen würde. Der Dermatologe erklärte, dass die Läsionen abblättern würden, woraufhin ein klareres Hautbild entstehen sollte.
>
> Als Eric einen Monat später zur Nachuntersuchung erschien, waren sowohl er als auch der Hautarzt mit dem Ergebnis zufrieden. Die Läsionen waren verschwunden, und die Gesichtshaut sah rein und frisch aus.
>
> 2 Jahre später hatten sich drei weitere verkrustete Läsionen entwickelt. Diese wurden mit einem vergleichbaren Ergebnis ebenfalls mit Efudix-Creme behandelt. Heute, 4 Jahre nach der ersten Behandlung mit Efudix, sind zwei weitere Läsionen aufgetreten, die auf dieselbe Weise behandelt werden sollen. Eric erfreut sich ansonsten bester Gesundheit und ist mit dem Ergebnis zufrieden.

10.4 Melanome

> Melanome stellen die gefährlichste Form von Hautkrebs dar. Ein Melanom ist eine maligne Neubildung aus pigmentbildenden Zellen in der Haut oder im Auge. Sie können gelegentlich auch in Schleimhäuten auftreten, wie z. B. in der Mundschleimhaut oder in der Schleimhaut des Anus.

Melanome sind zwar hochmaligne Tumoren, die Prognose ist heute jedoch dank einer erhöhten Aufmerksamkeit gegenüber Hautveränderungen, frühzeitiger Diagnosen und optimierter Behandlungsmethoden wesentlich verbessert. Eine solche Läsion war bis Mitte des 20. Jahrhunderts mit einer Sterblichkeit > 50% verbunden.

> Die Prognose hat sich inzwischen so weit verbessert, dass heute 85–90% der Melanompatienten geheilt werden können.

10.4.1 Pathologie

Aus pathologischer Sicht existieren drei Hauptformen von Melanomen: Lentigo-maligna-Melanome (LMM), oberflächlich spreitende Melanome (SSM) und noduläre maligne Melanome (NMM).

Lentigo-maligna-Melanome in situ entstehen in einer sommersprossenartigen pigmentierten Läsion, bei der sich die pigmentierten Zellen (Melanozyten) in der Basalzellschicht befinden, wohingegen die Pigmente bei normalen Pigmentflecken in den oberen Hautschichten zu finden sind. Die Lentigo maligna tritt meist in der Gesichtshaut älterer Menschen nach jahrelanger Exposition gegenüber Sonnenlicht auf und wird auch als Hutchinsonscher melanotischer Pigmentfleck bezeichnet. Solche oberflächlichen, nichtinvasiven Tumoren sind weniger aggressiv als invasive Melanome in der Haut des Rumpfes und der Extremitäten.

Bei Melanomen, v. a. im Rumpfbereich bei Männern und im Bereich der unteren Extremitäten bei Frauen, handelt es sich in der Regel entweder um oberflächlich spreitende Melanome (die im frühen Stadium nicht stark penetrieren) oder um noduläre Melanome, die sich durch eine Art Verdickung oder Knoten auszeichnen und die meist tiefer in darunterliegende Hautschichten penetrieren.

> Je größer die Eindringtiefe eines Melanoms ist, desto schlechter ist die Prognose und desto radikaler ist die für eine Heilung erforderliche Therapie.

10.4.2 Ursachen und Inzidenz

Melanome werden am häufigsten bei hellhäutigen Personen diagnostiziert, die in sonnenreichen tropischen oder subtropischen Klimazonen leben. Im Gegensatz zu Basalzell- und Plattenepithelkarzinomen treten sie i. Allg. nicht in Körperregionen auf, die am konstantesten dem Sonnenlicht ausgesetzt waren. Die häufigeren und eher aggressiven Melanome befinden sich meist auf dem Rücken (v. a. bei

Männern) oder auf dem Oberschenkel oder Bein (insbesondere bei Frauen), während die meisten anderen, durch Sonnenlicht ausgelösten Tumoren im Gesicht auftreten. Doch wie bei anderen Hautkrebsarten auch ist die weltweit höchste Inzidenz bei der hellhäutigen Bevölkerung in Australien und Neuseeland zu verzeichnen, insbesondere bei Personen, die in geringer Entfernung zum Äquator und zum Meer leben. In Australien machen Melanome etwa 10% aller registrierten Fälle ernsterer Krebserkrankungen aus. Die hellhäutige Bevölkerung in den südlichen Staaten der USA weist ebenfalls eine hohe Inzidenz von Melanomen auf. In Europa ist bei hellhäutigen Personen in Skandinavien und Nordeuropa ebenfalls eine relativ starke Häufung zu beobachten. Diese Personen leben zwar nicht in einer tropischen oder subtropischen Klimazone, sie verbringen ihren Urlaub jedoch gerne in sonnenreichen Gegenden und ziehen sich häufig einen Sonnenbrand zu. Dunkelhäutige Personen entwickeln gelegentlich ebenfalls ein Melanom. Bei diesen Personen befindet sich das Melanom jedoch häufiger in schwächer pigmentierten Bereichen wie auf der Fußsohle, unter den Finger- oder Zehennägeln oder in der Schleimhaut im Mund oder Anus.

> Melanome treten bei Kindern selten vor dem Erreichen der Pubertät auf. Nach der Pubertät werden sie bei Personen aller Altersgruppen, einschließlich Teenagern und jungen Erwachsenen, diagnostiziert.

Die Inzidenz steigt jedoch mit zunehmendem Alter, v. a. bei Männern. Während in jüngeren Jahren die Anzahl männlicher und weiblicher Patienten in etwa gleich ist, treten Melanome mit zunehmendem Alter häufiger bei Männern auf. Außerdem ist die Prognose für Frauen etwas besser als für Männer. In Australien und Skandinavien sind Melanome häufiger in höheren Gesellschaftsschichten zu beobachten. Dies ist möglicherweise darauf zurückzuführen, dass es sich diese Familien leisten können, mehr Ferienzeit in der Sonne oder am Strand zu verbringen. Außerdem ist eine höhere Inzidenz von Melanomen bei gebürtigen Australiern im Vergleich zu Immigranten aus Großbritannien, Irland oder anderen Ländern zu beobachten. Ein möglicher Grund dafür könnte sein, dass sich die zuletzt genannten Personen während ihrer Kindheit in ihrem jeweiligen Herkunftsland wahrscheinlich seltener einen Sonnenbrand zugezogen haben.

Eine starke familiäre Häufung stellt einen deutlich erhöhten Risikofaktor für Melanome dar. Je mehr Melanome innerhalb einer Familie diagnostiziert werden, desto höher ist das Risiko für die übrigen Familienangehörigen. Sind in der Vergangenheit andere Hautkrebserkrankungen aufgetreten, ist das Melanomrisiko ebenfalls erhöht. Dasselbe gilt für immunsupprimierte Patienten nach einer Organtransplantation sowie für AIDS-Patienten.

Melanome sind deshalb so gefährlich, weil sie häufig frühzeitig in drainierende Lymphknoten und entfernte Organe wie Leber, Lunge, Darm und Gehirn metastasieren. Die Prognose hat sich in den letzten Jahren v. a. deshalb verbessert, weil sich Patienten im Allgemeinen und Ärzte im Besonderen stärker der frühen Anzeichen für Melanome und der Notwendigkeit einer frühestmöglichen Therapie bewusst sind. Die meisten Melanome entstehen in vorhandenen Muttermalen (syn. Leberfleck, Pigmentnävus), doch fast ebenso viele treten in Hautbereichen ohne ein vorhandenes Muttermal auf.

Manchmal entwickeln sich Melanome bei älteren Menschen in einem langjährigen, langsam wachsenden Pigmentfleck, einem sog. Hutchinsonschen melanotischen Pigmentfleck.

5–10% der Melanome weisen keine Pigmentierung auf. Solche Melanome werden als amelanotische Melanome bezeichnet. Sie werden leicht übersehen bzw. falsch eingeschätzt und können nur durch eine mikroskopische Untersuchung zuverlässig diagnostiziert werden. Amelanotische Melanome verhalten sich ähnlich wie pigmentierte Melanome und müssen auf die gleiche Weise behandelt werden.

10.4.3 Frühe Anzeichen von Melanomen

Jedes Anzeichen einer zunehmenden Pigmentierung in einem Hautfleck, v. a. eine Vergrößerung oder eine stärkere Pigmentierung eines Muttermals, sollte kritisch beobachtet werden. Weitere frühe

10.4 · Melanome

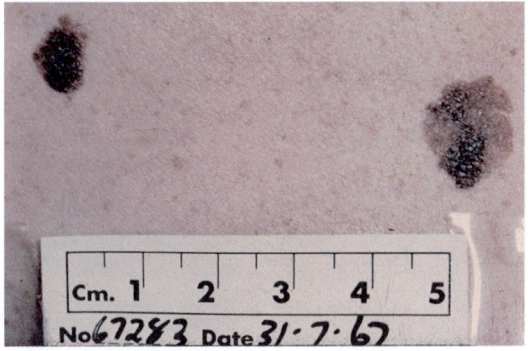

Abb. 10.8 Zwei pigmentierte Läsionen in der Oberschenkelhaut einer Frau. Die größere Läsion stellt sich als benigner, dysplastischer Junktionsnävus heraus, bei der kleineren Läsion handelt es sich um ein Melanom. Dieser Befund belegt die Notwendigkeit einer histologischen Untersuchung verdächtiger Läsionen

Anzeichen können Jucken oder eine Verkrustung auf dem Muttermal sein. Blutungen und Ulzerationen treten in der Regel erst in einem späten Stadium auf. Alle diese Anzeichen, die entweder in einem vorhandenen Muttermal oder in einem neuen Pigmentfleck auftreten, müssen sofort untersucht werden. Im Zweifelsfall sollte eine Gewebeprobe entnommen werden. In den meisten Fällen ist die optimale Biopsiemethode eine vollständige Entfernung der Läsion durch einen Chirurgen im Rahmen einer Exzisionsbiopsie. Wenn die pathologische Untersuchung ein infiltrierendes Melanom nachweist, sollte eine weiträumige Exzision mit oder ohne Lymphknotenentfernung veranlasst werden. Bei größeren Läsionen wird vor dem Eingriff gelegentlich eine Inzisionsbiopsie durchgeführt. Wenn der Befund des Biopsats positiv ausfällt, kann der Chirurg mit einer geeigneten operativen Therapie fortfahren (◘ Abb. 10.8, ◘ Abb. 10.9, ◘ Abb. 10.10, ◘ Abb. 10.11).

Übung
Welche Merkmale eines Muttermals können auf eine maligne Veränderung hinweisen?

_____

_____

_____

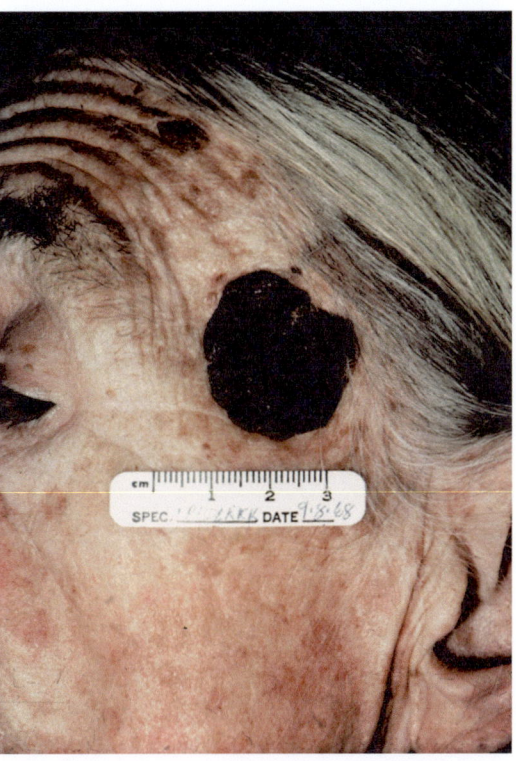

Abb. 10.9 Bei dieser tief pigmentierten Hautläsion an der Schläfe einer Frau handelt es sich nicht um ein Melanom, sondern um eine seborrhoische Keratose (eine benigne pigmentierte Warze oder »Alterswarze«). Solche Warzen sind am häufigsten bei älteren Menschen zu beobachten, und nach dem ersten Auftreten entstehen in der Regel früher oder später weitere Warzen dieser Art

10.4.4 Methoden zur Behandlung von Melanomen

- **Operative Therapie**

> Die operative Entfernung von Läsionen im Frühstadium bietet die besten Heilungschancen.

Das Melanom muss mit einem breiten tumorfreien Rand exzidiert werden (mindestens 1 cm, bei dickeren, tiefer gehenden invasiven Tumoren mindestens 2 cm), weil Melanomzellen gelegentlich auch in tumornahen Geweben oder Lymphgefäßen zu finden sind. Um festzustellen, ob drainierende Lymphknoten befallen sind, ist möglicherweise

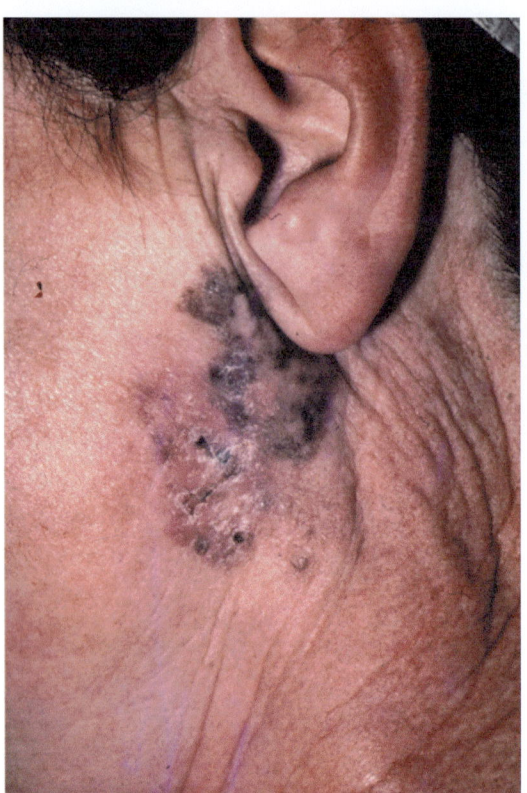

Abb. 10.10 Dieser Hutchinsonsche melanotische Pigmentfleck stellt sich nach einer Biopsie als maligne heraus (Melanom)

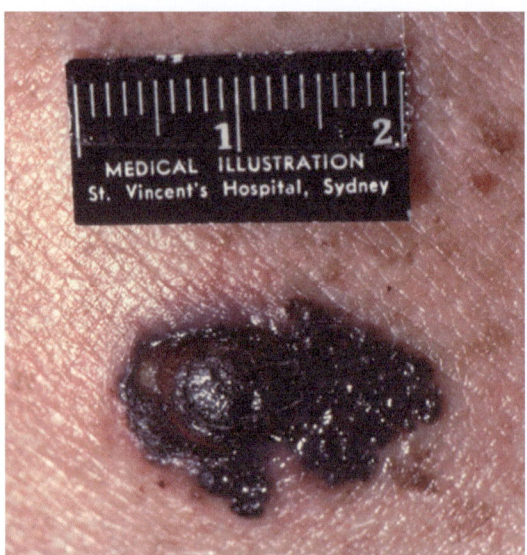

Abb. 10.11 Typisches noduläres Melanom

eine Sentinel-Lymphknotenbiopsie indiziert. Bei Anzeichen von Melanommetastasen in einem Sentinel-Lymphknoten oder von klinisch manifesten invasiven Metastasen in einem Lymphknoten wird standardmäßig der gesamte Lymphknotenbereich chirurgisch entfernt.

10.4.5 Untersuchungen als Hilfestellung für die operative Therapie

- **Eindringtiefe**

Die Wahrscheinlichkeit der Metastasierung von Melanomen steht in einem direkten Zusammenhang zur Dicke und Hautpenetration bzw. -infiltration des Tumors. Bei dünnen Melanomen, d. h.

Melanomen, die < 1 mm dick sind, ist eine Ausbreitung in Lymphknoten unwahrscheinlich. Die Hälfte aller Melanome mit einer Dicke > 4,0 mm können hingegen Metastasen gebildet haben, v. a. in Lymphknoten. Die Penetrationstiefe eines Melanoms in die Haut wird auch als Eindringtiefe nach Clark auf einer Skala von 1–5 gemessen, wobei Level 1 einer ausschließlich oberflächlichen Läsion mit einer guten Prognose entspricht, während Level 5 für ein Melanom steht, das alle Hautschichten vollständig penetriert hat und mit einer sehr zurückhaltenden Prognose verbunden ist, da eine Metastasierung wahrscheinlich ist.

Bei vergrößerten Lymphknoten liefern Ultraschalluntersuchungen immer zuverlässigere Antworten auf die Frage, ob die Vergrößerung des Lymphknotens auf Metastasen zurückzuführen ist.

- **Sentinel-Lymphknoten-Biopsie**

In Einrichtungen, die sich auf die Therapie von Melanomen spezialisiert haben, wird seit mehreren Jahren ein Test mit der Bezeichnung »Sentinel-Lymphknoten-Biopsie« durchgeführt. Wenn die Lymphknoten trotz eines möglichen Befalls mit Melanommetastasen nicht vergrößert sind, kann im Rahmen einer Lymphszintigraphie eine Darstellung des Lymphabstroms *(lymphatic mapping)* erfolgen, anstatt alle lokalen Lymphknoten nur für den Fall einer Metastasierung sicherheitshalber zu exzidieren. So können die vom Lymphabstrom des Melanoms zuerst erreichten Lymphknoten besser lokalisiert werden. Diese Lymphknoten werden als Sentinel-Lymphknoten (syn. Wächter-Lymphknoten) bezeichnet. Bei der Untersuchung wird ein radioaktives Isotop peritumoral injiziert. Das anschließende Szintigramm der regionalen Lymphknoten zeigt, welcher oder welche Lymphknoten vom Lymphabstrom des Melanoms zuerst erreicht werden. Der oder die Sentinel-Lymphknoten werden daraufhin direkt auf der Haut markiert, damit der Chirurg diesen bzw. diese Lymphknoten für eine anschließende pathologische Untersuchung entfernen kann. Wenn in den Sentinel-Lymphknoten keine Melanomzellen gefunden wurden, werden keine weiteren Lymphknoten exzidiert. Wurden in den Sentinel-Lymphknoten jedoch maligne Zellen nachgewiesen, wird wegen der Gefahr eines potenziellen weiteren Befalls angrenzender Lymphknoten eine En-bloc-Resektion der gesamten Lymphknotengruppe durchgeführt.

Neben der Darstellung der Lymphknoten mithilfe eines radioaktiven Isotops kann auch ein Test mit einem blauen Farbstoff (Patentblau oder Isosulfan-Blau) durchgeführt werden. Das Verfahren ist insofern identisch, als dass statt des radioaktiven Isotops ein Farbstoff unmittelbar vor der Operation peritumoral injiziert wird. Während der Operation kann der Chirurg dann die blau gefärbten drainierenden Lymphknoten des Melanoms identifizieren und für eine mikroskopische Untersuchung auf Melanomzellen exzidieren.

Normalerweise werden Untersuchungen mit einem blauen Farbstoff und mit einem radioaktiven Isotop parallel durchgeführt, um den bzw. die richtigen Knoten für eine Biopsie präziser identifizieren zu können.

10.4.6 Weitere Behandlungsmethoden

Melanome sprechen i. Allg. nicht besonders gut auf eine strahlentherapeutische Behandlung an. Die Strahlentherapie kann sich jedoch in einigen Fällen im Hinblick auf eine erstrebenswerte Palliation als nützlich erweisen, wie z. B. bei Metastasen im Gehirn und gelegentlich auch bei anderen metastatischen Tumorherden.

Eine Ausnahme stellt die Behandlung des eher seltenen Aderhautmelanoms im Auge dar. Durch das Aufbringen radioaktiver Plaques (mit einem radioaktiven Isotop wie Jod-125) über einen Zeitraum von 5–7 Tagen wurde ein gutes Ansprechen erzielt. Neuerdings werden primäre Melanome im Auge in einigen Zentren auch erfolgreich mit einer besonderen Form der externen Strahlentherapie, der Protonenbestrahlung, behandelt. Okuläre Melanome metastasieren v. a. in die Leber. Je nach Anzahl und Lokalisation der metastatischen Tumorherde können Melanommetastasen in der Leber bisweilen exzidiert, bei multiplem Befall regional therapiert werden.

Die chemotherapeutische Behandlung von Melanomen führt i. Allg. nicht zu zufriedenstellenden Ergebnissen. Vereinzelt wurde ein positives Ansprechen beobachtet, jedoch nur in seltenen Fällen. Wenn ein fortgeschrittenes Melanom scheinbar auf eine Extremität begrenzt ist, kann durch eine höher dosierte regionale Chemotherapie meist eine lohnende Tumorregression erreicht werden, und zwar mithilfe einer speziellen Technik, der sog. Closed-Circuit-Perfusion, bei der hochdosierte Chemotherapeutika in die Extremität infundiert werden (▶ Abschn. 8.3.4). Eine neuere Methode der Closed-Circuit-Infusion, bei der keine Perfusionspumpe benötigt wird, ist möglicherweise ebenso wirksam wie die Closed-Circuit-Perfusion und einfacher durchzuführen. Bei diesem Verfahren wird ein Tourniquet angelegt, um den Blutkreislauf innerhalb der Extremität vom allgemeinen Blutkreislauf zu trennen. Daraufhin werden die Chemotherapeutika mit Blut vermischt, das aus einer Vene in der Extremität entnommen wurde, und anschließend wieder in die Hauptarterie der Extremität injiziert. Dieser Vorgang wird etwa 30 Minuten lang mehrmals wiederholt, wodurch eine kontinuierliche Infusionspumpe überflüssig wird.

In Verbindung mit Wärme erzielt die regionale Chemotherapie eine höhere Wirkung, die noch gesteigert werden kann, wenn im Rahmen der Chemotherapie der immuntherapeutische Wirkstoff Tumornekrosefaktor (TNF) verabreicht wird.

Berichte über den erfolgreichen Einsatz einer kombinierten Strahlen- und Chemotherapie, der sog. »Sandwich-Therapie« (▶ Abschn. 8.3.4), ermutigen zum weiteren Verfolgen dieses Therapieansatzes.

Fortgeschrittene oder metastasierte Melanome werden neuerdings auch mithilfe einer Immuntherapie behandelt. Doch auch wenn in Verbindung mit einer allgemeinen (systemischen) Immuntherapie vereinzelt ein Ansprechen beobachtet wird, sind die Behandlungsergebnisse sehr unterschiedlich, und die anfänglichen Hoffnungen auf ein potenzielles neues Heilmittel haben sich bisher noch nicht erfüllt. Es wurde allerdings von einigen vielversprechenden Ergebnissen nach einer Chemotherapie in Kombination mit Interleukin 2 berichtet.

In großen Kliniken, die auf die Melanombehandlung spezialisiert sind, werden in der Hoffnung auf verbesserte Methoden kombinierte Chemo- und Immuntherapien weiter untersucht, damit künftig für Patienten mit fortgeschrittenen Melanomen möglicherweise zuverlässigere Therapien zur Verfügung stehen.

10.4.7 Impfstudien

Es laufen auch Studien mit dem Ziel, einen wirksamen Impfstoff gegen Melanome zu finden. Bis heute gibt es jedoch kein Präparat für eine sichere, zuverlässige oder wirksame klinische Anwendung.

Fallberichte

Melanom
Dünnes Melanom

Herr D. ist 46 Jahre alt und von Beruf Lehrer. Seine Großeltern sind von Schottland nach Australien ausgewandert. Als Kind betrieb er Sport im Freien und liebte den Strand.

Seine Ehefrau entdeckte vor ungefähr einem Jahr ein neues Muttermal auf seinem Rücken. Im Laufe der letzten Monate beobachtete sie, dass dieses Muttermal dunkler wurde und seine Form veränderte.

Daraufhin ging Herr D. zu seinem Hausarzt, der das Muttermal untersuchte. Es hatte einen Durchmesser von 1 cm, war ungleichmäßig pigmentiert und wies eine unregelmäßige Begrenzung auf. Eine axilläre, inguinale oder zervikale Lymphadenopathie lag nicht vor.

Der Hausarzt nahm eine Exzisionsbiopsie der gesamten Läsion vor. Die pathologische Untersuchung kam zu dem Ergebnis, dass es sich um ein Melanom mit einer Eindringtiefe von 0,4 mm (Clark-Level 2) ohne Ulzeration und mit nur vereinzelten Mitosefiguren (eine Mitose/mm²) handelte, was auf ein vergleichsweise niedrigmalignes Melanom schließen ließ. Daraufhin wurde die eigentliche weiträumige Exzision mit einem Sicherheitsabstand von 1 cm bis in das Muskelgewebe durchgeführt.

Seit diesem Eingriff sind 5 Jahre vergangen. Herr D. ist weiterhin gesund und sucht jährlich seinen Hautarzt für eine Nachuntersuchung des Melanoms und eine vollständige Hautkontrolle auf.

Melanom mit mittlerer Eindringtiefe

Herr B. ist 58 Jahre alt und von Beruf Anwalt. Er lebt seit seiner Geburt in Südkalifornien. Er suchte für den jährlichen Gesundheitscheck seinen Hausarzt auf. Er wurde mit blutdrucksenkenden Medikamenten behandelt, war jedoch ansonsten gesund. Sein Hausarzt entdeckte einen pigmentierten Knoten im rechten oberen Brustbereich mit einem Durchmesser von 8 mm und einer unregelmäßigen Form. Daraufhin wurde eine Exzisionsbiopsie durchgeführt, und die pathologische Untersuchung ergab, dass es sich um ein Melanom mit einer Eindringtiefe von 2,5 mm (Clark-Level 4) mit vorhandener Ulzeration und 4 Mitosen/mm² handelt. Herr B. wurde an einen Chirurgen überwiesen.

Der Chirurg riet zu einer weiträumigen Exzision des primären Melanoms (mit einem tumorfreien Randsaum von 2 cm) und einer Sentinel-Lymphknotenbiopsie zur Stadieneinteilung bzw. Klassifikation (Staging). Am Operationstag wurde vormittags ein Lymphszintigramm erstellt. Anschließend wurde Herr B. an den OP-Bereich weitergeleitet. Auf dem Lymphszintigramm war ein einzelner Sentinel-Lymphknoten in der rechten Achsel zu erkennen.

Unter Vollnarkose wurde bei Herrn B. 1 ml Patentblau in die Haut um das primäre Melanom injiziert. Daraufhin wurden die weiträumige Exzision und anschließend die Sentinel-Lymphknotenbiopsie durchgeführt. Der Chirurg entdeckte ein blaues, in den Sentinel-Lymphknoten führendes Lymphgefäß. Der Lymphknoten war blau gefärbt und laut Messung mit einer Gammasonde »heiß«.

Bei der pathologischen Untersuchung des exzidierten

10.4 · Melanome

Gewebes wurde keine weitere Malignität nachgewiesen, und der Sentinel-Lymphknoten ließ keine Anzeichen von Melanommetastasen erkennen. Herrn B. wurde dazu geraten, regelmäßig zur Nachsorgeuntersuchung zu erscheinen. 3 Jahre später ist er weiterhin gesund, und es sind keine Anzeichen eines Restmelanoms oder einer Verschlechterung in Form von Metastasen zu erkennen. Bei regelmäßigen Hautkontrollen wurden keine neuen Melanome entdeckt.

Metastatisches Melanom

Herr M. war 66 Jahre alt und von Beruf Landwirt. Er war im Alter von 12 Jahren von Deutschland nach Australien ausgewandert. Er war Diabetiker, wurde mit oralen Antidiabetika behandelt und erhielt außerdem blutdrucksenkende Medikamente. 6 Jahre zuvor war bei ihm ein Melanom auf dem linken Unterschenkel ausschließlich weiträumig exzidiert worden.

Er suchte seinen Hausarzt auf, nachdem er einen Knoten in der linken Leistengegend entdeckt hatte. Der Hausarzt fand eine 4 cm große feste Struktur in der linken Leiste, unterhalb des Leistenbandes (Ligamentum inguinale) vor.

Der Knoten war beweglich und nicht schmerzempfindlich. Die Narbe von der früheren Entfernung des Melanoms auf dem linken Unterschenkel war unauffällig.

Durch eine Feinnadelbiopsie des Knotens wurden Zellen nachgewiesen, die metastatischen Melanomzellen entsprechen. Der Patient wurde an einen Chirurgen überwiesen.

Der Chirurg riet zu einer Lymphknotendissektion der linken Leiste und zum Zweck der Stadieneinteilung zu einer Computertomographie von Gehirn, Brustkorb, Abdomen und Becken. Auf den CT-Aufnahmen waren keine Anzeichen von Metastasen zu erkennen. Daraufhin wurde bei Herrn M. eine Dissektion der linken inguinalen Lymphknoten durchgeführt. Von 25 pathologisch untersuchten Lymphknoten war lediglich ein 4 cm großer Lymphknoten von Melanommetastasen befallen.

Nach dem Eingriff wurde bei Herrn M. über einen längeren Zeitraum eine Lymphfistel aus der Leiste drainiert, und der Patient wurde mit der Drainage in situ entlassen. Die Drainage wurde erst nach einem Monat entfernt. Der Patient wurde nicht mit einer adjuvanten Therapie behandelt.

Herr M. erschien nicht zur regelmäßigen Nachsorge, wurde aber 18 Monate später erneut vorstellig, nachdem er eine 2 cm große Läsion, zwei 1 cm große Läsionen und drei kleinere Knoten in der Haut des rechten Oberschenkels und zwei kleine Knoten in der Haut direkt unterhalb des linken Knies entdeckt hatte. Mithilfe von Feinnadelbiopsien wurden in diesen Knoten Melanomzellen nachgewiesen. Herr M. wies keine weiteren Symptome auf. Auf CT-Aufnahmen von Gehirn, Brustkorb, Abdomen und Becken waren erneut keine Tumoren zu erkennen. Es wurden keine weiteren Läsionen entdeckt.

Dem Patienten wurde mitgeteilt, dass an anderen Stellen mit ziemlicher Sicherheit weitere unentdeckte Tumorherde zu finden seien, v. a. jedoch im linken Unterschenkel. Man sagte ihm, dass anstelle zahlreicher Operationen, bei denen neu auftretende Läsionen in seinem Bein immer schwieriger exzidiert und kontrolliert werden könnten, eine Closed-Circuit-Infusion (Therapie im geschlossenen Kreislauf) mit konzentrierten Chemotherapeutika das Melanom in seinem Bein wahrscheinlich kontrollieren könnte.

Herr M. erklärte sich einverstanden, woraufhin eine Closed-Circuit-Infusion des linken Unterschenkels vorgenommen wurde. Bei diesem Eingriff wurde der geschlossene Blutkreislauf mithilfe eines Tourniquets hergestellt, das weit oberhalb des linken Oberschenkels angelegt wurde. Anschließend wurde das Chemotherapeutikum in die Oberschenkelschlagader (A. femoralis) injiziert. Zu diesem Zweck wurde aus der Oberschenkelvene (V. femoralis) Blut entnommen, das anschließend wieder in die A. femoralis injiziert wurde. Dieser Vorgang wurde 30 Minuten lang mehrmals wiederholt. Für die Behandlung war Melphalan das Chemotherapeutikum der Wahl, die Temperatur in der Extremität betrug 39°C.

Nach der Infusion trat eine deutliche Rötung der gesamten unteren Extremität auf, die langsam zurückging. Im Laufe der nächsten Wochen gingen die malignen Neubildungen ebenfalls zurück und verschwanden schließlich vollständig.

Herr W. war anschließend 14 Monate lang beschwerdefrei. Bei einer Routineuntersuchung war auf dem Thoraxröntgenbild dann allerdings eine verdächtige Verschattung im rechten Lungenflügel zu sehen. Bei einer erneuten Computertomographie zur Stadieneinteilung wurden multiple Leber- und Lungenmetastasen entdeckt. Die größte Metastase stimmte mit der auf dem Röntgenbild erkennbaren Läsion überein.

Der Patient wurde an einen auf die Behandlung von Melanomen spezialisierten Onkologen überwiesen, der eine Therapie mit einem anderen Chemotherapeutikum (DTIC [Dacarbazin]) anbot. Das Ansprechen war jedoch gering, und Herr M. verstarb 5 Monate später infolge disseminierter Melanommetastasen.

Übung
Warum werden Melanome im Vergleich zu anderen Hautkrebserkrankungen i. Allg. als gefährlicher eingestuft?

_____

_____

_____

Lungenkrebs (Bronchialkarzinom)

K.R. Aigner, F.O. Stephens, T. Allen-Mersh, G. Hortobagyi, D. Khayat, S.M. Picksley, P. Sugarbaker, T. Taguchi, J.F. Thompson

11.1 Symptome – 129

11.2 Untersuchungen – 129

11.3 Bedeutung histologischer Befunde – 129

11.4 Behandlungsmethoden – 129

11.5 Mesotheliom – 131

11.6 Lungenmetastasen – 131

© Springer-Verlag Berlin Heidelberg 2016
K. R. Aigner, F. O. Stephens (Hrsg.), *Onkologie Basiswissen*,
DOI 10.1007/978-3-662-48585-9_11

In diesem Kapitel erfahren Sie mehr über
- Symptome
- Untersuchungen
- Pathologie
- Behandlungsmethoden
- Mesotheliom
- Lungenmetastasen

Lungenkrebs hat sich in den letzten 100 Jahren von einer seltenen Krankheit zu einer Erkrankung entwickelt, die heute in der westlichen Welt für mehr Todesfälle verantwortlich ist als jede andere Krebsart. Weltweit werden jährlich etwa 1 Mio. Fälle mit einer Sterblichkeitsrate von fast 90% verzeichnet. Dieser rasche Anstieg der Inzidenz steht in einem direkten Zusammenhang mit der weit verbreiteten Gewohnheit des Rauchens. Die Erkrankung wird bei Rauchern 8- bis 10-mal häufiger diagnostiziert als bei Nichtrauchern. Da die Anzahl der Raucherinnen in den letzten Jahren stark zugenommen hat, gleicht sich die Inzidenz von Lungenkrebs bei Frauen inzwischen der bei Männern an. In den USA stellt Lungenkrebs heute nach Hautkrebs die zweithäufigste Krebserkrankung bei beiden Geschlechtern dar. Tatsächlich ist das Bronchialkarzinom in den USA inzwischen für mehr Todesfälle verantwortlich als kolorektale Karzinome sowie Mamma- und Prostatakarzinome zusammen (▶ Tab. 2.1). Die Zunahme der Fälle von Lungenkrebs folgte nach 20 oder mehr Jahren dem Anstieg des Tabakkonsums. Da jedoch die Anzahl der Raucher in vielen westlichen Ländern (einschließlich USA und Australien) in den letzten 30 Jahren des 20. Jahrhunderts langsam zurückgegangen ist, erreichte die Inzidenz von Lungenkrebs bei Männern zwischen 1985 und 1990 ihren Höhepunkt. Bei Frauen steigt sie weiter an, da die Anzahl der Raucherinnen nicht im gleichen Maß wie die der Raucher gesunken ist.

Auch wenn Rauchen mit Abstand der häufigste Auslöser von Lungenkrebs ist, können gelegentlich auch andere Faktoren eine Rolle spielen. Dazu gehören industrielle Schadstoffemissionen und Autoabgase. Außerdem lassen Personen, die in bestimmten Branchen tätig sind, in denen sie mit Chrom, Arsen und Asbest in Kontakt kommen, ebenfalls eine erhöhte Inzidenz erkennen, insbesondere dann, wenn sie zudem rauchen.

Die meisten Fälle von Lungenkrebs werden in Nordamerika (v. a. bei dunkelhäutigen Männern) und in Neuseeland (insbesondere bei den Maori) verzeichnet. Auch in Großbritannien, Europa und Australien werden Bronchialkarzinome sehr oft diagnostiziert, in West- und Ostafrika dagegen am seltensten. Lungenkrebs tritt nur sehr vereinzelt bei Personen < 30 Jahre auf und wird selten vor Erreichen eines Alters von 40 Jahren diagnostiziert. Anschließend steigt die Inzidenz mit zunehmendem Alter. Das Durchschnittsalter zum Zeitpunkt der Diagnose liegt zwischen 65 und 70 Jahren. In westlichen Ländern tritt diese Krebsart häufiger in niedrigeren als in oberen Gesellschaftsschichten auf, was möglicherweise darauf zurückzuführen ist, dass in unteren Gesellschaftsschichten mehr geraucht wird.

Pathologie der Subtypen von Lungenkrebs Unterschieden werden vier histologische Haupttypen des Bronchialkarzinoms:
1. Kleinzelliges Bronchialkarzinom,
2. Plattenepithelkarzinom,
3. Adenokarzinom,
4. großzelliges Bronchialkarzinom.

Da der klinische Therapieansatz bei den drei letztgenannten Tumorarten vergleichbar ist, werden sie zusammenfassend als nichtkleinzellige Bronchialkarzinome eingestuft. Bei der Klassifikation von Lungenkrebs für klinische und therapeutische Zwecke erfolgt daher eine Unterteilung in kleinzellige und nichtkleinzellige Bronchialkarzinome.

Kleinzellige Bronchialkarzinome sind i. Allg. aggressiver. Die mediane Überlebenszeit der Patienten liegt bei 18 Monaten, die 5-Jahres-Überlebensrate ist sehr niedrig.

Lokalisierte nichtkleinzellige Bronchialkarzinome können im Frühstadium möglicherweise durch operative Entfernung geheilt werden. Kleinzellige Bronchialkarzinome haben jedoch zum Zeitpunkt der Erstdiagnose ausnahmslos über resezierbares Gewebe hinaus metastasiert.

Lungenkrebs lässt nicht nur eine steigende Inzidenz bei Frauen aufgrund der wachsenden Anzahl von Raucherinnen erkennen, Frauen mit einem Bronchialkarzinom haben außerdem eine eher schlechtere Prognose als Männer mit Lungenkrebs. Dies ist darauf zurückzuführen, dass bei Frauen der Anteil an kleinzelligen Bronchialkarzinomen und Adenokarzinomen höher ist als bei Männern. Bei Männern werden mehr Plattenepithelkarzinome der Lunge diagnostiziert, die im Verhältnis weniger aggressiv und wahrscheinlich eher resezierbar sind, auch wenn sie in nicht einmal 25% der Fälle heilbar sind.

11.1 Symptome

> Lungenkrebs verursacht im Frühstadium kaum Beschwerden, weshalb Bronchialkarzinome meist erst in einem relativ fortgeschrittenen und in der Regel unheilbaren Stadium diagnostiziert werden.

Dies ist teilweise darauf zurückzuführen, dass der Patient als Raucher an chronischen Husten gewöhnt ist und eine Veränderung des Hustens erst dann bemerkt, wenn die Erkrankung bereits fortgeschritten ist. Husten ist das häufigste Einzelsymptom von Lungenkrebs, gefolgt von Kurzatmigkeit, Bluthusten bzw. Husten mit blutigem Auswurf (Hämoptyse), Brustschmerzen und akuten Infektionen der unteren Atemwege bzw. Lungenentzündungen, die nicht vollständig auf eine Therapie ansprechen.

Das erste Anzeichen einer Lungenkrebserkrankung kann auch auf eine Ausbreitung des Tumors zurückzuführen sein, die Metastasen in Lymphknoten, in Knochen, im Gehirn oder in einer anderen Körperregion entstehen lässt. Bisweilen produzieren Bronchialkarzinome auch Hormone oder andere Stoffe, die den Patienten insgesamt beeinträchtigen können. Sie können Veränderungen in anderen Körperregionen auslösen, wie ein Anschwellen der Brust, Veränderungen der Knochen (Osteoarthropathie) oder der Fingernägel (Trommelschlegelfinger) oder ein Verlust der Nervenfunktion, der häufig mit einem Taubheitsgefühl oder Kribbeln (Neuropathien) verbunden ist.

11.2 Untersuchungen

Auf Röntgen-Thorax-Aufnahmen ist gelegentlich ein Bronchialkarzinom zu erkennen, das keine Symptome verursacht. Wenn Symptome vorhanden sind, ist der Tumor fast immer auf einem Röntgenbild sichtbar.

CT-Aufnahmen können die Lokalisation und Größe eines Bronchialkarzinoms sowie vergrößerte Lymphknoten im Mediastinum möglicherweise präziser abbilden.

Im Rahmen einer Bronchoskopie (▶ Abschn. 7.4.5) kann der Arzt ein Lungenkarzinom meist entdecken und ggf. eine Gewebeprobe entnehmen. Das Biopsat wird mikroskopisch untersucht, um Tumorzellen nachzuweisen und die Art des Bronchialkarzinoms festzustellen, damit die optimale Therapie bestimmt werden kann (◘ Abb. 11.1).

In manchen Fällen ist ein Karzinom auch nicht mit einem Bronchoskop zu erkennen. Der abgesaugte oder abgehustete Auswurf kann ebenfalls mikroskopisch untersucht werden. Liegt ein Tumor vor, werden bei dieser sog. zytologischen Untersuchung meist auch Tumorzellen nachgewiesen. Wenn auf einer Röntgenaufnahme ein Knoten zu sehen ist, können manchmal mithilfe einer durch die Brustwand eingeführten Nadel Zellen aus dem Knoten biopsiert und dann zytologisch untersucht werden.

11.3 Bedeutung histologischer Befunde

Alle Lungenkrebsarten stehen normalerweise in Zusammenhang mit dem Rauchen. Die Unterteilung in die beiden Hauptgruppen, kleinzelliges und nichtkleinzelliges Bronchialkarzinom, ist jedoch für die Behandlungsplanung von Vorteil. Kleinzellige Bronchialkarzinome (etwa 20% aller Lungenkarzinome) sind zum Zeitpunkt der Erstdiagnose oftmals metastasiert und werden daher nicht operativ behandelt. Nichtkleinzellige Bronchialkarzinome sind gelegentlich auf ihren Ursprungsort begrenzt und können in einigen Fällen mit Aussicht auf Heilung chirurgisch exzidiert werden. Sie sprechen in der Regel nicht besonders gut auf eine Chemo- oder Strahlentherapie an.

11.4 Behandlungsmethoden

Leider suchen die meisten Lungenkrebspatienten erst dann einen Arzt auf, wenn der Tumor bereits von der Lunge in angrenzende Strukturen, Lymphknoten oder andere Körperregionen metastasiert ist. Daher sind die meisten Bronchialkarzinome zum Zeitpunkt

Kapitel 11 · Lungenkrebs (Bronchialkarzinom)

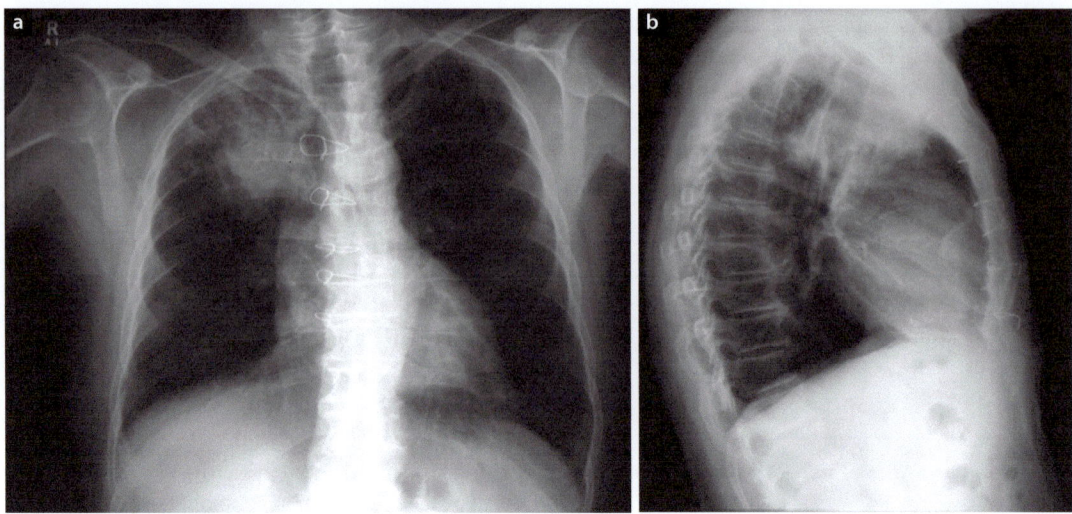

Abb. 11.1 Anteroposteriore (**a**) und laterale (**b**) Röntgen-Thorax-Aufnahmen, auf denen ein primäres Bronchialkarzinom als hellerer Bereich in der Spitze des rechten Lungenflügels zu erkennen ist. Unmittelbar rechts der vorderen Medianlinie (Linea mediana anterior) ist im Körper verbliebenes metallisches Nahtmaterial von einer früheren Herzoperation zu sehen

der Diagnose wahrscheinlich unheilbar. Bei Patienten mit nichtkleinzelligen Bronchialkarzinomen, die sich frühzeitig behandeln lassen und deren Tumoren zum Diagnosezeitpunkt noch klein sind, werden die besten Ergebnisse durch vollständige oder teilweise chirurgische Resektion eines Lungenflügels erzielt. Doch selbst von den Patienten, deren Lungentumoren vermeintlich vollständig reseziert wurden, werden lediglich etwa 25 % langfristig geheilt.

Die Strahlentherapie kommt gelegentlich zum Einsatz, wenn ein chirurgischer Eingriff nicht sinnvoll ist. Eine Heilung wird jedoch äußerst selten allein mithilfe der Strahlentherapie erreicht.

Mit Chemo- und Immuntherapie wurden bei der Behandlung von Lungenkrebs enttäuschende Ergebnisse erzielt. Neuere Chemotherapeutika, die von Experten in bestimmten Kombinationen und nach bestimmten Behandlungsschemata eingesetzt werden, können jedoch bei einigen Lungenkrebsarten eine lohnende Besserung erreichen. Kleinzellige Bronchialkarzinome sprechen oft vorübergehend auf eine Chemo- oder Strahlentherapie an, eine langfristige Heilung ist hingegen selten. Die Besserung kann mehrere Monate oder sogar ein Jahr oder 2 Jahre lang andauern.

Es laufen weiter Studien, um die Therapieergebnisse mithilfe kombinierter Behandlungsprogramme zu verbessern. Man hofft, dass mit verschiedenen Kombinationen moderner Chemotherapieregimes mit einer Strahlentherapie und/oder einer chirurgischen Behandlung in Zukunft bessere Ergebnisse erzielt werden könnten. Solche Kombinationen von medikamentösen und anderen Behandlungsmethoden werden weltweit in zahlreichen führenden Krebszentren untersucht. Regionale Chemotherapieverfahren scheinen, wie jüngste Studienergebnisse zeigen, beim nichtkleinzelligen Bronchialkarzinom zu besseren Ansprechraten zu führen.

Fallbericht

Lungenkrebs

Alex war ein 57-jähriger Mann, der seinen Arzt aufsuchte, weil sein »Husten nicht nachließ« und er kürzlich nach dem Husten im Auswurf Blut entdeckt hatte. Alex hatte nahezu 30 Jahre lang 20 Zigaretten pro Tag geraucht. Seine Ehefrau sagte, er huste seit 2 oder 3 Jahren, und der Husten sei in letzter Zeit hartnäckiger geworden. Er habe in den letzten Wochen an Gewicht verloren und sei antriebslos gewesen.

> Er habe kürzlich eine »Grippe« gehabt und trotz der Einnahme von Antibiotika habe die »Grippe« mit dem produktiven Husten nicht nachgelassen.
> Bei der Untersuchung konnte der Arzt rasselnde Geräusche auf beiden Seiten des Brustkorbs hören und stellte eine gewisse Dämpfung mit Minderbelüftung über dem unteren rechten Lungenflügel fest. Auf der Röntgen-Thorax-Aufnahme war eine Läsion im unteren rechten Mediastinum und im Lungenflügel zu erkennen.
> Alex wurde an einen Facharzt für Thoraxchirurgie überwiesen, der eine Bronchoskopie veranlasste. Dabei wurde ein Tumor entdeckt, der den rechten unteren Bronchus fast vollständig blockierte. Im Rahmen einer Biopsie stellte sich heraus, dass es sich um ein Plattenepithelkarzinom handelte.
> Der Chirurg sagte, er würde versuchen, den Tumor zu entfernen. Dies würde jedoch vermutlich eine Resektion des rechten Lungenflügels erfordern, und selbst dann lägen die Heilungschancen < 20%. Alternativ könne eine Strahlentherapie oder eine Chemotherapie mit anschließender Strahlentherapie durchgeführt werden. Dabei stünden die Chancen für eine Linderung der Beschwerden für möglicherweise einige Monate gut, ein langfristiger Erfolg sei jedoch unwahrscheinlich.
> Alex entschied sich für die Operation. Eine Resektion des Tumors, der bereits die mediastinalen Lymphknoten befallen hatte, stellte sich jedoch als unmöglich heraus. Daraufhin wurde Alex eine Chemotherapie verabreicht, in deren Folge bei ihm allerdings Übelkeit, Haarausfall und eine Knochenmarkdepression (ein Abfall der Thrombozyten- und der Leukozytenzahl) auftraten. Die Chemotherapie wurde abgebrochen, mit dem Ziel, den Tumor strahlentherapeutisch zu behandeln, sobald es Alex Gesundheitszustand zuließe. Alex lehnte jedoch eine weitere Behandlung ab. Er verstarb 4 Monate nach der Erstdiagnose der Krebserkrankung.

11.5 Mesotheliom

Das Mesotheliom ist eine seltene Krebsart, an der v. a. Männer > 60 Jahre erkranken. Das Verhältnis zwischen männlichen und weiblichen Patienten liegt bei 3:1. Mesotheliome sind als eine häufige Erkrankung von Arbeitern bekannt, weil sie meist bei Personen diagnostiziert werden, die während ihrer Arbeit mit Asbest in Kontakt gekommen waren. Arbeiter in der Asbestindustrie, die außerdem rauchen, sind besonders gefährdet. Dank arbeitsschutzrechtlicher Vorschriften für Arbeiten mit Asbest wird diese Krebsart in Zukunft seltener werden. Sie tritt allerdings erst ca. 30 Jahre nach dem letzten beruflichen Kontakt mit Asbest auf.

Das Mesotheliom ist eigentlich keine Krebserkrankung der Lunge, sondern der Pleura, welche die Lungenflügel überzieht und die Brustwand auskleidet. Seltener kommt dieser Tumor auch in anderen mesothelialen Geweben vor, wie in der Auskleidung der Peritonealhöhle, dem Peritoneum. In Verbindung mit Mesotheliomen können Husten, Infektionen der unteren Atemwege, Atembeschwerden oder Brustschmerzen auftreten. Manchmal ist auch ein Knoten zu ertasten oder auf Röntgen- oder CT-Aufnahmen zu erkennen.

Mesotheliome sind schwer zu diagnostizieren und zu behandeln. Zur Bestätigung der Diagnose sind bestimmte immunhistochemische Färbungen erforderlich. Mesotheliome sind in der Regel zu stark metastasiert und zu weit fortgeschritten, um chirurgisch behandelt zu werden, und sprechen meist weder auf eine Strahlentherapie noch auf eine Chemotherapie gut an. Sie werden mit einer Kombination aus Chemo- und Strahlentherapie plus Chirurgie behandelt, ein signifikantes und lohnendes Ansprechen ist jedoch mit herkömmlichen Therapieverfahren äußerst selten. Ein verbessertes Ansprechen wurde mit hochkonzentrierter Chemotherapie im Rahmen einer isolierten Thoraxperfusion erzielt.

Leider gab es bislang keine bessere Therapie, als die Symptome des Patienten möglichst gut zu lindern, während der Tumor langsam weiterwächst.

11.6 Lungenmetastasen

> Die Lunge gehört zu den Organen, in denen am häufigsten Metastasen von Primärtumoren zu finden sind, die in anderen Körperregionen entstanden sind. Tumoren mit beinahe jeder Primärlokalisation können über den Blutkreislauf in die Lunge metastasieren. Dies gilt v. a. für Mamma- und Ovarialkarzinome, Nieren- und Knochentumoren, Sarkome und Melanome.

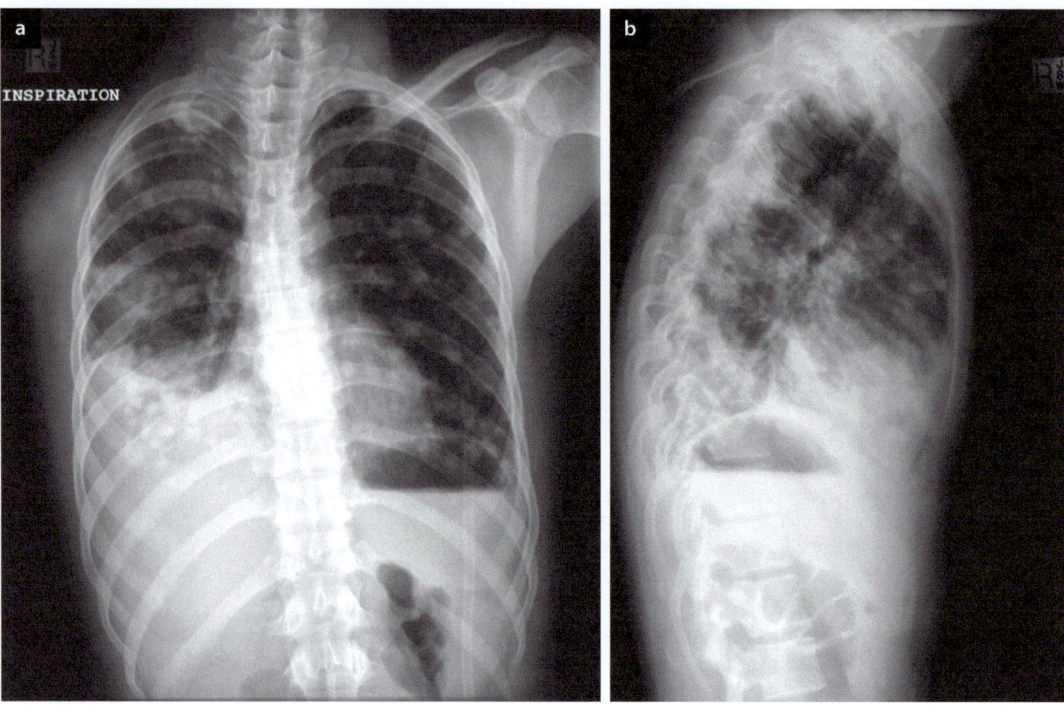

Abb. 11.2 Anteroposteriore (**a**) und laterale (**b**) Röntgen-Thorax-Aufnahmen, auf denen multiple metastatische Tumorherde als vereinzelte weiße Bereiche in dem ansonsten dunklen Lungengewebe zu erkennen sind

Lungenmetastasen sind auf Röntgen-Thorax-Aufnahmen meist als runde Verschattungen (weißer Flecken) sichtbar. Manchmal, v. a. bei primären Nierentumoren oder Sarkomen, ist eine Metastase auf dem Röntgenbild jedoch auch als einzelner runder, weißer Fleck oder Knoten – ähnlich einer Kanonenkugel – zu erkennen. Die Behandlungsmethode hängt von der Art des Primärtumors ab, der in die Lunge metastasiert ist. Eine einzelne Metastase kann bisweilen mit der Aussicht auf Heilung reseziert werden. Einzelne Metastasen sind jedoch selten, und Chemotherapeutika sind i. Allg. wahrscheinlich wirksamer als jede andere Form der Krebstherapie. Da eine Heilung allerdings unwahrscheinlich ist, kann eine Behandlung mit dem Risiko belastender Nebenwirkungen als sinnvoll erachtet werden oder auch nicht (Abb. 11.2).

In manchen Fällen führen Primärtumoren oder Metastasen in der Lunge zu einer Flüssigkeitsansammlung in der Pleurahöhle, einem sog. Pleuraerguss. Infolge des Drucks auf die Lunge ist ein Pleuraerguss mit Kurzatmigkeit und Atembeschwerden verbunden. Bisweilen kann einem Patienten – wenn auch nur vorübergehend – Linderung verschafft werden, indem der Arzt die Pleurahöhle mithilfe einer Hohlnadel punktiert. Nach Aspiration der Flüssigkeit kann eine erneute Flüssigkeitsansammlung durch die Injektion eines Chemotherapeutikums in die Pleurahöhle verlangsamt werden.

Übung

Erstellen Sie eine Liste der Gründe für die schlechte Prognose von Lungenkrebs.

_____

_____

_____

Brustkrebs (Mammakarzinom)

K.R. Aigner, F.O. Stephens, T. Allen-Mersh, G. Hortobagyi, D. Khayat, S.M. Picksley, P. Sugarbaker, T. Taguchi, J.F. Thompson

12.1 Hormonersatztherapie – 136

12.2 Symptome – 136

12.3 Inflammatorisches Mammakarzinom – 136

12.4 Mammakarzinome der männlichen Brust – 137

12.5 Anzeichen – 137

12.6 Untersuchungen – 138

12.7 Behandlungsmethoden – 139

12.8 Prävention – 139

12.9 Pathologie – 141

12.10 Mammakarzinome im Frühstadium –141
12.10.1 Chirurgie und/oder Strahlentherapie – 141
12.10.2 Adjuvante Chemotherapie – 142
12.10.3 Tests zur Bestimmung der Hormonsensitivität – 143
12.10.4 Behandlungsoptionen für Mammakarzinome im Frühstadium – 143

12.11 Lokal fortgeschrittene und metastasierte Mammakarzinome – 143

12.12 Körperliche und emotionale Bedürfnisse – 144
12.12.1 Brustprothesen und Brustrekonstruktion – 144
12.12.2 Brustkrebszentren – 145
12.12.3 Krebsgesellschaften und Brustkrebs-Selbsthilfegruppen – 145

© Springer-Verlag Berlin Heidelberg 2016
K. R. Aigner, F. O. Stephens (Hrsg.), *Onkologie Basiswissen*,
DOI 10.1007/978-3-662-48585-9_12

In diesem Kapitel erfahren Sie mehr über
- Inzidenz, Ursachen und allgemeine Anzeichen
- Hormonersatztherapie
- Symptome
- Mammakarzinome der männlichen Brust
- Anzeichen
- Untersuchungen
- Stadieneinteilung (Staging) von Mammakarzinomen
- Behandlungsmethoden
- Prävention
- Mammakarzinome im Frühstadium
- Chirurgie und/oder Strahlentherapie
- Adjuvante Chemotherapie
- Lokal fortgeschrittene und metastasierte Mammakarzinome
- Körperliche und emotionale Bedürfnisse der Patientinnen
- Prothesen und Brustrekonstruktion
- Brustkrebszentren
- Brustkrebs-Selbsthilfegruppen

Die Inzidenz von Brustkrebs ist in westlichen Ländern im Laufe des 20. Jahrhunderts stark gestiegen. Neben Hautkrebs stellt Brustkrebs heute die häufigste Krebserkrankung bei Frauen in den meisten europäischen Ländern, Großbritannien, den USA, Kanada, Australien und Neuseeland dar (▶ Tab. A2 im Anhang).

In einigen der o. g. Länder hat sich die Anzahl der Brustkrebserkrankungen auf einem scheinbar stabilen Niveau eingependelt, während die Fälle von Lungenkrebs bei Frauen weiter zunehmen, sodass sich die Inzidenz von Lungenkrebs inzwischen der von Brustkrebs angleicht. Da mehr Frauen mit Mammakarzinomen geheilt werden können als Frauen mit Bronchialkarzinomen, ist Lungenkrebs in einigen Ländern, einschließlich der USA, heute für mehr krebsbedingte Todesfälle bei Frauen verantwortlich als Brustkrebs oder irgendeine andere Krebserkrankung (▶ Tab. 2.1). Doch ist nicht nur die Inzidenz von Brustkrebs im Laufe des 20. Jahrhunderts weiter gestiegen, die Erkrankung wurde auch in einem früheren Stadium diagnostiziert. Dies ist teilweise auf ein erhöhtes Bewusstsein für das Mammographie-Screening und dessen verstärkte Nutzung zurückzuführen. Dadurch erhöht sich die Wahrscheinlichkeit für die Diagnose von Mammakarzinomen in einem heilbaren Stadium.

In Nordamerika, Nordeuropa, Australien und Neuseeland ist die Anzahl der Fälle von Brustkrebs gegenüber den meisten asiatischen und afrikanischen Ländern etwa um das 5-Fache erhöht. Bei Frauen asiatischer oder afrikanischer Abstammung, die ihr gesamtes Leben in den USA oder einem anderen westlichen Industrieland verbracht haben, ist das Brustkrebsrisiko jedoch mit dem der übrigen Frauen in diesen Ländern vergleichbar. Dies lässt annehmen, dass die Umwelt, die gesellschaftlichen und sonstigen Gepflogenheiten oder sehr wahrscheinlich die Ernährung in diesen Ländern eine größere Rolle spielen als ethnische oder genetische Faktoren. Etwa eine von 9 Amerikanerinnen erkrankt im Laufe ihres Lebens an Brustkrebs, wenn man von einer Lebenserwartung von 80 Jahren ausgeht.

Mammakarzinome treten zwar gelegentlich auch bei Frauen im dritten Lebensjahrzehnt oder ganz vereinzelt sogar bei Teenagern auf, Brustkrebs wird aber selten vor Erreichen eines Alters von 40 Jahren diagnostiziert. Anschließend steigt die Inzidenz mit zunehmendem Alter. Das Durchschnittsalter zum Zeitpunkt der Erstdiagnose von Brustkrebs liegt bei etwa 60 Jahren.

Die Auslöser von Brustkrebs sind zwar nicht bekannt, es wird jedoch eine Reihe von Faktoren mit der Erkrankung assoziiert. Der möglicherweise wichtigste Faktor ist das Alter, in dem eine Frau ihr erstes Kind bekommen hat. Frauen, die im jungen Alter ein Kind geboren haben, sind in einem gewissen Maß geschützt. Mammakarzinome treten am seltensten bei Frauen auf, die ihr erstes Kind im Teenageralter bekommen haben, und werden wesentlich häufiger bei Frauen diagnostiziert, die erst nach Erreichen eines Alters von 35 Jahren ihr erstes Kind geboren haben. Kinderlose Frauen, wie z. B. Nonnen, weisen ein größeres Brustkrebsrisiko auf.

Das Alter zum Zeitpunkt der Menarche und der Menopause ist ebenfalls signifikant. Eine früh einsetzende Menstruation und ein später Beginn der Menopause werden jeweils mit einem erhöhten Brustkrebsrisiko in Verbindung gebracht. Je länger der reproduktive Lebenszyklus einer Frau ist, desto höher erscheint das Risiko der Entstehung von Mammakarzinomen. Dies ist möglicherweise auf eine häufiger wiederholte und länger andauernde Exposition gegenüber ovariellen Östrogenen zurückzuführen.

Stillende Mütter verfügen möglicherweise ebenfalls über einen gewissen Schutz, auch wenn die Belege dafür weniger eindeutig sind. Frauen in Entwicklungsländern stillen ihre Kinder oft über einen Zeitraum von mehreren Monaten und unterliegen einem niedrigen Brustkrebsrisiko. Allerdings bekommen diese Frauen normalerweise ihr erstes Kind auch in einem jungen Alter, und sie haben einen völlig anderen Lebensstil, wozu auch eine völlig andere Ernährung gehört.

Außerdem existiert ein Zusammenhang zwischen Brustkrebs und Übergewicht, Bewegungsmangel und Rauchen, auch wenn Brustkrebs weniger stark mit Tabakkonsum assoziiert ist als Lungenkrebs. Einige Studien berichten von einem Zusammenhang zwischen Mammakarzinomen und fettreicher Ernährung, v. a. wenn diese reich an gesättigten tierischen Fetten ist. Diese Assoziation konnte jedoch nicht in allen Studien nachgewiesen werden. Ein Brusttrauma wurde gelegentlich ebenfalls als Risikofaktor in Betracht gezogen, doch es ist letztlich unbekannt, ob eine Verletzung tatsächlich Brustkrebs auslösen kann. Auch wenn einige Frauen im Anschluss an eine Verletzung einen Knoten entdeckt haben, der sich als Mammakarzinom herausstellte, hat in den meisten Fällen die Verletzung wahrscheinlich lediglich die Aufmerksamkeit auf einen bereits vorhandenen Tumor gelenkt. Verletzungen können allerdings andere Arten von Knoten in der Brust entstehen lassen, die nichtmaligne sind, wie z. B. Hämatome oder Knoten, die sich auf eine Fettgewebsnekrose zurückführen lassen.

> Eine starke Häufung von Mammakarzinomen bei Angehörigen ist ein signifikanter Risikofaktor für Brustkrebs.

Bei Frauen, deren Angehörige ersten Grades an Brustkrebs erkrankt sind, ist das Risiko am höchsten, insbesondere dann, wenn die Diagnose vor der Menopause gestellt wurde. Ungefähr 10% der Fälle von Brustkrebs werden als familiär eingestuft, für etwa zwei Drittel davon sind die Tumorsuppressorgene BRCA1 und BRCA2 (▶ Kap. 2) verantwortlich. Möglicherweise existieren noch weitere Gene, die mit einem erhöhten Risiko verbunden sind, bisher aber noch nicht identifiziert wurden. Umwelteinflüsse, einschließlich der Ernährung, sind bei den Frauen innerhalb solcher Familien zudem wahrscheinlich eher vergleichbar, sodass genetische Zusammenhänge nicht immer eindeutig feststellbar sind.

Früher glaubte man, dass Brustkrebs häufig eine fibrozystische Erkrankung (syn. zystische Fibroadenose, benigne Mammadysplasie, hormonelle Mastopathie oder »chronische Mastitis«) vorausgeht. Neuere Studien belegen jedoch nur ein leicht erhöhtes Risiko. Wenn allerdings histologische Merkmale einer **atypischen Hyperplasie** vorliegen, ist das Risiko deutlich erhöht. Weil sowohl fibrozystische Erkrankungen als auch Mammakarzinome häufig auftreten, kann sich die Brustkrebsdiagnose bei Frauen, die bereits aus anderen Gründen Knoten in der Brust haben, als schwierig erweisen.

Nach den Atombombenabwürfen auf Hiroshima und Nagasaki wurde von einem Anstieg der Fälle von Brustkrebs bei Frauen berichtet, der jedoch erst einige Jahre nach der Katastrophe festzustellen war.

Rauchen wurde ebenfalls mit einer erhöhten Inzidenz von Mammakarzinomen bei Frauen assoziiert. Dieser Anstieg ist jedoch in der Regel nur bei Frauen zu beobachten, die 20 oder 30 Jahre lang geraucht haben.

In der Praxis sind neben regelmäßigen Selbstuntersuchungen routinemäßige Mammographien alle 2 Jahre bei Frauen > 50 Jahre (bzw. bei Frauen, die einer besonderen Risikogruppe angehören, in kürzeren Abständen) derzeit immer noch die beste Früherkennungsmethode für Brustkrebs. Wenn bei einer Frau oder ihren Angehörigen in der Vergangenheit bereits Mammakarzinome diagnostiziert wurden, ist möglicherweise eine jährliche Mammographie indiziert. In einigen Ländern werden Mammakarzinome zunehmend im Rahmen des Mammographie-Screenings diagnostiziert, bevor überhaupt ein Knoten ertastet werden kann oder Beschwerden oder andere Lokalsymptome auftreten. Eine Ultraschalluntersuchung der Brust ist hauptsächlich bei Patientinnen mit einem tastbaren Knoten nützlich, der auf einem Mammogramm nicht zu erkennen ist, oder aber dann, wenn festgestellt werden soll, ob es sich um einen soliden Knoten oder um eine

Zyste handelt. Sie kann sich außerdem im Rahmen von Screening-Tests bei prämenopausalen Frauen als hilfreich erweisen und gefahrlos während der Schwangerschaft durchgeführt werden. Bei der Untersuchung von Lymphknoten auf potenzielle Metastasen ist die Sonographie zudem der Mammographie deutlich überlegen und kann sich darüber hinaus als nützlich erweisen, wenn bei einer Feinnadelbiopsie eine Hohlnadel in eine verdächtige Läsion eingeführt werden soll.

12.1 Hormonersatztherapie

Die Verabreichung östrogenhaltiger Medikamente oder einer Wirkstoffkombination aus Östrogen und Progesteron zur Linderung menopausaler und postmenopausaler Beschwerden stand im Verdacht, das Brustkrebsrisiko zu erhöhen. Bei einer geringen Hormondosis ist das Risiko zwar nur leicht erhöht, bei den meisten Frauen ist das Risiko dennoch signifikant und bei Frauen mit prädisponierenden Faktoren sogar deutlich erhöht. Daher erhalten ausschließlich solche Frauen eine Hormonersatztherapie, die unter starken klimakterischen Beschwerden leiden, die nicht auf eine andere Weise gelindert werden können. Und selbst in diesen Fällen werden in der Regel nur geringe Dosen über einen begrenzten Zeitraum gegeben und die Frauen fortlaufend überwacht. In der Zwischenzeit wird im Rahmen von Studien nach einem ebenso wirksamen, jedoch risikofreien Mittel zur Linderung klimakterischer Beschwerden gesucht. Eine Studie untersucht die Anwendung natürlicher Hormone, sog. Phytoöstrogene, die in allen pflanzlichen Produkten, jedoch v. a. in Hülsenfrüchten wie Sojabohnen, enthalten sind.

Frauen, die viel Obst, Gemüse, Nüsse, Getreide und andere pflanzliche Produkte zu sich nehmen, unterliegen einem geringeren Risiko, v. a. wenn sie sich rein vegan ernähren (► Abschn. 2.7.12 und ► Abschn. 2.7.17).

12.2 Symptome

Ein Mammakarzinom wird in der Regel zuerst von der Frau selbst als schmerzloser Knoten in einer Brust entdeckt. In den meisten Fällen befindet sich dieser im oberen äußeren Quadranten der Brust (◘ Abb. 12.1a).

Die meisten Knoten in der Brust sind nichtmaligne. Wenn eine Frau jedoch einen Knoten in einer Brust bemerkt, sollte sie unverzüglich einen Arzt aufsuchen. Normalerweise wird sie für weitere Untersuchungen an einen Facharzt überwiesen.

Allgemein gilt die Regel, dass ein einzelner Knoten in der Brust einer Frau, der vor Erreichen eines Alters von 50 Jahren entdeckt wird, wahrscheinlich eher benigner Natur ist, während ein einzelner Knoten, der bei einer Frau > 50 Jahre festgestellt wird, wahrscheinlich maligne ist. Dennoch sollten sowohl jeder Knoten in einer Brust als auch alle sonstigen Veränderungen der Brust überprüft werden.

Bei einer geröteten Brustwarze, die eher wie eine Schürfwunde aussieht, könnte es sich um Morbus Paget im Frühstadium handeln. Dies könnte auf eine zugrundeliegende Brustkrebserkrankung hinweisen (◘ Abb. 12.1b).

Frauen mit Brustkrebs beobachten möglicherweise eine Veränderung der Position oder Form einer Brustwarze (die auch als Retraktion oder Inversion bezeichnet wird) (◘ Abb. 12.1c) oder Rötungen, Falten oder Ulzerationen der Haut über der Brust (insbesondere über einem Knoten).

Dabei handelt es sich manchmal um Anzeichen eines Mammakarzinoms, die entweder von der Frau selbst oder durch ihren Arzt festgestellt werden. Weitere Merkmale können Blutungen oder andere Flüssigkeitsabsonderungen aus den Brustwarzen sein, die nicht mit einer Schwangerschaft oder Laktation assoziiert sind, sowie eine gerötete Brustwarze oder eine einseitige Veränderung der Brustgröße.

Gelegentlich erfolgt die Erstdiagnose einer Brustkrebserkrankung erst nach Entdecken eines Knotens in einer Achsel oder einer Metastase in einem anderen Organ, wie z. B. in der Lunge (auf einem Thorax-Röntgenbild sichtbar), der Leber oder den Knochen.

12.3 Inflammatorisches Mammakarzinom

Gelegentlich ist eine rote, entzündete Brust, die stark einer akuten Mastitis ähnelt (◘ Abb. 12.2), das erste Anzeichen für Brustkrebs. Wenn eine

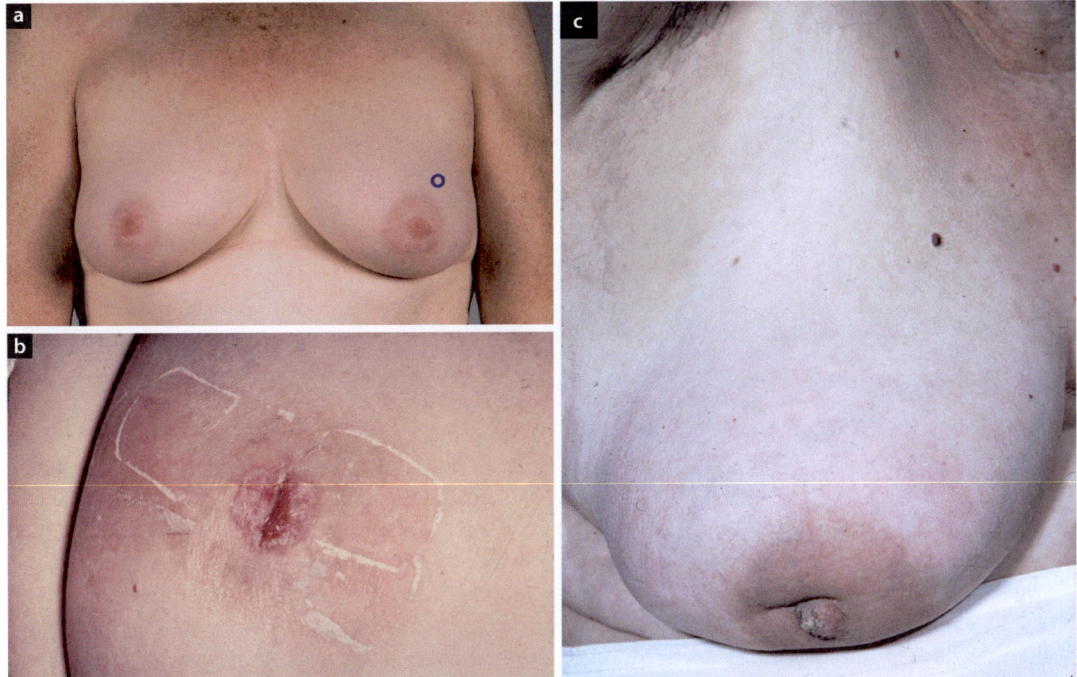

Abb. 12.1 **a** Umriss eines Knotens in der Brust, den die 43-jährige Frau beim Baden entdeckt hat. Der Knoten stellte sich als maligne heraus. **b** Morbus Paget (syn. Paget-Karzinom) der Brustwarze als Anzeichen einer zugrundeliegenden Brustkrebserkrankung. Die Frau hatte ein kleines Pflaster über die Brustwarze geklebt, in dem Glauben, es handele sich um eine Infektion oder eine kleine Wunde. **c** Eine seit kurzem »eingezogene« Brustwarze (syn. invertierte Mamille) bei dieser Patientin war das erste Anzeichen einer zugrundeliegenden Brustkrebserkrankung

derartige Veränderung ohne erkennbaren Grund auftritt und nach einer entsprechenden Therapie (u. a. mit Antibiotika) über einen Zeitraum von 7–10 Tagen nicht abklingt, sollte eine möglicherweise zugrundeliegende Krebserkrankung in Betracht gezogen und eine Biopsie durchgeführt werden.

Das inflammatorische Mammakarzinom ist eine seltene, aber aggressive Krebsart. Bei älteren Frauen, bei denen kein Zusammenhang zu einer Schwangerschaft oder Laktation besteht, ist die Diagnose einfacher als bei schwangeren oder stillenden Frauen, weil bei ihnen leicht eine Verwechslung mit einer Mastitis stattfindet, wodurch eine korrekte Diagnose sehr schwierig wird. Die Therapie sollte wie bei anderen fortgeschrittenen Brustkrebserkrankungen ebenfalls aggressiv sein, die Prognose ist allerdings dennoch zurückhaltend.

12.4 Mammakarzinome der männlichen Brust

Weniger als 1% aller Mammakarzinome treten bei Männern auf. Wenn Männer an Brustkrebs erkranken, präsentieren und verhalten sich die Mammakarzinome ähnlich wie in einer weiblichen Brust. Die Prognose von Brustkrebs bei Männern ist in der Regel jedoch schlechter als bei Frauen, was möglicherweise darauf zurückzuführen ist, dass Männer wahrscheinlich später einen Arzt aufsuchen.

12.5 Anzeichen

> Zu den typischen Anzeichen von Brustkrebs gehört ein fester und meist unregelmäßig geformter Knoten, der mit Haut- oder

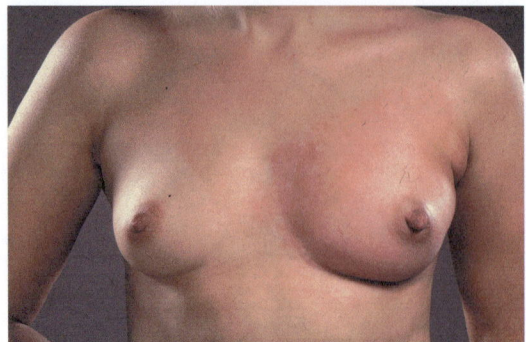

Abb. 12.2 »Inflammatorisches« Mammakarzinom in der linken Brust einer jungen Frau. Tritt eine solche Krebserkrankung während oder nach einer kürzlich erfolgten Schwangerschaft auf, kann sie leicht mit einer Mastitis verwechselt werden

Muskelgewebe oder sonstigem Gewebe verwachsen sein kann.

Weitere Anzeichen sind u. a. eine invertierte Brustwarze, Morbus Paget an einer Brustwarze, blutiger Ausfluss aus einer Brustwarze oder Dellen in der Haut über einem Knoten (in einem Hautbereich können zahlreiche kleine Dellen auftreten, die wie die Schale einer Orange aussehen und auch als Orangenhaut bezeichnet werden). Diese Anzeichen können von der Patientin selbst oder durch ihren Arzt entdeckt werden. Lymphknoten in der Achsel oder anderen Körperregionen sollten auf Vergrößerungen untersucht werden. Die Kontrolle sollte eine Untersuchung des Brustkorbs und Abdomens auf mögliche Anzeichen von Knoten oder Metastasen in anderen Organen wie etwa der Lunge, der Leber, den Eierstöcken oder den Knochen einschließen

12.6 Untersuchungen

Screening-Tests für die Erkennung von Brustkrebs wurden bereits in ▶ Kap. 7 erläutert.

Wenn eine Patientin mit einem Knoten in der Brust einen Arzt aufsucht, können mehrere Untersuchungen veranlasst werden, um festzustellen, ob es sich um einen malignen Tumor handelt. Mithilfe eines Mammogramms können Größe, Lokalisation und Art des Knotens sowie der Allgemeinzustand der Brust dargestellt werden. Ultraschall- und CT-Aufnahmen liefern, außer bei Zysten, oft kaum zusätzliche Informationen. Eine Ultraschalluntersuchung ist bei jüngeren und schwangeren Frauen sicherer und kann außerdem Läsionen im dichteren Brustgewebe jüngerer Frauen sowie möglicherweise vorhandene Zysten besser abbilden.

Wenn nach der Erstuntersuchung anzunehmen ist, dass es sich bei dem Knoten in der Brust um einen malignen Tumor handelt, und v. a. wenn sich dieser in einem fortgeschrittenen Stadium befindet, sind möglicherweise weitere allgemeine Untersuchungen erforderlich, wie z. B. Röntgen-Thorax-Aufnahmen, eine Computertomographie oder Szintigraphie der Leber oder ein Knochenszintigramm, um Anzeichen für eine potenzielle Metastasierung in Lunge, Leber oder Knochen festzustellen. Die Ergebnisse sollten vor der Durchführung einer größeren Brustoperation vorliegen. Ein Befall eines oder mehrerer dieser Organe kann manchmal eine andere Therapie verlangen als eine vollständige oder teilweise Mastektomie, weil eine Entfernung der Brust nicht zur Heilung führen würde.

Die wichtigste Untersuchung stellt eine Biopsie dar. Es wird entweder eine größere Gewebeprobe chirurgisch entfernt oder im Rahmen von Stanzbiopsien ein Stück aus dem Knoten entnommen. Diese Diagnosemethode ist die zuverlässigste. Wenn eine operative Biopsie durchgeführt wird und ein anschließender Gefrierschnitt die Krebsdiagnose bestätigt, kann der Chirurg ohne Verzögerung weiter operieren, sofern die Patientin entsprechend vorbereitet wurde. Dieser Ansatz wird jedoch immer seltener gewählt. In den meisten Kliniken wird der Tumor zuerst diagnostiziert und das Stadium bestimmt sowie anschließend anhand dieser Informationen gemeinsam mit der Patientin über geeignete Optionen diskutiert, bevor therapeutische Maßnahmen eingeleitet werden.

- **Stadieneinteilung (Staging) von Mammakarzinomen**

Im Hinblick auf die Klassifikation und Bestimmung der Prognose von Tumoren sind die Kliniker auf erfahrene Pathologen angewiesen. Auf der Grundlage ihrer Befunde kann die erfolgversprechendste Behandlungsmethode ausgewählt werden. Welche Daten durch eine pathologische Untersuchung gewonnen werden können, wurde bereits in ▶ Kap. 6 erläutert.

Für eine endgültige Stadienbestimmung nach erfolgter Tumorentfernung sollte der Pathologe außerdem die Abmessungen des entfernten Tumors angeben und überprüfen, ob die Resektionsränder tumorfrei sind. Die pathologische Untersuchung liefert zudem Ergebnisse über den Östrogenrezeptor- und Progesteronrezeptor-Status, was wiederum Rückschlüsse auf die potenzielle Hormonsensitivität des Tumors zulässt.

Bei Mammakarzinomen im **Stadium 1** handelt es sich um kleine Knoten, die auf die Brust begrenzt sind und durch eine Mastektomie oder eine Entfernung des Teils der Brust, in dem sich der Tumor befindet, in der Regel gut therapierbar sind.

Mammakarzinome im **Stadium 2** sind Primärtumoren mit einem Durchmesser < 5 cm, die in angrenzende, noch bewegliche Lymphknoten metastasiert sind, ohne Anzeichen für eine darüber hinausgehende Metastasierung.

Bei Mammakarzinomen im **Stadium 3** handelt es sich um große Tumoren in der Brust, mit oder ohne Ausdehnung auf die darüber liegenden Hautschichten und/oder Befall von und Verwachsungen mit darunterliegendem Muskelgewebe, mit oder ohne Befall von untereinander oder in anderen Strukturen fixierten axillären Lymphknoten, jedoch ohne Anzeichen von Fernmetastasen in entfernteren Organen oder Geweben.

In das **Stadium 4** werden Mammakarzinome bei Vorliegen von Fernmetastasen in entfernteren Organen oder Geweben eingestuft. Eine Krebserkrankung in diesem Stadium ist definitiv nicht durch eine alleinige Therapie der Brust therapierbar (◘ Abb. 12.3).

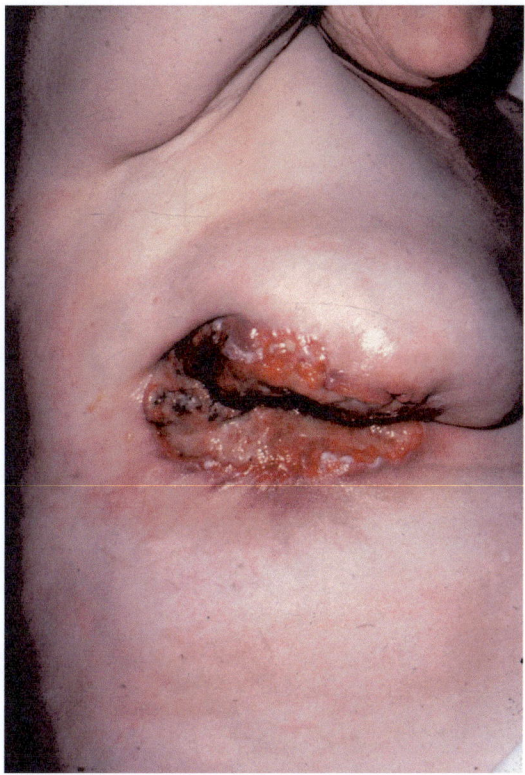

◘ **Abb. 12.3** Ulzerierendes Mammakarzinom in einem fortgeschrittenen Stadium. Die 55-jährige Patientin hatte viel zu lange keinen Arzt aufgesucht, weil sie sich vor einer Bestätigung ihrer Vermutung fürchtete. Stattdessen hatte sie versucht, eine bestehende Brustkrebserkrankung zu leugnen. Ein solches scheinbar irrationales Verhalten ist nicht selten, selbst bei äußerst intelligenten Personen, die ansonsten einen völlig ausgeglichenen Eindruck machen

geheilt werden kann oder ob er so weit fortgeschritten ist, dass eine Heilung durch eine ausschließliche Behandlung der Brust unmöglich ist.

12.7 Behandlungsmethoden

> Die Brustkrebsbehandlung hängt in hohem Maße von einer frühzeitigen Entdeckung des Tumors ab.

Außerdem ist es wichtig, ob der Tumor wahrscheinlich mithilfe einer Operation oder einer kombinierten operativen und strahlentherapeutischen Behandlung und durch eine andere lokale Therapie

12.8 Prävention

Eine praktikable Möglichkeit zur Brustkrebsprävention gibt es nicht. Studien zur Gabe des antiöstrogenen Wirkstoffs Tamoxifen in kleinen Dosen über einen längeren Zeitraum von mehreren Jahren haben jedoch gezeigt, dass das Brustkrebsrisiko bei besonders gefährdeten Frauen auf diese Weise reduziert werden kann. Eine solche Therapie ist

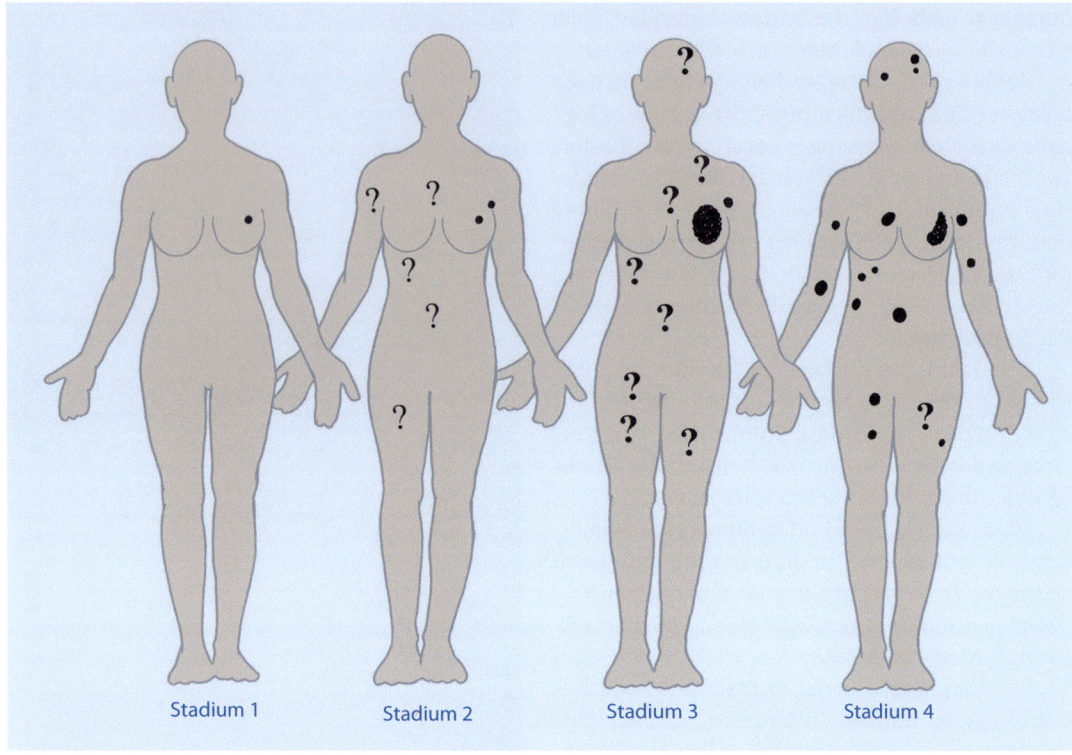

Abb. 12.4 Die vier Brustkrebs-Stadien

möglicherweise für Frauen mit einer hohen Brustkrebsinzidenz bei ihren engen Angehörigen oder für Patientinnen, bei denen bereits ein Mammakarzinom diagnostiziert wurde, zu empfehlen. Die endgültigen Ergebnisse solcher Studien und die potenziellen Langzeitrisiken dieser Therapie sind jedoch noch nicht vollständig bekannt. Die langfristige Einnahme von Tamoxifen ist nachweislich mit einem erhöhten Risiko von Gebärmutterkrebs und möglicherweise auch mit einem potenziellen Thromboserisiko assoziiert. Neuere Studien haben gezeigt, dass ein Medikament mit der Bezeichnung Raloxifen (Handelsname: Evista) eine vergleichbare krebspräventive Wirkung besitzt, jedoch mit einem geringeren Risiko dieser langfristigen Nebenwirkungen verbunden ist.

Übung
Welche Lokalsymptome der Brust könnten auf eine Brustkrebserkrankung schließen lassen (Abb. 12.4)?

Weitere Studien bauen auf der Tatsache auf, dass Frauen in asiatischen Ländern eine niedrigere Inzidenz von Brustkrebs, anderen Brusterkrankungen sowie des Postmenopausensyndroms aufweisen als Frauen in westlichen Ländern. Wie bereits erläutert, nehmen Asiatinnen viele Hülsenfrüchte zu sich, die einen relativ hohen Anteil an Phytoöstrogenen aufweisen. Derzeit laufen Studien, um herauszufinden, ob die Phytoöstrogene, und insbesondere die darin enthaltenen Isoflavone, das Risiko von Brusterkrankungen, einschließlich Brustkrebs, reduzieren (▶ Abschn. 2.7.17 und ▶ Abschn. 3.5).

Lycopin (▶ Abschn. 2.7.12, ▶ Abschn. 2.7.17 und ▶ Abschn. 3.5) ist ein weiterer Pflanzeninhaltsstoff, der auf eine potenzielle krebshemmende oder krebspräventive Wirkung untersucht wird. Derzeit ist es noch zu früh, um Spekulationen darüber anzustellen, ob dieser Wirkstoff oder andere Wirkstoffe einen Platz in der Krebsprävention einnehmen können. Es laufen jedoch noch Studien, die vielversprechend sind.

12.9 Pathologie

Es gibt zwei Haupttypen von Mammakarzinomen, je nachdem, ob der Tumor von den Milchgängen der Brust ausgeht (duktales Karzinom) oder seinen Ursprungsort in den Drüsenläppchen (syn. Lobuli) der Brustdrüse am Ende der Milchgänge hat (lobuläres Karzinom). Beide Tumortypen können sich als nichtinvasives Carcinoma in situ manifestieren, bevor sie invasiv werden; ein lobuläres Karzinom wird jedoch mit einer höheren Wahrscheinlichkeit in einem frühen Stadium invasiv und ist häufiger bilateral, insbesondere bei jüngeren Frauen.

Das häufigere duktale Karzinom kann eine Zeit lang in situ verbleiben, bevor es sich zu einem invasiven Karzinom entwickelt (Abb. 12.5).

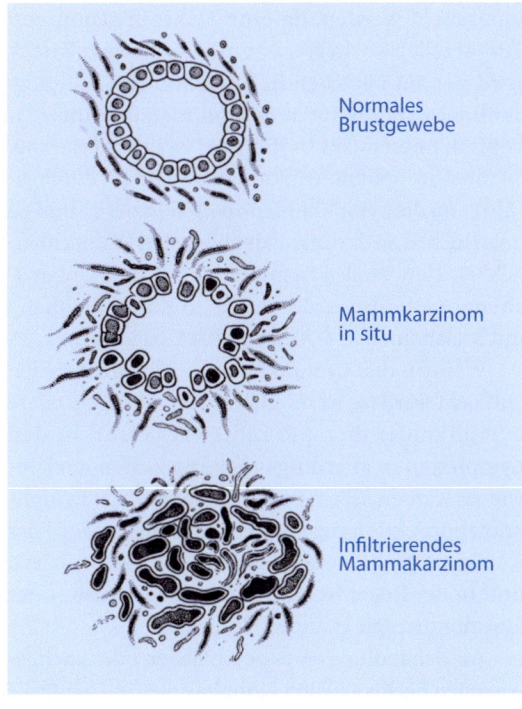

Abb. 12.5 Entwicklungsphasen eines Mammakarzinoms

12.10 Mammakarzinome im Frühstadium

12.10.1 Chirurgie und/oder Strahlentherapie

Die Auswahl der optimalen Therapie für Mammakarzinome im Frühstadium wurde in der Vergangenheit kontrovers diskutiert. Jahrelang gingen Chirurgen davon aus, dass Mammakarzinome im Stadium 1 oder kleine Mammakarzinome im Stadium 2 am besten durch eine vollständige Entfernung der Brust sowie aller drainierenden Lymphknoten behandelt werden sollten. Diese viele Jahre lang durchgeführte chirurgische Therapie, die auch als radikale Mastektomie bezeichnet wird, hat zweifelsohne viele Frauen von Brustkrebs geheilt. Ein derartig radikaler Eingriff wäre bei vielen Frauen jedoch wahrscheinlich nicht erforderlich gewesen.

> In den meisten Fällen können ebenso gute langfristige Ergebnisse erzielt werden, wenn ausschließlich der tumortragende Teil der Brust entfernt und anschließend eine Strahlentherapie durchgeführt wird.

Heute stehen eine ganze Reihe nichtradikaler, brusterhaltender Therapieoptionen für die Behandlung von Mammakarzinomen im Frühstadium (Stadium 1 und 2) mit gleichermaßen zufriedenstellenden Heilungsaussichten zur Verfügung.

Kleine Mammakarzinome in situ können gut durch eine lokale Resektion des Knotens mit einem tumorfreien Randsaum und eine anschließende Strahlentherapie behandelt werden.

Wenn ein Mammakarzinom frühe Anzeichen einer beginnenden Infiltration erkennen lässt, kann eine Entfernung des entsprechenden Brustsegments ein ebenso gutes Ergebnis erzielen wie eine radikale Mastektomie. Im Anschluss an die Operation wird eine Strahlentherapie durchgeführt.

Bei invasiven Mammakarzinomen, die keine klinischen Anzeichen eines Lymphknotenbefalls erkennen lassen, sollten die Lymphknoten jedoch auch ohne erkennbare Vergrößerung unbedingt untersucht werden, da eine Mikroinvasion von Tumorzellen vorliegen könnte. Zu diesem Zweck wird der am nächsten liegende axilläre, der sog. Sentinel-Lymphknoten entnommen und mikroskopisch untersucht. In jüngerer Zeit wird die sog. Sentinel-Lymphknotenbiopsie als Standard durchgeführt, um die Lymphknoten zu identifizieren und zu untersuchen, in denen mit der höchsten Wahrscheinlichkeit Tumorzellen zu finden sind. (Diese Untersuchungsmethode wurde bereits im Zusammenhang mit Melanomen in ▶ Abschn. 10.4.5 erläutert.)

Wenn in den Lymphknoten keine Tumorzellen entdeckt werden, ist möglicherweise keine weitere Lymphknotentherapie indiziert. Wenn in den Lymphknoten allerdings maligne Zellen nachgewiesen werden, ist eine vollständige axilläre Lymphknotendissektion angeraten. In diesem Fall wird das Karzinom pathologisch als Stadium 2 klassifiziert, und in der Regel ist eine adjuvante Chemo- oder Hormontherapie (s. unten) indiziert.

Als Behandlung eines potenziellen oder nachgewiesenen Befalls axillärer Lymphknoten gilt heute die chirurgische Exzision als bevorzugte Option.

> Auch wenn der Brustbereich anschließend üblicherweise einer Strahlentherapie ausgesetzt wird, sollte eine strahlentherapeutische Behandlung der Achsel nach einem chirurgischen Eingriff in diesem Bereich wegen der hohen Inzidenz von Beeinträchtigungen der Schulterbeweglichkeit sowie potenzieller Lymphödeme im Arm besser vermieden werden.

Es existieren also heute verschiedene Behandlungsoptionen, die ohne eine radikale Mastektomie auskommen und der Mehrzahl von Patientinnen nachweislich vergleichbar gute Heilungschancen bieten. Die verfügbaren Behandlungsmöglichkeiten sollten den Patientinnen zur Auswahl gestellt werden.

Die Patientin sollte unbedingt zu ihrer persönlichen Einstellung in Bezug auf ihre Brüste und ihre Krebserkrankung befragt werden. Einige Frauen empfinden ihre Brüste als unverzichtbar für ihr Selbstbild und ihre Weiblichkeit. Bei solchen Frauen wäre eine Teilresektion der Brust vorzuziehen, wenn dadurch ein genauso zufriedenstellendes Ergebnis erreicht werden kann. Für andere Frauen ist eine Brust nicht so wichtig, und sie würden eine Mastektomie bevorzugen, wenn sich ein Tumor in einer Brust befindet. Weil die langfristigen Ergebnisse in den meisten Fällen vergleichbar zufriedenstellend sind, sollten die Wünsche der Patientin mit ihr besprochen und berücksichtigt werden.

Allerdings wünschen die meisten Frauen keine Brustamputation, es sei denn, der Chirurg kann versichern, dass diese für ein bestmögliches Therapieergebnis zwingend erforderlich ist. Eine solche Versicherung ist jedoch in den meisten Fällen nicht möglich. Tatsächlich können die meisten Frauen davon ausgehen, dass ihre Heilungschancen bei einer Teilresektion der Brust genauso gut sind, wenn das übrige Brustgewebe strahlentherapeutisch behandelt wird und alle drainierenden axillären Lymphknoten entfernt werden, sofern die pathologische Untersuchung einen Lymphknotenbefall nachgewiesen hat.

12.10.2 Adjuvante Chemotherapie

> Unabhängig von der Initialtherapie liegt bei vielen Frauen mit einem Mammakarzinom, das scheinbar auf die Brust und möglicherweise angrenzende Lymphknoten begrenzt ist, eine frühe, jedoch nicht erkennbare Metastasierung in andere Körperregionen vor. Eine adjuvante Chemotherapie kann die Prognose für diese Frauen verbessern.

Die Metastasen siedeln sich zwar bevorzugt in der Lunge, in distalen Lymphknoten, in der Leber, den Eierstöcken und den Knochen an, Sekundärtumoren können jedoch in fast jedem Gewebe auftreten. Wird in diesem Stadium eine Chemotherapie gegeben, werden die sehr kleinen und verstreuten malignen Zellklumpen – sofern vorhanden – wahrscheinlich eher zerstört als wenn sie größer werden können, bevor eine potenziell wirksame Therapie durchgeführt wird. Wenn bei einer Frau jedoch bereits ein Mammakarzinom im Frühstadium entfernt wurde, das in die axillären Lymphknoten metastasierte, oder wenn der Tumor einer histologischen Untersuchung zufolge anaplastisch und hochmaligne ist oder einen Durchmesser > 2 cm hat – v. a. bei jungen Frauen –, oder wenn es sich um ein Hormonrezeptor-negatives Mammakarzinom mit einer schlechten Prognose handelt, ist die Wahrscheinlichkeit einer Metastasierung sehr hoch. Auch wenn möglicherweise keine Belege für eine Metastasierung existieren, besteht ein hohes Risiko, dass bereits Metastasen entstanden sind. Aus diesem Grund wird nach dem operativen Eingriff in der Regel eine adjuvante Chemotherapie durchgeführt, nur für den Fall, dass noch irgendwo im Körper Tumorzellen vorhanden sind (▶ Abschn. 8.3.4). Bei Frauen, die eine adjuvante Therapie erhalten, ist das Risiko künftiger Metastasen um bis zu 10 % reduziert, wodurch sich die Wahrscheinlichkeit einer Heilung erhöht. Die adjuvante Chemotherapie sollte von einem Experten und unter sorgfältiger Beobachtung der Wirkung durchgeführt werden, da häufig Nebenwirkungen auftreten.

12.10.3 Tests zur Bestimmung der Hormonsensitivität

Nicht alle Mammakarzinome sprechen auf eine Hormontherapie an. Wenn heute aus einer Brust eine Gewebeprobe entnommen wird, die sich als maligne herausstellt, wird normalerweise eine kleine Probe davon auf Hormonsensitivität untersucht (diese Tests werden auch als Östrogen- und Progesteronrezeptor- bzw. ER- und PR-Tests bezeichnet). Solche Tests lassen Rückschlüsse auf das wahrscheinliche Ansprechen des Tumors auf eine Hormonbehandlung zu. Bei einem negativen Testergebnis ist möglicherweise eine andere Behandlungsmethode, wie z. B. eine zytostatische Chemotherapie, die bessere Wahl.

Im Allgemeinen sollten Patientinnen mit ER-negativen Mammakarzinomen eine adjuvante Chemotherapie erhalten, da diese Tumoren wahrscheinlich kaum auf eine Hormontherapie ansprechen. Bei Patientinnen mit ER-positiven Brusttumoren hingegen ist ein gutes Ansprechen auf eine Hormontherapie zu erwarten. Wenn die Tumoren von einer mittleren bis hohen Malignität sind, werden solche Patientinnen normalerweise besser mit Tamoxifen behandelt. Eine adjuvante Chemotherapie wird außerdem von jüngeren Frauen besser vertragen als von älteren. In höheren Altersgruppen ist Tamoxifen selten toxisch und wird besser vertragen, weshalb Tamoxifen bei älteren und schwächeren Patientinnen unabhängig vom ermittelten Hormonrezeptorstatus möglicherweise die bessere adjuvante Therapie darstellt.

Neuere Studien haben gezeigt, dass eine andere Wirkstoffgruppe, sog. **Aromatasehemmer** (Anastrozol [Handelsname Arimidex], Letrozol, Exemestan), bei postmenopausalen Patientinnen mit einer metastasierten Krebserkrankung oder bei Frauen, deren Eierstöcke entfernt wurden, als Therapie metastatischer Mammakarzinome sogar noch wirksamer sind als Tamoxifen.

12.10.4 Behandlungsoptionen für Mammakarzinome im Frühstadium

Es gibt nicht die eine optimale Therapie für Mammakarzinome im Frühstadium. Je nach den Umständen stehen folgende Optionen für eine integrative Behandlung zur Verfügung:
- Entfernung der gesamten Brust oder des tumortragenden Teils der Brust,
- anschließende Bestrahlung des restlichen Brustgewebes oder des Brustkorbbereichs, aus dem der Tumor reseziert wurde,
- Sentinel-Lymphknotenbiopsie,
- komplette axilläre Lymphknotendissektion bei Befall eines Lymphknotens oder einem großen und/oder invasiven und aggressiven Primärtumor,
- adjuvante Chemotherapie bei Befall eines Lymphknotens oder bei einem invasiven und aggressiven oder > 2 cm großen Primärtumor oder einem ER-/PR-negativen Primärtumor (insbesondere bei jüngeren Frauen),
- Hormontherapie (in der Regel mit Tamoxifen) bei ER-/PR-positiven Tumoren.

Es laufen weitere Studien, um genauer festzustellen, welche Kombinationen von Therapien für die Behandlung einer bestimmten Tumorart bei einer bestimmten Patientin anzuraten sind.

12.11 Lokal fortgeschrittene und metastasierte Mammakarzinome

> Bei Frauen, die einen Arzt aufsuchen und an einem fortgeschrittenen Mammakarzinom leiden, wie etwa ein ulzerierender oder

mit darunterliegendem Muskelgewebe verwachsener Tumor oder ein Tumor mit Fernmetastasen in anderen Geweben oder Organen, kann durch einen lokalen chirurgischen Eingriff allein keine Heilung erreicht werden.

In manchen Fällen wird möglicherweise zunächst eine Chemo- oder Strahlentherapie oder beides durchgeführt, um die Tumorgröße zu reduzieren. Anschließend wird die Brust operativ entfernt, um ein weiteres lokales Wachstum oder eine weitere Ulzeration zu unterbinden. (Die Chemotherapie vor der geplanten chirurgischen und/oder strahlentherapeutischen Behandlung wird in Form einer Induktionschemotherapie bzw. neoadjuvanten Chemotherapie verabreicht, ▶ Kap. 8.) Bei Mammakarzinomen, die klinisch als Stadium 3 klassifiziert werden und keine Anzeichen einer Metastasierung erkennen lassen, kann dieser kombinierte, integrative Behandlungsansatz bisweilen zur Heilung führen. Doch für den Fall einer unentdeckten Metastasierung wird anschließend zusätzlich eine adjuvante Chemotherapie verabreicht.

Bei fortgeschrittenen lokalen Tumoren mit Fernmetastasen in anderen Geweben wird die beste Palliation jedoch meist mithilfe einer Hormontherapie oder einer Chemotherapie allein oder in Verbindung mit einer Strahlentherapie (wie in ▶ Kap. 8 erläutert) erzielt. Metastasen sprechen in vielen Fällen gut auf eine lokale Strahlentherapie an, die zumindest für eine vorübergehende Schmerzlinderung sorgt. Diese ist v. a. bei isolierten, schmerzhaften Knochenmetastasen indiziert.

Um die von Knochenmetastasen verursachten Schmerzen zu lindern, können zwei weitere Behandlungsmethoden nützlich sein: eine Therapie mit Bisphosphonaten oder mit den Radioisotopen Strontium-89 oder Samarium-153 (▶ Abschn. 8.6.2, Behandlung von Komplikationen).

Das Radioisotop Strontium-89 ist ein β-Strahler und wird in Knochenmetastasen eingebaut. Auf diese Weise werden Tumorzellen lokal zerstört und Schmerzen gelindert. Da die Strahlung nicht tief eindringt, ist eine Schädigung anderer Gewebe mit Ausnahme des angrenzenden Knochenmarks unwahrscheinlich. Bevor die Behandlung sicher wiederholt werden kann, sollte jedoch sorgfältig kontrolliert werden, ob eine Knochenmarkdepression und insbesondere eine Thrombozytendepression vollständig abgeklungen ist. Samarium-153 wird in ähnlicher Weise wie Strontium-89 eingesetzt.

Neben den Schmerzen müssen möglicherweise weitere Komplikationen behandelt werden. Dies kann eine Punktion des Brustkorbs (der Pleurahöhle) einschließen, bei der mithilfe einer Hohlnadel Flüssigkeit aspiriert wird, oder aber Bluttransfusionen zur Linderung von Anämiesymptomen sowie jederzeit psychologische oder seelsorgliche Unterstützung.

Echte Fortschritte werden im Zusammenhang mit drei neuen Ansätzen zur Brustkrebstherapie erzielt, einschließlich der Entwicklung verschiedener Antienzyme, die an der Entstehung von Tumorzellen beteiligt sind. Dazu gehören sog. Signaltransduktionsinhibitoren, die relevante Brustkrebs-Wachstumsfaktoren hemmen.

Ein Musterbeispiel für die erfolgreiche Entwicklung therapeutischer monoklonaler Antikörper ist Herceptin (Trastuzumab) (▶ Abschn. 8.4.2). Es konnte nachgewiesen werden, dass Herceptin die Überlebensrate um möglicherweise 30% erhöht, wenn der Wirkstoff in Verbindung mit einer Chemotherapie verabreicht wird. Derzeit wird der Einsatz im Rahmen einer adjuvanten Therapie untersucht. Ebenfalls überprüft wird die Therapie mit Tyrosinkinaseinhibitoren wie Imatinib (Handelsname: Glivec), Gefitinib (Handelsname: Iressa) und Erlotinib (Handelsname: Tarceva), sowie mit Farnesyltransferaseinhibitoren und Angiogenesehemmern.

Ein weiterer neuer Ansatz ist die Gentherapie, bei der abnormes Genmaterial in Tumorzellen durch nichtmalignes Genmaterial ersetzt wird. Derzeit wird auf dem Gebiet der Entwicklung von Methoden für eine klinisch wirksame Gentherapie intensiv geforscht.

12.12 Körperliche und emotionale Bedürfnisse

12.12.1 Brustprothesen und Brustrekonstruktion

Nach einer Brustamputation sind die meisten Frauen niedergeschlagen oder fühlen sich sogar beschämt und benötigen teilnahmsvolle Unterstützung und Verständnis. Eine mehr oder weniger stark ausgeprägte Depression nach einer Brustkrebstherapie ist nahezu unvermeidlich. Nach einer Strahlentherapie verstärkt sich diese häufig. Glücklicherweise

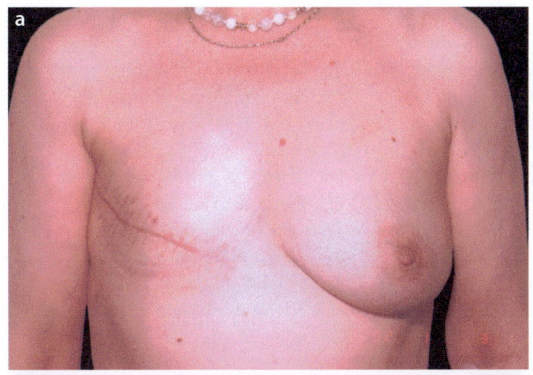

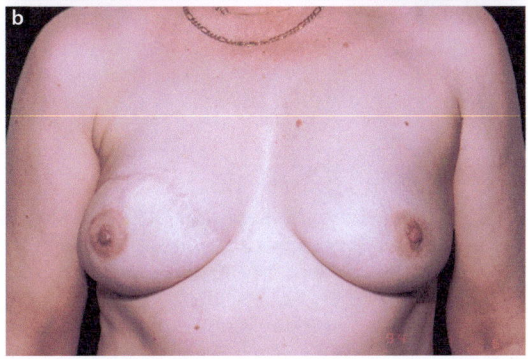

Abb. 12.6 Aufnahmen vor (**a**) und nach (**b**) einer plastisch-chirurgischen Brustrekonstruktion. Die wiederhergestellte Brust kann sehr natürlich aussehen und für die Patientin eine deutliche seelische, körperliche und emotionale Entlastung bedeuten

ist. Einige Chirurgen bieten heute eine Wiederherstellung der Brust unmittelbar nach ihrer Entfernung an, mit einem vergleichbar zufriedenstellenden Behandlungsergebnis.

Manche Frauen entscheiden sich gegen eine weitere Operation, während eine Brustrekonstruktion für andere Frauen eine erhebliche emotionale Stütze darstellen kann. Inzwischen können sehr gute kosmetische Ergebnisse erzielt werden (siehe ◘ Abb. 12.6a, b).

12.12.2 Brustkrebszentren

Angesichts der hohen Inzidenz von Brustkrebs in westlichen Ländern und der unterschiedlichen Kompetenzen, die für eine optimale Diagnose, Behandlung und Nachsorge von Patientinnen erforderlich sind, welche meist eine integrative Therapie für eine sowohl klinische als auch psychische Behandlung bzw. Supportivtherapie benötigen, wurden in den meisten Ländern spezialisierte Brustkrebszentren eingerichtet. Dazu gehören nicht nur diagnostische Einrichtungen und klinische Fachärzte, sondern auch speziell für die Betreuung von Brustkrebspatientinnen ausgebildete Pflegekräfte, Physiotherapeuten und Sozialarbeiter, die im Team zusammenarbeiten.

ist jedoch die stärkste depressive Phase in der Regel nur von vorübergehender Natur. Nach Abschluss der Therapie tritt normalerweise eine Besserung ein, die depressive Phase kann aber auch länger andauern.

In diesem Zusammenhang ist eine Brustprothese, die in einem BH oder Badeanzug getragen werden kann, zweifelsohne hilfreich. Heute sind zahlreiche gute Prothesen erhältlich, die normale Aktivitäten und sogar Schwimmen ermöglichen, ohne dass etwas zu bemerken ist. Dies kann sich positiv auf die geistig-seelische Verfassung der Frau auswirken.

In anderen Fällen wird möglicherweise eine plastisch-chirurgische Brustrekonstruktion in Betracht gezogen. In der Vergangenheit wurde meist dazu geraten, einen solchen Eingriff frühestens einige Jahre nach einer Mastektomie vornehmen zu lassen, um ein lokales Tumorrezidiv so gut wie möglich auszuschließen. Neuere Studien lassen jedoch annehmen, dass eine sofortige Rekonstruktion nicht mit langfristigen Nachteilen verbunden

12.12.3 Krebsgesellschaften und Brustkrebs-Selbsthilfegruppen

Emotionale Unterstützung und Verständnis seitens der Angehörigen und Freunde ist für die meisten Frauen, bei denen eine Brustkrebserkrankung diagnostiziert wurde, äußerst wichtig, v. a. nach einer Mastektomie. Da Brustkrebs zu den häufigsten Krebsarten in westlichen Ländern zählt, existieren in den meisten Städten Selbsthilfegruppen für Brustkrebspatientinnen. Frauen, bei denen ein Brustkrebs behandelt wurde, sind in solchen Gruppen willkommen. Die Begleitung und Beratung durch andere Mitglieder der Selbsthilfegruppe oder erfahrene Experten einer Krebsgesellschaft können im Hinblick auf die körperlichen und emotionalen Bedürfnisse der Patientinnen von großem Nutzen sein (▶ Abschn. 8.6.3, ▶ Abschn. 8.6.4, ▶ Abschn. 8.6.5 und ▶ Kap. 9).

Fallbericht

Brustkrebs

Mammakarzinom im Frühstadium

Sylvia ist 52 Jahre alt und hat 3 Kinder geboren. Alle wurden von ihr gestillt. Sie ist ansonsten fit und gesund. Im Alter von 46 Jahren setzten bei ihr die Wechseljahre ein, und sie wurde wegen klimakterischer Beschwerden mit einer Hormonersatztherapie behandelt. Seit ihrem 50. Lebensjahr erschien sie jährlich im Mammographie-Screening-Zentrum. Sie führt regelmäßig eine Selbstuntersuchung durch, und bei ihren Angehörigen wurde bisher kein Brustkrebs diagnostiziert. Sie nimmt nicht regelmäßig Medikamente ein.

Bei einer Untersuchung im Mammographie-Screening-Zentrum war auf einem Mammogramm mit zwei Ansichten ein spikulierter Bereich im oberen äußeren Quadranten der linken Brust auf der 2-Uhr-Position, 4 cm von der Brustwarze entfernt, zu erkennen. Bei einer Untersuchung durch einen Chirurgen vor Ort wurde eine leichte Verdickung der Brust im linken oberen äußeren Quadranten diagnostiziert. Die Untersuchung der restlichen linken Brust war ohne Befund, eine Anbindung oder Orangenhaut war nicht zu erkennen. Die rechte Brust wurde ebenfalls untersucht und war unauffällig. Anzeichen einer axillären oder supraklavikulären Lymphadenopathie oder von Knochenschmerzen waren nicht feststellbar. Beide Brüste wurden mithilfe von Ultraschall untersucht, wobei man sich v. a. auf den Bereich im linken oberen äußeren Quadranten konzentrierte.

Dabei wurde eine hypoechogene (solide) Läsion mit einem unregelmäßigen Rand entdeckt. Die klinische und die radiologische Untersuchung ließen auf eine Läsion schließen, bei der es sich mit höchster Wahrscheinlichkeit um ein Mammakarzinom handelte.

Daraufhin wurde bei der Patientin eine Stanzbiopsie durchgeführt. Die Untersuchung des Biopsats ergab ein mäßig differenziertes, invasives, duktales, Östrogenrezeptor (ER)- und Progesteronrezeptor (PR)-positives Karzinom.

Der Chirurg sprach mit der Patientin über die Behandlungsoptionen für ihre Erkrankung. Er riet zu einer weiträumigen lokalen Exzision und einer anschließenden 6-wöchigen adjuvanten Strahlentherapie. Zur Stadienbestimmung der Achsel empfahl der Chirurg eine Sentinel-Lymphknotenbiopsie. Über eine adjuvante Hormontherapie sowie eine Chemotherapie sollte nach dem chirurgischen Eingriff entschieden werden.

Auf einem Knochenszintigramm waren keine Anzeichen von Knochenmetastasen zu erkennen. Mit der Patientin wurde ein Termin für eine Operation vereinbart, bei der eine weiträumige Exzision sowie eine Sentinel-Lymphknotenbiopsie vorgenommen wurden. Die Resektionsränder waren tumorfrei, und im Rahmen der Sentinel-Lymphknotenbiopsie wurden keine Mikrometastasen entdeckt. Epitheliale Zellen konnten mithilfe einer Zytokeratin-Färbung nicht nachgewiesen werden. Der abschließende pathologische Befund ergab ein 21 mm großes, mäßig differenziertes, invasives, duktales, ER-/PR-positives und HER2-negatives (▶ Kap. 6) Karzinom.

Die Patientin wurde in einem multidisziplinären Zentrum bei einem Radioonkologen und einem medizinischen Onkologen vorstellig. Bei dieser Gelegenheit wurde über die Durchführung einer adjuvanten Chemotherapie zusätzlich zur Gabe von Tamoxifen diskutiert. Angesichts ihres jungen Alters, der invasiven Natur des duktalen Karzinoms und einer Tumorgröße > 2 cm sowie ihres ausdrücklichen Wunsches, jede Therapie durchzuführen, die zu einem besseren Behandlungsergebnis beitragen könne, wurde die Patientin 6 Wochen lang strahlentherapeutisch behandelt. Danach wurde ihr eine Chemotherapie mit Adriamycin und Cyclophosphamid in 4 Zyklen über einen Zeitraum von 3 Monaten verabreicht. Anschließend wurde eine Therapie mit Tamoxifen für die Dauer der nächsten 5 Jahre eingeleitet.

Sylvia wird zunächst alle 3 Monate zur Nachuntersuchung erscheinen, um ein Lokalrezidiv auszuschließen, und anschließend 2 Jahre lang alle 6 Monate untersucht. Danach ist eine lebenslange jährliche Kontrolle angeraten.

Axillär metastasiertes Mammakarzinom

Asha ist eine 40-jährige Frau, die nach der Entdeckung eines Knotens in ihrer linken Brust in ein Krankenhaus eingewiesen wurde. Sie ist Mutter von 2 Kindern. Ihre Menarche setzte im Alter von 13 Jahren ein. Ihre Anamnese und die ihrer Angehörigen waren unauffällig, sie hatte allerdings mehrere Jahre lang orale Kontrazeptiva eingenommen. Bei der Mammographie wurde eine 2,5 cm große spikulierte Läsion in der linken Brust entdeckt. Eine Ultraschalluntersuchung bestätigte eine unregelmäßige, solide Läsion, die sich nach Durchführung einer Feinnadelbiopsie als maligne herausstellte.

Die Patientin unterzog sich der empfohlenen chirurgischen Exzision, in deren Rahmen der tumortragende Quadrant der Brust exzidiert (Quadrantektomie) und eine axilläre Lymphknotendissektion vorgenommen wurde. Die abschließende histologische Untersuchung wies ein invasives, duktales Karzinom mit einem Durchmesser von 2,6 cm nach. Ein Test auf den Hormonrezeptorstatus ergab, dass es sich um einen Östrogenrezeptor (ER)-positiven und Progesteronrezeptor (PR)-negativen Tumor handelte. Die Resektionsränder waren tumorfrei. Die linke Brust wurde strahlentherapeutisch behandelt. Anschließend wurde eine Chemotherapie (auf Anthrazyklin-Basis) in 6 Zyklen gegeben, die von der Patientin gut vertragen wurde.

Man entschied sich für eine adjuvante Chemotherapie, weil in den axillären Lymphknoten maligne Zellen nachgewiesen worden waren. Eine Bestrahlung der Achsel wurde wegen des hohen Risikos einer Beeinträchtigung der Schulterbeweglichkeit und eines potenziellen anschließenden Lymphödems im Arm vermieden.

Aufgrund des positiven ER-Testergebnisses wurde nach Abschluss der Strahlentherapie eine Hormontherapie mit Tamoxifen für einen Zeitraum von 5 Jahren eingeleitet.

Die Patientin unterliegt der sorgfältigen und regelmäßigen Kontrolle, die für die Dauer ihres gesamten Lebens fortgesetzt werden sollte.

Übung

Warum ist eine nahezu lebenslange Nachsorge bei Brustkrebspatientinnen so wichtig?

_____

_____

_____

Krebs des Verdauungstraktes

K.R. Aigner, F.O. Stephens, T. Allen-Mersh, G. Hortobagyi, D. Khayat,
S.M. Picksley, P. Sugarbaker, T. Taguchi, J.F. Thompson

13.1 Speiseröhrenkrebs – 151
13.1.1 Pathologie – 151
13.1.2 Symptome – 151
13.1.3 Anzeichen – 152
13.1.4 Untersuchungen – 152
13.1.5 Behandlung – 152

13.2 Magenkrebs – 153
13.2.1 Pathologie – 154
13.2.2 Symptome – 154
13.2.3 Anzeichen – 155
13.2.4 Untersuchungen – 155
13.2.5 Behandlung – 155

13.3 Leberkrebs – 157
13.3.1 Primärer Leberkrebs (Hepatom oder hepatozelluläres Karzinom) – 157
13.3.2 Sekundärer (metastatischer) Leberkrebs – 158

13.4 Gallenblasen- und Gallengangkrebs – 161
13.4.1 Symptome – 161
13.4.2 Anzeichen – 161
13.4.3 Pathologie und Behandlung – 162

13.5 Bauchspeicheldrüsenkrebs – 162
13.5.1 Manifestation – 162
13.5.2 Untersuchungen – 162
13.5.3 Behandlung – 163

© Springer-Verlag Berlin Heidelberg 2016
K. R. Aigner, F. O. Stephens (Hrsg.), *Onkologie Basiswissen*,
DOI 10.1007/978-3-662-48585-9_13

13.6 Dünndarmkrebs – 164

13.7 Dickdarmkrebs (Kolon- und Rektumkarzinom) – 165
13.7.1 Klinische Zeichen – 166
13.7.2 Untersuchungen – 166
13.7.3 Nachsorge – 168

13.8 Analkrebs – 169
13.8.1 Manifestation und Pathologie – 169
13.8.2 Behandlung – 169

In diesem Kapitel erfahren Sie mehr über
- Speiseröhrenkrebs
- Magenkrebs
- Leberkrebs
  - Primärer Leberkrebs (Hepatom oder hepatozelluläres Karzinom)
  - Sekundärer (metastatischer) Leberkrebs
- Gallenblasen- und Gallengangkrebs
- Bauchspeicheldrüsenkrebs
- Dünndarmkrebs
- Dickdarmkrebs (Kolon- und Rektumkarzinom)
- Analkrebs

13.1 Speiseröhrenkrebs

Speiseröhrenkrebs ist eine vergleichsweise häufige Erkrankung in Ostasien, insbesondere in China, sowie in einigen afrikanischen Ländern, v. a. im südlichen Afrika. In Frankreich und Osteuropa, insbesondere in Ungarn, ist die Inzidenz bei Männern ebenfalls relativ hoch (▶ Tab. A1 und A2 im Anhang). Auch wenn diese Krebsart in Großbritannien, Amerika, Kanada, Australien, Neuseeland sowie bei der hellhäutigen südafrikanischen Bevölkerung seltener diagnostiziert wird, ist in einigen dieser Länder und besonders in Großbritannien eine steigende Inzidenz zu beobachten. Die Gründe für diese unterschiedliche Häufung sind nicht vollständig bekannt, obwohl Alkoholkonsum und möglicherweise die Ernährungsweise eine Rolle spielen. In den chinesischen und afrikanischen Regionen mit einer hohen Inzidenz könnte ein auf Lebensmittelvorräten wachsender Pilz zumindest teilweise verantwortlich sein. Ösophaguskarzinome im mittleren und unteren Drittel der Speiseröhre werden häufiger bei Männern als bei Frauen diagnostiziert, während Speiseröhrenkrebs im oberen Drittel öfter bei Frauen auftritt. Wie Krebserkrankungen des Mund- und Rachenraums wird auch Speiseröhrenkrebs häufiger bei Rauchern diagnostiziert, insbesondere bei solchen, die zudem starke Alkoholkonsumenten sind.

> Ösophaguskarzinome in der distalen Speiseröhre treten am häufigsten bei Personen auf, die bereits eine Entzündung oder Degeneration (Metaplasie) oder ein Geschwür in diesem Bereich infolge von anhaltender Regurgitation von Mageninhalt aufweisen. Eine solche entzündliche metaplastische Degeneration im distalen Ösophagus wird heute als Barrett-Ösophagus bezeichnet. Bei Vorliegen eines Geschwürs spricht man hingegen von einem Barrett-Ulkus. Das Krankheitsbild wurde erstmals durch den australischen Chirurgen Norman Rupert Barrett beschrieben, der in London praktiziert hat. Die Inzidenz des Barrett-Ulkus steigt in den westlichen Ländern und parallel dazu auch die Anzahl der Krebserkrankungen des unteren Drittels der Speiseröhre.

13.1.1 Pathologie

Bei den meisten Tumoren im oberen und mittleren Drittel der Speiseröhre handelt es sich um Plattenepithelkarzinome (syn. Pflasterepithelkarzinome), die vom Plattenepithel der Speiseröhrenschleimhaut ausgehen. Im unteren Drittel der Speiseröhre, deren Schleimhaut eher mit dem Drüsenepithel der Magenschleimhaut vergleichbar ist, treten mehr von Drüsenzellen abstammende Tumoren auf. Diese sog. Adenokarzinome kommen häufiger vor, insbesondere in Verbindung mit einem anhaltenden Barrett-Ulkus.

13.1.2 Symptome

> Ösophaguskarzinome sind zum Zeitpunkt der Diagnose leider meist relativ weit fortgeschritten.

Das häufigste Symptom ist eine Dysphagie (Schluckstörung), zunächst in Verbindung mit fester Nahrung, die scheinbar im Hals oder im Brustkorb stecken bleibt. Später treten auch Probleme beim Trinken auf. Infolgedessen verliert ein Patient mit Speiseröhrenkrebs schnell an Gewicht und kann relativ stark abmagern und sogar dehydrieren.

13.1.3 Anzeichen

Das erste, für den Arzt erkennbare Anzeichen eines Ösophaguskarzinoms sind Schluckbeschwerden des Patienten. Später sind Gewichtsverlust und sogar Dehydrierung festzustellen.

13.1.4 Untersuchungen

Röntgenaufnahmen, die nach der Verabreichung von Bariumbrei erstellt werden (▶ Abschn. 7.3.2 und ▶ Abschn. 7.3.3), zeigen meist eine obstruktive Raumforderung in der Speiseröhre, die das Schlucken behindert. Ein häufiges Merkmal einer Krebserkrankung in diesem Bereich ist eine unregelmäßige Verengung, die wie das Kerngehäuse eines Apfels aussieht.

Außerdem wird eine Ösophagoskopie durchgeführt (▶ Abschn. 7.4.6), bei der der Arzt durch das Ösophagoskop normalerweise eine unregelmäßig geformte oder ulzerierende Tumormasse entdeckt. Die Diagnose wird anhand einer Biopsie bestätigt.

Ösophaguskarzinome haben sich in den meisten Fällen in alle Richtungen auf bzw. in der Schleimhaut der Speiseröhre ausgebreitet und sind in die Lymphknoten sowie in andere Strukturen im Brustkorb metastasiert, bevor der Patient überhaupt irgendwelche Symptome bemerkt. Daher ist Speiseröhrenkrebs zum Zeitpunkt der Erstdiagnose in sehr vielen Fällen unheilbar.

13.1.5 Behandlung

Sehr frühe intramukosale Adenokarzinome in einem Barrett-Ösophagus können bisweilen durch eine endoskopische Resektion wirksam therapiert werden. Eine langfristige Heilung länger bestehender oder invasiver Ösophaguskarzinome ist jedoch selten, die besten Heilungschancen bietet eine Operation. Dabei wird die befallene Speiseröhre entfernt und anschließend entweder mithilfe des Magens oder eines Darmabschnitts eine neue Speiseröhre für die Nahrungszufuhr hergestellt.

Speiseröhrenkrebs wird auch strahlentherapeutisch behandelt. So kann die Tumorgröße meist für eine gewisse Zeit reduziert und Symptome können vorübergehend gelindert werden, eine Heilung ist auf diese Weise jedoch nur selten möglich.

Selbst durch eine kombinierte Behandlung aus Strahlentherapie und Chirurgie werden nur enttäuschende Ergebnisse erzielt.

Dasselbe gilt für eine ausschließlich chemotherapeutische Behandlung dieser Krebsart.

Die ersten Versuche zur Verbesserung des Behandlungsergebnisses, bei denen zunächst die Tumorgröße durch Gabe einer Chemotherapie reduziert und der Tumorrest anschließend chirurgisch entfernt wurde, waren nicht erfolgreich. In jüngerer Zeit wurde jedoch von einigen vielversprechenden Ergebnissen berichtet, nachdem verschiedene Wirkstoffkombinationen im Rahmen integrativer Behandlungsprogramme verabreicht wurden, in die eine Chemotherapie integriert und auf die eine Strahlentherapie abgestimmt wurde, ggf. mit einem anschließenden chirurgischen Eingriff. Es sind allerdings noch weitere Untersuchungen notwendig, bevor eine Abweichung von der gängigen Praxis sicher empfohlen werden kann.

Manchmal ist eine operative Entfernung eines Ösophaguskarzinoms nicht möglich. In solchen Fällen wird am besten ein Kunststoffröhrchen durch die Speiseröhre am Tumor vorbei bis in den Magen eingeführt, damit der Patient durch das Röhrchen Nahrung zu sich nehmen kann. Andernfalls könnte eine alternative Nahrungszufuhr, möglicherweise über einen direkten Magenzugang mithilfe einer PEG-Sonde oder auf eine andere Weise, z. B. in Form von parenteraler Ernährung auf intravenösem Weg, erforderlich sein.

Screening Aufgrund des mit einer Barrett-Metaplasie oder einem Barrett-Ulkus verbundenen erhöhten Krebsrisikos im distalen Ösophagus und im oberen Magenbereich sollten Patienten mit anhaltendem oder unkontrolliertem Reflux oder einem bekannten Barrett-Ösophagus regelmäßig im Rahmen einer Ösophagoskopie oder Endoskopie auf frühe Anzeichen einer malignen Veränderung untersucht werden.

> **Fallbericht**
>
> **Ösophaguskarzinom im unteren Drittel der Speiseröhre**
>
> Michelle ist 63 Jahre alt und Krankenschwester. Im Alter von 59 Jahren klagte sie zum ersten Mal über Reflux und ein »Brennen« im unteren Bereich der Speiseröhre. Sie litt bereits seit ein paar Monaten oder vielleicht einem Jahr an diesen Symptomen, als sie zum ersten Mal ihren Hausarzt aufsuchte. Dieser veranlasste eine Ösophagoskopie, die gastroösophagealen Reflux und eine leichte Schleimhautreizung als Hinweis auf einen Barrett-Ösophagus bestätigte. Der Arzt riet Michelle, den Oberkörper möglichst nicht nach vorne zu beugen, etwas abzunehmen, das Kopfende ihres Betts zu erhöhen und beim Schlafen zusätzliche Kissen unter den Kopf zu legen. Er verschrieb ihr außerdem ein Antazidum und bat Michelle, in 3 Monaten wiederzukommen. Michelle erklärte, dass sie sich dazu verpflichtet habe, 2 Jahre lang in einer afrikanischen Missionsstation zu arbeiten. Daraufhin verordnete der Arzt Michelle einen Protonenpumpenhemmer, den sie für den Fall, dass sich ihre Beschwerden innerhalb der nächsten 3 Monate nicht wesentlich bessern würden, mitnehmen sollte. Er empfahl Michelle, in spätestens 6 Monaten für eine erneute Untersuchung nach Brüssel oder in eine andere größere Klinik zurückzukehren.
>
> Das Antazidum verschaffte Michelle zunächst etwas Linderung. Die Symptome kehrten jedoch zurück, und sie nahm eine Zeit lang den Protonenpumpenhemmer ein. Dieser sorgte anfänglich ebenfalls für Erleichterung, die Beschwerden traten jedoch wieder auf und verschlimmerten sich. Sie arbeitete weiter, bekam jedoch schließlich Schluckbeschwerden und verlor deutlich an Gewicht. Nach 13 Monaten kehrte sie nach Brüssel zurück, und ihr Arzt ordnete eine weitere endoskopische Untersuchung an. Dabei wurde ein Geschwür mit aufgeworfenem Rand im Bereich des gastroösophagealen Übergangs entdeckt. Anhand von Biopsien wurde ein Adenokarzinom nachgewiesen. Röntgen- und CT-Aufnahmen des Thorax ließen keine Anzeichen einer Metastasierung erkennen.
>
> Mit Michelle wurde über mögliche Behandlungsmethoden diskutiert. Man teilte ihr mit, dass eine ausschließlich operative Therapie lediglich eine Heilungschance von 20% bieten würde. Eine Strahlentherapie allein könne ihr vielleicht vorübergehend Linderung verschaffen, wäre jedoch mit einer noch geringeren Heilungsaussicht verbunden. Der hinzugezogene Facharzt sagte, sein onkologisches Team nehme an einer klinischen Studie teil, bei der entweder eine präoperative (Induktions-)Chemotherapie mit einer anschließenden Strahlentherapie oder eine präoperative Chemotherapie mit einem anschließenden chirurgischen Eingriff zum Einsatz kämen, um herauszufinden, ob so bessere Therapieergebnisse zu erzielen seien.
>
> Michelle erklärte sich mit der Teilnahme an der Studie einverstanden. Nach 5 Chemotherapiezyklen in wöchentlichen Intervallen war ihr Tumor deutlich kleiner geworden. Anschließend wurde eine chirurgische Resektion des distalen Ösophagus sowie des proximalen Magens zusammen mit den drainierenden Lymphknoten durchgeführt. Die verbliebene Speiseröhre wurde im Brustkorb mittels Anastomose mit dem Restmagen verbunden.
>
> Nach anfänglichen Problemen beim Essen und einer leichten Anämie nimmt Michelle nun häufiger kleinere, nährstoffreiche Mahlzeiten zu sich, sie wird wegen der Anämie behandelt und nimmt langsam an Gewicht zu. Bis heute, 6 Monate nach der Operation, fühlt sie sich verhältnismäßig gut, ist aber antriebslos. Bisher existieren keine Belege für ein Tumorrezidiv.

13.2 Magenkrebs

Magenkrebs wird selten vor Erreichen eines Alters von 40 Jahren diagnostiziert. Die Inzidenz steigt jedoch mit zunehmendem Alter an und erreicht zwischen 60 und 65 Jahren einen Höhepunkt. Aus unbekannten Gründen erkranken in den meisten Ländern etwa zwei- bis dreimal mehr Männer als Frauen.

In der Vergangenheit gehörten Tumoren im unteren oder mittleren Bereich des Magens zu den ernsteren und häufigeren Krebserkrankungen. Glücklicherweise ist jedoch die Zahl der Fälle in den letzten Jahren zurückgegangen.

Magenkarzinome stehen in einem deutlichen Zusammenhang mit ethnischen, geografischen und ernährungsspezifischen Faktoren. Im Vergleich zu den USA ist die Inzidenz dieser Krebsart in Japan und Korea um etwa das 7-Fache erhöht, in Osteuropa um das 3- bis 4-Fache (► Tab. A1 und A2 im Anhang).

Epidemiologische Studien lassen auf einen unmittelbaren und engen Zusammenhang zwischen Magenkarzinomen und der Ernährung schließen. Personen, die viele tierische Fette (v. a. chemisch konserviertes Fleisch) und wenig frisches Obst und Gemüse zu sich nehmen, unterliegen einem höheren Magenkrebsrisiko. Dies könnte mit einem hohen Konsum an chemischen Konservierungsmitteln und anderen Methoden der Zubereitung, Haltbarmachung und Lagerung von Lebensmitteln zusammenhängen. So geriet z. B. der intensive Verzehr von geräuchertem Fisch in Japan in Verdacht. In Nordisland, wo große Mengen Räucherfisch verzehrt werden, ist ebenfalls eine hohe Inzidenz von Magenkrebs zu beobachten, während in Südisland, wo eine andere Ernährung üblich ist, weniger Fälle zu verzeichnen sind. Im Hinblick auf Korea nimmt man an, dass der hohe Konsum von Cayennepfeffer oder anderen scharfen und reizenden Gewürzen eine Rolle spielt.

> Man vermutet, dass in modernen Industrieländern das höhere Angebot an frischem Obst und Gemüse dank des modernen Transportwesens und des zunehmenden Einsatzes von Kühltechnik für die Lagerung von Lebensmitteln anstelle der Verwendung chemischer Konservierungsmittel und Zusätze Gründe für die rückläufige Inzidenz von Magenkrebs sind.

Zu den Krankheiten, die das Magenkrebsrisiko erhöhen, gehören perniziöse Anämie (bei der das Risiko um das 6-Fache größer ist), chronische Gastritis, Polypen im Magen sowie Magengeschwüre, die möglicherweise auf eine Infektion mit *Helicobacter pylori* zurückzuführen sind. Raucher sind ebenfalls besonders gefährdet, wobei sich das Risiko weiter erhöht, wenn sie zudem noch starke Alkoholkonsumenten sind.

13.2.1 Pathologie

Da Magenkrebs in der Magenschleimhaut entsteht, gehen die meisten Magenkarzinome vom Drüsenepithel aus (dabei handelt es sich um sog. Adenokarzinome). Bisher wurde Magenkrebs wesentlich häufiger im distalen Magen diagnostiziert. Dieses Verteilungsmuster erfährt jedoch derzeit eine Veränderung. Magenkarzinome treten inzwischen seltener im unteren Magenbereich auf und befinden sich dafür viel häufiger am oberen Ende, insbesondere im Bereich des gastroösophagealen Übergangs. Dieser Wandel ist zumindest teilweise auf eine wirksame Eradikation des Bakteriums *Helicobacter pylori* zurückzuführen, das häufig für Ulzerationen und andere Veränderungen der Schleimhaut im distalen Magen verantwortlich ist. Die wirksame Behandlung dieser Infektion konnte die Inzidenz von Magenkarzinomen im unteren Bereich des Magens reduzieren.

13.2.2 Symptome

Wie Ösophaguskarzinome sind auch Magenkarzinome oft relativ weit fortgeschritten, bevor Schmerzen oder andere Symptome Patienten dazu veranlassen, einen Arzt aufzusuchen. Die ersten Symptome sind normalerweise leichte Verdauungsbeschwerden, die sich mit der Zeit verstärken und länger anhalten. Persistierende Verdauungsbeschwerden, die bei Patienten > 40 Jahre erstmals auftreten, sollten stets kritisch beobachtet werden. Ein frühes Anzeichen ist bisweilen auch Appetitverlust, v. a. in Bezug auf bestimmte Lebensmittel. Häufig ist ein reduzierter Appetit auf Fleisch zu beobachten. Zu den weiteren Symptomen gehören Völlegefühl oder gar ein »aufgeblasener« Magen nach dem Verzehr von kleinen Portionen oder aber Erbrechen nach dem Essen. Das Erbrechen kann häufiger und regelmäßig oder in Form von Bluterbrechen (Hämatemesis) auftreten. Eine Blockade des Magens durch einen Tumor ist mit persistierendem Erbrechen assoziiert.

In manchen Fällen werden auch Schmerzen als erstes Symptom bemerkt. Bei anhaltenden Schmerzen ist die Krebserkrankung jedoch meist relativ weit fortgeschritten. Gelegentlich verspürt ein Patient auch gar keine Symptome, hat aber einen Knoten im oberen Bereich des Abdomens entdeckt. Andere Patienten fühlen sich infolge einer Anämie abgeschlagen und müde oder haben vor kurzem aus unbekannten Gründen Gewicht verloren und suchen möglicherweise deshalb einen Arzt auf und nicht wegen irgendwelcher spezifischer Verdauungs- oder

Bauchbeschwerden. In vereinzelten Fällen sind die ersten Anzeichen der Erkrankung auf die Bildung von Metastasen in anderen Organen oder Geweben zurückzuführen, wie z. B. eine vergrößerte Leber, ein Ikterus oder Rückenschmerzen, die von der Bauchspeicheldrüse oder anderen Strukturen hinter dem Magen ausgehen.

13.2.3 Anzeichen

Bei der klinischen Untersuchung können eines oder mehrere der folgenden Zeichen erkennbar sein: eine Schwellung oder ein Knoten im Oberbauch, Anzeichen einer Vergrößerung der Leber oder von Lymphknoten oder Anzeichen für Metastasen im Becken oder auf den Eierstöcken (die bei einer vaginalen oder rektalen Untersuchung ertastet wurden) oder für eine Flüssigkeitsansammlung in der Bauchhöhle (Aszites). Anzeichen einer Anämie oder von Gewichtsverlust sollten ebenfalls überprüft werden. Ein tastbarer, meist linksseitiger Befall des sog. Virchow-Lymphknotens unmittelbar oberhalb des medialen Endes des Schlüsselbeins ist ein weit verbreitetes Merkmal fortgeschrittener intraabdomineller Tumoren und insbesondere von Magenkarzinomen, da diese Lymphknoten über den Milchbrustgang (Ductus thoracicus) Lymphflüssigkeit aus dem Abdomen ableiten.

13.2.4 Untersuchungen

Bei Verdacht auf Magen- oder Darmkrebs werden standardmäßig sowohl eine Blutuntersuchung zum Nachweis einer Anämie oder sonstiger Anomalien als auch eine Untersuchung des Stuhls auf okkultes Blut durchgeführt.

Eine Endoskopie (oder Gastroskopie, ▶ Abschn. 7.4.10) erweist sich als äußerst nützlich. Mithilfe des Endoskops kann ein Tumor (in Form eines Geschwürs mit aufgeworfenem Rand, einer blumenkohlartigen Masse oder einer starren, abnormen Verdickung der Magenwand) dargestellt und eine Gewebeprobe entnommen werden. Moderne endoskopische Eingriffe werden heute so problemlos und ohne Beeinträchtigungen für den Patienten durchgeführt, dass sie in der Regel noch vor einer Röntgenuntersuchung mit Kontrastmittel eingesetzt werden.

Eine Computertomographie kann von Nutzen sein, um die Größe und die genaue Lokalisation eines Tumors zu bestimmen. So können auf den Aufnahmen z. B. Metastasen in der Bauchspeicheldrüse oder in der Leber oder vergrößerte angrenzende Lymphknoten zu erkennen sein.

Röntgenaufnahmen, die nach der Gabe von Kontrastmittel erstellt werden (▶ Abschn. 7.3.2), können ein Geschwür (meist mit einem aufgeworfenen, abgerundeten Rand) oder einen Knoten auf der Magenwand sichtbar machen, der wie ein kleiner Blumenkohl aussieht. Die Röntgenuntersuchung kann eine Magenblockade, eine Veränderung der Magenform oder -größe (größer oder geschrumpft und kleiner) oder einen festeren Magen mit einer versteiften Magenwand abbilden.

13.2.5 Behandlung

> **Die derzeit einzige kurative Behandlung von Magenkrebs ist eine Operation, in deren Rahmen der Magen vollständig (totale Gastrektomie), größtenteils (subtotale Gastrektomie) oder teilweise entfernt wird (partielle Gastrektomie).**

Wegen des hohen Risikos eines Lymphknotenbefalls werden die drainierenden Lymphknoten im Zuge der Magenresektion ebenfalls exzidiert.

Wenn sich ein Tumor bereits über die Magenregion hinaus ausgebreitet hat, ist eventuell keine operative Heilung möglich. In solchen Fällen kann aber dennoch eine Linderung von Symptomen erreicht werden, z. B. die Behebung einer Passagestörung im Magen mithilfe einer Gastroenterostomie.

Nach einer Gastrektomie wird der Dünndarm mit dem Ösophagus anastomosiert (verbunden). Bei einer subtotalen oder partiellen Magenresektion kann der Dünndarm auch mit dem kleinen Restmagen anastomosiert werden, damit die Nahrung ungehindert passieren kann. Nach der Operation kann der Patient nur kleine Mahlzeiten zu sich nehmen und muss daher häufig essen, um übermäßigen Gewichtsverlust zu vermeiden. Patienten ohne Magen erhalten außerdem eine Therapie zur Vermeidung einer Anämie. Dabei kann es sich um eine makrozytäre Anämie handeln, die auf ein Defizit an Intrinsic-Faktor zurückzuführen ist, oder aber um eine mikrozytäre Eisenmangelanämie infolge von unzureichender Eisenzufuhr oder potenziellem Blutverlust.

In der Vergangenheit erzielte die ausschließlich chirurgische Therapie bei vermeintlich resezierbaren Magenkarzinomen enttäuschende Ergebnisse (nur etwa 25–30% der Patienten wurden geheilt). Im Allgemeinen sind die Heilungschancen umso größer, je kleiner der Tumor zum Zeitpunkt der Operation ist. Daher sollte der Patient beim ersten Auftreten von Symptomen mittels Endoskopie oder anderer diagnostischer Tests auf Anzeichen von Magenkrebs untersucht werden. Bei männlichen Patienten > 40 Jahre ist das Risiko höher, dass anhaltende Verdauungsbeschwerden, Appetitlosigkeit sowie lokale Schmerzen und Beschwerden im Oberbauch auf eine Krebserkrankung zurückzuführen sind. In einigen Ländern, v. a. in Japan, werden bei besonders gefährdeten Personen häufig Screening-Untersuchungen durchgeführt, auch wenn möglicherweise keine Symptome vorliegen. Wenn Magenkarzinome entdeckt werden, solange sie noch klein sind und sich in einem frühen Stadium befinden (wie es in Japan heute oft der Fall ist), können durch eine Operation gute Ergebnisse und eine hohe Heilungsrate erzielt werden (es gibt Berichte über Heilungsquoten von > 80%). Dies trifft allerdings weniger auf westliche Länder zu, wo Magenkrebs seltener auftritt und meist erst dann diagnostiziert wird, wenn belastende Symptome auftreten – also zu einem Zeitpunkt, zu dem die Krebserkrankung weiter fortgeschritten und eine Heilung allein durch einen chirurgischen Eingriff weniger wahrscheinlich ist.

Die derzeit verfügbaren Chemotherapeutika können diese Krebsart zwar nicht heilen, sie sind aber möglicherweise für die Behandlung von Patienten hilfreich, deren Tumoren keine operative Heilung zulassen. Die Medikamente bewirken meist eine Reduzierung der Tumorgröße und können den Patienten eine gute, wenn auch nur vorübergehende Linderung verschaffen.

In jüngerer Zeit erhielten einige Patienten vor Durchführung einer Operation eine Chemotherapie (▶ Abschn. 8.3.4). Einige Berichte zeigen, dass bessere Ergebnisse und Heilungschancen erreicht werden, wenn zunächst die Tumorgröße medikamentös reduziert und anschließend die Operation (Gastrektomie) durchgeführt wird. Die wirksamste Methode der Verabreichung einer Chemotherapie vor einem operativen Eingriff ist möglicherweise die direkte Infusion der Zytostatika in den Truncus coeliacus, der den Magen mit Blut versorgt. Nach einer Behandlungsdauer von 5 oder 6 Wochen ist der Tumor in der Regel kleiner geworden, und es existieren Berichte über verbesserte Ergebnisse nach einer anschließenden Resektion. Diese Studien laufen noch, bis heute besteht jedoch keine Einigkeit darüber, welche Methode für eine integrative Behandlung die wirksamste ist.

Diese Verfahren müssen noch weiter untersucht werden, es besteht allerdings für die Zukunft eine gewisse Hoffnung auf bessere Ergebnisse bei der Magenkrebstherapie: 1. durch frühere diagnostische Tests, um Magenkarzinome in einem früheren und besser heilbaren Stadium zu entdecken, und 2. durch eine Induktions- oder neoadjuvante Chemotherapie mit anschließender operativer Therapie bei Personen, die mit länger bestehenden und invasiven, jedoch resezierbaren Tumoren einen Arzt aufsuchen.

Studien über die Durchführung einer postoperativen adjuvanten Chemotherapie laufen derzeit. Obwohl von einer Reihe positiver Ergebnisse berichtet wird, ist man sich über die Vorteile einer adjuvanten Chemotherapie nicht einig.

Im Anschluss an eine Gastrektomie ist eine aufmerksame Nachsorge der Patienten wichtig, und zwar nicht nur im Hinblick auf ein potenzielles Tumorrezidiv, sondern auch generell in Bezug auf die Ernährung, um sowohl eine mikrozytäre Anämie (als eventuelles Zeichen von Mangelernährung und Eisenmangel) als auch eine makrozytäre Anämie (aufgrund des Defizits an Intrinsic-Faktor) zu vermeiden.

Übung

Erstellen Sie eine Liste der prädisponierenden Faktoren, die mit Magen- und Speiseröhrenkrebs assoziiert sein können.

_____

_____

_____

13.3 Leberkrebs

Bei Krebserkrankungen der Leber handelt es sich entweder um Tumoren, die von den Leberzellen ausgehen (primäre Leberkarzinome), oder aber um Metastasen, die ein anderer Primärtumor in der Leber gebildet hat (sekundäre oder metastatische Leberkarzinome).

13.3.1 Primärer Leberkrebs (Hepatom oder hepatozelluläres Karzinom)

> Von Leberzellen ausgehende Tumoren (Primärtumoren) treten selten bei Personen europäischer Abstammung auf, sie werden jedoch bei Afrikanern, Südostasiaten, Chinesen und Japanern häufig diagnostiziert (▶ Tab. A1 und A2 im Anhang).

In Afrika machen primäre Leberkarzinome sogar die Hälfte aller Krebserkrankungen bei männlichen Bantu aus. Die Gründe für diese unterschiedliche Inzidenz sind nicht vollständig bekannt, obwohl wahrscheinlich die Ernährungsweise sowie die Lagerung und Zubereitung von Lebensmitteln eine Rolle spielen. Für die stärkere Häufung in einigen asiatischen Ländern sind größtenteils langjährige Leberinfektionen mit Hepatitis B und C sowie Parasitenbefall, v. a. durch Leberegel, verantwortlich. Bestimmte Pilze, mit denen Lebensmittel in Teilen Afrikas und Asiens häufig verunreinigt sind, können ebenfalls eine Rolle spielen, während die Nahrungsmittel in westlichen Ländern gekühlt gelagert werden und in der Regel frei von Pilzbefall sind.

In westlichen Ländern werden primäre Leberkarzinome mit einer höheren Wahrscheinlichkeit bei Patienten mit einer langjährigen Leberzirrhose diagnostiziert, unabhängig davon, ob diese auf übermäßigen Alkoholkonsum, eine frühere Hepatitisinfektion oder auf andere Ursachen zurückzuführen ist.

Merkmale von primärem Leberkrebs

Erstes Anzeichen primärer Leberkarzinome kann eine Verschlechterung des allgemeinen Gesundheitszustands sein (Appetitverlust, Erschöpfung, Unwohlsein, Gewichtsverlust, Kraftlosigkeit und Schwäche) oder aber der Hinweis auf eine Lebervergrößerung in Verbindung mit Schmerzen im Oberbauch, einer Schwellung, Ikterus oder einer Flüssigkeitsansammlung in der Bauchhöhle (Aszites).

Untersuchungen

CT- und MRT-Untersuchungen, Ultraschalluntersuchungen, manchmal auch eine Arteriographie, v. a. jedoch eine Leberbiopsie (▶ Abschn. 7.3) können von diagnostischem Wert sein. Bluttests zur Überprüfung der Leberfunktion sowie auf eine potenzielle Anämie und biochemische Veränderungen sind meist ebenfalls hilfreich. Bei Patienten mit primären Leberkarzinomen ist normalerweise der Tumormarker α-1-Fetoprotein erhöht und sollte nach einer erfolgreichen Krebstherapie wieder auf ein normales Niveau zurückgehen. Fortlaufende Tests auf α-1-Fetoprotein können nützliche Informationen über die Wirksamkeit der Therapie liefern. Andere serologische Tests auf Antikörper gegen das Hepatitis-B-Hüllprotein (HBsAg-Test) oder gegen das Hepatitis-C-Virus (Anti-HCV-Test) können bei Vorliegen eines Leberkarzinoms ebenfalls positiv ausfallen.

Behandlung

Eine erfolgreiche Therapie primärer Leberkarzinome ist nur dann möglich, wenn der Tumor zum Diagnosezeitpunkt auf einen Teil der Leber begrenzt ist, der chirurgisch reseziert werden kann. Weil sich der Tumor zum Zeitpunkt der Entdeckung jedoch meist großflächig in der Leber ausgebreitet hat, ist in den meisten Fällen keine Heilung möglich.

Durch eine Chemoembolisation kann bisweilen eine Reduzierung der Tumorgröße und eine Symptomlinderung erreicht werden. Diese Behandlungsmethode, bei der Chemotherapeutika zusammen mit temporär blockierenden Mikropartikeln in die Leberarterie injiziert werden, die den Tumor mit Blut versorgt, ist mittlerweile allgemein anerkannt. Neben verschiedenen Chemotherapeutika kommen unterschiedliche Embolisationssubstanzen, meist Mikrosphären oder Lipiodol, in Betracht, welche die Durchflussrate der Chemotherapeutika durch die Leber verringern. Durch die verlangsamte Leberzirkulation wird die Aufnahme der Zytostatika erhöht, indem die Leber bzw. die Tumorzellen über einen längeren Zeitraum den

Wirkstoffen ausgesetzt bleiben. Es gibt inzwischen einige gut dokumentierte Berichte über verbesserte Behandlungsergebnisse. Bei einigen Studien wurden zusätzlich immunologisch wirksame Substanzen verabreicht, um die Wirkung der Chemoembolisate oder anderer Wirkstoffe zur Reduzierung der Zirkulationsgeschwindigkeit in der Leber zu verstärken.

Eine weitere Behandlungsmethode bei geeigneten Patienten ist die Kryotherapie (▶ Abschn. 8.5) oder die perkutane Alkoholinjektionen, um sichtbares Tumorgewebe vollständig zu zerstören. Einige Patienten werden wiederholt behandelt, und manche erfahren eine langfristige Linderung.

Patienten mit einem schlechten Allgemeinzustand, die eine aktive Therapie wünschen, wird gelegentlich Tamoxifen verabreicht. Dieses kann vorübergehend für Linderung sorgen und ist nur äußerst selten mit einer Toxizität verbunden.

Derweil stellen intensivere und ausgedehntere Impfkampagnen gegen Hepatitis B zur Vermeidung dieser Erkrankung als prädisponierender Faktor für Leberkrebs die hoffnungsvollste Methode im Umgang mit der hohen Inzidenz primärer Leberkarzinome dar. Einen wirksamen Impfstoff gegen Hepatitis C gibt es derzeit nicht, obwohl ein solcher dringend benötigt würde.

> **Fallbericht**
>
> **Hepatom (primärer Leberkrebs)**
>
> Henri war ein 70-jähriger Rentner und ehemaliger Winzer. Er hatte viele Jahre lang große Mengen seines eigenen Weines getrunken. Seit einigen Monaten fühlte er sich nicht wohl, hatte keinen Appetit und Gewicht verloren sowie weniger Energie als sonst. Sein Appetit auf den eigenen Wein war jedoch leider unvermindert.
>
> Als er seinen Hausarzt aufsuchte, litt er an Bauchbeschwerden und Schmerzen, v. a. im rechten Schulterbereich.
>
> Der Arzt diagnostizierte bei dem dünnen, abgemagerten Patienten eine leichte Gelbsucht und eine gewisse abdominelle Schwellung in Verbindung mit einem leichten Aszites. Auf der Henris Bauchhaut waren einige Petechien zu erkennen. Der Arzt ertastete eine vergrößerte Leber mit einer auffälligen, vom rechten Leberlappen nach unten hervorstehenden Raumforderung. Mithilfe seines Stethoskops konnte er im Bereich der Raumforderung vaskuläre Geräusche hören.
>
> Eine Ultraschalluntersuchung, eine Angiographie und CT-Aufnahmen zeigten eine vaskularisierte Raumforderung in der Leber, die einem primären Leberkarzinom entsprach. Das Blutbild wies eine Anämie mit reduzierter Thrombozytenzahl nach. Es waren keine Anzeichen von Magen-, Darm- oder Lungenkrebs zu erkennen, die auf ein sekundäres Leberkarzinom hätten schließen lassen. Daher wurde ohne Biopsie, auf die wegen des Blutungsrisikos verzichtet wurde, von einem primären Leberkarzinom ausgegangen.
>
> Henri erhielt eine Vollbluttransfusion und wurde ansonsten ausschließlich symptomatisch behandelt. Er starb einen Monat später, und eine Autopsie bestätigte ein primäres Leberkarzinom (Hepatom) in Verbindung mit einer Leberzirrhose.
>
> **Kommentar**
> Angesichts des Gesundheitszustands von Henri kam eine Resektion des Tumors nicht infrage, auch wenn dieser auf den rechten Leberlappen begrenzt zu sein schien und die Vena cava nicht befallen war. Eine systemische Chemotherapie allein hätte die Prognose ebenfalls nicht verbessern können. Hätte Henris Allgemeinzustand es zugelassen, hätte man allerdings eine Behandlung des Leberkarzinoms durch eine chemotherapeutische Embolisation in Betracht ziehen können. Bei dieser Methode wird ein Chemotherapeutikum zusammen mit einem »Verschlussmittel« (z. B. Lipiodol oder Mikrosphären) in die Leberarterie injiziert. Durch das »Verschlussmittel« wird die arterielle Blutzirkulation in der Leber verlangsamt, sodass die Tumorzellen über einen längeren Zeitraum dem Chemotherapeutikum ausgesetzt sind. Diese Behandlungsmethode ist bei jüngeren Leberkrebspatienten mit einem besseren Allgemeinzustand meist lohnend.

13.3.2 Sekundärer (metastatischer) Leberkrebs

 Bei Angehörigen westlicher Bevölkerungsgruppen treten die meisten Sekundärtumoren in der Leber auf.

Krebserkrankungen des Verdauungstrakts, insbesondere Magen-, Pankreas-, Kolon- und Rektumkarzinome, siedeln sich bevorzugt über den Blutstrom in der Leber ab. Tumoren aus fast allen anderen Geweben können ebenfalls in die Leber metastasieren. Dies trifft v. a. auf Mamma- und Lungenkarzinome sowie Melanome zu.

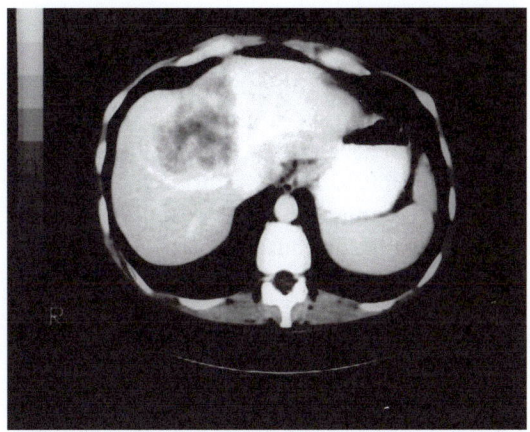

◘ Abb. 13.1   CT-Aufnahme der Leber, auf der die Metastasierung eines Kolonkarzinoms zu erkennen ist

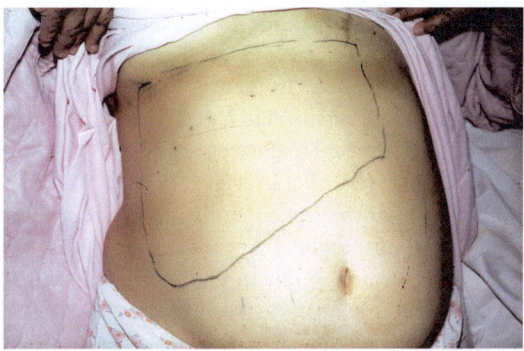

◘ Abb. 13.2   Abdomen einer 63-jährigen Frau mit Ikterus, einer vergrößerten Leber und Aszites. In der Leber befanden sich mehrere metastatische Knoten eines 6 Jahre zuvor behandelten primären Mammakarzinoms

Sobald die Leber von Metastasen befallen ist, vergrößert sie sich. Dadurch können Beschwerden oder sogar Schmerzen ausgelöst werden. Häufig entsteht ein Ikterus, und in der Bauchhöhle kann sich aszitische Flüssigkeit ansammeln. Patienten mit sekundärem Leberkrebs leiden meist früher oder später an allgemeinem Unwohlsein und verlieren Appetit, Gewicht und Energie. Kurzatmigkeit kann ebenfalls auftreten.

Untersuchungen

Zu den sinnvollsten Untersuchungen gehören in der Regel CT- oder MRT- sowie Ultraschalluntersuchungen, in manchen Fällen auch Arteriographie und Laparoskopie. Anstelle von Leberszintigrammen, die früher Standard waren, werden inzwischen größtenteils hilfreichere MRT-Aufnahmen erstellt. Falls erforderlich, kann die Diagnose durch eine Leberbiopsie bestätigt werden. In den meisten Fällen ergibt sich die Diagnose jedoch aus einer möglicherweise bereits diagnostizierten Krebserkrankung.

Eine Biopsie der Leber kann unter Lokalanästhesie mithilfe einer speziellen Hohlnadel erfolgen, die durch den unteren Brustkorb oder die Bauchwand eingeführt wird. Alternativ kann die Gewebeprobe im Rahmen einer Laparoskopie oder bei einer offenen Operation entnommen werden.

Wenn die Lokalisation des in die Leber metastasierten Primärtumors unbekannt ist, sind Untersuchungen erforderlich, um herauszufinden, von welchen Zellen das metastatische Leberkarzinom abstammt (d. h. wo sich der Primärtumor befindet) (◘ Abb. 13.1, ◘ Abb. 13.2).

Behandlungen

Metastatischer Leberkrebs ist in den meisten Fällen unheilbar. Die Heilungschancen sind am besten, wenn sich nur 1–4 Metastasen in einem Teil der Leber befinden, der chirurgisch entfernt werden kann. Doch auch wenn mehr als 4 Metastasen entdeckt wurden, kann eine operative Entfernung sinnvoll sein, sofern sich alle in einem resezierbaren Abschnitt befinden. Dies ist jedoch selten der Fall. Bei den meisten Patienten sind die sekundären Leberkarzinome auf beiden Seiten der Leber verstreut.

Obschon für die meisten Patienten keine Heilung möglich ist, sprechen einige metastatische Tumoren auf Chemotherapeutika an. Dies trifft insbesondere auf Metastasen zu, die von einem primären Magen-, Pankreas- oder Mammakarzinom abstammen. Metastasierendes Kolon- und Rektumkarzinom sind aufgrund der oft geringeren Durchblutung (Gefäßversorgung) therapieresistenter.

Die Zytostatika bewirken zwar keine vollständige Heilung, die Metastasen könnten aber reduziert werden, sodass dem Patienten manchmal für einige Monate Linderung verschafft wird.

Die einfachste Methode der Verabreichung einer solchen Chemotherapie ist entweder die orale Gabe oder die intravenöse Injektion. Ein wirksameres Verfahren stellt die direkte Infusion in die Leberarterie dar, und zwar entweder intermittierend über einen in der Leberarterie platzierten Katheter oder durch kontinuierliche Infusion mithilfe einer Dauerinfusionspumpe.

Eine intermittierende intraarterielle Infusionschemotherapie kann in der Regel nur in einer Klinik durchgeführt werden. Der Patient kommt in den erforderlichen Zeitabständen für eine Wiederholung der Therapie in das Krankenhaus.

Vor einigen Jahren wurde in Amerika eine kleine Pumpe entwickelt, um Chemotherapeutika kontinuierlich in die Leberarterie zu pumpen. Diese Pumpe wurde von einem Chirurgen unter die Haut der vorderen Bauchwand implantiert, wo sie keine größeren Beschwerden verursacht. So konnten Patienten, die eine kontinuierliche intraarterielle Infusionschemotherapie erhielten, nach Hause gehen und ein relativ normales Leben führen. Sie mussten lediglich alle 1–2 Wochen wieder in die Klinik kommen, um die Pumpe neu befüllen zu lassen.

Andere Studien haben die Entwicklung kostengünstigerer und leichter verfügbarer Methoden zum Ziel, um mehr Patienten mithilfe des Prinzips der intraarteriellen Chemotherapie vergleichbare Linderung zu verschaffen.

Implantierbare Infusionspumpen sind teuer. Bisher konnte, von wenigen Ausnahmen abgesehen, mithilfe der Infusionschemotherapie kaum ein langfristiges Überleben oder eine langfristige Heilung erreicht werden. Die einzelnen Methoden werden im Rahmen von Studien weiter untersucht.

Derzeit wird in zahlreichen Krebszentren weltweit die Gabe unterschiedlicher Kombinationen von Zytostatika im Rahmen verschiedener Behandlungsprogramme mit oder ohne Infusionspumpe untersucht. Auch wenn bei einer Wirkstoffzufuhr in die Leberarterie gute Ergebnisse erzielt werden können, müssen noch eine ganze Reihe von Schwierigkeiten und Problemen bewältigt werden, bevor diese Behandlungsmethode für den allgemeinen Einsatz außerhalb spezialisierter Krebszentren empfohlen werden kann.

In einigen Spezialzentren werden erkennbare Lebermetastasen mittels Kryochirurgie oder Alkoholinjektion unter laparoskopischer Kontrolle zerstört, wodurch normalerweise ein gutes Ergebnis erzielt wird. Bei einigen Patienten ist eine solche Therapie von erheblichem Nutzen, bei anderen kann die Behandlung wiederholt und eine recht gute langfristige Tumorkontrolle realisiert werden. In einigen hochspezialisierten Kliniken wird diese Behandlung gelegentlich mit einer arteriellen Infusionschemotherapie über die Leberarterie kombiniert und kann bei geeigneten Patienten eine gute langfristige Tumorkontrolle erzielen. Einige Kliniken berichten von einem Anteil an Langzeitüberlebenden > 70%. Die Studien dauern noch an, für diese Art der Therapie ist jedoch ein spezialisiertes Expertenteam erforderlich.

Es gibt auch einige Berichte über ermutigende Ergebnisse nach Implantation radioaktiver »Seeds« in Leberkarzinome.

Ein weiterer neuer Ansatz zur Therapie einiger Lebertumoren ist die Radiofrequenzablation (RFA).

Fallbericht

Metastatischer Leberkrebs

Kiri war eine 62-jährige Maori, die ihren Arzt nach einer 3 Jahre zurückliegenden Darmkrebsoperation im Zuge der regelmäßigen Nachsorge aufsuchte. Seit ihrem letzten Besuch vor 6 Monaten hatte sie an Appetit und an Gewicht verloren. Sie berichtete, sie habe wenig Energie.

Der Chirurg konnte einen Knoten tasten, der aus dem Leberrand unterhalb des rechten Rippenbogens hervorragte. Er veranlasste eine Computertomographie, bei der vier auffällige Raumforderungen in der Leber entdeckt wurden – drei im rechten Leberlappen und ein kleinerer Knoten im linken Leberlappen. Eine Feinnadelbiopsie bestätigte das Vorliegen von Metastasen, die von einem Primärtumor im Dickdarm abstammten.

Eine Resektion der Tumoren kam nicht infrage, weshalb man Kiri folgende Optionen anbot: eine systemische Chemotherapie, eine monatliche Infusionschemotherapie über die Leberarterie oder kryochirurgische Injektionen in die Lebermetastasen. Man teilte ihr mit, dass eine Infusionschemotherapie über die Leberarterie trotz der komplizierteren Verabreichung wahrscheinlich eher ein Tumoransprechen erzielen würde als eine systemische Chemotherapie.

Sie wählte diese Behandlung als bevorzugte Erstlinientherapie. Ihr wurde in monatlichen Intervallen eine Chemotherapie verabreicht (5-Fluorouracil über 8 h in die Leberarterie infundiert). Zu diesem Zweck wurde bei jeder Sitzung von einem Gefäßradiologen eine Kanüle über eine Oberschenkelschlagader in die Leberarterie eingeführt.

In den darauffolgenden 7 Monaten wurden die Tumoren zunächst kleiner, sie nahmen jedoch anschließend wieder an Größe zu. Der Chirurg riet daraufhin zu einer Kryotherapie, und Kiri erklärte sich einverstanden.

Unter Vollnarkose und laparoskopischer Sichtkontrolle führte der Chirurg in jeden Tumor eine Kryosonde ein und injizierte jeweils eine kontrollierte Menge Flüssigstickstoff.

In den folgenden Wochen wurden die Tumoren kleiner. Nach 5 Monaten waren jedoch weitere Lebermetastasen entstanden.

Der kryochirurgische Eingriff wurde noch einmal wiederholt. Doch trotz eines anfänglich guten Ansprechens, das 3 Monate anhielt, entwickelten sich weitere Tumoren in der Leber. Parallel dazu hatte sich der allgemeine Gesundheitszustand von Kiri verschlechtert, und sie entwickelte eine Gelbsucht und Aszites. Kiri wurde daraufhin nur noch symptomatisch behandelt.

Kommentar
Die Lebenserwartung nach Erstdiagnose von Lebermetastasen eines Kolonkarzinoms liegt bei etwa 7 oder 8 Monaten. Kiri und ihre Familie waren dankbar, dass sie lange genug überlebte, um ein Jahr nach der ersten Therapie der Lebermetastasen an der Hochzeit ihrer Enkelin teilzunehmen. Sie überlebte insgesamt 19 Monate.

Übung
Erstellen Sie eine Liste der Gründe für die höhere Inzidenz von primärem Leberkrebs im Vergleich zu Lebermetastasen in östlichen Ländern und Entwicklungsländern sowie für die wesentlich stärkere Häufung von metastatischem Leberkrebs in westlichen Ländern bzw. Industrieländern.

_____

_____

_____

13.4 Gallenblasen- und Gallengangkrebs

> Ein Tumor kann infolge von jahrelanger Reizung durch Gallensteine entstehen.

Diese Krebsarten werden in westlichen Ländern selten diagnostiziert, sind jedoch in einigen Regionen wie Südindien relativ häufig. In westlichen Ländern ist Gallenblasenkrebs normalerweise mit jahrelang vorhandenen Gallensteinen assoziiert. Die Inzidenz ist bei älteren Frauen am höchsten. Gallengangkrebs wird dagegen häufiger bei Männern diagnostiziert. Ein Grund, aus dem bei Vorliegen von Gallensteinen – v. a. bei jungen Frauen – zur Entfernung der Gallenblase geraten wird, ist das Risiko der potenziellen Entstehung eines Tumors infolge der jahrelangen Reizung durch die Gallensteine.

Gelegentlich werden frühe Tumoren unerwartet und zufällig im Rahmen einer Gallenblasenuntersuchung entdeckt, nachdem diese aus einem anderen Grund entfernt wurde. In solchen Fällen wurde die Heilung der Krebserkrankung möglicherweise schlichtweg durch die operative Gallenblasenentfernung (Cholezystektomie) erreicht.

13.4.1 Symptome

Ohne frühzeitige Diagnose kann Gallenblasenkrebs anhaltende Schmerzen im oberen rechten Abdomen, verbunden mit einer Gallenblasenentzündung, auslösen. Gallenblasenkarzinome können eine tastbare Schwellung oder einen tastbaren Knoten im oberen Abdomen unterhalb der Rippen auf der rechten Seite verursachen.

13.4.2 Anzeichen

Gallenblasenkrebs und insbesondere Gallengangkrebs kann sich mit einer Gelbsucht manifestieren, die auf eine Behinderung des Gallenflusses aus der Leber zurückzuführen ist. Ein häufiges Begleitsymptom des Ikterus ist ausgeprägter Juckreiz der Haut.

13.4.3 Pathologie und Behandlung

Gallenblasenkarzinome neigen dazu, die Leber sowie angrenzende Lymphknoten zu infiltrieren. Nach einer Infiltration ist eine chirurgische Heilung quasi unmöglich, und der Tumor spricht nicht besonders gut auf eine Strahlentherapie an. Das Ansprechen auf eine Chemotherapie ist ebenfalls schlecht, auch wenn von guten Ansprechraten auf eine konzentriertere intraarterielle Chemotherapie (▶ Abschn. 8.3.4) und von einer Heilung durch eine anschließende Operation berichtet wird. In fortgeschrittenen Fällen können Gelbsucht und Juckreiz ggf. operativ gelindert werden, indem die Behinderung des Gallenflusses umgangen wird (Gallengang-Bypass), sodass die Gallenflüssigkeit auf einem anderen Weg in den Darm gelangen kann. Alternativ wird bisweilen im Rahmen einer Operation oder endoskopisch ein starrer Stent durch das Hindernis im Gallengang eingeführt, um den Gallenfluss wieder zu ermöglichen und die Gelbsucht so zu lindern.

13.5 Bauchspeicheldrüsenkrebs

> Die Inzidenz von Bauchspeicheldrüsenkrebs ist in westlichen Ländern im Laufe der letzten Jahre gestiegen.

Bauchspeicheldrüsenkrebs stellt heute in den USA die vierthäufigste Ursache krebsbedingter Todesfälle bei Männern im mittleren Alter dar. Pankreaskarzinome werden häufiger bei Männern als bei Frauen diagnostiziert (▶ Tab. A1 und A2 im Anhang), die Gründe dafür sind jedoch unbekannt. Die Anzahl der Raucher, die an dieser Krebsart erkranken, nimmt zu, und die Inzidenz bei starken Alkoholkonsumenten ist ebenfalls erhöht. Diabetiker und Patienten, die bereits an einer chronischen Pankreatitis leiden, unterliegen ebenfalls einem höheren Risiko, an Bauchspeicheldrüsenkrebs zu erkranken. Außerdem wurde von einem eventuellen Zusammenhang zwischen Pankreaskarzinomen und dem Konsum von Kaffee berichtet, der allerdings nicht bestätigt wurde. Teetrinken vermittelt hingegen scheinbar sogar eine schützende Wirkung (die auf Antioxidanzien im Tee zurückzuführen sein könnte).

13.5.1 Manifestation

Pankreaskarzinome befallen oft den gemeinsamen Ausführungsgang für Galle und Pankreassekrete und blockieren so den Gallenfluss. Eine solche Blockade manifestiert sich in den meisten Fällen erstmals als obstruktiver Ikterus, der sich bei anhaltender Obstruktion verstärkt. Die Gelbsucht kann schmerzlos sein, häufig werden jedoch Schmerzen tief im Oberbauch verspürt, die in den Rücken ausstrahlen. Der Ikterus kann einen starken Juckreiz der Haut (Pruritus) auslösen. Im Zuge der Entstehung eines obstruktiven Ikterus können sich die Gallenblase und die Leber vergrößern und palpabel werden. In manchen Fällen ist ein Pankreaskarzinom tastbar.

Die meisten Patienten mit Bauchspeicheldrüsenkrebs verspüren ein vages Unwohlsein sowie Appetitlosigkeit, und sie verlieren an Gewicht. Tatsächlich können dies die ersten Anzeichen der Erkrankung sein. Ein weiteres Anzeichen kann Durchfall sein. Oft werden Patienten auch mit einer schmerzlosen Gelbsucht ohne anderen offensichtlichen Grund erstmals beim Arzt vorstellig.

13.5.2 Untersuchungen

Weil die Bauchspeicheldrüse quer im Oberbauch auf der Rückseite des Magens und anderer Organe liegt, gehört sie zu den Organen, die schwieriger abzutasten oder zu untersuchen sind. Dank der heute verfügbaren verbesserten Untersuchungsmethoden werden Anomalien, auch maligne Tumoren, inzwischen häufiger in früheren Stadien diagnostiziert.

Ultraschall- und CT-Untersuchungen können bei der Früherkennung von Bauchspeicheldrüsenkrebs nützlich sein. Die frühzeitige Diagnose kleinster Pankreaskarzinome in einem potenziell heilbaren Stadium ist jedoch immer noch schwierig.

Bei Patienten mit Pankreaskarzinomen ist oft ein Tumormarker – CA19-9 – erhöht. Ein niedriger Wert kann in seltenen Fällen auf einen resezierbaren Tumor schließen lassen, während ein Wert > 2000 normalerweise auf ein nichtresezierbares Karzinom hinweist.

Mithilfe der endoskopischen retrograden Cholangiopankreatikographie (ERCP, ▶ Abschn. 7.4.10) kann das Pankreassekret auf Tumorzellen und der

Pankreasgang röntgenologisch untersucht werden. Diese Röntgenbilder können im Hinblick auf den Nachweis von Pankreaskarzinomen in einem frühen Stadium von diagnostischem Wert sein.

Bisher wurde noch kein geeignetes spezifisches Isotop für die Erstellung von Szintigrammen des Pankreas entdeckt. Die Suche nach einer solchen Substanz läuft jedoch weiter.

Man hofft, dass sich die Positronenemissionstomographie (PET), wenn sie der breiten Masse von Patienten zur Verfügung steht (▶ Abschn. 7.3.12), u. a. auf diesem Gebiet für die Früherkennung sowie Diagnose und Überwachung der Therapieantwort als sehr nützlich erweisen wird.

Die beste Methode zur Bestätigung einer Diagnose stellt die Feinnadelbiopsie von Knoten im Pankreas dar. Dieses Verfahren ist jedoch nicht immer zuverlässig und mit Risiken verbunden. Der Erfolg hängt sehr davon ab, ob die Biopsienadel präzise in den richtigen Teil der Bauchspeicheldrüse eingeführt wird. Dabei besteht das nicht unerhebliche Risiko, dass durch den Stichkanal Pankreasekrete in die Peritonealhöhle auslaufen und möglicherweise eine Fistel entstehen lassen, die weitere Probleme verursacht.

13.5.3 Behandlung

> **Pankreaskarzinome sind zum Zeitpunkt der Erstdiagnose normalerweise bereits in die Lymphknoten und die Leber metastasiert. Eine rein operative Heilung ist dann in der Regel nicht möglich. Einige kleine und frühe Tumoren können jedoch mit günstigen Heilungschancen im Rahmen eines umfangreichen chirurgischen Eingriffs reseziert werden.**

Das entsprechende Operationsverfahren wird als Whipple-Operation bezeichnet.

Strahlen- oder chemotherapeutische Behandlungen haben bisher nur enttäuschende Ergebnisse geliefert. Wirksamere Chemotherapeutika und kombinierte Behandlungsprogramme werden jedoch fortlaufend untersucht. In einigen Studien konnten einige Pankreaskarzinome vor der chirurgischen Entfernung erfolgreich durch eine Strahlen-/Chemotherapie reduziert werden, und es wurde von Fällen einer langfristigen Heilung berichtet. Es sind jedoch noch weitere Studien erforderlich, bevor diese Behandlungsmethode breitere Anwendung finden kann.

Derzeitige Studien schließen einen effizienteren Einsatz der intraarteriellen Chemotherapie als erste Maßnahme eines integrativen Behandlungsprogramms in Verbindung mit einer Strahlentherapie und einer Operation ein. Es müssen allerdings noch zahlreiche Schwierigkeiten bewältigt und weitere Studien durchgeführt werden, bevor diese Methode als sichere oder wirksame Therapie empfohlen werden kann.

Bei den meisten Pankreaskarzinomen besteht normalerweise bestenfalls eine gewisse Hoffnung auf vorübergehende Symptomlinderung.

Eine Gelbsucht infolge einer Gallengangobstruktion durch ein Pankreaskarzinom kann meist durch operative Umgehung des Hindernisses (Gallengang-Bypass) gelindert werden. Alternativ kann ein starrer Stent, der durch das Hindernis im Gallengang eingeführt wird, die Symptome der Obstruktion vorübergehend lindern.

Fallbericht

Fortgeschrittener Bauchspeicheldrüsenkrebs

Boris war ein 54-jähriger russischer Fabrikarbeiter. Er hatte mehr als 30 Jahre lang geraucht.

Seine Frau hatte seit 3 oder 4 Wochen eine Veränderung seiner Hautfarbe beobachtet und festgestellt, dass er schlecht aß und sichtbar an Gewicht verlor, als sie ihn überredete, einen Arzt aufzusuchen. Als er bei seinem Arzt vorstellig wurde, litt er offensichtlich an einer Gelbsucht. Er berichtete seinem Arzt, dass er seit 5 oder 6 Wochen leichte Schmerzen im Oberbauch und Rücken verspüre und sich unwohl fühle.

Bei der Untersuchung ertastete der Arzt eine Vergrößerung der Leber unterhalb des rechten Rippenbogens. Es war keine abdominelle Verhärtung tastbar, die CT-Aufnahme zeigte jedoch einen Tumor im Bereich des Pankreaskopfs. Der Arzt erklärte, dass es sich dabei wahrscheinlich um einen malignen Tumor handele und empfahl zur Diagnosebestätigung eine Laparoskopie.

Die Laparoskopie bestätigte ein Pankreaskopfkarzinom, ebenso wie eine Dilatation der Gallenblase.

Man riet zu einer Laparotomie und erklärte Boris, dass die festgewachsene Tumormasse wahrscheinlich nicht resezierbar sei, seine Gelbsucht jedoch gelindert werden könne, indem die Gallenblase mit dem Dünndarm anastomosiert und die Obstruktion im Pankreaskopf somit umgangen würde.

Boris erklärte sich mit der Operation einverstanden, bei der ein mit der hinteren Bauchwand verwachsener Tumor mit mehreren festen, vergrößerten angrenzenden Lymphknoten bestätigt wurde. Die Gallenblase und der gemeinsame Ausführungsgang waren dilatiert.

Der Tumor war eindeutig nicht resezierbar, weshalb der Chirurg die dilatierte Gallenblase mit dem Dünndarm anastomosierte, um die Obstruktion zu umgehen.

Die Gelbsucht klang in den nächsten 2–3 Wochen ab. Anschließend wurde bei Boris eine Chemotherapie eingeleitet, die in mehreren Zyklen als intravenöse Infusion verabreicht werden sollte.

Nach 6 Wochen, als eine CT-Aufnahme eine leichte Vergrößerung des Tumors zeigte und die Leukozyten- und Thrombozytenzahl auf ein gefährliches Niveau abgesunken waren, wurde die Chemotherapie abgebrochen.

Anschließend wurde Boris ausschließlich palliativ behandelt. Um seine Schmerzen zu lindern, musste die Morphindosis fortlaufend erhöht und schließlich als Infusion verabreicht werden.

Boris konnte keine Nahrung zu sich nehmen. Er verlor an Gewicht, und sein Allgemeinzustand verschlechterte sich, bis er schließlich 10 Wochen nach der Operation verstarb.

Übung
Konstruieren Sie anhand der Fallberichte in diesem und anderen Kapiteln dieses Buches eine Kasuistik über einen typischen Patienten, der mit einem resezierbaren Pankreaskarzinom einen Arzt aufsucht, dort untersucht und behandelt wird.

_____

_____

_____

13.6 Dünndarmkrebs

Metastatische Krebserkrankungen, v. a. Melanome, befallen gelegentlich den Dünndarm. Manchmal breiten sich auch Tumoren aus angrenzenden Organen, insbesondere Kolon- und Ovarialkarzinome, in den Dünndarm aus. Primäre Dünndarmkarzinome werden dagegen nur selten diagnostiziert.

Bei den meisten dieser seltenen primären Dünndarmkarzinome handelt es sich um Adenokarzinome (vom Drüsengewebe ausgehende Tumoren), Lymphome (wie in ▶ Kap. 19 erläutert) oder sog. karzinoide (neuroendokrine) Tumoren. Sie sind seltene Auslöser von Abdominalschmerzen, Darmblutungen oder Dünndarmverschluss. Die Behandlung erfolgt normalerweise durch eine chirurgische Resektion.

■ **Karzinoidtumoren**

Karzinoidtumoren können im gesamten Verdauungstrakt vom Mund bis zum Anus auftreten, werden jedoch am häufigsten im Wurmfortsatz (syn. Appendix bzw. »Blinddarm«) diagnostiziert. Die Mehrzahl der Karzinoide in der Appendix und die meisten kleinen Karzinoide überhaupt sind benigner Natur. Nach Entfernung des Wurmfortsatzes (Appendektomie) infolge einer Appendizitis wird darin manchmal ein kleiner karzinoider Tumor entdeckt. In den meisten Fällen wurde der Tumor durch die Resektion der Appendix geheilt, eine weitere Behandlung ist normalerweise nicht erforderlich.

Wenn ein Karzinoidtumor statt in der Appendix im Dünndarm nachgewiesen wird, ist dieser wahrscheinlich größer (2 cm oder mehr im Durchmesser) und mit einer höheren Wahrscheinlichkeit maligne.

Die Behandlung erfolgt in Form einer Resektion des Darmabschnitts sowie der Mesenteriallymphknoten. Es könnte jedoch bereits eine Metastasierung in die Leber stattgefunden haben. Karzinoide Metastasen in der Leber können bestimmte biochemische Substanzen freisetzen, die pfeifende Atemgeräusche, intermittierenden Durchfall und Rötungen der Gesichtshaut auslösen können. Diese Episoden können therapeutisch kontrolliert werden, nach einer Metastasierung in die Leber ist eine vollständige Heilung jedoch unwahrscheinlich.

13.7 Dickdarmkrebs (Kolon- und Rektumkarzinom)

In den meisten westlichen Ländern ist der Dickdarm die dritt- oder vierthäufigste Lokalisation von Primärtumoren, wogegen Dickdarmkrebs bei der australischen und neuseeländischen Bevölkerung – bei beiden Geschlechtern – die zweithäufigste Krebserkrankung nach Hautkrebs darstellt. Bei Erwachsenen in den USA ist Lungenkrebs mit Abstand die häufigste Ursache krebsbedingter Todesfälle, gefolgt von Kolorektal-, Mamma- und schließlich Prostatakarzinomen.

Darmkrebs geht vom Drüsenepithel aus (sog. Adenokarzinome). Diese Krebsart wird zwar gelegentlich bei jungen Erwachsenen (und sogar bei Kindern) diagnostiziert, tritt jedoch selten vor Erreichen eines Alters von 40 Jahren auf. Anschließend steigt die Inzidenz mit dem Alter an und erreicht zwischen 60 und 75 Jahren einen Höhepunkt.

In westlichen Ländern, in denen die Nahrung relativ viel Fleisch und tierische Fette, einen verhältnismäßig hohen Anteil an raffinierten Lebensmitteln und relativ wenig Ballaststoffe enthält, wie sie z. B. in Vollkornmehl, Nüssen, Hülsenfrüchten, Obst und Gemüse zu finden sind (▶ Kap. 2 und ▶ Kap. 3), ist die Inzidenz von Dickdarmkrebs am höchsten. In asiatischen Ländern wird diese Krebsart relativ selten diagnostiziert – mit Ausnahme von Japan und Singapur, wo eine »westliche« Ernährungsweise heute weit verbreitet ist. Kolorektalkarzinome treten in Entwicklungsländern und bei Vegetariern selten auf.

> Polypen im Dickdarm prädisponieren häufig für eine Krebserkrankung und sollten entfernt werden, um das Risiko für maligne Veränderungen zu vermeiden. Patienten, bei denen Polypen entfernt wurden, sollten regelmäßig auf weitere Polypen untersucht werden.

Zu den nützlichsten Screening-Tests auf Darmpolypen und Dickdarmkrebs gehören chemische Tests auf okkultes Blut im Stuhl sowie regelmäßige Koloskopien, v. a. bei besonders gefährdeten Personen. Dazu zählen alle Personen, bei denen bereits Darmkrebs diagnostiziert wurde, deren Angehörige auffallend häufig an Darmkrebs erkrankt sind sowie faktisch alle Personen > 55 Jahre, die sich traditionell westlich ernähren.

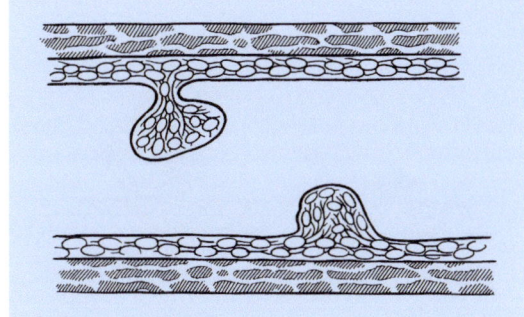

Abb. 13.3 Darmpolypen

Kolorektalkarzinome (und v. a. Rektumkarzinome) treten insgesamt häufiger bei Männern auf. Tumoren im rechten Teil des Kolons werden öfter bei Frauen diagnostiziert. Zu den Risikofaktoren gehören Rauchen, Adipositas und sitzende Tätigkeit.

Eine hoch prämaligne Erkrankung ist die seltene Erbkrankheit **familiäre Polyposis coli**, bei der etwa die Hälfte der Angehörigen einer betroffenen Familie wahrscheinlich multiple Polypen entwickeln. Bei Patienten, die solche Polypen aufweisen, sollte der gesamte Dickdarm chirurgisch entfernt werden. Andernfalls erkranken diese Personen in der Regel vor Erreichen eines Alters von 40 Jahren an Dickdarmkrebs. Alle engen Blutsverwandten innerhalb einer betroffenen Familie sollten regelmäßig untersucht werden. Werden dabei Polypen nachgewiesen, sollte bei diesen Patienten ebenfalls eine totale Kolektomie vorgenommen werden.

Im Rektum treten gelegentlich villöse Papillome auf, die seltener sind als Polypen. Bei ihnen besteht im Bereich der Basis eine deutliche Neigung zu malignen Veränderungen, und sie sollten operativ entfernt werden (◘ Abb. 13.3, ◘ Abb. 13.4).

Zu den weiteren Erkrankungen, die mit einem erhöhten Dickdarmkrebsrisiko verbunden sind, gehören die entzündlichen Darmerkrankungen Colitis ulcerosa sowie – in einem geringeren Maß – granulomatöse Kolitis (Morbus Crohn). Je länger ein Patient an Colitis ulcerosa leidet, je höher der Schweregrad der Krankheit und je länger der betroffene Darmabschnitt ist, umso höher ist das Risiko der Entstehung von Krebs. Etwa 10% der Patienten mit anhaltender Colitis ulcerosa entwickeln nach etwa 10 Jahren Kolonkarzinome. Patienten mit einer langjährigen und ausgedehnten Colitis ulcerosa müssen genau und regelmäßig überwacht werden. Unter

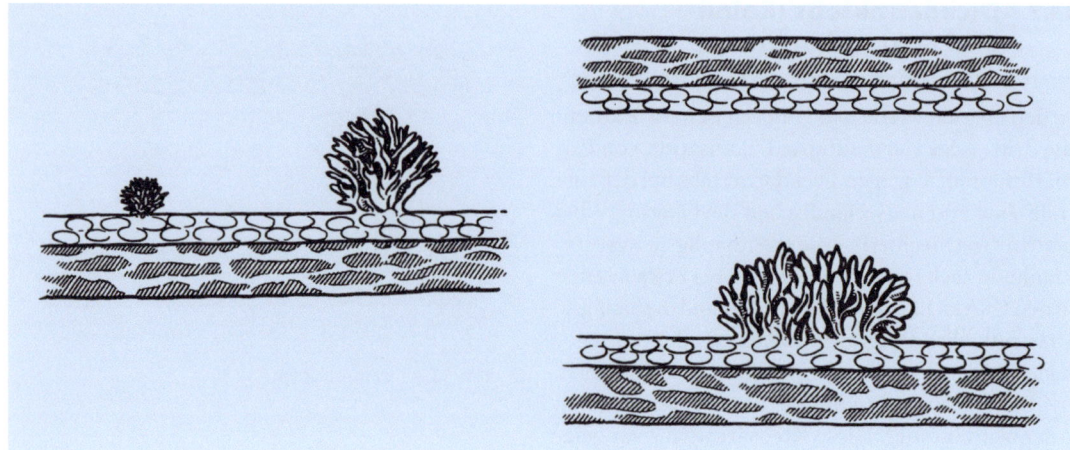

◘ **Abb. 13.4** Benignes Papillom im Darm sowie ein zunächst benignes Papillom, das sich zu einem großen malignen, villösen Papillom entwickelt

bestimmten Umständen ist die vorsorgliche Entfernung des Kolons dringend anzuraten.

Neben familiärer Polyposis coli ist bei engen Angehörigen von Patienten mit Dickdarmkrebs das Risiko einer gleichartigen Krebserkrankung leicht erhöht. Es ist allerdings unklar, ob dies in erster Linie auf genetische Faktoren oder auf eine ähnliche Ernährung sowie vergleichbare sonstige Gewohnheiten zurückzuführen ist. Auch wenn die meisten erfolgreich behandelten Darmkrebspatienten keinen Sekundärtumor entwickeln, unterliegen sie einem erhöhten Risiko, weshalb eine regelmäßige Nachsorge wichtig ist.

Übung
Worin liegen die Unterschiede zwischen Polypen und Papillomen im Darm?

_____

_____

_____

13.7.1 Klinische Zeichen

Die häufigsten Symptome von Dickdarmkrebs sind Veränderungen der Stuhlgewohnheiten (Durchfall oder Verstopfung oder manchmal beides im Wechsel), Blutungen aus dem Darm und ein Gefühl der unvollständigen Darmentleerung nach dem Toilettengang. Manche Patienten verspüren überhaupt keine Symptome, bis der Tumor einen partiellen oder totalen Darmverschluss auslöst. Dann sind die ersten Symptome möglicherweise ein Darmverschluss mit intermittierenden krampfartigen Abdominalschmerzen (Koliken), Verstopfung und einem aufgeblähten Bauch.

Zu den weiteren Merkmalen von Dickdarmkrebs können allgemeine Schwäche, Gewichtsabnahme, Müdigkeit und Erschöpfung (manchmal infolge einer Anämie) oder Anzeichen einer Lebervergrößerung oder einer Gelbsucht aufgrund von Lebermetastasen gehören.

Gelegentlich kann auch ein abdomineller Knoten oder eine lokale Schwellung oder – im Rahmen einer Analuntersuchung mit einem behandschuhten Finger – eine Raumforderung im Anus oder im unteren Rektum tastbar sein. Möglicherweise gibt es Anzeichen von Blut im Stuhl. Bei obstruktiven Darmtumoren sind Koliken mit einem aufgeblähten Bauch oder einer Schwellung wahrscheinlich.

13.7.2 Untersuchungen

Zu den Untersuchungen bei Dickdarmkrebs gehört die Sigmoidoskopie oder Koloskopie (▶ Abschn. 7.4.11). Etwa die Hälfte aller Dickdarmtumoren sind

13.7 · Dickdarmkrebs (Kolon- und Rektumkarzinom)

im Rektum oder im unteren Colon sigmoideum lokalisiert und können mit einem Sigmoidoskop entdeckt und biopsiert werden.

Screening- und Röntgenuntersuchungen mit einem Barium-Kontrasteinlauf können einen Tumor sichtbar machen, v. a. in Verbindung mit einem Barium-Doppelkontrasteinlauf (▶ Abschn. 7.3.2 und ▶ Abschn. 7.3.3).

Wenn keine Anzeichen eines Darmverschlusses erkennbar sind und insbesondere wenn im ersten Teil des Dickdarms (im Zäkum oder Colon ascendens) ein Tumor vermutet wird, kann sich eine Röntgenuntersuchung nach Verabreichung von Bariumbrei zur Darstellung der Umrisse einer Tumormasse als nützlich erweisen. Eine Koloskopie in Verbindung mit einer Biopsie stellt jedoch immer noch die beste Diagnosemethode dar.

Eine Sigmoidoskopie, ein Barium-Kontrasteinlauf und eine Bariumbrei-Untersuchung können ambulant und ohne Narkose durchgeführt werden. Für eine Koloskopie muss der Patient jedoch ausreichend sediert sein. Meist erfolgt sie in Kurznarkose.

> **Im Rahmen einer Koloskopie kann der Dickdarm auf seiner gesamten Länge inspiziert und in jedem Bereich biopsiert werden.**

Bisweilen muss der Patient für diese Untersuchung einen Tag im Krankenhaus verbringen. Immer mehr Koloskopien werden jedoch teilstationär durchgeführt und erfordern einen Krankenhausaufenthalt von etwa einem halben Tag. In einigen modernen Kliniken kann die Untersuchung durchgeführt werden, während der Patient nur leicht sediert ist und den Vorgang sogar auf einem Bildschirm mit verfolgen kann.

Blutuntersuchungen werden durchgeführt, um eine Anämie, biochemische Veränderungen im Blut oder eine Leberfunktionsstörung nachzuweisen. Ein Test auf karzinoembryonales Antigen (▶ Abschn. 7.5.2) fällt bei Patienten mit Dickdarmkrebs in der Regel deutlich positiv aus und wird nach einer erfolgreichen Therapie negativ. Wenn dieser Tumormarker zu einem späteren Zeitpunkt nach einer Behandlung erneut nachgewiesen wird, lässt dies auf ein Tumorrezidiv schließen.

Eine Computertomographie wird durchgeführt, das Vorhandensein von Lebermetastasen nachzuweisen.

Die einzige Methode zur Heilung von Dickdarmkrebs ist die Operation. Dabei wird der tumortragende Teil des Darms zusammen mit den regionären Lymphknoten exzidiert, in die der Tumor möglicherweise metastasiert ist. In den meisten Fällen werden die beiden Resektionsenden des Darms miteinander verbunden (End-zu-End-Anastomose), sodass der Patient wieder ein normales Leben führen kann.

> **Etwa die Hälfte aller Patienten mit Dickdarmkrebs werden mithilfe einer frühzeitigen Operation durch einen erfahrenen Experten geheilt.**

Die Rolle der Chemo- oder Strahlentherapie als adjuvante Therapie vor oder nach einer chirurgischen Resektion wird noch untersucht. Einige Studien legen nahe, dass eine präoperative Strahlentherapie bei einigen fortgeschrittenen Rektumkarzinomen von Nutzen sein könnte. Die Durchführung einer Strahlentherapie ist jedoch umstritten. Mehrere Studien belegen eine leichte Verbesserung der Langzeitergebnisse durch eine adjuvante Chemotherapie nach der operativen Entfernung von Kolorektalkarzinomen in einem weiter fortgeschrittenen Stadium – mit oder ohne Strahlentherapie. Die adjuvante Chemotherapie gehört heute bei lokalem Lymphknotenbefall in vielen modernen Kliniken zum Standard.

In manchen neueren Studien mit dem Angiogenesehemmer Bevacizumab (Handelsname: Avastin) wird über ermutigende Ergebnisse bzgl. einer Verstärkung der zytotoxischen Wirkung von Chemotherapien bei Darmkrebs berichtet.

Bei Tumoren im unteren Rektum ist möglicherweise eine Entfernung des Anus und des Rektums erforderlich. Anschließend wird ein künstlicher Darmausgang in der Bauchwand angelegt (Kolostomie). Der Patient muss danach einen Beutel über dem Kolostoma tragen, in den sich der Darm in regelmäßigen Abständen entleert. Er lernt, den Beutel zur richtigen Zeit zu wechseln und schrittweise wieder ein aktives und fast normales Leben zu führen.

In vielen großen Städten wurden Selbsthilfegruppen für Stomapatienten gegründet, in denen alle Patienten mit einem Kolostoma willkommen sind. Solche Selbsthilfegruppen sind ein Treffpunkt für Patienten mit ähnlichen Problemen und haben sich im Hinblick auf die Unterstützung vieler Patienten bei der Anpassung an die neuen Umstände und das Leben mit einem Kolostoma als äußerst hilfreich erwiesen. Gegenseitige Unterstützung und Rat helfen den Patienten, mit einem Kolostoma leben zu lernen und die notwendigen sozialen Anpassungen zu bewältigen.

Etwa die Hälfte aller Patienten mit Dickdarmkrebs wird mithilfe einer frühzeitigen Operation durch einen erfahrenen Experten geheilt. In Verbindung mit einer adjuvanten Chemotherapie wird bei geeigneten Patienten sogar von noch besseren Ergebnissen berichtet. Die meisten Patienten führen anschließend wieder ein normales Leben, sei es mit oder ohne Kolostoma. Die Heilungsrate hängt vom Grad der Penetration des Tumors in die Darmwand sowie des Befalls angrenzender oder distaler Lymphknoten ab.

Wenn sich eine Krebserkrankung zuerst durch einen Darmverschluss manifestiert, ist möglicherweise eine temporäre Kolostomie zur Beseitigung der Obstruktion indiziert. Der Tumor wird normalerweise 3 oder 4 Wochen später reseziert, und das Kolostoma wird anschließend zurückverlegt, um wieder eine normale Darmpassage und normalen Stuhlgang zu ermöglichen.

13.7.3 Nachsorge

Wie alle Patienten, die sich bereits einer Krebstherapie unterzogen hatten, sollten sich auch Patienten, bei denen ein Dickdarmtumor entfernt wurde, eine regelmäßige Nachsorge betreiben. Es besteht jederzeit das Risiko der Entstehung von Metastasen in der Leber oder in anderen Körperregionen sowie weiterer Dickdarmtumoren, die wirksam therapiert werden können, sofern sie zum Zeitpunkt der Entdeckung noch klein sind. Im Fall einer Darmkrebserkrankung treten Metastasen normalerweise innerhalb von 2 Jahren auf. Rezidive werden selten später als 5 Jahre nach der Erstdiagnose diagnostiziert.

Die Behandlung von Patienten mit Lebermetastasen durch chirurgische Resektion, intraarterielle Chemotherapie, Kryotherapie oder Alkoholinjektionen wurde bereits erörtert (▶ Abschn. 13.3, Leberkrebs).

Fallbericht

Kolonkarzinom

Peter war ein 59-jähriger Ex-Raucher mit leichtem Übergewicht. 4 Monate nach einer koronaren Bypass-Operation erwähnte er gegenüber seiner Kardiologin, dass er kürzlich drei- oder viermal geringe Mengen frischen Blutes in seinem Stuhl entdeckt habe. Er litt nicht unter weiteren Darmsymptomen und hatte sich von seiner Herzoperation gut erholt.

Die Kardiologin konnte weder bei einer abdominellen noch bei einer rektalen Untersuchung einen Tumor oder sonstige Anomalien feststellen. Sie überwies Peter zu einem Gastroenterologen, der keine signifikanten Anomalien entdeckte, jedoch eine Koloskopie veranlasste. Biochemische Blut- und Lebertests waren ohne Befund.

Im Rahmen der Koloskopie entdeckte der Arzt eine polypoide Läsion mit einem Geschwür von 2 cm Durchmesser mit einem aufgeworfenen Rand im Colon sigmoideum. Die Biopsie bestätigte ein Adenokarzinom.

CT-Aufnahmen des Abdomens, der Leber und des Thorax ließen keine Anzeichen einer Metastasierung erkennen.

Man riet Peter zu einer operativen Entfernung des linken Kolons, inkl. des absteigendem Dickdarms (Colon descendens), des Colon sigmoideum und des oberem Rektums. Die drainierenden Lymphknoten wurden im Rahmen einer Biopsie ebenfalls reseziert.

Es wurde kein Lymphknotenbefall festgestellt.

Peter fragte, ob er eine adjuvante Chemotherapie erhalten müsse. Man erklärte ihm, dass eine adjuvante Chemotherapie bei ihm nicht erforderlich sei, weil weder Lymphknoten- noch Lebermetastasen gefunden worden seien und der Tumor die Darmwand nicht penetriert habe.

Über einen Zeitraum von 5 Jahren wurden regelmäßig Nachuntersuchungen durchgeführt, einschließlich einer jährlichen Koloskopie. Dabei wurden weder ein Resttumor noch Polypen entdeckt.

Nachdem sich Peter 8 Jahre lang relativ guter Gesundheit erfreut hatte, führten weitere Herzprobleme 11 Jahre nach der Dickdarmoperation zu seinem Tod. Seine Darmfunktion war normal gewesen, ohne Anzeichen weiterer Darmprobleme oder einer weiteren Krebserkrankung.

13.8 Analkrebs

13.8.1 Manifestation und Pathologie

Analkrebs ist selten und kann sich in Form eines Knotens, eines Geschwürs, von Blutungen oder Schmerzen im Analbereich manifestieren. Gelegentlich entstehen Analkarzinome in einer vorhandenen Läsion, z. B. in einem Papillom (das möglicherweise durch das humane Papillomvirus [HPV] ausgelöst wurde), einer Leukoplakie (weißer Fleck) oder einer langjährigen Analfissur (Riss in der Wand der Analöffnung).

Die meisten Analtumoren sind histologisch mit Plattenepithelkarzinomen der Haut vergleichbar, verhalten sich jedoch aggressiver. Nur bei einem kleinen Teil handelt es sich um Adenokarzinome, die vom Drüsenepithel der Schleimhaut im oberen Analkanal ausgehen.

Die meisten Analkarzinome metastasieren frühzeitig in Leisten- oder Beckenlymphknoten. Um die besten Heilungschancen zu erzielen, ist häufig eine radikale Radiochemotherapie und spätere Rektumamputation erforderlich. Intraarterielle Infusionschemotherapie führt nach jüngsten Ergebnissen zu hohen Remissionsraten.

Ein erhöhtes Analkrebsrisiko wurde mit Analverkehr in Zusammenhang gebracht. Dieser Anstieg könnte mit einer HPV- oder HIV-Infektion assoziiert sein (◘ Abb. 13.5).

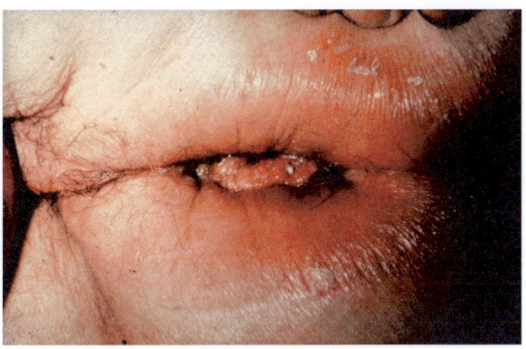

◘ **Abb. 13.5** Fortgeschrittenes Analkarzinom bei einem 67-jährigen Mann

Kleine Analkarzinome in einem frühen Stadium können durch einen lokalen chirurgischen Eingriff oder eine Strahlentherapie behandelt werden, mit dem Ziel, den Afterschließmuskel zu erhalten. Bei weiter fortgeschrittenen Tumoren wurde standardmäßig eine radikale Operation, einschließlich der Exzision von Rektum und Anus, durchgeführt, bis von guten Ergebnissen durch eine kombinierte integrative Behandlung aus Chemo- und Strahlentherapie berichtet wurde. Diese Behandlungsmethode ist heute in den meisten modernen Krebszentren gängige Praxis. Bei Analkarzinomen, die nicht auf eine Chemo-/Strahlentherapie ansprechen, ist möglicherweise dennoch eine Radikaloperation indiziert. Bei Verdacht auf Befall der inguinalen Lymphknoten ist eine radikale Lymphknotendissektion erforderlich.

13.8.2 Behandlung

Zunächst wird eine Biopsie durchgeführt, um das Vorliegen eines malignen Tumors zu bestätigen und die Krebsart zu bestimmen.

Krebs im Kopf-Hals-Bereich

K.R. Aigner, F.O. Stephens, T. Allen-Mersh, G. Hortobagyi, D. Khayat, S.M. Picksley, P. Sugarbaker, T. Taguchi, J.F. Thompson

14.1 Lippenkrebs – 172

14.2 Krebs des Mundbodens (unterhalb der Zunge), der beiden vorderen Drittel der Zunge und der Wangenschleimhaut – 173

14.3 Zungengrund-, Tonsillen- und Pharynxkarzinom – 176

14.4 Nasen-Rachen-Krebs (Luftkanal hinter dem Nasenrücken) – 177
14.4.1 Manifestation – 177
14.4.2 Behandlung – 178

14.5 Kehlkopfkrebs – 178

14.6 Speicheldrüsenkrebs – 179

14.7 Schilddrüsenkrebs – 181
14.7.1 Ursachen und Manifestation – 181
14.7.2 Unfallbedingte Strahlenexposition – 182
14.7.3 Untersuchungen – 182
14.7.4 Arten von Schilddrüsenkrebs – 182

© Springer-Verlag Berlin Heidelberg 2016
K. R. Aigner, F. O. Stephens (Hrsg.), *Onkologie Basiswissen*,
DOI 10.1007/978-3-662-48585-9_14

In diesem Kapitel erfahren Sie mehr über
- Lippenkrebs
- Krebs im Mundraum, der vorderen Zunge und der Wangenschleimhaut
- Zungengrund-, Tonsillen- und Pharynxkarzinom
- Nasen-Rachen-Krebs
- Kehlkopfkrebs
- Speicheldrüsenkrebs
- Schilddrüsenkrebs

Maligne Tumoren im Bereich der Lippen, des Mundes, der Zunge, der Nasenhöhle, der Nasennebenhöhlen, des Halses, des Kehlkopfs und des Rachens machen etwa 5% aller in den USA registrierten Krebserkrankungen aus. Die Inzidenz ist in den meisten Industrie- und Entwicklungsländern ähnlich. Die Mehrzahl dieser Tumoren stammt von Plattenepithelzellen ab, die das Schleimhautepithel auskleiden, und ähnelt Plattenepithelkarzinomen der Haut. Im Gegensatz zu diesen Karzinomen verhalten sie sich jedoch eher aggressiver und weisen eine höhere Malignität auf.

> Je weiter die Tumoren von den Lippen entfernt sind, desto aggressiver ist ihr Verhalten.

Lippenkarzinome sind aggressiver als Hauttumoren. Das bedeutet, dass sie tendenziell lokal schneller wachsen und eine größere Tendenz zur Metastasierung in regionäre Lymphknoten in einem früheren Stadium erkennen lassen. Maligne Tumoren des Mundbodens, der beiden vorderen Drittel der Zunge und des Gaumens verhalten sich aggressiver als Lippenkarzinome. Karzinome des Zungengrundes, im Bereich der Tonsillen und des Rachens sowie der oberen Atemwege gehören zu den aggressivsten malignen Neubildungen. Tumoren der Stimmbänder im Kehlkopf stellen Ausnahmen von dieser Regel dar. Da die Stimmbänder schlecht durchblutet sind, bleiben diese Tumoren tendenziell eher auf die Stimmbänder begrenzt, ohne Anzeichen einer Metastasierung beim ersten Auftreten von Beschwerden. In diesem Stadium ist die Mehrzahl dieser Tumoren leicht zu heilen.

Diese Krebsarten treten wesentlich häufiger bei Rauchern als bei Nichtrauchern auf, ihre Inzidenz ist bei Männern > 50 Jahre am höchsten. Schätzungen zufolge ist die Häufigkeit von Mund- und Rachenkrebs bei Rauchern etwa 6-fach höher als bei Nichtrauchern.

Sind die Raucher zudem starke Alkoholkonsumenten, so erhöht sich die Inzidenz auf das 15-Fache. Andere prämaligne Erkrankungen, die für Krebs im Mundraum prädisponieren, umfassen Leukoplakie, Papillomatose und chronische Reizungen, z. B. infolge von schlecht sitzendem Zahnersatz oder scharfkantiger Zähne (► Kap. 1).

14.1 Lippenkrebs

Da sich Lippenkarzinome deutlicher manifestieren als Tumoren, die weiter hinten im Mund oder Rachen lokalisiert sind, werden sie normalerweise in einem früheren und besser therapierbaren Stadium diagnostiziert. Sie können als Verdickung in einem hyperkeratotischen Bereich (Sonnenbrand) entstehen – zumeist an der Unterlippe. Lippenkarzinome neigen zu Ulzerationen und können bluten oder einen Knoten bilden. Außerdem metastasieren sie in die submentalen und submandibulären Lymphknoten sowie in die seitlichen Halslymphknoten, die als vergrößerte und in der Regel feste oder harte Lymphknoten tastbar werden können.

Zur Diagnosebestätigung wird eine Biopsie durchgeführt. Danach erfolgt die Behandlung normalerweise in Form einer chirurgischen Exzision. Meist werden hierdurch sowohl in klinischer als auch in kosmetischer Hinsicht gute Ergebnisse erzielt. Auch eine Strahlentherapie kann mit guten Ergebnissen eingesetzt werden.

Bei größeren Lippenkarzinomen kann entweder eine radikale Operation (Entfernung eines Großteils der Lippe, gefolgt von plastischen bzw. rekonstruktiven chirurgischen Maßnahmen zum Aufbau einer neuen Lippe) oder, mit ebenfalls guten Heilungschancen, eine Strahlentherapie durchgeführt werden.

Wenn entweder bei der Erstuntersuchung oder bei einer späteren Nachuntersuchung des Patienten harte und vergrößerte Lymphknoten vorliegen, sollten alle lokalen Lymphknoten am besten im Rahmen einer En-bloc-Resektion vollständig operativ entfernt werden.

Manchmal sucht ein Patient erstmals einen Arzt auf, wenn der Tumor bereits sehr groß und möglicherweise die gesamte Lippe betroffen ist. Bei solchen Patienten können mit einer (neoadjuvanten)

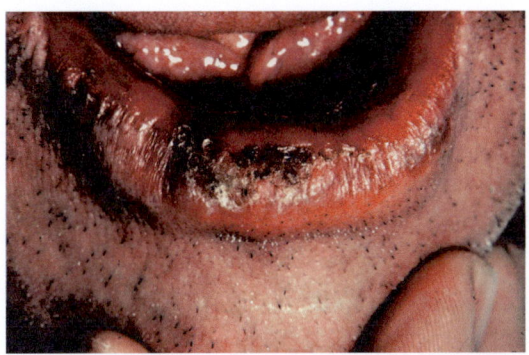

Abb. 14.1 Plattenepithelkarzinom in einer infolge von Sonneneinstrahlung hyperkeratotischen Unterlippe

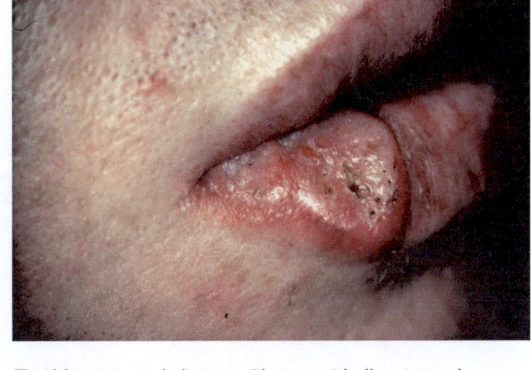

Abb. 14.2 Lokalisiertes Plattenepithelkarzinom der Unterlippe

Induktionschemotherapie zur Tumorreduzierung, gefolgt von einer Strahlentherapie und/oder einer operativen Behandlung, beachtliche Erfolge erzielt werden. Wenn spezielle Einrichtungen für die Durchführung einer intraarteriellen Chemotherapie zur Verfügung stehen, sollte die Chemotherapie möglichst regional durch eine Infusion in die Arterien verabreicht werden, welche die Tumorregion mit Blut versorgen. Eine solche Behandlung sollte jedoch ausschließlich in spezialisierten Kliniken mit besonderer Erfahrung und Kompetenz sowie einer speziellen Ausstattung erfolgen. Bei kleineren Karzinomen, die leicht operativ oder strahlentherapeutisch heilbar sind (Abb. 14.1, Abb. 14.2), ist eine solche eher komplizierte Kombinationstherapie nicht erforderlich.

14.2 Krebs des Mundbodens (unterhalb der Zunge), der beiden vorderen Drittel der Zunge und der Wangenschleimhaut

Diese Krebsarten sind aggressiver als Lippenkrebs, und in etwa 30% der Fälle liegt ein Lymphknotenbefall vor.

Tumoren dieser Art werden meist in Form eines Geschwürs oder Knotens entweder vom Patienten oder gelegentlich auch durch den Zahnarzt entdeckt, bevor irgendwelche Symptome auftreten. Weitere häufige Anzeichen sind Blutungen oder wunde Stellen. Diese Karzinome sind tendenziell zunächst oberflächlich, infiltrieren jedoch rasch lokales Gewebe, mit einer deutlichen Verhärtung im Umfeld des Knotens oder Geschwürs. Sie werden in der Regel relativ druckschmerzhaft. Die Diagnosebestätigung erfolgt durch die mikroskopische Untersuchung einer kleinen biopsierten Gewebeprobe.

Tumoren in der Wangenschleimhaut werden am häufigsten in Indien, Pakistan, Neu-Guinea und auf den Salomon-Inseln diagnostiziert, weil dort der Brauch, Betelnüsse zu kauen, weit verbreitet ist. Nach dem Kauen wird die Nuss meist in der Wangentasche verwahrt, wo sie ihre karzinogene Wirkung entfalten.

Die meisten Karzinome lassen sich gut durch eine chirurgische Exzision oder eine Strahlentherapie behandeln. Die optimale Therapie bei Lymphknotenbefall stellt eine En-bloc-Resektion aller regionalen Lymphknoten dar. In manchen Fällen ist möglicherweise eine plastisch-chirurgische Rekonstruktion des resezierten Gewebes erforderlich.

Bei großen Tumoren im Bereich des Mundbodens, der beiden vorderen Drittel der Zunge oder der Wange kann eine Induktionschemotherapie mit anschließender strahlentherapeutischer oder operativer Behandlung die besten Ergebnisse erzielen. In einigen spezialisierten Kliniken wird die Induktionschemotherapie auf intraarteriellem Weg direkt in den Tumor infundiert.

Mithilfe dieser kombinierten Behandlungsmethoden können heute Patienten mit fortgeschrittenen Tumoren geheilt werden, bei denen man bis vor kurzem noch davon ausging, dass eine Heilung unmöglich sei oder ausschließlich durch eine möglichst weiträumige Radikaloperation erreicht werden könne. Eine solche Behandlung erfordert eine besondere Qualifikation, eine spezielle Ausrüstung und Erfahrung und sollte ausschließlich in spezialisierten Krebszentren durchgeführt werden (▶ Kap. 8) (Abb. 14.4, Abb. 14.5, Abb. 14.6).

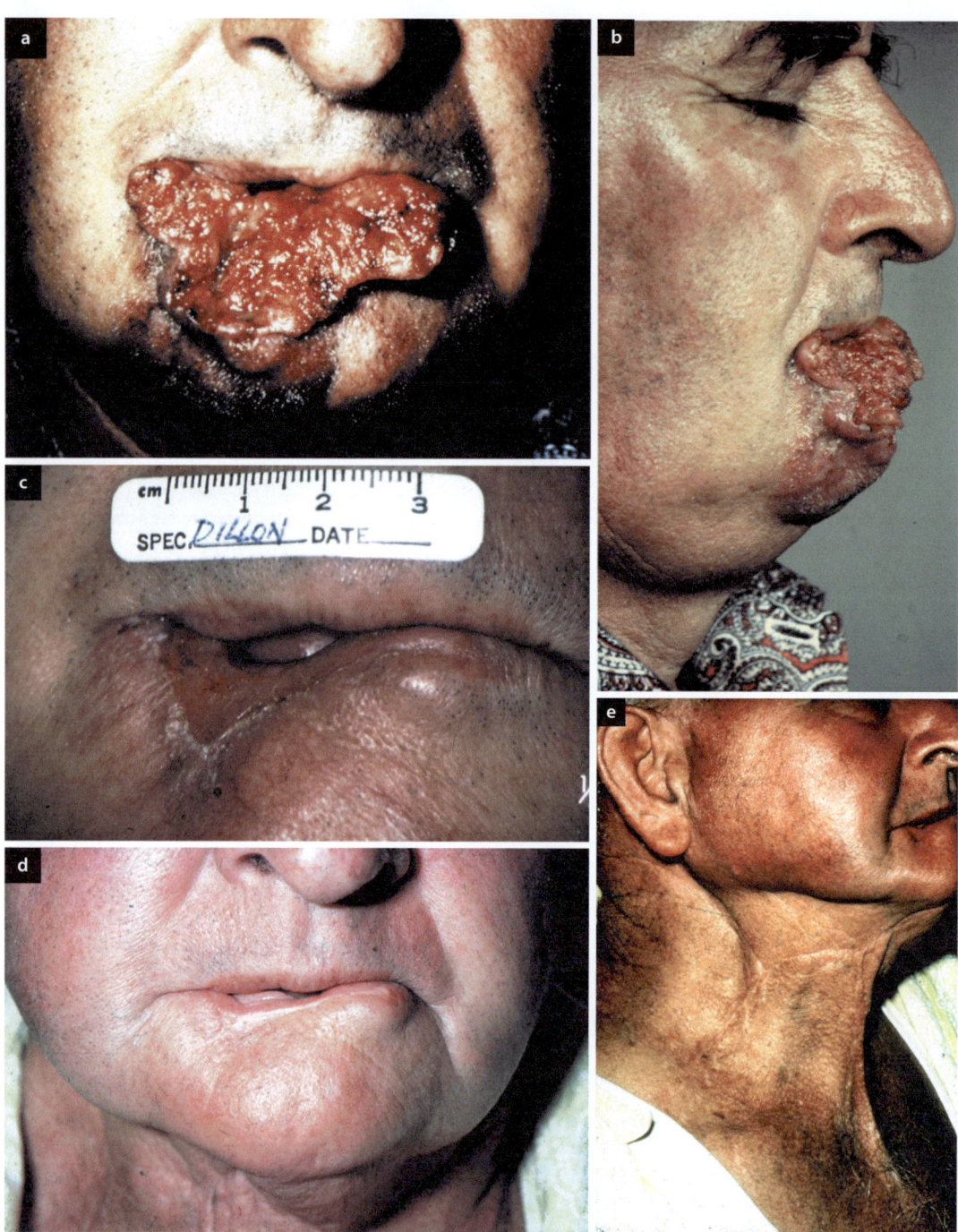

■ **Abb. 14.3** Anteroposteriore (**a**) und laterale (**b**) Ansicht eines Mannes, der mit diesem sehr weit fortgeschrittenen Plattenepithelkarzinom der Unterlippe erstmals vorstellig wurde. Bei der Schwellung unterhalb des Kiefers handelt es sich um Lymphknotenmetastasen. **c** Dieselbe Lippe nach Durchführung einer Chemotherapie (über einen Zeitraum von 5 Wochen als kontinuierliche, intraarterielle Infusionschemotherapie). 3 Wochen nach Abschluss der Chemotherapie wurde eine Strahlentherapie eingeleitet. 4 Wochen nach Ende der Strahlentherapie wurden die rechten Hals- und Kinnlymphknoten exzidiert. Darin befand sich ein kleiner Restknoten mit einigen Tumorzellen. **d** Ergebnis 2 Jahre nach Behandlungsende. **e** Seitliche Ansicht des in (**d**) gezeigten Endergebnisses. Dieser Mann war bei seiner letzten Untersuchung 12 Jahre nach der Therapie gesund und ließ keine Anzeichen einer Krebserkrankung erkennen

14.2 · Krebs des Mundbodens (unterhalb der Zunge), der beiden vorderen

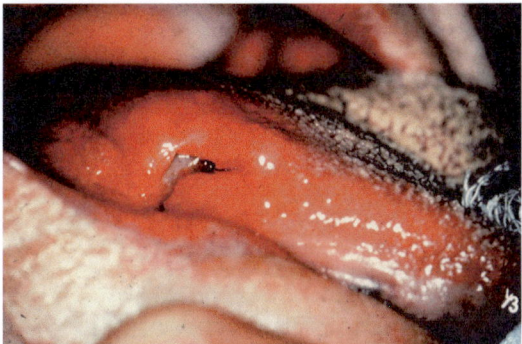

Abb. 14.5 Ulzerierendes Plattenepithelkarzinom im seitlichen Zungenbereich

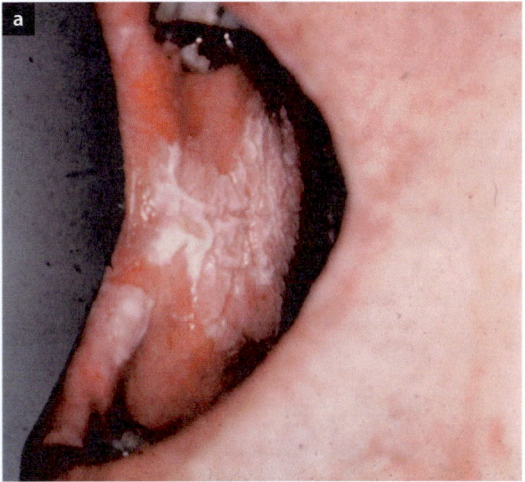

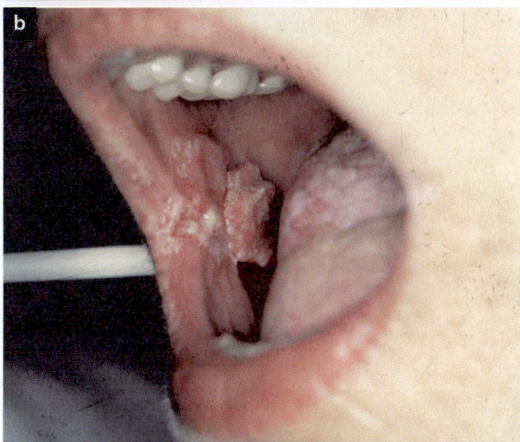

Abb. 14.4 **a** Leukoplakie in der Wangenschleimhaut eines 54-jährigen starken Rauchers und Alkoholikers.
b Dieselbe Schleimhaut 2 Jahre später – die Leukoplakie hat sich inzwischen zu einem papillären Plattenepithelkarzinom entwickelt

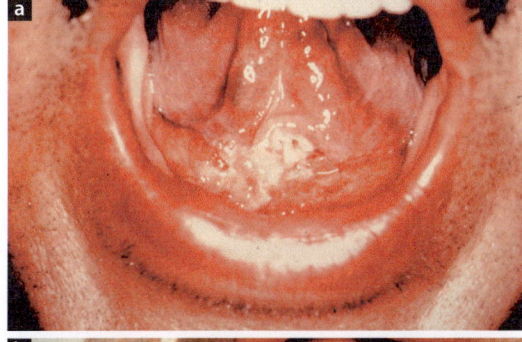

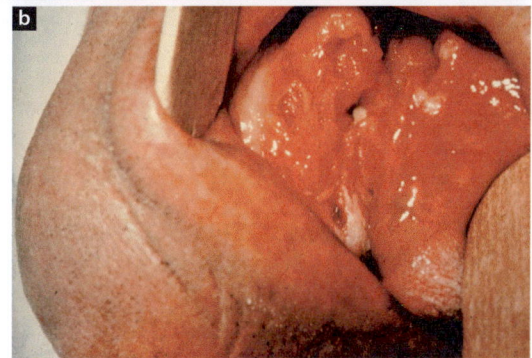

Abb. 14.6 **a, b** Plattenepithelkarzinom des Mundbodens. Die meisten Tumoren dieser Art sind mit dem Rauchen assoziiert

> **Fallbericht**
>
> **Plattenepithelkarzinom der Zunge**
>
> Tony war ein 70-jähriger italienischer Migrant, der seinen Ruhestand in Sydney, Australien, genoss und im Allgemeinen bei guter Gesundheit war. Er hatte allerdings 40 Jahre lang geraucht und seine Zigaretten (10 Zigaretten täglich) selbst gedreht. 5 Jahre vor seinem ersten Arztbesuch hatte er mit dem Rauchen aufgehört gehabt. Danach trank er weiterhin Bier und Wein und nahm bis zu 5 alkoholische Getränke am Tag zu sich.
>
> 2 Monate vor seinem Arzttermin hatte Tony einen kleinen Knoten an der Seite seiner Zunge entdeckt. Dieser war zunächst schmerzlos, weshalb er ihn ignorierte und dachte, dass er sich wohl im Schlaf auf die Zunge gebissen hätte. Der Knoten wurde jedoch nach und nach größer. Einige Wochen später schmerzten Tonys Zunge, sein Kiefer und sein linkes Ohr. Schließlich behinderte ihn der Knoten beim Sprechen und Schlucken. Er berichtete seinem Hausarzt von seinen Beschwerden.
>
> Dieser diagnostizierte einen großen, blumenkohlartigen Tumor auf der linken Zungenseite. Tony wurde unverzüglich zu einem HNO-Chirurgen überwiesen, der ihm mitteilte, dass es sich bei dem Knoten an der Seite seiner Zunge um Krebs handele.
>
> In der Praxis des Chirurgen wurde unter Lokalanästhesie eine kleine Gewebeprobe entnommen, mithilfe derer innerhalb von 24 h ein invasives Plattenepithelkarzinom nachgewiesen wurde.
>
> Weder der Hausarzt noch der Chirurg konnten einen Lymphknotenbefall im Halsbereich ertasten. Zur Kontrolle wurde bei Tony eine Computertomographie durchgeführt, bei der keine Belege für Lymphknotenmetastasen festzustellen waren. Auf der Röntgen-Thorax-Aufnahme waren ein leichtes Emphysem zu erkennen, jedoch keine Anzeichen einer Metastasierung in die Lunge.
>
> Das Zungenkarzinom wurde als Stadium II (T2N0M0) klassifiziert. Aufgrund der Größe und Infiltrationstiefe des Tumors bestand allerdings ein 25%iges Risiko von Metastasen im Halsbereich. Man riet Tony, sowohl den Primärtumor als auch die gefährdeten Lymphknoten auf der linken Halsseite operativ entfernen zu lassen.
>
> Die linke vordere Seite von Tonys Zunge wurde exzidiert, die Zunge im Wesentlichen wiederhergestellt. Insgesamt wurden 45 zervikale Lymphknoten entfernt. In einem Lymphknoten wurden Metastasen nachgewiesen. Aus diesem Grund musste im Anschluss an die Operation zudem die Mund- und Halsregion bestrahlt werden.
>
> Die Therapie des Zungenkarzinoms dauerte fast 3 Monate. Während der Strahlentherapie fiel Tony das Schlucken besonders schwer. Er nahm insgesamt 18 kg ab, konnte aber weiterhin überraschend gut sprechen. Nach einem Jahr erholt sich Tony weiter schrittweise von seiner schweren Krankheit. Sein Mund ist sehr trocken, weil u. a. auch seine Speicheldrüsen bestrahlt wurden. Er hat seinen Geschmackssinn teilweise wiedererlangt und konnte etwas zunehmen. Er wird mehrere Jahre lang unter Beobachtung bleiben, um eine weitere Krebserkrankung im Kopf- und Halsbereich auszuschließen.

14.3 Zungengrund-, Tonsillen- und Pharynxkarzinom

> Diese Krebsarten können sich als Geschwür oder Knoten im Rachen oder in der Zunge oder gelegentlich auch als persistierende Rachenentzündung manifestieren, die auf eine konservative Therapie – einschließlich Antibiotika – nicht anspricht.

Bisweilen entdecken Patienten zuerst einen Knoten im seitlichen Halsbereich, bei dem es sich tatsächlich um einen vergrößerten und verhärteten metastatischen Lymphknoten handelt. Die Diagnose kann offensichtlich sein, muss jedoch durch eine Biopsie bestätigt werden.

Mit Ausnahme von kleinen Tumoren in dieser Region ist bei den meisten Karzinomen dieser Art außer durch eine weiträumige Radikaloperation in Verbindung mit Defektdeckungen keine operative Heilung möglich. Doch selbst dann sind die langfristigen Ergebnisse allzu oft enttäuschend. Eine Strahlentherapie verspricht wahrscheinlich ebenfalls nur bei kleinen Tumoren eine Heilung, sie kann allerdings bei Patienten mit großen Tumoren eine gute vorübergehende Palliation bieten.

Leider suchen die meisten Patienten mit einer solchen Krebserkrankung erst dann einen Arzt

14.4 · Nasen-Rachen-Krebs (Luftkanal hinter dem Nasenrücken)

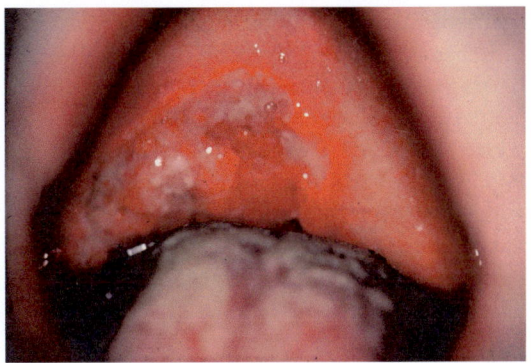

◘ **Abb. 14.7** Plattenepithelkarzinom des Gaumens und des Rachenraums (Oropharynx)

Übung
Konstruieren Sie anhand der Fallberichte in diesem und anderen Kapiteln dieses Buches eine Kasuistik über einen typischen Patienten, der mit einem Mundbodenkarzinom einen Arzt aufsucht, dort untersucht und behandelt wird.

oder eine Klinik auf, wenn sich der Tumor bereits in einem fortgeschrittenen Stadium befindet und die Heilungschancen durch eine operative oder strahlentherapeutische Behandlung schlecht sind. Bei der Mehrzahl dieser Patienten handelt es sich um starke Raucher, und viele von ihnen sind Alkoholiker.

Sie verspüren häufig erst dann Symptome, wenn die Tumoren bereits fortgeschritten sind. Solche Karzinome sind in jedem Fall aggressiv und neigen dazu, in einem relativ frühen Stadium lokal zu wachsen, Gewebe zu infiltrieren und ein- oder beidseitig in Halslymphknoten zu metastasieren. Das Risiko eines Lymphknotenbefalls liegt bei > 50%.

Auch wenn einige dieser Patienten durch einen radikalen operativen Eingriff geheilt werden können und die Strahlentherapie ebenfalls einige Patienten heilen und den meisten Linderung verschaffen kann, bietet ein kombiniertes Behandlungsprogramm aus Chemotherapie (vorzugsweise als regionale, intraarterielle Infusionschemotherapie), gefolgt von einer Strahlentherapie mit oder ohne operative Behandlung, möglicherweise die besten Heilungschancen (◘ Abb. 14.7).

Übung
Was sind die Hauptauslöser und die wichtigsten prädisponierenden Faktoren in Bezug auf Lippen-, Mund- und Rachenkrebs?

14.4 Nasen-Rachen-Krebs (Luftkanal hinter dem Nasenrücken)

Diese Tumoren werden am häufigsten bei erwachsenen Chinesen diagnostiziert, v. a. in der chinesischen Provinz Guangdong, in Hongkong und in Singapur (▶ Tab. A1 und A2 im Anhang). Die Kinder von Personen aus den Regionen Guangdong und Hongkong lassen ebenfalls eine erhöhte Inzidenz dieser Krebsart erkennen, selbst dann, wenn sie möglicherweise nie in China gelebt haben.

Bluttests zeigen, dass diese Tumorart besonders weit bei Patienten verbreitet ist, die sich mit dem Epstein-Barr-Virus (EBV) infiziert haben. Ihr Blut weist in der Regel eine hohe Anzahl von EBV-Antikörpern auf. Ein hoher EBV-Titer vor Therapiebeginn, der im Anschluss an die Therapie wieder auf ein normales Niveau zurückgeht, lässt auf eine erfolgreiche Behandlung und möglicherweise die Heilung des Patienten schließen.

14.4.1 Manifestation

> Patienten mit Nasen-Rachen-Krebs können mit einer anhaltenden Behinderung der Nasenatmung oder mit nasalem bzw. postnasalem schleimigem, eitrigem oder blutigem Ausfluss vorstellig werden, oder aber sie entdecken manchmal einen Knoten im seitlichen Halsbereich, der auf Lymphknotenmetastasen zurückzuführen ist.

Bisweilen sind auch die Lymphknoten auf beiden Seiten des Halses befallen.

In manchen Fällen ist der Tumor mithilfe eines Spiegels hinten im Rachen zu erkennen. Die Diagnose wird jedoch anhand einer Biopsie des Nasenrückens oder manchmal auch eines vergrößerten Halslymphknotens gestellt.

Gelegentlich infiltriert der Tumor Knochen an der Schädelbasis oder die Hirnnerven, die vom Gehirn durch die Schädelbasis und in den Hals verlaufen. Mithilfe spezieller Röntgenaufnahmen (Schichtaufnahmen) oder CT-Aufnahmen können Anzeichen eines Knochenbefalls nachgewiesen werden.

14.4.2 Behandlung

Tumoren im Nasen-Rachen-Raum sind operativ nicht zugänglich und werden in der Regel strahlentherapeutisch behandelt. Kleine Karzinome ohne Lymphknotenbefall werden zu 80% durch eine Strahlentherapie geheilt. Bei größeren Tumoren mit Befall der Halslymphknoten sind die Heilungsaussichten durch eine alleinige Strahlentherapie nicht gut. Eine potenzielle Verbesserung des Therapieergebnisses durch eine (neoadjuvante) Induktionschemotherapie (normalerweise in 3 Zyklen) als intravenöse Injektion vor einer Strahlentherapie wurde inzwischen belegt. Eine solche kombinierte integrative Chemo- und Strahlentherapie erzielt heute bessere Ergebnisse bei der Behandlung fortgeschrittener Tumoren, und dies sogar bei Vorliegen eines Lymphknotenbefalls (▶ Abschn. 8.3.4).

Wenn der Tumor in Knochen an der Schädelbasis infiltriert ist, sind die Heilungschancen jedoch unabhängig von der Therapieart schlecht.

14.5 Kehlkopfkrebs

> Kehlkopfkrebs wird am häufigsten bei Rauchern diagnostiziert, v. a. dann, allem, wenn diese zudem starke Alkoholkonsumenten sind.

Die Inzidenz ist bei Männern höher als bei Frauen. Die meisten Kehlkopftumoren sind auf einem Stimmband lokalisiert. Stimmbandkarzinome verursachen oft Heiserkeit oder bewirken eine Veränderung der Stimme, wenn sie noch relativ klein sind. Aus diesem Grund werden sie normalerweise frühzeitig erkannt. Sie können durch ein Laryngoskop inspiziert und biopsiert werden. Im Fall einer frühzeitigen strahlentherapeutischen oder operativen Behandlung (bei der das Stimmband entfernt wird) werden gute Therapieergebnisse erzielt. Etwa 90% der Patienten werden entweder durch eine Strahlentherapie oder durch einen chirurgischen Eingriff geheilt.

Wenn der Tumor unbehandelt bleibt, bis er sich vom Stimmband in umgebendes Gewebe ausgebreitet hat, sind die Heilungsaussichten durch eine einfache Operation oder Strahlentherapie deutlich reduziert. In manchen Fällen kann eine Kehlkopfteilresektion zur Heilung führen. Bei weiter fortgeschrittenen Larynxkarzinomen, welche die Kehlkopfwände infiltriert haben oder in Halslymphknoten metastasiert sind, oder bei Tumorrezidiven, die nach einer Strahlentherapie auftreten, werden die besten Heilungschancen durch eine Radikaloperation erzielt. Dabei wird der Kehlkopf vollständig entfernt, möglicherweise zusammen mit allen drainierenden Lymphknoten (eine solche Operation wird auch als totale Laryngektomie bezeichnet).

Kehlkopfkarzinome, die ober- oder unterhalb der Stimmbänder lokalisiert sind (supraglottische bzw. subglottische Larynxkarzinome), befinden sich zum Zeitpunkt der Erstdiagnose in der Regel in einem weiter fortgeschrittenen Stadium als maligne Neubildungen des Stimmbands (Glottiskarzinome). Sie verhalten sich außerdem tendenziell aggressiver und werden daher meist durch eine Strahlentherapie in Kombination mit einer Laryngektomie behandelt. Eine kombinierte Chemotherapie und/oder Strahlentherapie und/oder Chirurgie wird im Hinblick auf eine potenzielle Verbesserung der Behandlungsergebnisse ebenfalls untersucht. Es können durch eine kombinierte Chemo- und Strahlentherapie auch ohne operative Kehlkopfentfernung ebenso gute langfristige Ergebnisse erzielt werden.

Wenn eine Laryngektomie indiziert ist und fachgerecht ausgeführt wird, sind die Heilungschancen relativ gut. Die (meist männlichen) Patienten tragen jedoch dauerhaft ein Tracheostoma, eine Öffnung der Luftröhre im unteren Halsbereich. Ohne Kehlkopf können sie nicht sprechen, die meisten Patienten erlernen jedoch eine Form der ösophagealen Sprache. Bei dieser Methode lernen sie, Luft zu schlucken und mithilfe der ausgestoßenen Luft aus dem Magen Laute und Worte zu artikulieren. Alternativ kann ein mechanischer Vibrator, der von einer kleinen Batterie betrieben wird, an die Rachenmuskeln gehalten werden. Auf diese Weise werden Laute erzeugt, die eher wie eine künstliche Roboter- oder Computerstimme klingen.

> **Fallbericht**
>
> **Kehlkopfkrebs**
>
> Alex ist ein 67-jähriger Patient, der seinen Hausarzt erstmals wegen einer seit 33 Monaten zunehmenden Heiserkeit aufsuchte.
> Er war starker Raucher (20 Zigaretten pro Tag über einen Zeitraum von 50 Jahren), erfreute sich jedoch ansonsten guter Gesundheit. Es wurde keine Vergrößerung der zervikalen Lymphknoten festgestellt.
> Alex wurde an einen HNO-Chirurgen überwiesen und sorgfältig untersucht. Darin eingeschlossen war eine Kehlkopfuntersuchung mithilfe eines Endoskops.
> Bei der endoskopischen Untersuchung unter Vollnarkose wurde eine unregelmäßige, warzenähnliche Läsion auf dem rechten Stimmband entdeckt. Die Biopsie bestätigte ein scheinbar auf das rechte Stimmband begrenztes Plattenepithelkarzinom.
> Alex wurde an einen Strahlentherapeuten überwiesen und unterzog sich externen Bestrahlungen. 3 Monate nach der Therapie waren keine Anzeichen von Tumorresten zu erkennen.
> Heute, 6 Monate nach der Behandlung, hat er aufgehört zu rauchen, leidet jedoch immer noch unter leichter Heiserkeit. Er wird regelmäßig untersucht, und ihm wurde mitgeteilt, dass ein Tumorrezidiv unwahrscheinlich sei.

Selbsthilfegruppen für Tracheostomapatienten Hier treffen sich Patienten, deren Kehlkopf operativ entfernt wurde. Sie können sich gegenseitig beim Sprechen lernen unterstützen und auch bei dem Versuch, andere soziale, gesundheitliche und technische Probleme zu bewältigen. Solche Gruppen sind wie Selbsthilfegruppen für Stomapatienten und Brustkrebspatientinnen in allen großen Städten zu finden. Die gegenseitige soziale Unterstützung der Mitglieder stellt eine große Hilfe für Patienten dar, die sich einer Laryngektomie unterzogen haben und sich an die neuen Umstände anpassen bzw. lernen müssen, wieder ein relativ normales Leben zu führen.

14.6 Speicheldrüsenkrebs

Die Speicheldrüsen befinden sich im gesamten Mundbereich und sezernieren Speichel in die Mundhöhle, v. a. während des Essens, um die Nahrung für die Verdauung vorzubereiten. Bei den meisten Speicheldrüsentumoren handelt es sich um Adenokarzinome. Einige Tumoren, die vom Epithel der Speicheldrüsengänge ausgehen, sind jedoch Plattenepithelkarzinome. Auf beiden Seiten des Kopfes befinden sich 3 große und zahlreiche kleine Speicheldrüsen.

Die größte Speicheldrüse ist die Ohrspeicheldrüse. Sie befindet sich teilweise vor dem Ohr sowie unterhalb des Ohres und hinter dem Kiefer. Von dieser Speicheldrüse gehen sowohl die meisten benignen als auch die Mehrzahl der malignen Tumoren aus.

> **Ohrspeicheldrüsentumoren (syn. Parotistumoren) werden meist in Form eines Knotens unmittelbar vor oder unterhalb des Ohres entdeckt. Wenn der Tumor wächst, infiltriert und zerstört er häufig den durch ihn verlaufenden Gesichtsnerv und verursacht so eine Gesichtslähmung (syn. Fazialisparese).**

Durch die Fazialisparese werden die Muskeln der entsprechenden Gesichtshälfte geschwächt, was dazu führt, dass das Auge nicht mehr geschlossen oder der Mundwinkel nicht mehr richtig bewegt werden kann. Es kann zu einem deutlich erkennbaren Verlust der Gesichtsmimik infolge einer Muskellähmung der jeweiligen Gesichtshälfte kommen. Parotistumoren treten meist bei Erwachsenen im mittleren oder höheren Alter auf. Sie wachsen lokal und können in lokale Lymphknoten vor dem Ohr und im oberen Halsbereich metastasieren. Gelegentlich entwickeln sich die Tumoren aus einem vorhandenen benignen Tumor in der Ohrspeicheldrüse (pleomorphes Adenom bzw. Parotismischtumor), der möglicherweise seit Jahren existiert hatte.

Parotistumoren werden in der Regel durch eine chirurgische Exzision behandelt. Bei kleinen Tumoren besteht die Möglichkeit, den Gesichtsnerven zu erhalten. Bei größeren malignen Neubildungen ist der Fazailisnerv jedoch wahrscheinlich befallen und kann nicht erhalten werden. Vergrößerte Lymphknoten werden normalerweise gemeinsam mit der Ohrspeicheldrüse en bloc reseziert. Aufgrund des Risikos von Lokalrezidiven solcher Tumoren wird im Anschluss an den operativen Eingriff in der Regel eine Strahlentherapie verabreicht.

Tumoren der zweitgrößten Speicheldrüse, der Unterkieferspeicheldrüse, und der dritten großen Speicheldrüse, der Unterzungenspeicheldrüse, werden weniger häufig diagnostiziert. Sie neigen jedoch dazu, frühzeitig in Lymphkoten zu metastasieren und werden am besten durch operative Entfernung der gesamten Drüse zusammen mit allen potenziell befallenen Lymphknoten therapiert.

Gelegentlich treten Speicheldrüsentumoren auch in kleinen Speicheldrüsen in der Zunge, den Wagen, den Lippen oder an anderen Stellen auf. Als Therapie ist eine weiträumige chirurgische Resektion indiziert. Andernfalls besteht ein hohes Risiko von Lokalrezidiven. Sollten Zweifel daran bestehen, ob der Tumor vollständig entfernt wurde, wird in der Regel eine postoperative Strahlentherapie durchgeführt.

Die Chemotherapie konnte sich zur Behandlung von Speicheldrüsentumoren noch nicht etablieren. Sie wurde mit mäßigem Erfolg im Rahmen der Therapie von Tumorrezidiven eingesetzt, die nach einem chirurgischen Eingriff aufgetreten sind. Die Durchführung einer Induktionschemotherapie (oder neoadjuvanten Chemotherapie) vor der operativen Entfernung von Speicheldrüsentumoren wird derzeit untersucht. Bei dieser Tumorlokalisation kann präoperativ eine Induktionschemotherapie konzentrierter in die äußere Halsschlagader infundiert werden. Obwohl einige Erfolge verzeichnet wurden, ist noch nicht sicher, ob die Ergebnisse durch diese kombinierte integrative Behandlungsmethode dauerhaft verbessert werden können (Abb. 14.8, Abb. 14.9, Abb. 14.10).

> **Fallbericht**
>
> **Ohrspeicheldrüsenkrebs**
>
> Akira, ein 63-jähriger japanischer Geschäftsmann im Ruhestand, suchte erstmals seinen Arzt auf, nachdem er 3 Monate zuvor einen Knoten unmittelbar vor seinem linken Ohr entdeckt hatte. Er meinte, der Knoten sei langsam größer geworden.
>
> Der Arzt entdeckte einen 3 cm großen subkutanen Knoten vor dem linken Ohr, konnte jedoch keine weiteren Knoten oder sonstigen Anomalien feststellen. Die Funktion des Fazialisnerven war normal. Der Arzt überwies Akira zu einem HNO-Arzt, der eine Feinnadelbiopsie des Knotens durchführte.
>
> Die Biopsie zeigte, dass es sich bei dem Knoten um ein pleomorphes Adenom (Parotismischtumor) handelte.
>
> Daraufhin wurde eine Parotidektomie durchgeführt, wobei auf eine Erhaltung des Fazialisnerven geachtet wurde. Eine abschließende pathologische Untersuchung bestätigte einen Bereich mit malignen Zellen innerhalb des Tumors.
>
> Der Tumor wurde makroskopisch vollständig exzidiert, der Tumorrand befand sich in der Nähe des Fazialisnerven. Um das Rezidivrisiko zu senken, wurde im Anschluss an den operativen Eingriff eine externe Strahlentherapie durchgeführt.
>
> 12 Monate nach der Behandlung sind keine Anzeichen eines Resttumors festzustellen. Akira erfreut sich weiter guter Gesundheit. Die Funktion seines Fazialisnerven ist normal, ebenso wie seine Stimme. Er leidet allerdings immer noch an Mundtrockenheit.
>
> Akira wurde mitgeteilt, seine Prognose sei gut, er müsse jedoch unbedingt regelmäßig untersucht werden.

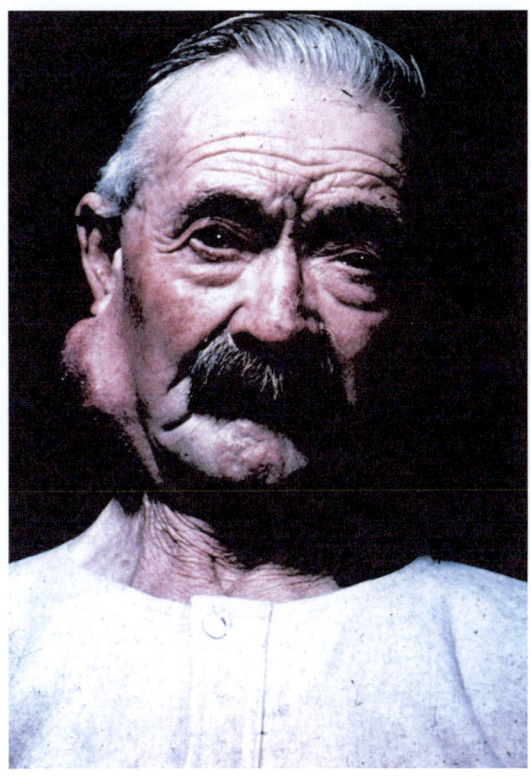

◘ Abb. 14.8 Großes pleomorphes Adenom der Ohrspeicheldrüse (benigner Parotismischtumor) bei einem älteren Mann

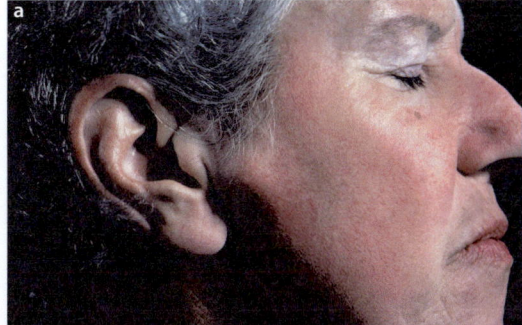

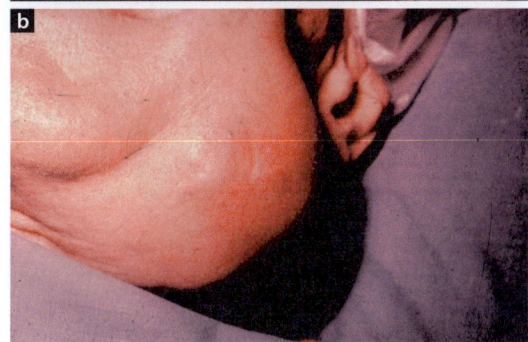

◘ Abb. 14.9 Kleiner (a) und großer (b) Ohrspeicheldrüsentumor

14.7 Schilddrüsenkrebs

Die Schilddrüse sitzt schmetterlingsförmig im unteren Halsbereich mit einem Lappen auf jeder Seite der Luftröhre über dem unteren Kehlkopfbereich. Mithilfe von Jod produziert die Schilddrüse das Hormon Thyroxin, das für den Basisstoffwechsel von zentraler Bedeutung ist.

14.7.1 Ursachen und Manifestation

> Ein Schilddrüsentumor wird in den meisten Fällen erstmals als einzelner Knoten in der Schilddrüse wahrgenommen.

Ein solcher Knoten ist meist auf nur einer Seite der Medianlinie im unteren anterioren Halsbereich lokalisiert. Eine maligne Neubildung kann jedoch bisweilen auch in einer multinodulären Struma in Form eines Knotens entstehen, der an Größe zunimmt und deutlicher erkennbar sowie härter wird. Knoten in der Schilddrüse bewegen sich beim Schlucken auf und ab, weil das Zungenbein und der Kehlkopf, mit denen die Schilddrüse verbunden ist, durch die Bewegung der Zunge angehoben werden.

Eine allgemeine Schilddrüsenvergrößerung wird als Struma bezeichnet. In einigen Strumae können sich multiple Zysten und sonstige Knoten entwickeln. Dieser Prozess ist in der Regel auf unzureichende Jodzufuhr über die Nahrung zurückzuführen. Eine knotige Struma wird als multinoduläre Struma bezeichnet.

Manchmal entwickelt sich ein Knoten in einer multinodulären Struma zu einem malignen Tumor. Die meisten Schilddrüsenkrebserkrankungen beginnen jedoch mit einem einzelnen Knoten in einer ansonsten scheinbar normalen Schilddrüse. Die Mehrzahl der Schilddrüsentumoren zeichnet sich i. Allg. durch langsames Wachstum und eine im

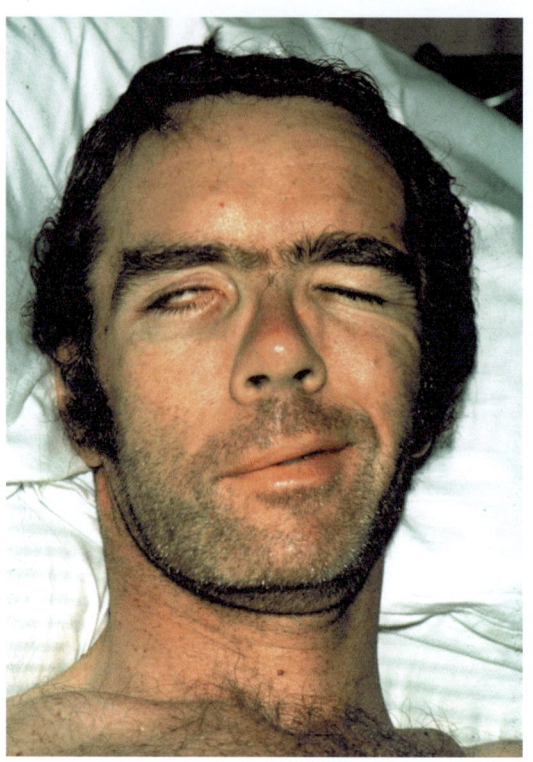

Abb. 14.10 Rechtsseitige Fazialisparese, die durch einen Tumor in der rechten Ohrspeicheldrüse ausgelöst wurde

Vergleich zu anderen Krebsarten relativ gute langfristige Prognose aus. Dies gilt v. a. für junge Patienten.

14.7.2 Unfallbedingte Strahlenexposition

Eine erhöhte Anzahl von Schilddrüsenkrebserkrankungen gehört zu den schwerwiegendsten Langzeitfolgen der Exposition gegenüber radioaktiver Strahlung, die z. B. bei den Überlebenden der Atombombenexplosionen von Hiroshima und Nagasaki sowie später nach der Nuklearkatastrophe von Tschernobyl zu beobachten waren.

14.7.3 Untersuchungen

Die Szintigraphie stellt eine nützliche Untersuchung auf Schilddrüsenkrebs dar. Dabei wird eine Aufnahme der Schilddrüse erstellt, nachdem eine geringe Dosis radioaktives Jod in eine Vene injiziert wurde (▶ Abschn. 7.3.8). Der maligne Tumor ist normalerweise als **kalter Knoten** sichtbar, d. h., der maligne Teil der Schilddrüse reichert kein Jod an und wird auf dem Szintigramm als nichtfunktioneller, durchsichtiger Bereich abgebildet. Bei den meisten kalten Knoten handelt es sich um benigne Zysten oder Adenome. Ungefähr 10% der solitären kalten Knoten sind jedoch maligner Natur. Da Zysten und einige andere Knoten allerdings ebenfalls als kalte Knoten dargestellt werden, sollte der Knoten für eine Diagnosestellung biopsiert werden. Zu diesem Zweck wird meist eine flüssige Probe oder eine Zellprobe mithilfe einer Nadel aus dem Knoten aspiriert. Alternativ ist eine präzisere Diagnose möglich, wenn der Knoten operativ entfernt und mikroskopisch untersucht wird. Wenn sich der Knoten bei einer Gefrierschnitt-Untersuchung (▶ Abschn. 7.6.5) als maligne herausstellt, kann der Chirurg mit der Operation fortfahren. Vereinzelt kann sich auch ein heißer Knoten, bei dem es sich um einen funktionellen Schilddrüsenknoten handelt, als Schilddrüsenkarzinom herausstellen.

14.7.4 Arten von Schilddrüsenkrebs

Es gibt 4 Hauptarten von Schilddrüsenkrebs.

Papilläres Schilddrüsenkarzinom
> Papilläre Schilddrüsenkarzinome machen etwa 60% aller Schilddrüsenkrebserkrankungen aus und werden 3-mal häufiger bei Frauen als bei Männern diagnostiziert. Bei jungen Erwachsenen und gelegentlich auch bei Teenagern oder Kindern ist eine höhere Inzidenz zu erkennen. Glücklicherweise handelt es sich jedoch um die Schilddrüsenkrebsart mit der geringsten Malignität.

Papilläre Schilddrüsenkarzinome können in verschiedenen Bereichen der Schilddrüse gleichzeitig auftreten und in angrenzende Lymphknoten metastasieren. Sie breiten sich jedoch normalerweise erst in einem sehr weit fortgeschrittenen Stadium aus. Daher können die Patienten in den meisten Fällen durch eine totale Schilddrüsenresektion sowie die Entfernung aller vergrößerten Lymphknoten geheilt werden. Nach einer Thyreoidektomie muss der Patient Thyroxin oral als Schilddrüsenhormon-Ersatztherapie einnehmen, weil Thyroxin für eine normale Körperfunktion unerlässlich ist.

Follikuläres Schilddrüsenkarzinom

Die zweithäufigste Schilddrüsenkrebsart – das follikuläre Schilddrüsenkarzinom – tritt eher bei Erwachsenen im mittleren Alter auf. Es manifestiert sich normalerweise ebenfalls als Knoten in der Schilddrüse und kann meist erst nach operativer Entfernung und mikroskopischer Untersuchung des Knotens sicher diagnostiziert werden.

Diese Schilddrüsenkarzinome sind tendenziell nur in einem Schilddrüsenlappen lokalisiert und metastasieren eher über den Blutkreislauf in Knochen, die Lunge oder die Leber anstatt über die Lymphgefäße in Lymphknoten. Diese malignen Neubildungen ähneln normalem Schilddrüsengewebe häufig stärker als andere Schilddrüsenkarzinome. Auch wenn sie auf Szintigrammen meist als kalte Knoten abgebildet werden, werden sie bisweilen auch als normales Schilddrüsengewebe oder in seltenen Fällen sogar als hyperaktive heiße Knoten dargestellt.

Weil follikuläre Schilddrüsenkarzinome üblicherweise nur einen Lappen der Schilddrüse befallen, werden sie in der Regel durch eine Resektion der betroffenen Schilddrüsenhälfte behandelt, woraufhin die verbleibende andere Hälfte die normale Schilddrüsenfunktion und die Produktion von Thyroxin übernimmt.

Metastasen können durch chirurgische Exzision therapiert werden (sofern sie in Lymphknoten lokalisiert sind) oder aber durch eine Strahlentherapie oder die intravenöse Injektion von radioaktivem Jod. Letzteres soll sich in der Schilddrüse anreichern und dort Zellen – auch die Krebszellen – unabhängig von ihrer Lokalisation bestrahlen und zerstören. Nach einer solchen Therapie muss der Patient ebenfalls Thyroxin-Tabletten einnehmen, um die normale endokrine Regulation der Körperfunktionen aufrecht zu erhalten. Manchmal erweist sich auch die Chemotherapie als wirksame Methode zur Behandlung von Metastasen.

Medulläres Schilddrüsenkarzinom

Diese Schilddrüsenkarzinome gehen von den Calcitonin-produzierenden C-Zellen der Schilddrüse aus. Sie können familiärer Natur sein und mit anderen endokrinen Störungen oder mit einem Tumor der Nebenniere – einem sog. Phäochromozytom – assoziiert sein. Die Calcitonin-Werte sind bei dieser Tumorart möglicherweise erhöht und gehen nach einer erfolgreichen Therapie wieder auf ein normales Niveau zurück. Eine vollständige Schilddrüsenresektion führt in den meisten Fällen zur Heilung.

Anaplastisches Schilddrüsenkarzinom

Anaplastische Schilddrüsenkarzinome stellen die 4. Hauptart von Schilddrüsenkrebs dar. Dabei handelt es sich um die gefährlichste Form von Schilddrüsenkrebs, die sich durch rasches Wachstum auszeichnet. Zum Glück weist diese Krebsart auch die niedrigste Inzidenz auf. Die Patienten sind tendenziell älter, und die Tumoren können rasch an Größe zunehmen und sich als vergrößerter Knoten oder vergrößerte Schwellung der gesamten Schilddrüse manifestieren. Sie können auf die Luftröhre drücken und Atembeschwerden auslösen. Diese Schilddrüsenkarzinome sind operativ nahezu unheilbar. Die bestmögliche Linderung wird durch eine Strahlentherapie oder gelegentlich auch mithilfe einer Chemotherapie erreicht.

Sonstige Tumorarten

In der Schilddrüse sind bisweilen auch andere maligne Primärtumoren lokalisiert, wie z. B. Lymphome, Sarkome oder sogar Sekundärtumoren eines an einer anderen Stelle lokalisierten Primärtumors. Diese treten jedoch nur selten auf.

Fallbericht

Metastatischer Schilddrüsenkrebs

Jakob war 43 Jahre alt und Lehrer, als er wegen eines Knotens im oberen rechten Halsbereich, den er 6 Monate zuvor entdeckt hatte, erstmals seinen Hausarzt aufsuchte. Sein Arzt konnte keine weiteren signifikanten Anomalien feststellen und überwies Jakob daher an einen HNO-Arzt.

Eine Feinnadelbiopsie ergab, dass es sich bei der Läsion um ein metastatisches papilläres Schilddrüsenkarzinom in einem Lymphknoten handelte.

Jakob hatte war bis dahin gesund gewesen und hatte nicht an einer Schilddrüsenerkrankung gelitten. Es wurden keine weiteren tastbaren Knoten entdeckt. Bei einer Ultraschalluntersuchung der Schilddrüse waren jedoch mehrere kleine, über beide Schilddrüsenlappen verteilte Knoten zu erkennen. Bei dem größten Knoten handelte es sich um einen Knoten von 17 mm Durchmesser im rechten Lappen, der zweitgrößte Knoten hatte einen einem Durchmesser von 15 mm und befand sich im linken Lappen.

Die Kehlkopfuntersuchung zeigte symmetrische Stimmbänder mit normaler Mobilität.

Jakob wurde mitgeteilt, dass er zwar an Schilddrüsenkrebs erkrankt und ein Lymphknoten befallen sei, die meisten Krebserkrankungen dieser Art jedoch sehr gut operativ heilbar seien. Ihm wurde zu einer totalen Thyreoidektomie (operative Entfernung beider Schilddrüsenlappen inklusive Schilddrüsenisthmus) zusammen mit allen angrenzenden Lymphknoten auf der rechten Halsseite geraten. Dieser Eingriff wurde komplikationslos durchgeführt, und die Genesung verlief ohne Zwischenfälle.

In dem resezierten Gewebe wurden insgesamt 23 Lymphknoten entdeckt. Es konnten keine Tumorzellen in weiteren Knoten festgestellt werden. Im Rahmen der pathologischen Untersuchung der Schilddrüse wurde ein multifokales, papilläres Schilddrüsenkarzinom im rechten Schilddrüsenlappen nachgewiesen.

Jakob erhielt eine Schilddrüsenhormon-Ersatztherapie (Thyroxin oral), und ihm wurde mitgeteilt, er müsse für den Rest seines Lebens Thyroxin einnehmen.

3 Monate später erfreut sich Jakob guter Gesundheit, und er hat seine Tätigkeit als Lehrer wieder aufgenommen. Er unterzieht sich einer regelmäßigen Nachsorge, und man geht von einer langfristigen Heilung aus.

Krebs der weiblichen Geschlechtsorgane

K.R. Aigner, F.O. Stephens, T. Allen-Mersh, G. Hortobagyi, D. Khayat, S.M. Picksley, P. Sugarbaker, T. Taguchi, J.F. Thompson

15.1 Gebärmutterkrebs – 186

15.2 Gebärmutterhalskrebs – 186
15.2.1 Manifestation und Risikofaktoren – 186
15.2.2 Untersuchungen – 186
15.2.3 Behandlung – 186
15.2.4 Prävention – 187

15.3 Gebärmutterkörperkrebs (Endometriumkarzinom) – 188
15.3.1 Manifestation –188
15.3.2 Untersuchungen – 188
15.3.3 Behandlung – 188

15.4 Chorionkarzinom – 189

15.5 Eierstockkrebs – 190
15.5.1 Manifestation – 190
15.5.2 Untersuchungen – 191
15.5.3 Behandlung – 191
15.5.4 Prävention – 192
15.5.5 Metastatischer Eierstockkrebs – 192

15.6 Scheidenkrebs – 194

15.7 Vulvakrebs – 194

© Springer-Verlag Berlin Heidelberg 2016
K. R. Aigner, F. O. Stephens (Hrsg.), *Onkologie Basiswissen*,
DOI 10.1007/978-3-662-48585-9_15

In diesem Kapitel erfahren Sie mehr über
- Gebärmutterkrebs
- Eierstockkrebs
- Scheidenkrebs
- Vulvakrebs

15.1 Gebärmutterkrebs

> Es werden zwei Arten von Gebärmutterkrebs unterschieden: Die häufigere Form stellen Plattenepithelkarzinome des Gebärmutterhalses oder des Muttermundes dar. Eine weitere Art maligner Neubildungen der Gebärmutter sind Endometriumkarzinome oder vom Drüsengewebe ausgehende Tumoren (Adenokarzinome) der Schleimhaut der Gebärmutterhöhle (des Gebärmutterkörpers).

15.2 Gebärmutterhalskrebs

15.2.1 Manifestation und Risikofaktoren

Zervixkarzinome können bei allen Frauen auftreten, v. a. nach Erreichen eines Alters von 40 Jahren. Bei einigen Frauen ist das Risiko jedoch besonders erhöht. So wird Gebärmutterhalskrebs häufiger bei Raucherinnen diagnostiziert, und Zervixerosionen und -entzündungen stellen prädisponierende Faktoren dar. Außerdem hat sich die Infektion mit dem humanen Papillomvirus (HPV) als stark signifikanter Faktor herausgestellt. Das sexuell übertragene HPV tritt häufiger bei Frauen auf, die unterschiedliche Geschlechtspartner hatten, insbesondere wenn ihre sexuell aktive Phase früh begonnen hat. Prostituierte sind besonders gefährdet. Bei Frauen aus niedrigeren Gesellschaftsschichten ist eine deutlich erhöhte Inzidenz von Gebärmutterhalskrebs festzustellen. In den letzten Jahren war außerdem eine Häufung dieser Krebserkrankung bei Frauen mit einer HIV-Infektion oder AIDS zu beobachten.

Die ersten mit dieser Krebsart assoziierten Veränderungen manifestieren sich am häufigsten bei Frauen im Alter zwischen 30 und 40 Jahren. In diesem Alter liegen normalerweise keine Symptome vor. Es können allerdings leichte azyklische Vaginalblutungen – v. a. nach dem Geschlechtsverkehr – oder wässriger Ausfluss auftreten.

Zervixkarzinome wachsen tendenziell langsam. Sie können jedoch meist durch eine routinemäßige Screening-Untersuchung (den in ▶ Abschn. 7.2.1 beschriebenen Pap-Test nach Papanicolaou, bei dem eine Analyse des Zervixabstrichs durchgeführt wird) festgestellt werden, in deren Rahmen abnorme (dysplastische) oder eindeutig maligne Zellen nachgewiesen werden können.

> Mithilfe eines jährlichen Pap-Tests werden diese Tumoren normalerweise in einem frühen und gut heilbaren Stadium entdeckt.

15.2.2 Untersuchungen

Zervixkarzinome sind manchmal bei einer Inspektion des Gebärmutterhalses nicht zu erkennen. In einigen Fällen kann ein Tumor jedoch als rötliche, erodierte, ulzerierte oder möglicherweise blutige Läsion sichtbar sein. Heute werden häufig moderne Kolposkope verwendet, um die Zervixschleimhaut und das Endometrium besser betrachten zu können. Zur Diagnosebestätigung wird in jedem Fall eine Biopsie für eine pathologische Untersuchung durchgeführt.

15.2.3 Behandlung

Sehr kleine Tumoren in einem frühen Stadium können – v. a. bei Frauen mit Kinderwunsch – allein durch eine operative Entfernung der Zervixschleimhaut therapiert werden. Größere invasive Karzinome werden am besten durch eine Gebärmutterentfernung (totale Hysterektomie) behandelt. Tumoren, die sich bereits vom Gebärmutterhals auf die angrenzende Vagina ausgebreitet haben, stellen eher eine Herausforderung dar. Sie sprechen meist gut an, wenn sie zunächst mit einer kombinierten gleichzeitigen Chemo-/Strahlentherapie behandelt werden, auf die gelegentlich eine Hysterektomie folgt.

Wenn Zervixkarzinome erst in einem relativ fortgeschrittenen Stadium diagnostiziert werden, besteht die Gefahr von Lymphknotenmetastasen, v. a.

in den Beckenlymphknoten. Bei über 40 Jahre alten Frauen, die keinen regelmäßigen Pap-Test durchführen lassen, ist dieser Fall wahrscheinlicher. Die Patientinnen klagen häufig über leichte Blutungen und Ausfluss außerhalb der Regelblutung oder nach dem Geschlechtsverkehr. Wenn ein fortgeschrittener ulzerierender Tumor vorliegt, sollte dieser bei einer Untersuchung des Gebärmutterhalses zu erkennen sein. Umgebendes Gewebe, wie z. B. die Harnleiter oder das Rektum, kann ebenfalls befallen sein, ebenso wie die lokalen Beckenlymphknoten. Mithilfe einer Computertomographie kann die Ausdehnung des Tumors ermittelt werden. Fortgeschrittene Krebserkrankungen dieser Art werden normalerweise durch eine Radikaloperation oder eine Strahlentherapie oder beides oder aber durch eine gleichzeitige Strahlen- und Chemotherapie in Verbindung mit einer anschließenden Totaloperation behandelt.

Die alleinige frühzeitige Gabe einer Chemotherapie hat sich bei dieser Krebsart als enttäuschend erwiesen. Sie wurde als Induktionstherapie sowohl systemisch als auch in Form einer regionalen Infusionschemotherapie im Rahmen eines integrativen Behandlungsprogramms verabreicht. Trotz anfänglich enttäuschender Ergebnisse werden in einigen Krebszentren verschiedene Behandlungsprotokolle in unterschiedlichen Kombinationen weiter untersucht, mit ermutigenderen Ergebnissen.

Die gleichzeitige Durchführung einer Chemotherapie (mit dem Chemotherapeutikum Cisplatin) und einer Strahlentherapie konnte in mehreren Studien die besten Ergebnisse erzielen. Bei stark metastasierten Tumoren wird eine Chemotherapie bisweilen auch palliativ verabreicht. Eine signifikante langfristige Besserung ist jedoch selten.

15.2.4 Prävention

 In den letzten Jahren wurde der Zusammenhang zwischen HPV und Zervixkarzinomen bzgl. wirksamerer Präventionsmaßnahmen intensiver erforscht.

Man geht davon aus, dass die HPV-Typen 16 und 18 die höchste Pathogenität aufweisen. Versuche, einen Impfstoff gegen das Virus zu entwickeln, verlaufen äußerst vielversprechend. Es wurde über eine erfolgreiche präventive, groß angelegte Impfstudie berichtet. Derzeit werden in mehreren Ländern nationale Impfprogramme für 12- bis 13-jährige Mädchen eingerichtet.

Fallbericht

Zervixkarzinom

Als Diana erstmals einen Arzt konsultierte, war sie 46 Jahre alt und bisher gesund gewesen. Sie war verheiratet und hatte 3 Kinder. Sie hatte sich nicht regelmäßigen Pap-Tests unterzogen. Der letzte Test war vor etwa 5 Jahren durchgeführt worden. Kurz vor dem Arztbesuch hatte sie einige Zyklusunregelmäßigkeiten und leichte Blutungen nach dem Geschlechtsverkehr beobachtet. Ihr Hausarzt behandelte sie zunächst mit Progesteron, um die vermeintlichen dysfunktionellen Blutungen unter Kontrolle zu bringen.

3 Wochen später suchte Diana mit reduzierten, jedoch anhaltenden azyklischen Blutungen erneut ihren Arzt auf. Sie wurde daraufhin an einen Gynäkologen überwiesen, der bei einer vaginalen Untersuchung des Beckens eine offensichtlich maligne Neubildung des Gebärmutterhalses feststellte. Die in einer Klinik durchgeführte Biopsie bestätigte ein invasives Plattenepithelkarzinom.

Anschließend wurde Diana an einen gynäkologischen Onkologen überwiesen. Eine Computertomographie des Abdomens und des Beckens bestätigte eine große Zervixläsion mit einem Durchmesser von 5 cm, ohne erkennbare Ausdehnung und ohne radiologische Belege für einen Lymphknotenbefall. Es wurde eine Untersuchung unter Anästhesie veranlasst, in deren Rahmen u. a. eine Zystoskopie, eine Sigmoidoskopie, eine Untersuchung mit einem Vaginalspekulum sowie eine beidhändige rektovaginale Untersuchung des Beckens durchgeführt wurden und die ein großes, »tonnenförmiges« Zervixkarzinom mit einem Durchmesser von etwa 5 cm ohne parametriale oder vaginale Ausdehnung bestätigte. Der Tumor wurde (offiziell nach dem internationalen System) als Zervixkarzinom Stadium 1b2 klassifiziert, d. h. als große, lokal invasive, jedoch scheinbar auf den Gebärmutterhals beschränkte maligne Neubildung.

Im Anschluss an die Untersuchungen sprach der

gynäkologische Onkologe mit Diana und ihrem Mann über die Behandlungsoptionen. Die erste Option war eine abdominale totale Hysterektomie einschließlich einer Dissektion der Beckenlymphknoten. Dieser Ansatz hat den Vorteil, dass der Tumor entfernt und die Beckenlymphknoten formal untersucht werden können, anstatt sich auf radiologische Anzeichen einer erkennbaren Metastasierung zu verlassen. Ein Nachteil ist jedoch, dass bei den meisten Patientinnen mit großen, tonnenförmigen Tumoren Metastasen in den Beckenlymphknoten vorliegen, sodass bei der Mehrzahl eine zusätzliche Therapie in Form einer gleichzeitigen Chemo- und Strahlentherapie durchgeführt werden muss. Die zweite und überwiegend favorisierte Option war eine Behandlung in Form einer definitiven Chemo- und Strahlentherapie zur Vermeidung einer Operation. Dieser Ansatz hat den Vorteil, dass er die gleiche Überlebensrate erzielt, allerdings bei deutlich geringerer Morbidität, da kein chirurgischer Eingriff erfolgt.

Diana überdachte die ihr genannten Möglichkeiten und entschied sich für den zuletzt genannten Ansatz. Sie unterzog sich über einen Zeitraum von 6 Wochen einer externen Strahlentherapie des Beckenbereichs, während parallel dazu wöchentlich eine Chemotherapie (mit niedrigdosiertem Cisplatin) gegeben wurde. Gegen Ende der externen Strahlentherapie wurde die Patientin außerdem mit einer internen Bestrahlung bzw. Brachytherapie behandelt.

Heute, 3 Jahre nach der Behandlung erfreut sich Diana weiter guter Gesundheit, ohne klinische Anzeichen einer Erkrankung. Sie hat die Menopause durchlaufen, was möglicherweise auf die Auswirkungen der Therapie auf ihre Eierstöcke zurückzuführen ist. Ihre einzige dauerhafte Morbidität ist eine Vaginalstenose, die regelmäßig mit einem Vaginaldilatator behandelt werden muss.

Übung
Denken Sie über die Gründe nach, warum die Inzidenz von Zervixkarzinomen gegen Ende des 20. Jahrhunderts gestiegen ist und warum sich dieses Muster heute wahrscheinlich umkehren wird.

_____

_____

_____

15.3 Gebärmutterkörperkrebs (Endometriumkarzinom)

15.3.1 Manifestation

Diese Krebsart wird am häufigsten bei älteren Frauen diagnostiziert. Man geht davon aus, dass eine Veränderung der weiblichen Geschlechtshormone sowie v. a. eine Störung des Hormonhaushalts zur Entstehung dieser Tumoren beitragen kann. Die Inzidenz nimmt eher zu, weil immer mehr Frauen länger leben. Inzwischen hat man erkannt, dass Endometriumkarzinome bisweilen mit einer postmenopausalen Langzeit-Östrogentherapie oder der langfristigen Einnahme von Tamoxifen zur Brustkrebstherapie oder -prävention assoziiert sind.

Zu den häufigsten Anzeichen von Gebärmutterkörperkrebs gehören Blutungen oder blutiger Ausfluss nach der Menopause. In manchen Fällen tritt jedoch auch nur wässriger Ausfluss auf.

15.3.2 Untersuchungen

Die Gebärmutter ist in den meisten Fällen vergrößert, und zur Diagnosestellung wird eine Kürettage durchgeführt. Das ausgeschabte Gewebe wird zur histopathologischen Untersuchung an ein Labor weitergeleitet.

15.3.3 Behandlung

Gebärmutterkörperkrebs wird normalerweise durch eine Radikaloperation behandelt. Der Gynäkologe nimmt eine totale Hysterektomie vor und entfernt außerdem die Eierstöcke, die Eileiter und die regionären Lymphknoten. Bei fortgeschrittenen Tumoren wird vor oder nach der Hysterektomie gelegentlich eine Strahlentherapie verabreicht.

Wie bei den meisten Krebserkrankungen kann eine Therapie in einem frühen Stadium gute Ergebnisse erzielen. Bei weiter fortgeschrittenen Tumoren sind die Behandlungsergebnisse jedoch häufig enttäuschend.

Wenn ein Endometriumkarzinom in andere Gewebe oder Organe metastasiert ist, spricht es oft auf eine Hormontherapie an (z. B. eine hochdosierte Progesterontherapie). Eine langfristige Heilung ist allerdings unwahrscheinlich. Derzeit wird eine integrative kombinierte Behandlung untersucht, bei der zunächst eine intraarterielle Chemotherapie als Induktionstherapie gegeben wird, gefolgt von einer strahlentherapeutischen und/oder operativen Behandlung (▶ Abschn. 8.3.4). Bisweilen wird auch eine Chemo- und Strahlentherapie gleichzeitig als Induktionstherapie durchgeführt. Es ist allerdings noch nicht klar, ob diese Behandlungsprogramme eine deutliche Verbesserung der Therapieergebnisse bewirken können.

> **Fallbericht**
>
> **Gebärmutterkörperkrebs**
>
> Als Linda einen Arzt aufsuchte, war sie 63 Jahre alt, adipös und hatte mehrere gesundheitliche Probleme. Sie war wegen verschiedener Beschwerden regelmäßig bei ihrem Hausarzt in Behandlung. Sie litt nicht nur an Übergewicht, sondern außerdem an Diabetes und Bluthochdruck. Die Menopause hatte im Alter von 51 Jahren eingesetzt. Anschließend unterzog sie sich 5 Jahre lang einer kombinierten Östrogenersatztherapie, zum Zeitpunkt ihres Arztbesuchs wurde sie nicht mit Hormonen behandelt. Linda hatte in den vorangegangenen 3 Monaten 2- bis 3-mal helle vaginale Schmierblutungen gehabt. Ihr Gynäkologe führte eine Untersuchung mit einem Spekulum, eine vaginale Untersuchung des Beckens und einen Pap-Test durch. Der Gebärmutterhals war scheinbar normal und der Pap-Test später ebenfalls ohne Befund. Es wurde eine transabdominelle und transvaginale Ultraschalluntersuchung veranlasst, die eine vergrößerte Gebärmutter und eine endometriale Läsion mit einer Dicke von 13 mm bestätigte. Bei der Patientin wurden anschließend eine Hysteroskopie sowie eine Ausschabung durchgeführt. Im Rahmen der Hysteroskopie wurde ein polypoider Tumor im Bereich des Fundus uteri entdeckt. Die Ausschabung bestätigte ein Karzinom (das als mäßig differenziertes endometrioides Adenokarzinom klassifiziert wurde).
>
> Linda wurde an einen gynäkologischen Onkologen überwiesen. Mit Linda und ihrem Mann wurde über die Behandlungsoptionen, wie u. a. eine Strahlentherapie und eine Operation, gesprochen. Da die Überlebensrate von Patientinnen, deren Becken bestrahlt wird, schlechter ist als die von Patientinnen, die einer definitiven Operation unterzogen werden, wurde die letztgenannte Methode als bevorzugte Therapieoption gewählt. Mithilfe einer vertikalen Inzision in der Mittellinie wurden eine abdominelle Hysterektomie und eine bilaterale Salpingooophorektomie durchgeführt. Eine Ausbreitung des Tumors über den Uterus hinaus war nicht zu erkennen. Da der histologische Befund der Gefrierschnitt-Untersuchung Anzeichen einer Invasion in das Myometrium erkennen ließ, wurde anschließend eine Dissektion der Beckenlymphknoten vorgenommen, um die Tumorausdehnung festzustellen.
>
> Linda erholte sich ohne größere Morbidität von dem operativen Eingriff. Bei keinem der 22 untersuchten Beckenlymphknoten wurden Anzeichen eines Befalls nachgewiesen. Entsprechend wurden bei der zytologischen Untersuchung des Beckens keine malignen Zellen gefunden, ebenso wenig wie bei einer Biopsie des Omentums. Linda erhielt keine weitere Therapie, weil sich im Rahmen der Operation herausstellte, dass ihr Tumor auf den Uterus begrenzt war.
>
> Ihre Nachsorge umfasste regelmäßige Termine bei ihrem gynäkologischen Onkologen, Untersuchungen des Beckens sowie die Analyse von Abstrichen aus dem Scheidengewölbe. Heute, 5 Jahre nach der Behandlung, lässt Linda weiterhin keine klinischen Anzeichen einer Erkrankung erkennen.

15.4 Chorionkarzinom

> Chorionkarzinome gehen zwar vom Uterus aus und wachsen dort, doch streng genommen handelt es sich nicht um Gebärmutterkrebs. Diese Tumoren sind am ehesten als maligne Neubildungen einer anormalen Schwangerschaft zu verstehen.

Nach der Befruchtung der Eizelle entsteht in sehr seltenen Fällen anstelle eines normalen Feten und einer Plazenta eine abnorme Neubildung. Wenn sich der Fetus nicht entwickelt und die Plazenta in Form einer Gruppe zystenähnlicher Strukturen – ähnlich wie Weintrauben – wächst, spricht man von einer Blasenmole (syn. Traubenmole).

Gelegentlich entwickeln sich die Zellen einer Blasenmole zu einem invasiven Tumor, einem sog. Chorionkarzinom. Bisweilen entsteht ein Chorionkarzinom in Verbindung mit einem Feten, der jedoch meist anormal ist und durch einen Spontanabort abgestoßen wird. In seltenen Fällen entwickelt sich ein Chorionkarzinom sogar parallel zu einer ansonsten normalen Schwangerschaft. Die Mehrzahl ist jedoch mit einer Blasenmole ohne Fetus assoziiert und wird am häufigsten bei Frauen > 40 Jahre diagnostiziert.

In der Vergangenheit hatten sich Chorionkarzinome großflächig und schnell im Körper der Patientinnen ausgebreitet und stellten eine tödlich verlaufende Krebserkrankung dar. Heute werden diese Tumoren durch eine Ausschabung der Gebärmutter (Kürettage) und die Verabreichung von Zytostatika behandelt.

> Dies ist eine der Erfolgsgeschichten der Chemotherapie, da sich Chorionkarzinome von einer Krebserkrankung mit einer Sterblichkeitsrate von fast 100% vor 30 oder 35 Jahren zu einer Krebsart verändert haben, die mithilfe der modernen Chemotherapie in 80% oder mehr der Fälle heilbar ist.

15.5 Eierstockkrebs

> Von den Eierstöcken gehen mehr benigne und maligne Tumoren aus als von allen anderen Organen im Körper.

Dies ist wahrscheinlich auf den multizellulären und veränderlichen Charakter der Ovarien zurückzuführen. Diese Organe durchlaufen monatliche zyklische Veränderungen, um in den Eierstöcken eine Eizelle (lat. *ovum*) für die potenzielle Weiterentwicklung zu neuem Gewebe, d. h. zu einem Feten, zu bilden. In den Ovarien entstehen nicht nur zahlreiche Tumoren, die von (meist) benignen bis niedrig- und hochmalignen Neubildungen reichen, von ihnen können auch Tumoren ausgehen, die Hormone absondern, welche die Körperentwicklung und -funktion beeinträchtigen können. Bei einigen Ovarialkarzinomen handelt es sich um Keimzelltumoren, die bestimmten Hodenkarzinomen ähneln.

Ovarialkarzinome können solide oder zystisch sein oder aber sowohl solide als auch zystische Bestandteile enthalten. Im frühen Stadium verursachen sie tendenziell keine Symptome, sodass sie zum Zeitpunkt der Erstdiagnose oft weit fortgeschritten sind.

Die Auslöser von Eierstockkrebs sind nicht bekannt, es gibt jedoch einige genetische Assoziationen. Die Tumorsuppressorgene BRCA1 und BRCA2 sind bekannte Risikofaktoren, und manchmal ist eine starke familiäre Häufung von Ovarialkarzinomen festzustellen (▶ Abschn. 2.4). Dieselben Gene sind allgemein eher als Risikofaktoren für prämenopausale Mammakarzinome anerkannt. Frauen, bei denen vor der Menopause Brustkrebs diagnostiziert wurde, unterliegen einem höheren Risiko, später an Eierstockkrebs zu erkranken.

15.5.1 Manifestation

> Ovarialkarzinome entwickeln sich schleichend.

Sie verursachen normalerweise eine langsam wachsende Schwellung im Bereich des Beckens und des unteren Abdomens. Diese Schwellung kann von der Patientin bemerkt oder bei einer Untersuchung durch einen Arzt festgestellt werden, der manchmal während einer allgemeinen Untersuchung eine symptomfreie Raumforderung im Beckenbereich entdeckt. Bisweilen verursachen sie auch ein »Schweregefühl« oder lokale Beschwerden bzw. Schmerzen. Manchmal produzieren Ovarialkarzinome auch Hormone. In diesem Fall können die ersten Anzeichen auf hormonelle Veränderungen wie eine vorzeitige Menopause zurückzuführen sein. Die Patientin beobachtet möglicherweise einen Verlust weiblicher Eigenschaften und die Ausprägung männlicher Merkmale, wie z. B. Haarwuchs im Gesicht oder eine tiefer werdende Stimme. Gelegentlich kann auch eine Schwellung des gesamten Abdomens festzustellen sein, die entweder durch einen großen Tumor oder eine Flüssigkeitsansammlung in der Bauchhöhle (Aszites) verursacht wird.

Jede schnell wachsende Schwellung über einem Eierstock sollte kritisch als potenziell maligne beobachtet werden, insbesondere dann, wenn sie solide ist oder sowohl zystische als auch solide Bestandteile enthält.

15.5.2 Untersuchungen

Eine abdominelle, vaginale oder rektale Untersuchung des Beckens und der Beckenstrukturen ohne Narkose ist u. U. nicht angemessen. Stattdessen kann eine Untersuchung unter Vollnarkose indiziert sein.

Röntgen- oder CT-Aufnahmen des Abdomens können hilfreich sein. Die am wenigsten schädliche Untersuchungsmethode ist jedoch die Sonographie, v. a. bei jungen Frauen. Sie stellt in vielen Fällen auch die nützlichste Methode dar, weil zystische Veränderungen im Ovar sowie zystische Tumoren am besten mithilfe von Ultraschall zu erkennen sind.

Im Rahmen einer Laparoskopie oder Kuldoskopie (▶ Abschn. 7.4.12 und ▶ Abschn. 7.4.13) kann der Chirurg oder der Gynäkologe den Beckeninhalt und insbesondere die Ovarien betrachten.

Der Tumormarker CA12-5 kann sich nicht nur im Hinblick auf die Klassifikation einer vorliegenden Krebserkrankung, sondern auch in Bezug auf eine Beurteilung der Therapieantwort und des Rezidivrisikos nach einer Behandlung als nützlich erweisen. Entsprechend produzieren Keimzelltumoren der Eierstöcke – wie auch Keimzelltumoren des Hodens – normalerweise die Tumormarker α-1-Fetoprotein (AFP), humanes Choriongonadotropin (hCG) und Laktatdehydrogenase (LDH). Die Bestimmung der Konzentration dieser Tumormarker kann wertvolle Hinweise auf das Vorliegen dieser Krebsart und das Ansprechen auf eine Behandlung liefern.

Eine Krebsdiagnose kann sicher normalerweise erst nach einer Operation (Laparoskopie oder Laparotomie) und einer mikroskopischen Untersuchung des Biopsats einer verdächtigen Läsion gestellt werden.

15.5.3 Behandlung

Die optimale Therapie von Ovarialkarzinomen, insbesondere in einem nichtfortgeschrittenen Stadium, ist eine vollständige operative Entfernung der Eierstöcke (Oophorektomie) und der Eileiter (Salpingektomie). Weil in dem zweiten Eierstock und in anderen Beckenorganen ebenfalls maligne Tumoren lokalisiert sein können, werden in der Regel beide Eierstöcke entfernt, ebenso wie die Gebärmutter, die Eileiter und alle sonstigen befallenen Gewebe. Bei jungen Frauen mit lokalisierten Ovarialkarzinomen in einem frühen Stadium kann jedoch bisweilen ein Eierstock erhalten werden. Im Anschluss an die Operation wird manchmal eine Bestrahlung des Beckens oder eine Chemotherapie durchgeführt. Bei fortgeschrittenen Krebserkrankungen kann eine kombinierte Chemo- und Strahlentherapie mit gutem Erfolg durchgeführt werden. Auch wenn eine Tumorentfernung nicht möglich ist, werden bessere Behandlungsergebnisse erzielt, wenn der Tumor verkleinert, d.h. möglichst viel Tumormasse beseitigt wird (Debulking). Die Patientin wird danach normalerweise mit einer Chemotherapie behandelt. Eine adjuvante Chemotherapie im Anschluss an die chirurgische Resektion kann die Überlebensrate verbessern.

Mithilfe der Chemotherapie können ausgedehnte Metastasen meist über einen lohnenswerten Zeitraum hinweg (möglicherweise einige Jahre lang) kontrolliert werden, eine langfristige Heilung ist jedoch unwahrscheinlich.

Kombinationen aus einer lokalen Chemotherapie (intraarterielle Infusionschemotherapie und/oder intraperitoneale Chemotherapie) mit einer strahlentherapeutischen und/oder operativen Behandlung werden derzeit in einigen spezialisierten Kliniken untersucht. Es ist jedoch noch unsicher, ob diese integrativen Behandlungsmethoden zuverlässig deutlich bessere Ergebnisse erzielen können.

Die präoperative Chemotherapie als Induktionstherapie zur Reduzierung lokal fortgeschrittener Tumoren wird ebenfalls untersucht. Die Wahrscheinlichkeit einer Heilung nach dem sich anschließenden operativen Eingriff wird dann höher eingeschätzt. Doch auch wenn keine Heilung möglich ist, kann ein Debulking der Tumormasse durch die Entfernung eines Großteils des Resttumors die Lebensqualität der Patientin für einen längeren Zeitraum verbessern. In einigen Kliniken mit geeigneten Einrichtungen wird eine präoperative Induktionschemotherapie in einer höheren Konzentration und mit einer höheren lokalen Antitumorwirkung als intraarterielle Infusion verabreicht. Die bis heute erzielten Ergebnisse sind vielversprechend, die

Langzeitergebnisse klinischer Studien werden allerdings noch mit Spannung erwartet (▶ Kap. 8).

15.5.4 Prävention

Weil benigne Tumoren der Eierstöcke gelegentlich maligne werden, ist bei Frauen > 40 Jahre, die wegen eines benignen Ovarialtumors behandelt werden, in der Regel die beidseitige Entfernung der Eierstöcke indiziert. Für einige Frauen, bei deren Angehörigen häufig Brust- und/oder Eierstockkrebs diagnostiziert wurde oder die nachweislich das *BRCA1*- oder *BRCA2*-Gen tragen, sollte eine Oophorektomie als wirksame Maßnahme zur Krebsprävention in Betracht gezogen werden. Gynäkologen raten außerdem meist zu einer Resektion der Ovarien als präventive Maßnahme im Rahmen der Durchführung einer Hysterektomie bei Frauen > 40 Jahre.

Es wird von einer leicht reduzierten Inzidenz von Ovarialkarzinomen bei Frauen berichtet, die moderne orale Kontrazeptiva einnehmen.

15.5.5 Metastatischer Eierstockkrebs

 In den Eierstöcken befinden sich häufig Sekundärtumoren bzw. Metastasen eines an einer anderen Stelle lokalisierten Primärtumors.

Brust-, Magen- und Darmkrebs sowie Melanome metastasieren in einem fortgeschrittenen Stadium häufig in die Ovarien. Gelegentlich ist ein Ovarialkarzinom, bei dem es sich scheinbar um einen primären Eierstocktumor handelt, auf einen unbekannten und asymptomatischen Primärtumor in einem anderen Organ oder Gewebe zurückzuführen. Als die Inzidenz von Magenkrebs noch wesentlich höher war als heute, stellte man häufig fest, dass sich ein vermeintlich primäres Ovarialkarzinom aus Magentumorzellen zusammensetzte und tatsächlich ein sekundäres Magenkarzinom darstellte. Diese Ovarialmetastasen wurden erstmals von Friedrich Ernst Krukenberg beschrieben und Krukenberg-Tumor genannt.

Fallbericht

Ovarialkarzinom

Maria war 63 Jahre alt und fühlte sich seit 3 Monaten nicht wohl, als sie unter zunehmenden unspezifischen gastrointestinalen Beschwerden und einer Schwellung des Abdomens litt. Ihre Beschwerden wurden zunächst auf eine Magen-Darm-Verstimmung zurückgeführt. Sie suchte ihren Hausarzt jedoch wenig später erneut mit fortschreitenden Symptomen auf. Bei der ärztlichen Untersuchung wurde eine Fluktuation festgestellt, die auf einen klinischen Aszites schließen ließ. Eine Computertomographie des Abdomens und des Beckens bestätigte eine große komplexe Raumforderung im Beckenbereich, ausgeprägten Aszites sowie eine Verdickung im Omentum, die einem Ovarialkarzinom entsprach.

Die Patientin wurde direkt an einen gynäkologischen Onkologen überwiesen. (Es wurde ein CA12-5-Tumormarkertest angeordnet, dessen Ergebnis mit 1200 U/ml deutlich über dem Normalbereich von < 35 U/ml lag). Eine Untersuchung des Beckens bestätigte eine große, festgewachsene Raumforderung im Beckenbereich.

Zu den mit Maria diskutierten Behandlungsoptionen zählte eine initiale (neoadjuvante) Induktionschemotherapie in 3 Zyklen, um die Chemosensitivität des Tumors zu beurteilen, gefolgt von einem operativen Eingriff mit dem Ziel eines Debulkings oder einer Zytoreduktion. Anschließend sollte die Chemotherapie über 3 weitere Zyklen fortgesetzt werden. Die zweite und häufiger eingesetzte Methode zur Behandlung von Patientinnen mit Verdacht auf Eierstockkrebs war zuerst eine Operation, ebenfalls zur Diagnosebestätigung und außerdem zur Verkleinerung oder möglichst weiträumigen Resektion der Tumormasse, gefolgt von einer kombinierten Chemotherapie in 6 Zyklen.

Maria unterzog sich daraufhin einer explorativen Operation durch abdominelle Inzision entlang der Mittellinie. Es wurden 3 l klare Aszitesflüssigkeit drainiert. Bei dem chirurgischen Eingriff wurde eine große, aus dem linken Ovar hervorgehende Raumforderung im Beckenbereich mit Infiltration in das Rektosigmoid diagnostiziert. Außerdem war eine große (bisweilen auch als *omental cake*

15.5 · Eierstockkrebs

bezeichnete) Tumormasse im Omentum zu erkennen, die sowohl das infrakolische als auch das suprakolische Omentum ersetzt hatte. Ein Debulking des Tumors wurde erfolgreich durchgeführt. Dazu war jedoch eine En-bloc-Resektion der Tumormasse im Beckenbereich inkl. Uterus und Rektosigmoid erforderlich. Um die Darmfunktion wiederherzustellen, wurde eine primäre End-zu-End-Anastomose vorgenommen.

Die abschließende pathologische Untersuchung bestätigte ein hochmalignes seröses Ovarialkarzinom.

Maria wurden 6 Zyklen einer Kombinationschemotherapie (mit Carboplatin und Taxol) verabreicht. Ihre klinische, biochemische und radiologische Remission hielt 22 Monate an. Bei einer Nachsorgeuntersuchung war ihr CA12-5-Wert, der während der Therapie auf ein normales Niveau zurückgegangen war, jedoch von einem Normalwert von etwa 20 U/ml erneut auf 120 U/ml gestiegen. Sie blieb asymptomatisch, und bei einer Computertomographie waren zunächst keine Krankheitszeichen zu erkennen. Dennoch wurde sie 3 Monate lang mit Tamoxifen behandelt. 3 Monate später bestätigte eine PET-Untersuchung ein ausgedehntes Tumorrezidiv. Die CA12-5-Konzentration war auf 400 U/m angestiegen, und sie entwickelte zu dem Zeitpunkt weitere unspezifische gastrointestinale Symptome.

Maria wurde erneut chemotherapeutisch behandelt. Doch trotz einer anfänglichen Symptomlinderung und einer Verbesserung ihres CA12-5-Werts erlitt sie etwa 9 Monate später ein weiteres Rezidiv, woraufhin eine palliative Chemotherapie als Zweitlinientherapie eingeleitet wurde. Trotz Gabe verschiedener weiterer chemotherapeutischer Wirkstoffe konnte kein weiteres Ansprechen erzielt werden. Maria starb 42 Monate nach der ersten Operation infolge eines krebsbedingten Darmverschlusses.

Fallbricht

Intraabdominell metastasiertes Ovarialkarzinom

Eine 55-jährige Frau wurde mit Abdominalschmerzen und Erbrechen in ein Krankenhaus eingewiesen. Sie war 10 Jahre zuvor wegen einer Zyste am rechten Ovarium operiert worden. Sie hatte ein Kind und vor 5 Jahren die Menopause durchlaufen. Seitdem wurde bei ihr eine Hormonersatztherapie durchgeführt.

Ihre Mutter und eine Tante mütterlicherseits waren an Brustkrebs erkrankt, und bei ihrem Vater war ein Kolonkarzinom diagnostiziert worden. Es wurden rasch und unverzüglich einige Untersuchungen veranlasst, einschließlich einer Computertomographie des Abdomens sowie Tumormarkertests. Auf den CT-Aufnahmen war ein rechtsseitiges Ovarialkarzinom in Verbindung mit Aszites und vergrößerten retroperitonealen Lymphknoten erkennbar. Der CEA-Tumormarker (karzinoembryonales Antigen) lag mit 50 ng/ml auf einem erhöhten Niveau, während die CA12-5-Konzentration mit 1200 U/ml signifikant erhöht war.

Es wurde eine Laparotomie durchgeführt, um sowohl eine Diagnose zu stellen als auch möglichst viel Tumorgewebe zu entfernen. Diese Methode wird auch als Debulking-Operation bezeichnet. Bei dem Eingriff wurden beide Eierstöcke inklusive Eileiter, Uterus, eines Großteils des Omentums sowie der Beckenlymphknoten reseziert.

Bei dem Tumor handelte es sich um ein undifferenziertes Adenokarzinom des Ovars mit beidseitigem Befall der Eierstöcke, des Peritoneums und der Lymphknoten. In der Aszitesflüssigkeit waren ebenfalls Tumorzellen vorhanden.

Nach der Operation ging der CA12-5-Wert auf 500 U/ml zurück, und die CEA-Konzentration sank auf 20 ng/ml. Da die adjuvante Chemotherapie die Überlebensrate bei metastatischen Ovarialkarzinomen nachweislich verbessert, veranlasste der Onkologe die Gabe einer taxanbasierten Chemotherapie in 6 Zyklen. Nach Abschluss der Chemotherapie konnte eine Computertomographie keine Anzeichen von Tumorresten nachweisen, und die Tumormarker bewegten sich im Normalbereich. Es wurde keine weitere Operation durchgeführt, die Patientin unterzog sich jedoch einer regelmäßigen Nachsorge.

Weniger als 2 Jahre später trat bei der Patientin eine zunehmende Schwellung im Bereich des Beckens und des unteren Abdomens auf, und man diagnostizierte ein Lokalrezidiv (Aszites in Verbindung mit einer Peritonealkarzinose). Über einen Zeitraum von 6 Monaten wurde eine andere Zytostatikakombination verabreicht, jedoch ohne Erfolg.

Es traten Abdominalschmerzen sowie abdominelle Beschwerden auf, weshalb der Onkologe eine palliative Behandlung einleitete, die anschließend durch ein spezialisiertes Palliativpflegeteam fortgesetzt wurde. Bis zu ihrem Tod wurde die Patientin im erforderlichen Umfang intensiv symptomatisch, körperlich, psychologisch und emotional unterstützt, betreut und gepflegt.

Angesichts der Brustkrebsfälle bei Angehörigen der Patientin und ihrer eigenen Eierstockkrebserkrankung riet der Onkologe zu einer Untersuchung der Tochter der Patientin auf eine Mutation der *BRCA1*- und *BRCA2*-Gene als potenzielle Präventionsmaßnahme. Einige Frauen, die eine Mutation dieser Gene tragen, entscheiden sich für eine engmaschige Überwachung, um das Risiko einer Krebserkrankung auszuschließen.

Übung

Nennen Sie Gründe, warum so zahlreiche unterschiedliche Arten von Ovarialkarzinomen existieren und warum Eierstockkrebs häufig erst in einem fortgeschrittenen Stadium diagnostiziert wird.

_____

_____

_____

Metastasen in den Ovarien werden am besten durch eine Entfernung der Eierstöcke behandelt, wenn sonst keine malignen Neubildungen festzustellen sind. Andernfalls hängt die optimale Therapie davon ab, welche Behandlung am besten für die entsprechende Art von Tumoren geeignet ist, unabhängig davon, wo diese sonst lokalisiert sind und von welchen Zellen sie abstammen.

15.6 Scheidenkrebs

Gelegentlich sind maligne Neubildungen im Bereich der Vagina lokalisiert. In den meisten Fällen handelt es sich dabei um Plattenepithelkarzinome, die am häufigsten bei Frauen im mittleren oder höheren Alter auftreten. Es wurde jedoch auch von einigen Adenokarzinomen der Vagina bei jungen Mädchen und Frauen berichtet.

> Manche Patientinnen wurden mit Stilbestrol in Zusammenhang gebracht, das ihren Müttern in einer frühen Schwangerschaftsphase verabreicht wurde, um einen Spontanabort zu verhindern.

Scheidenkrebs manifestiert sich normalerweise in Form von Blutungen und Ausfluss. Viele Patientinnen klagen außerdem über Schmerzen beim Wasserlassen und während des Geschlechtsverkehrs (Dyspareunie).

Die meisten kleinen Tumoren können durch eine chirurgische Exzision geheilt werden. Größere Vaginalkarzinome werden strahlentherapeutisch behandelt, wobei eine Heilungsrate von ungefähr 50% erreicht wird. Außerdem ist auf eine Behandlung der Lymphknoten in der Leistengegend zu achten, sofern diese zum Zeitpunkt der Therapie des Primärtumors oder während der Nachsorge Anzeichen eines Befalls erkennen lassen.

15.7 Vulvakrebs

Vulvakarzinome stellen wie Analkarzinome eine seltene, aber aggressivere Form von Hautkrebs dar, wobei es sich in den meisten Fällen um Plattenepithelkarzinome handelt. Bei Frauen nach der Menopause ist die Inzidenz von Vulvakrebs am höchsten.

> Vulvakarzinomen gehen häufig langanhaltende Reizungen, Beschwerden oder Entzündungen im Bereich der Vulva voraus, die mit lokalem blutigem Ausfluss verbunden sein können.

Möglicherweise liegt eine prämaligne Erkrankung in Form einer Leukoplakie oder eines chronischen Ausschlags vor. Einige Vulvakarzinome sind auf eine frühere Infektion mit dem sexuell übertragbaren HPV zurückzuführen.

In einem weiter fortgeschrittenen Stadium kann ein Geschwür, ein Knoten oder eine blumenkohlartige Neubildung vorliegen. Bei etwa der Hälfte der Patientinnen ist zum Diagnosezeitpunkt eine ein- oder beidseitige Metastasierung in die Lymphknoten in der Leistengegend wahrscheinlich.

Die Diagnosestellung erfolgt durch eine Biopsie. Die Therapie umfasst in der Regel eine weiträumige und radikale chirurgische Exzision. Die meisten Patientinnen werden dadurch geheilt. Prämaligne Papillome oder lokale Leukoplakien sollten als krebspräventive Maßnahme am besten operativ entfernt werden.

Bei weit fortgeschrittenen Vulvakarzinomen kann die Strahlentherapie palliativ Linderung verschaffen. In spezialisierten Zentren werden derzeit integrative Behandlungsprogramme aus einer Chemo- und Strahlentherapie oder einer intraarteriellen Induktionschemotherapie, gefolgt von einer strahlentherapeutischen und/oder operativen Behandlung, untersucht. Bis heute steht allerdings noch nicht fest, ob diese Methoden die langfristigen Behandlungsergebnisse verbessern können.

Krebs der männlichen Geschlechtsorgane

K.R. Aigner, F.O. Stephens, T. Allen-Mersh, G. Hortobagyi, D. Khayat, S.M. Picksley, P. Sugarbaker, T. Taguchi, J.F. Thompson

16.1 Peniskrebs – 198

16.2 Hodenkrebs – 198
16.2.1 Manifestation – 199
16.2.2 Untersuchungen – 199
16.2.3 Pathologie – 199
16.2.4 Behandlung – 199

16.3 Prostatakrebs – 200
16.3.1 Manifestation – 201
16.3.2 Untersuchungen – 201
16.3.3 Screening-Tests: prostataspezifisches Antigen und digital-rektale Untersuchung – 203
16.3.4 Meinungsunterschiede im Hinblick auf die Behandlung von Prostatakrebs – 203
16.3.5 Behandlungsmethoden – 205
16.3.6 Behandlung von Knochenmetastasen – 207

© Springer-Verlag Berlin Heidelberg 2016
K. R. Aigner, F. O. Stephens (Hrsg.), *Onkologie Basiswissen*,
DOI 10.1007/978-3-662-48585-9_16

In diesem Kapitel erfahren Sie mehr über
- Peniskrebs
- Hodenkrebs
- Prostatakrebs

16.1 Peniskrebs

Peniskrebs ist eine seltene Krebsart, besonders in westlichen Ländern. Bei jüdischen Männern, die kurz nach der Geburt beschnitten werden, treten Peniskarzinome nahezu gar nicht auf. Sie werden etwas häufiger bei muslimischen Männern diagnostiziert, die in einem Alter zwischen 10 und 12 Jahren beschnitten werden. Bei nichtbeschnittenen Männern ist die Inzidenz am höchsten. Ein möglicher Faktor kann fehlende Genitalhygiene sein. Gelegentlich wird diese Krebserkrankung auch mit dem sexuell übertragbaren humanen Papillomvirus (HPV) assoziiert.

In den meisten Fällen handelt es sich um Plattenepithelkarzinome, die den verbreiteten Hautkrebsarten ähneln, jedoch etwas aggressiver sind. Sie metastasieren eher schneller in Lymphknoten in der Leistengegend, als es bei anderen Plattenepithelkarzinomen der Haut üblich ist.

Die meisten Peniskarzinome manifestieren sich zum Zeitpunkt der Erstdiagnose als kleine krustige und papillomatöse oder als kleine ulzerierende Hautläsion. Sie können normalerweise durch operative Entfernung der Läsion gut therapiert werden, wobei die Lymphknoten in der Leistengegend anschließend engmaschig kontrolliert werden sollten. Gelegentlich werden sehr weit fortgeschrittene Penistumoren diagnostiziert, meist bei Männern, die in entlegenen Gegenden oder in Entwicklungsländern leben. Sie sprechen in der Regel gut auf eine Induktionschemotherapie an, v. a. dann, wenn diese als intraarterielle Infusion verabreicht wird. Befallene Lymphknoten sollten chirurgisch reseziert werden. In Taiwan wurde von einigen relativ spektakulären Erfolgen bei der Therapie von Peniskarzinomen in einem weit fortgeschrittenen Stadium durch intraarterielle Infusionschemotherapie mit anschließender Operation oder Strahlentherapie berichtet. Es wurde eine hohe Heilungsrate verzeichnet.

16.2 Hodenkrebs

 Hodentumoren treten nicht sehr häufig auf, sind jedoch in beinahe allen Fällen maligne. Bei jungen Männern im Alter zwischen 18 und 40 Jahren ist die Inzidenz am höchsten.

Fast alle Hodenkarzinome werden als Keimzelltumoren klassifiziert. Keimzellen sind embryonale Zellen, die sich zu unterschiedlichen Zelltypen entwickeln können. Keimzelltumoren sind selten, entstehen jedoch am häufigsten in einem Hoden. Manchmal treten sie auch in Mittellinienstrukturen wie im Mediastinum, im Retroperitoneum oder in der Zirbeldrüse auf, normalerweise bei Kindern oder jungen Erwachsenen. Bei einigen Ovarialkarzinomen handelt es sich ebenfalls um Keimzelltumoren.

Die Auslöser von Hodenkrebs sind unbekannt. In Industrieländern ist eine höhere Inzidenz als in Entwicklungsländern zu beobachten, die Gründe dafür sind jedoch unklar. Die Wahrscheinlichkeit einer Hodenkrebserkrankung ist bei nichtdeszendierten Hoden deutlich erhöht. Im Fall eines Kryptorchismus sind die Hoden nicht aus dem Abdomen (wo sie entstehen) in den Hodensack (das Skrotum) abgestiegen, wo sie sich zum Zeitpunkt der Geburt befinden sollten. Wenn bei einem Jungen im Säuglings- oder Kleinkindalter ein oder beide Hoden nicht im Skrotum liegen, bedeutet dies, dass sie sich entweder im Abdomen, im Leistenkanal oder an einer anderen Stelle in der näheren Umgebung befinden. Eine operative Fixierung der Hoden in ihrer normalen Position (Orchidopexie) sollte spätestens im Alter zwischen 8 und 10 Jahren erfolgen. So kann das Risiko der Entstehung von Hodenkrebs zu einem späteren Zeitpunkt, d. h. nach der Pubertät, reduziert werden. Man vermutet, dass die höheren Temperaturen, denen die Hoden im Abdomen ausgesetzt sind, für das erhöhte Hodenkrebsrisiko bei nichtdeszendierten Hoden verantwortlich sein könnten.

Bei Männern mit **Klinefelter-Syndrom** ist das Hodenkrebsrisiko ebenfalls erhöht. Dabei handelt es sich um eine genetische Anomalie, bei der die Betroffenen nicht wie im Normalfall zwei Geschlechtschromosomen (XY), sondern drei Geschlechtschromosomen (XXY) aufweisen. Infolgedessen prägen sich einige weibliche Merkmale aus, bei ansonsten großen, dünnen, scheinbar unterentwickelten Männern mit kleinen, schwach entwickelten Hoden, die stärker zu malignen Veränderungen neigen.

16.2.1 Manifestation

> Hodenkrebs manifestiert sich normalerweise als schmerzlose und auch nicht druckschmerzhafte Schwellung eines Hodens.

In manchen Fällen kann die Schwellung allerdings auch druckempfindlich sein und schmerzen. Bisweilen wird auch keine Schwellung festgestellt, bis Anzeichen einer Metastasierung auftreten. Metastasen können sich in Form von vergrößerten und manchmal druckschmerzhaften Lymphknoten im Bereich des Abdomens, als vergrößerte Halslymphknoten – meist auf der linken Seite (sog. Virchow-Lymphknoten, ▶ Abschn. 5.4) – oder in Form von Lungenmetastasen manifestieren, die auf einer Thorax-Röntgenaufnahme zu erkennen sind. Bisweilen ist eine Schwellung der männlichen Brüste infolge hormoneller Veränderungen das erste Anzeichen einer Hodenkrebserkrankung. Bei anderen Patienten können allgemeine Schwäche, Anorexie (Appetitlosigkeit) und Gewichtsverlust zu den ersten Anzeichen gehören.

16.2.2 Untersuchungen

Wenn in einem Hoden eine Schwellung festgestellt wird, kann sich eine Ultraschalluntersuchung des Hodens zum Nachweis eines soliden Tumors als nützlich erweisen. Wird ein Tumor bestätigt, ist dieser in fast allen Fällen maligne. In solchen Fällen wird der Patient auf Anzeichen einer Metastasierung untersucht. Mithilfe der Computertomographie und der Ausscheidungsurographie (intravenöse Pyelographie [IVP], ▶ Abschn. 7.3.2) können vergrößerte Lymphknoten im Abdomen sichtbar gemacht werden. Thorax-Röntgenaufnahmen können hilfreich sein, um Metastasen in der Lunge oder in den Brustlymphknoten (mediastinale Lymphknoten) nachzuweisen.

Zur Diagnosebestätigung und zur Untersuchung des Hodens und dessen Entfernung bei Vorliegen eines deutlich erkennbaren Tumors ist ein operativer Eingriff angeraten.

16.2.3 Pathologie

Es existieren zwei Hauptarten von Hodenkrebs, die in etwa dieselbe Inzidenz aufweisen: **Seminome** und **Nichtseminome**. Bei den meisten Nichtseminomen handelt es sich um **Teratome** (syn. Teratokarzinome). Seminome treten tendenziell in etwas höheren Altersgruppen auf (Durchschnittsalter 35 Jahre) und sprechen sehr gut auf eine Strahlentherapie an. Nichtseminome oder nichtseminomatöse Keimzelltumoren enthalten meist unterschiedliche Gewebearten wie embryonale Zellen, Dottersackzellen sowie Zellen von Choriokarzinomen, Teratomen und Seminomen. Sie werden am häufigsten bei jüngeren Männern (Durchschnittsalter 25 Jahre) diagnostiziert und sprechen weniger gut auf eine strahlentherapeutische Behandlung, jedoch sehr gut auf eine Chemotherapie an.

> Mithilfe verschiedener Tumormarker im Blut können Hodentumoren nachgewiesen und klassifiziert werden, wodurch Rückschlüsse auf die optimale Therapie und den Behandlungserfolg ermöglicht werden.

Dabei können α-1-Fetoprotein (AFP), humanes Choriongonadotropin (hCG) und Laktatdehydrogenase (LDH) als Hodentumormarker nützlich sein. Eine erhöhte Konzentration eines Tumormarkers ist für die Bestimmung der Tumorart hilfreich. Wenn der Wert nach der Behandlung wieder auf ein normales Niveau sinkt, lässt dies auf eine positive Therapieantwort und eine potenzielle Heilung schließen.

16.2.4 Behandlung

Hodenkrebs wird durch chirurgische Entfernung des Hodens (über einen inguinalen Zugang) und eine Bestrahlung der regionären Lymphknoten im Abdomen oder sonstiger potenziell befallener

Lymphknoten behandelt, v. a. wenn ein Seminom diagnostiziert wurde.

Bei Vorliegen eines Teratoms können mithilfe der Chemotherapie gute Ergebnisse mit einem hohen Anteil langfristiger Heilungen erzielt werden, selbst wenn der Tumor stark in die Lungen oder in andere Regionen des Körpers metastasiert ist.

Dank moderner integrativer Therapieprogramme – bestehend aus operativer, strahlen- und chemotherapeutischer Behandlung – hat sich Hodenkrebs von einer Krebsart mit einer vormals schlechten Prognose zu einer der am besten heilbaren Krebserkrankungen entwickelt.

> Die Patienten sollten darüber informiert werden, dass sie auch mit nur einem Hoden weiter ein normales Sexualleben führen und Kinder zeugen können.

Übung
Konstruieren Sie anhand der Fallberichte in diesem und anderen Kapiteln dieses Buches eine Kasuistik über einen typischen Patienten, der mit einem Hodenkarzinom einen Arzt aufsucht, dort untersucht und behandelt wird.

_____

_____

16.3 Prostatakrebs

Prostatakrebs wird selten vor Erreichen eines Alters von 50 Jahren diagnostiziert. Anders als Hautkrebs ist das Prostatakarzinom in westlichen Ländern jedoch die häufigste Krebsart, an der Männer > 65 Jahre erkranken, und die Inzidenz ist im Laufe des 20. Jahrhunderts – insbesondere in der letzten Hälfte – gestiegen.

Diese starke Zunahme der verzeichneten Fälle ist teilweise auf die Durchführung von Tests auf prostataspezifisches Antigen (PSA) zum Nachweis früher, subklinischer oder »latenter« Prostatakarzinome zurückzuführen, die ansonsten kein klinisches Stadium erreicht hätten. Der Anstieg der scheinbaren Inzidenz von Prostatakrebs nach der allgemeinen Verwendung des PSA-Tests als Screening-Instrument ist in etwa mit der Zunahme der Brustkrebsfälle in den 1980er und 1990er Jahren nach dem weit verbreiteten Einsatz der Mammographie als Screening-Test vergleichbar. Der PSA-Test besitzt jedoch eine deutlich geringere Spezifität in Bezug auf Prostatakrebs. Ein erhöhter Wert lässt lediglich auf eine erhöhte Aktivität von Prostatazellen schließen, die auf eine benigne Veränderung der Prostata, ein latentes Prostatakarzinom oder eine bestehende Prostatakrebserkrankung zurückzuführen sein kann. Es gibt Belege, die vermuten lassen, dass Mammakarzinome in einem frühen Stadium selten für einen längeren Zeitraum »latent« bleiben. »Latente« Prostatakarzinome können dagegen auf unbestimmte Zeit nichtinvasiv bleiben.

Die Auslöser von Prostatakrebs sind größtenteils unbekannt. Die Assoziation mit einem höheren Alter ist jedoch offensichtlich.

> In westlichen Ländern sind bei fast allen Männern > 90 Jahre zumindest mikroskopische Anzeichen eines Prostatakarzinoms in einem frühen Stadium nachweisbar.

Es gibt einen familiären Hintergrund von Prostatakrebserkrankungen, v. a. bei jüngeren Männern (< 55 Jahre). Einige dieser Fälle sind mit Mutationen des BRCA2-Gens verbunden (▶ Abschn. 2.4 und ▶ Abschn. 2.5). Der familiäre Faktor kommt noch mehr zum Tragen, wenn männliche Verwandte an Prostatakrebs erkrankt sind. Doch auch in Familien mit einer hohen Inzidenz bei männlichen Angehörigen mütterlicherseits ist eine leicht erhöhte Anzahl der Fälle von Prostatakrebs festzustellen.

Männer, bei denen bereits eine Prostatitis diagnostiziert wurde, unterliegen ebenfalls einem erhöhten Risiko.

Prostatakrebs stellt heute nach Hautkrebs die zweithäufigste Krebsart bei Männern in westlichen Ländern dar und ist direkt nach Lungenkrebs die zweithäufigste Ursache krebsbedingter Todesfälle bei Männern. Im Gegensatz dazu lassen epidemiologische Studien eine niedrige Inzidenz von Prostatakrebs bei Asiaten, Afrikanern und amerikanischen

Ureinwohnern erkennen, die einen traditionellen Lebensstil pflegen (◘ Tab. A1 im Anhang).

Die höchste Inzidenz ist bei dunkelhäutigen Männern in den USA zu verzeichnen, gefolgt von hellhäutigen Männern in den USA, in Europa und anderen westlichen Ländern. Bei Männern in Indien und Südostasien sowie bei dunkelhäutigen Männern in Afrika sind die wenigsten Fälle von Prostatakrebs festzustellen. Männer asiatischer oder afrikanischer Herkunft, die ihr gesamtes Leben in westlichen Ländern verbracht haben, unterliegen einem hohen Risiko, Afroamerikaner sogar einem noch höheren Risiko im Vergleich zu hellhäutigen Männern in diesen Ländern.

> Dies lässt darauf schließen, dass die Auslöser eher mit Umweltfaktoren als mit ethnischen oder genetischen Faktoren zusammenhängen. Wahrscheinlich spielen Unterschiede bei der Ernährung eine Rolle, weil bei Bevölkerungsgruppen, die sich überwiegend vegetarisch ernähren, eine niedrigere Inzidenz von Prostatakrebs zu beobachten ist.

Neuere Studien haben gezeigt, dass eine Ernährung mit einem hohen Anteil an Hülsenfrüchten, wie z. B. Sojabohnen, eine gewisse Schutzfunktion besitzt. Dafür könnte zumindest teilweise der hohe Anteil an Phytoöstrogenen verantwortlich sein. Entsprechend werden die Studienergebnisse über eine potenzielle präventive oder klinische Anwendung von Lycopin mit großem Interesse erwartet. Laborversuche lassen darauf schließen, dass die vermeintlich krebspräventive Wirkung von Lycopin synergistisch verstärkt wird, wenn der Stoff zusammen mit β-Carotin oder Vitamin D aufgenommen wird (▶ Abschn. 2.7.12 und ▶ Abschn. 2.7.17 und ▶ Abschn. 3.5.1). Jede dieser Substanzen besitzt nachweislich eine gewisse krebspräventive Wirkung. Werden sie miteinander kombiniert, ist die Antikrebswirkung höher als die Summe der Wirkung jedes einzelnen Stoffes. Derzeit wird untersucht, ob die gemeinsame Verwendung von Phytoöstrogenen und Lycopin eine ähnliche synergistische Wirkung hat.

Es gibt außerdem Berichte über einen Schutzfaktor in Tee, der möglicherweise auf die im Tee enthaltenen Antioxidanzien zurückzuführen ist. Diese These wurde jedoch bislang noch nicht bestätigt. Weitere Antioxidanzien, die eine gewisse Schutzwirkung besitzen könnten, sind Selen und Vitamin E sowie Lycopin. Diese Stoffe greifen möglicherweise in die Signalwege ein, die für Mutationen verantwortlich sind. Außerdem wurde zufällig entdeckt, dass Männer, die Statine (zur Senkung des Cholesterinspiegels im Blut) einnehmen, eine reduzierte Inzidenz aggressiver metastasierender Prostatakarzinome erkennen lassen. Eine Ernährung, die Fisch und Fischöle enthält, weist ebenfalls eine gewisse Schutzwirkung gegen Prostatakrebs auf.

Zu den Risikofaktoren gehören Adipositas in Verbindung mit Bewegungsmangel und einer Ernährung mit einem hohen Anteil an tierischen Fetten.

16.3.1 Manifestation

Nichtmaligne Vergrößerungen der Prostata (Prostatahyperplasien) werden sehr häufig bei Männern im späten mittleren und höheren Alter diagnostiziert und verursachen in den meisten Fällen Probleme beim Wasserlassen. Prostatakrebs ist jedoch, v. a. bei älteren Männern, ebenfalls ein weit verbreiteter Auslöser dieser Beschwerden und manifestiert sich in den meisten Fällen durch häufiges und zögerliches Wasserlassen oder sonstige Schwierigkeiten beim Urinieren.

Gelegentlich sind die ersten Anzeichen eines Prostatakarzinoms auf Metastasen in den Knochen (mit der Folge von Knochenschmerzen oder Frakturen) oder in der Leber (in Form einer Lebervergrößerung) zurückzuführen. Metastasen im unteren Bereich der Wirbelsäule oder des Beckens können auf den Ischiasnerven oberhalb des Beins drücken und somit starke Schmerzen im Rücken und im Bein verursachen, die als Ischialgie bezeichnet werden. Eine Ischialgie ist bisweilen das erste Anzeichen einer Prostatakrebserkrankung. Häufiger liegt allerdings eine andere körperliche Ursache vor, wie z. B. ein Bandscheibenvorfall.

16.3.2 Untersuchungen

Mit einem behandschuhten Finger, der durch den Anus in das Rektum eingeführt wird, kann die Prostata mit der Fingerspitze getastet werden

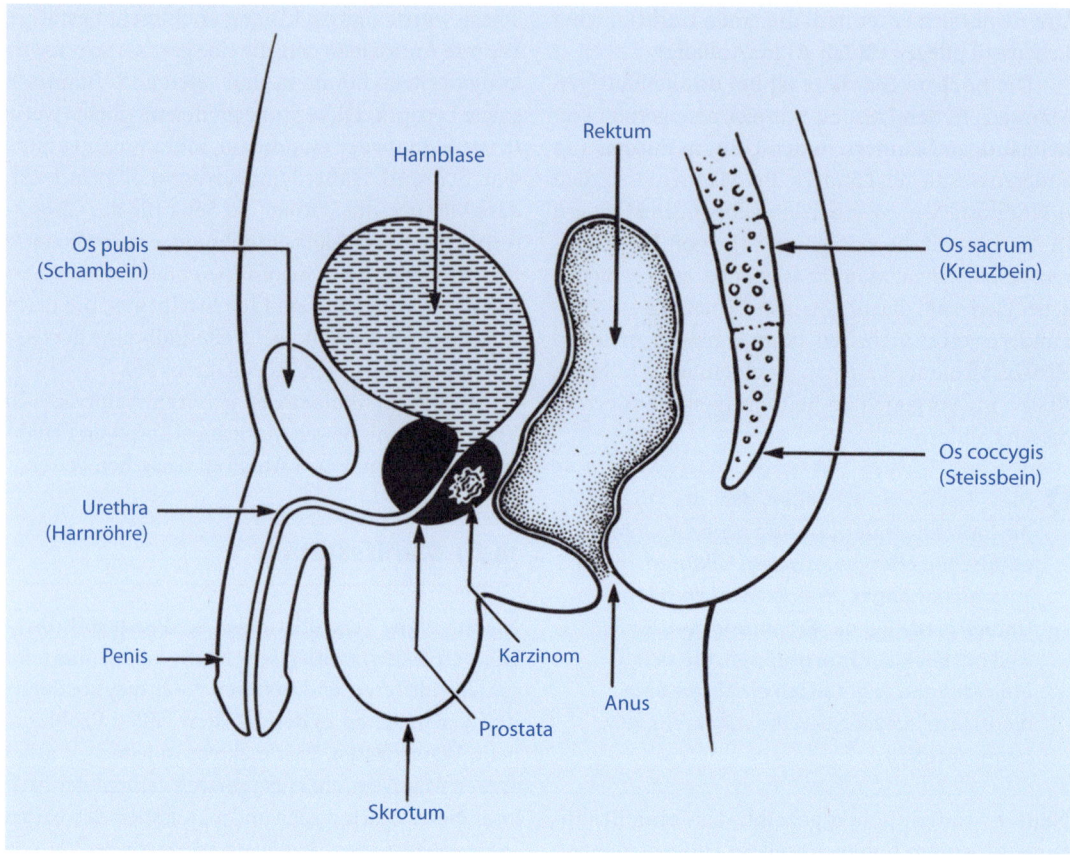

Abb. 16.1 Häufige Lokalisation von Prostatakarzinomen: Übersicht über ein männliches Becken mit einem Karzinom im posterioren Teil der Prostata

(Abb. 16.1). Diese Methode wird als digital-rektale Untersuchung (DRU) bezeichnet. Ein Prostatakarzinom fühlt sich normalerweise wie ein oder mehrere harte Knoten in der Prostata an. Manchmal fühlt sich auch die gesamte Prostata hart und fest an. Mithilfe einer Nadel, die durch den Anus und die vordere Rektumwand oder durch die Haut vor dem Anus und mittels Fingerführung im Rektum eingeführt wird, kann eine Gewebeprobe entnommen werden.

Heute wird außerdem eine Ultraschalluntersuchung mit speziellen Sonden durchgeführt, die durch den Anus in das Rektum eingeführt werden. Mithilfe des Ultraschalls können eventuelle Knoten in der Prostata oder eine allgemeine Prostatavergrößerung dargestellt werden. Eine Biopsie erfolgt heute am besten mit einer speziellen Stanznadel oder einer Feinnadel im Rahmen der Ultraschalluntersuchung, um festzustellen, ob einer der Knoten maligne ist.

Anzeichen einer Metastasierung in Knochengewebe werden durch eine Röntgenuntersuchung nachgewiesen. Sie können als dunkle und erodierte oder als sklerotische (dichte, weiße) Bereiche im Knochen abgebildet werden, sofern sie – was oft der Fall ist – Kalzium enthalten. Thorax-Röntgenaufnahmen können Metastasen in der Lunge, in den Brustlymphknoten oder sogar in den Rippen abbilden. Knochenszintigramme können sich für den Nachweis von Knochenmetastasen ebenfalls als nützlich erweisen (▶ Abschn. 7.3.8) (◘ Abb. 16.2).

Wenn Knochenmetastasen vorliegen und die blutbildenden Zellen im Knochenmark zerstören, kann durch eine Blutuntersuchung eine Anämie nachgewiesen werden. Prostatakarzinome können

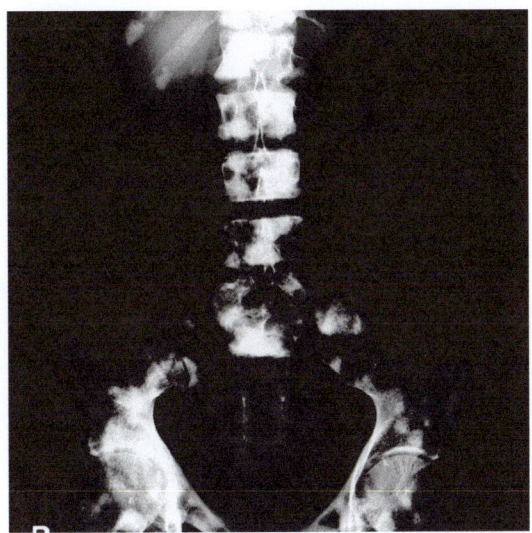

Abb. 16.2 Weit verstreute Knochenmetastasen eines Prostatakarzinoms im Becken, in der Wirbelsäule und in den Rippen

außerdem einen Anstieg eines Serumenzyms, der sauren Phosphatase, bewirken. Wenn Metastasen Knochengewebe zerstören, kann ein durch den Knochen freigesetztes Enzym, die alkalische Phosphatase, ebenfalls in einer erhöhten Konzentration vorliegen.

Eine Behinderung des Harnflusses durch das Prostatakarzinom kann eine Blasen- und möglicherweise eine Nierenentzündung nach sich ziehen. Urin und Blut werden auf Anzeichen einer Entzündung im Urin oder einer Schädigung der Nieren untersucht.

16.3.3 Screening-Tests: prostataspezifisches Antigen und digital-rektale Untersuchung

In den letzten Jahren wurde der PSA-Bluttest entwickelt, der Rückschlüsse auf eine potenzielle Anomalie in der Prostata zulässt. Das prostataspezifische Antigen (PSA) ist ein spezieller Tumormarker, der heute oft für Screening-Tests bei Männern > 55 Jahre verwendet wird, um Prostatakarzinome in einem frühen und möglicherweise heilbaren Stadium nachzuweisen. Eine erhöhte PSA-Konzentration lässt jedoch nicht zwangsläufig auf eine Krebserkrankung schließen. Sie kann allerdings ein Hinweis darauf sein, dass weitere Untersuchungen indiziert sind, wie möglicherweise eine Ultraschalluntersuchung oder eine Biopsie. Die digital-rektale Untersuchung (DRU) ist ebenfalls eine sehr nützliche Methode zum Nachweis von Prostatakrebs, die einfach und sicher in einer Arztpraxis durchgeführt werden kann. Wenn die Prostata verhärtet ist, sollte eine Biopsie durchgeführt werden, um festzustellen, ob diese Verhärtung auf eine Krebserkrankung zurückzuführen ist. Ein erhöhter PSA-Wert verlangt in jedem Fall eine DRU, sofern diese nicht bereits durchgeführt wurde. Wenn die PSA-Konzentration deutlich erhöht ist und bei einer DRU eine verhärtete Prostata festgestellt wird, ist die Wahrscheinlichkeit hoch, dass ein Prostatakarzinom vorliegt.

16.3.4 Meinungsunterschiede im Hinblick auf die Behandlung von Prostatakrebs

> In keinem Bereich der Krebstherapie gibt es mehr Meinungsunterschiede und offene Fragen als im Zusammenhang mit Prostatakrebs.

Bei dem Versuch, die Überlebensstatistiken von Männern mit Prostatakrebs zu vergleichen, ist eine gewisse Verzerrung unvermeidlich. Durch das elektive Screening wird diese Krebsart in den meisten Fällen entdeckt, bevor Symptome auftreten. Aus diesem Grund leben Männer, bei denen ein Prostatakarzinom vor Erreichen eines symptomatischen Stadiums entdeckt wird, i. Allg. zwangsläufig länger als Männer, deren Prostatakrebserkrankung Symptome verursacht hat, bevor sie diagnostiziert wurde. Diese Verzerrung wird als Vorlaufzeit-Bias (engl. *lead time bias*) bezeichnet.

Ebenfalls werden langsamer voranschreitende Krebserkrankungen wahrscheinlich eher in einem früheren Stadium durch routinemäßiges Screening entdeckt als schnell wachsende Tumorarten, sodass die Überlebenszeit nach Durchführung einer Therapie zugunsten der Tumoren verzerrt wird, die im Rahmen des PSA-Screenings nachgewiesen wurden. Diese Verfälschung wird als Überdiagnose-Bias (engl. *length time bias*) bezeichnet.

Eine weitere Verzerrung beim Vergleich von Behandlungsmethoden ist das sog. Selektions-Bias (engl. selection bias). Eine Radikaloperation wird nicht durchgeführt, wenn bei einem Patienten ein ausgedehnter Tumor nachgewiesen wird, während eine Strahlentherapie Patienten, die bereits an einer fortgeschrittenen Krebserkrankung leiden, wahrscheinlich eher verabreicht wird. Durch diese potenziellen unbeabsichtigten Verzerrungen lassen sich unterschiedliche Behandlungsmethoden nur schwer miteinander vergleichen.

Der PSA-Screening-Test hat jedoch dazu geführt, dass Prostatakarzinome bei immer mehr Männern im mittleren und höheren Alter untersucht und diagnostiziert werden. Doch selbst wenn eine Biopsie die Krebsdiagnose bestätigt, schätzt man, dass nur etwa eines von vier oder fünf Prostatakarzinomen auf eine derart maligne Weise wachsen wird, dass die Erkrankung durch Metastasierung in Gewebe außerhalb der Prostata während der ansonsten zu erwartenden Restlebensdauer des Patienten lebensbedrohlich wird. Es gibt allerdings bis heute noch keine Methode, um die Tumoren zu bestimmen, bei denen die Bildung von Metastasen wahrscheinlich ist. Die meisten Prostatakarzinome wachsen langsam und lassen selbst nach einigen Jahren keine Anzeichen einer Ausbreitung über die Prostata hinaus erkennen. Andere hingegen metastasieren in die Lunge, die Leber und insbesondere die Knochen, wo sie wahrscheinlich schmerzhafte Metastasen bilden und letztlich zum Tod des Patienten führen. Die meisten Prostatakarzinome können in einem frühen Stadium durch eine geeignete Behandlung geheilt werden. Alle Therapiemethoden sind jedoch mit schweren Nebenwirkungen verbunden, und gegenwärtig ist nicht feststellbar, welche Patienten von einer Behandlung profitieren und welche besser nicht therapiert werden sollten. Eine rasch ansteigende PSA-Konzentration ist wahrscheinlich eher mit einem metastasierenden Prostatakarzinom assoziiert.

Eine der häufigsten und am stärksten belastenden Nebenwirkungen der Therapie stellt die erektile Dysfunktion dar, die zur Impotenz führt. Sie tritt bei der Mehrzahl der Patienten auf, unabhängig davon, ob diese durch eine operative Entfernung der gesamten Prostata oder strahlentherapeutisch behandelt wurden. Zu den weiteren Nebenwirkungen gehören möglicherweise anhaltende Inkontinenz oder gelegentlich Belastungsinkontinenz, v. a. nach einer Radikaloperation, oder eine leichte Schädigung der Blase oder des Rektums nach einer Strahlentherapie. Strahlungsschäden im Bereich der Blase oder des Rektums können dazu führen, dass der Patient langfristig ein Brennen beim Wasserlassen verspürt, häufig urinieren muss oder unter plötzlichem Durchfall leidet. Wenn Metastasen mithilfe von Hormonen behandelt werden – entweder durch die Gabe feminisierender oder antiandrogener Hormone oder durch Kastration oder eine Kombination der Behandlungen – treten zudem oft Libidoverlust und Impotenz auf (▶ Abschn. 8.4.1).

Strittig bleibt weiterhin, ob der PSA-Test oder eine andere Methode für das Screening auf Prostatakarzinome bei asymptomatischen Männern, die der am stärksten gefährdeten Altersgruppe angehören, verwendet werden sollten oder nicht. Wird eine Krebserkrankung nachgewiesen – insbesondere wenn es sich dabei um einen kleinen Bereich mit einem »latenten« Tumor oder einem Prostatakarzinom »in situ« handelt – lässt sich oft kaum beurteilen, ob der Tumor dem Patienten während seiner ansonsten zu erwartenden Lebensdauer irgendwelche signifikanten Beschwerden bereiten würde. Aus diesem Grund besteht Uneinigkeit darüber, ob der Patient durch die Diagnose einer Krebserkrankung, die zu keinem Zeitpunkt ernste Probleme verursacht hätte, beunruhigt werden sollte. Wenn Prostatakarzinome nicht entdeckt oder behandelt werden, wird eines von vier oder fünf unheilbar und führt wahrscheinlich zu einem qualvollen Tod, während die Lebenserwartung bei manchen Patienten, die sich für eine Therapie (und die damit zwangsläufig verbundenen Nebenwirkungen) entscheiden, unverändert bleibt.

Die Entscheidung für oder gegen eine Behandlung hängt von zahlreichen Faktoren ab. Dazu zählen Anzeichen einer fortschreitenden Erkrankung (z. B. ein steigender PSA-Wert, ein wachsender Tumor oder eine zunehmende Veränderung des biopsierten Gewebes), die Familienanamnese, die familiären und sozialen Umstände des Patienten, sein Alter und sein allgemeiner Gesundheitszustand sowie seine im naturalistischen Verlauf zu erwartende Lebensdauer und insbesondere seine persönlichen Prioritäten im Leben. So betrachtet ein Patient ein Leben mit Impotenz möglicherweise als nicht lebenswert, während sexuelle Aktivität für einen anderen Patienten keine Rolle mehr spielt und er stattdessen viele andere Interessen im Leben verfolgt. Diese Männer sollten stets darüber informiert werden, dass heute in den meisten Fällen eine wirksame Therapie gegen erektile Dysfunktion zur Verfügung steht, sei es durch die Injektion von Prostaglandin in den Schwellkörper, die Einnahme von PDE5-Hemmern, eine spezielle Vakuumpumpe zur Penisversteifung oder mithilfe anderer Methoden.

Eine der wichtigsten Aufgaben der medizinischen Forschung ist die Suche nach einem Test, mit dem festgestellt werden kann, ob niedrigmaligne Prostatakarzinomzellen, die bei einer Biopsie entdeckt werden, wahrscheinlich aggressiv werden. Der Pathologe kann dabei behilflich sein, indem er die relative Aggressivität und lokale Invasion von Tumorzellen in der Prostata in Form des sog. Gleason-Score angibt. Der Gleason-Score umfasst eine Skala von 1–10, wobei Gleason 1 für lokale maligne Zellen (in situ) in einem sehr frühen Stadium steht, während Gleason 10 einem stark anaplastischen invasiven Karzinom entspricht, bei dem eine Metastasierung in Gewebe außerhalb der Prostata wahrscheinlich ist.

16.3.5 Behandlungsmethoden

Trotz der derzeitigen Meinungsunterschiede und Unsicherheiten in Bezug auf die Frage, ob dem Patienten eine Therapie anzuraten ist, sollten folgende Standardbehandlungsmethoden in Betracht gezogen und mit dem Patienten und seinen medizinischen Beratern besprochen werden.

Bei kleinen, auf die Prostata begrenzten Tumoren sollte eine vollständige operative Entfernung der Prostata, ggf. in Verbindung mit einer Dissektion der angrenzenden Lymphknoten, zur Heilung führen. Eine radikale Prostatektomie (d. h. eine vollständige Entfernung der Prostata einschließlich der angrenzenden Lymphknoten) erfolgt in den meisten Fällen im Rahmen einer offenen Operation. Doch wie viele andere Bauchoperationen auch kann dieser Eingriff heute mithilfe einer robotergestützten laparoskopischen Operationstechnik durchgeführt werden.

Alternativ kann eine Behinderung des Harnabflusses durch eine transurethrale Resektion (TUR) gelindert werden. Dabei wird ein Instrument (ein sog. Resektoskop) durch den Penis in die Harnröhre eingeführt und die vergrößerte Prostata teilweise entfernt, um das Hindernis zu beseitigen. Von dem resezierten Gewebe werden Proben für eine mikroskopische Untersuchung auf eventuell vorhandene Tumorzellen an ein Labor weitergeleitet.

Prostatakrebs spricht auf eine Strahlentherapie an, die oft eingesetzt wird, um sowohl das primäre Prostatakarzinom als auch eine begrenzte Anzahl schmerzhafter Knochenmetastasen zu behandeln. Bei geeigneten Patienten kann heute eine lokale externe Bestrahlung und/oder Brachytherapie, bei der radioaktive Seeds in die Prostata und den Tumor implantiert werden, Ergebnisse erzielen, die weitgehend mit denen einer Radikaloperation vergleichbar sind (▶ Abschn. 8.3.3). Obwohl dennoch die Gefahr ähnlicher Nebenwirkungen besteht, sind diese weniger wahrscheinlich als nach einer radikalen Prostatektomie. Stärker lokal fortgeschrittene Tumoren werden in den meisten Fällen besser strahlentherapeutisch behandelt, da das Bestrahlungsfeld über die lokale Prostataregion hinausgehen kann. Gelegentlich wird, wenn Zweifel an einer vollständigen Entfernung des Tumorgewebes bestehen, nach einer Totalresektion eines lokal fortgeschrittenen Prostatakarzinoms ebenfalls zu einer anschließenden Strahlentherapie geraten.

In jüngerer Zeit wird die Behandlung verschiedener lokal begrenzter Prostatakarzinome mit hochintensivem fokussiertem Ultraschall (HIFU) untersucht. Dabei werden hochenergetische Ultraschallwellen aus unterschiedlichen Quellen mithilfe einer Rektalsonde in das Prostatagewebe gelenkt. Durch die entstehende Hitze wird das gesamte Prostatagewebe zerstört, und es bleibt nur wenig Narbengewebe zurück. Zu den Vorteilen dieser Therapie gehören die Möglichkeit zur Wiederholung der Behandlung und ein geringeres Risiko belastender Nebenwirkungen. Um den optimalen Einsatz dieser Behandlung herauszufinden, müssen allerdings noch weitere Studien durchgeführt werden.

Als die amerikanischen Ärzte Charles Huggins und Clarence Hodges entdeckten, dass Prostatakarzinome häufig auf Stilbestrol ansprechen, wurde Prostatakrebs standardmäßig mit diesem Wirkstoff behandelt. Die meisten Patienten profitierten von der Therapie und erfuhren eine Linderung ihrer

Beschwerden sowie eine gewisse Steigerung der Lebenserwartung, jedoch keine langfristige Heilung. Inzwischen stellt Stilbestrol nicht mehr die bevorzugte Hormontherapie dar. Stattdessen kommen heute andere Formen der Hormonbehandlung zum Einsatz.

Prostatakarzinome sind von Androgenen (Testosteron) abhängig, d. h., ohne Androgene wachsen die Tumorzellen nicht – mit Ausnahme einiger aggressiver Prostatatumoren, die möglicherweise auch ohne Androgene weiterwachsen. Ein Großteil der Androgene im männlichen Körper, wenn auch nicht alle, stammt aus den Hoden. Die Hoden können jedoch nur dann Testosteron produzieren, wenn sie durch Gonadotropine stimuliert werden. Eine Methode zur Wachstumshemmung von Prostatakarzinomen ist daher die Kastration – eine Behandlung, der sich die meisten Männer äußerst ungern unterziehen. Eine weitere Möglichkeit, die Wirkung von Androgen zu reduzieren, ist die Gabe eines Antihormons, entweder in Form eines Antitestosterons oder eines Antigonadotropins.

Die modernen Alternativen zu Stilbestrol – GnRH-Analoga (GnRH: Gonadotropin-Releasing-Hormon) – werden seit langem zur Therapie fortgeschrittener Prostatakarzinome eingesetzt, wenn keine Heilung auf operativem oder strahlentherapeutischem Weg möglich ist. In jüngerer Zeit wurden Antiandrogene verabreicht, doch inzwischen kommen GnRH-Analoga häufiger zum Einsatz, weil sie genauso wirksam sind und die Wahrscheinlichkeit belastender Nebenwirkungen geringer ist. Einige Patienten, die mit Stilbestrol oder anderen Wirkstoffen behandelt wurden, berichteten von einem Übelkeitsgefühl, bei einigen trat eine leichte Vergrößerung und Druckschmerzhaftigkeit der Brüste auf und es bestand ein erhöhtes Risiko einer tiefen Venenthrombose. Das Verlangen nach sexueller Aktivität war reduziert, und möglicherweise kam es sogar zur vollständigen Impotenz. In Verbindung mit der modernen Hormontherapie stellen diese Nebenwirkungen oft weiterhin ein Problem dar, sie treten jedoch seltener auf und fallen weniger stark aus. Aggressive Prostatakarzinome werden schließlich androgenresistent und wachsen auch ohne Androgene.

Es wurden einige Studien über die Behandlung von Prostatakrebs durch eine zytotoxische Chemotherapie durchgeführt. Im Allgemeinen können Prostatatumoren in einem frühen Stadium gut operativ therapiert werden. Etwas größere, lokalisierte Prostatakarzinome lassen sich häufig gut strahlentherapeutisch behandeln, und metastatische Tumoren sprechen in der Regel gut, möglicherweise einige Jahre lang, auf eine Hormonbehandlung an. Eine begrenzte Anzahl von Knochenmetastasen kann mit einer Strahlentherapie behandelt werden. Prostatakarzinome wachsen langsam, weshalb eine palliative Chemotherapie mit allen ihren Nebenwirkungen (höhere Toxizität als die Hormontherapie) bei Männern in höherem Alter normalerweise nicht als Erstlinientherapie angeraten wird.

Prostatakarzinome sprechen zwar auf die Behandlung mit einigen zytotoxischen Wirkstoffen an, diese werden jedoch i. Allg. ausschließlich Patienten verabreicht, deren Tumoren nicht mehr auf eine Hormontherapie ansprechen.

> **Bei der Therapie von Prostatakrebs sind Hormone in der Regel zuverlässiger, wirksamer und weniger toxisch als Zytostatika.**

Derzeit werden, v. a. in Deutschland, Studien durchgeführt, um festzustellen, ob eine präoperative regionale zytotoxische Chemotherapie bei der Behandlung von Patienten mit lokal fortgeschrittenen Prostatakarzinomen bessere Ergebnisse erzielen kann oder ob nach Durchführung einer regionalen Chemotherapie vor einer Strahlentherapie bei einigen Patienten eine Operation entfallen kann. In der Vergangenheit haben die meisten Klinikärzte von einem enttäuschenden Ansprechen auf die zytotoxische Chemotherapie berichtet, und zwar unabhängig von der Form der Verabreichung. Mit einem chemotherapeutischen Wirkstoff mit der Bezeichnung Mitoxantron konnten dagegen ermutigende Ergebnisse erzielt werden, besonders im Hinblick auf die Linderung von Symptomen. Es wurden jedoch keine überzeugenden Belege für eine verbesserte Überlebensdauer verzeichnet. Ein weiteres Zytostatikum namens Docetaxel (Handelsname: Taxotere), verabreicht in 3-wöchentlichen Zyklen, bewirkt heute sogar eine noch bessere Symptomlinderung mit einer leichten Verbesserung des langfristigen Überlebens bei Männern mit hormonrefraktären Prostatakarzinomen.

16.3.6 Behandlung von Knochenmetastasen

Wenn auf einem Knochenszintigramm Metastasen eines Prostatakarzinoms als Hotspots zu erkennen sind, die keine Schmerzen verursachen, muss darüber entschieden werden, ob eine Behandlung erforderlich ist oder nicht. Bei einem älteren Mann mit kleinen schmerzlosen Läsionen ist es möglicherweise besser, auf eine aktive Therapie zu verzichten und den Patienten stattdessen für den Fall einer Veränderung unter Beobachtung zu halten. Wenn eine große Knochenmetastase zu erkennen ist – v. a. wenn sich diese in einem belasteten Knochen befindet, der leicht brechen könnte – ist jedoch möglicherweise eine lokale Strahlentherapie angeraten.

Den meisten Männern mit Knochenmetastasen, die noch nicht behandelt werden, wird normalerweise eine Hormontherapie empfohlen.

Bei Männern mit Knochenschmerzen, die nicht durch eine Standardbehandlung mit Hormonen und/oder eine lokale Strahlentherapie und/oder die üblichen Maßnahmen zur Schmerztherapie gelindert werden konnten, kann eine Behandlung mit Bisphosphonaten oder Strontium-89 meist eine gute Schmerzlinderung verschaffen. Es gibt außerdem Belege dafür, dass sich durch diese Behandlungsmethoden in manchen Fällen die Entstehung weiterer Knochenmetastasen vermeiden lässt (▶ Abschn. 8.6.2 und ▶ Abschn. 12.11) (◘ Abb. 16.2).

Übung
Warum besteht Uneinigkeit in Bezug auf die optimale Behandlung von Männern mit Prostatakrebs?

_____

_____

_____

Fallbericht

Prostatakrebs

Karl ist ein 76-jähriger Geschäftsmann, bei dem im Alter von 69 Jahren bei einer Routineuntersuchung ein PSA-Wert von 6,1 ng/ml ermittelt wurde. Er fühlte sich zu dem Zeitpunkt gesund und spielte gerne Golf. Bei einer digital-rektalen Untersuchung tastete sein Arzt eine leicht vergrößerte Prostata, er konnte allerdings keine weiteren Anomalien feststellen. Der Arzt war jedoch wegen der erhöhten PSA-Konzentration besorgt und vereinbarte einen Termin bei einem Urologen.

Der Urologe konnte, mit Ausnahme einer sowohl leicht vergrößerten als auch geringfügig härteren Prostatadrüse als normal, keine Anomalien ertasten. Es waren keine Knoten tastbar. Der Urologe veranlasste eine Ultraschalluntersuchung der Prostata. Dabei wurden keine Knoten entdeckt, man entnahm jedoch drei Gewebeproben auf jeder Seite der Prostata. In keiner der biopsierten Proben wurden Tumorzellen nachgewiesen.

Ein Jahr später wurden sämtliche Tests erneut durchgeführt. Der PSA-Wert war auf 8,3 gestiegen, und die Sonographie zeigte einen kleinen nodulären Bereich im rechten Lappen der Prostata. Bei einer Biopsie dieses Bereichs wurde in einer der drei Proben aus dem rechten Lappen eine kleine Ansammlung niedrigmaligner Zellen (Gleason 1) entdeckt.

Der Urologe erklärte Karl, die wenigen positiven Zellen könnten auf einen niedrigmaligen »latenten« Tumor schließen lassen, der sich im Laufe seines Lebens zu einer ernsthaften Krebserkrankung entwickeln könne oder auch nicht. Der Urologe erläuterte, dass eine operative oder andere kurative Behandlung mit der Gefahr von Komplikationen (insbesondere erektile Dysfunktion in Verbindung mit Impotenz und eventuell leichte Inkontinenz) verbunden sei und seine Lebenserwartung möglicherweise nicht verändere. Nach dem Gespräch zwischen Karl und dem Urologen wurde beschlossen, alle Tests in 4 Monaten zu wiederholen.

Nach 4 Monaten war die PSA-Konzentration auf 9,3 gestiegen, und in zwei Biopsaten wurden Tumorzellen nachgewiesen, wobei der Malignitätsgrad in einer Probe leicht erhöht war (Gleason 4).

Karl erfreute sich ansonsten weiterhin guter Gesundheit und hatte eine ansonsten gute Lebenserwartung. Angesichts des sichtlichen Fortschreitens der Erkrankung, die jedoch weiterhin auf die Prostatadrüse begrenzt zu sein schien, sodass der Tumor somit leicht resezierbar sein würde, entschieden sich Karl und seine Frau, anstatt weiter abzuwarten, für eine radikale Prostatektomie mit allen damit verbundenen Risiken.

Die Operation wurde ohne größere Probleme durchgeführt, wobei der Chirurg versuchte, den Erektionsnerven auf der linken Seite zu erhalten. Es wurden keine Anzeichen eines Lymphknotenbefalls festgestellt. 6 Wochen nach Karls Entlassung war die Blasenfunktion, mit Ausnahme einer gelegentlichen Belastungsinkontinenz, gut. Er konnte jedoch trotz seines Wunsches nach Geschlechtsverkehr keine Erektion erreichen.

Der Hausarzt und der Urologe erörterten mit Karl und seiner Frau die Optionen zur Behandlung der erektilen Dysfunktion. Über einige Monate wurde Viagra in Tablettenform verabreicht, jedoch mit nicht immer zuverlässigem Erfolg. Seitdem wird mit Erfolg Prostaglandin in den Schwellkörper injiziert.

Heute, 6 Jahre nach der Operation, erfreut sich Karl guter Gesundheit und spielt wieder regelmäßig Golf. Seit dem chirurgischen Eingriff liegt der PSA-Wert < 0,1. Neben der erforderlichen Therapie seiner erektilen Dysfunktion und einer gelegentlichen Belastungsinkontinenz leidet er nicht unter größeren gesundheitlichen Problemen.

Kommentar

Karl hat gehört, dass Verbesserungen im Bereich der Strahlentherapie und insbesondere der Brachytherapie (sofern verfügbar), bei der radioaktive Seeds in die Prostata implantiert werden, möglicherweise eine zu präferierende Therapieoption mit ebenso guten Langzeitergebnissen und geringeren Nebenwirkungen gewesen wären, v. a. im Hinblick auf seine erektile Dysfunktion. Der Urologe erklärte, dass dies bei den derzeit zur Verfügung stehenden Strahlentherapieeinrichtungen möglicherweise zutreffend sei, zum Zeitpunkt seiner ersten Behandlung jedoch keine Belege für eine vergleichbare langfristige Heilung vorgelegen hätten. Während immer mehr Patienten mit einem lokal begrenzten Prostatakarzinom in einem frühen Stadium mit einer Brachytherapie behandelt werden, ist zu beobachten, dass die langfristigen Ergebnisse bei geeigneten Patienten mit denen einer Operation vergleichbar sind, jedoch mit dem Vorteil geringerer Nebenwirkungen.

Blasen- und Nierenkrebs

*K.R. Aigner, F.O. Stephens, T. Allen-Mersh, G. Hortobagyi, D. Khayat,
S.M. Picksley, P. Sugarbaker, T. Taguchi, J.F. Thompson*

17.1 Blasenkrebs – 210
17.1.1 Untersuchungen – 210
17.1.2 Blasenkrebsarten (Pathologie) – 210
17.1.3 Behandlung – 211

17.2 Nierenkrebs – 211
17.2.1 Wilms-Tumor (Nephroblastom) – 211
17.2.2 Adenokarzinom der Niere (Hypernephrom oder Grawitz-Tumor) – 211
17.2.3 Nierenbecken- oder Harnleiterkarzinom (Urothelzellkarzinom) – 212
17.2.4 Untersuchungen – 212
17.2.5 Behandlung – 212

In diesem Kapitel erfahren Sie mehr über
- Blasenkrebs
- Nierenkrebs
    - Wilms-Tumor (Nephroblastom)
    - Adenokarzinom der Niere (Grawitz-Tumor oder Hypernephrom)
    - Nierenbecken- oder Harnleiterkarzinom

17.1 Blasenkrebs

Vor vielen Jahren wurde eine erhöhte Inzidenz von Blasenkrebs bei Industriearbeitern verzeichnet, die Anilinfarbstoffen und bestimmten anderen chemischen Verbindungen ausgesetzt waren. Seitdem wurde diese Krebsart häufiger bei Rauchern und in Verbindung mit Analgetikaabusus diagnostiziert. Ein Harnblasenkarzinom kann auch in einem Papillom, einem kleinen benignen, farn- oder blumenkohlartigen Tumor der Blase, entstehen. Einige Patienten weisen mehrere kleine Papillome in der Auskleidung der Blasenwand auf, von denen jedes maligne werden kann, sofern keine Behandlung stattfindet. In einigen Ländern wie u. a. in Ägypten und anderen nordafrikanischen Ländern ist ein Parasitenbefall mit Pärchenegeln (*Schistosoma*, ursprünglicher Name: *Bilharzia*) weit verbreitet. Wenn diese die Blase befallen, können sie Entzündungen und Erosionen der Schleimhaut verursachen und in die Blasenwand eindringen. Die Schistosomiasis oder Bilharziose ist in diesen Ländern als Auslöser von Blasenkrebs allgemein anerkannt.

Die meisten Blasentumoren gehen von den Zellen des Übergangsepithels (Urothels) aus, das die Blase auskleidet. Ihre Inzidenz ist bei Männern doppelt so hoch wie bei Frauen, während bei beiden Geschlechtern mehr Fälle in Industrie- als in Entwicklungsländern verzeichnet werden. Sie werden am häufigsten bei Männern im Alter zwischen 50 und 70 Jahren diagnostiziert. Das häufigste Symptom von Blasenkrebs ist Blut im Urin (Hämaturie). Es kann zunächst nur zeitweise auftreten, ist jedoch regelmäßiger zu beobachten, wenn der Tumor wächst und die Blasenwand infiltriert. In einem späteren Stadium können sich Beschwerden beim Wasserlassen (Dysurie) und Symptome einer Blasenentzündung (Zystitis) wie häufiges Urinieren und Brennen sowie Schmerzen beim Wasserlassen ausprägen. Gelegentlich wird ein Harnleiter durch die maligne Neubildung blockiert, und es können Schmerzen im Lendenbereich auftreten, die auf den Rückstau in die Niere zurückzuführen sind.

Wenn über einen längeren Zeitraum Blut über den Urin ausgeschieden wurde, kann eine Anämie entstehen, und möglicherweise sind Symptome einer Anämie (Blässe, Müdigkeit, Herzklopfen etc.) zu beobachten.

17.1.1 Untersuchungen

Der Urin wird auf Blut untersucht und kann außerdem zentrifugiert und auf Tumorzellen analysiert werden. Ausscheidungsurogramme (intravenöse Pyelographie [IVP], ▶ Abschn. 7.3.2) können eine **Füllungsanomalie** oder einen Knoten in der Blase ebenso abbilden wie Anzeichen einer ggf. vorliegenden Harnleiterblockade.

CT-Aufnahmen können einen Knoten in der Blasenwand nachweisen. Die abschließende Untersuchung erfolgt mit einem Zystoskop (▶ Abschn. 7.4.7). Dieses wird – normalerweise unter Vollnarkose – durch den Harnleiter in die Blase eingeführt, um das Blaseninnere zu untersuchen. Dabei wird ein Teil eines verdächtigen Tumors zusammen mit einem kleinen Teil der angrenzenden Blasenwand für eine mikroskopische Untersuchung biopsiert.

17.1.2 Blasenkrebsarten (Pathologie)

 Blasentumoren können unterschiedliche Malignitätsgrade aufweisen, die von einem einzelnen benignen, blumenkohlartigen Papillom bis zu einem invasiven, ulzerierten, verdickten Karzinom reichen.

Zwischen diesen Extremen können mehrere Papillome, von denen möglicherweise eines oder mehrere Anzeichen einer beginnenden Malignität erkennen lassen, oder ein maligner Knoten oder ein malignes Geschwür in der Blasenwand auftreten. Oberflächliche, nichtpenetrierende Blasentumoren bleiben tendenziell für einen langen Zeitraum auf die

Blasenwand begrenzt, bevor sie sich weiter ausbreiten. Stärker penetrierende Blasenkarzinome metastasieren jedoch oft bereits in einem frühen Stadium. Nach einer gewissen Zeit können Blasentumoren die Blasenwand in ihrer gesamten Tiefe durchdringen und sogar das Rektum oder andere Organe in der Umgebung infiltrieren. Penetrierende Harnblasenkarzinome breiten sich häufig in angrenzende Lymphknoten aus, metastasieren jedoch nur selten in weiter entfernte Gewebe.

17.1.3 Behandlung

Kleine Blasenpapillome werden normalerweise im Rahmen einer Elektrokauterisierung durch Hitze zerstört. Der Elektrokauter wird durch ein Zystoskop eingeführt. Anschließend wird der Patient regelmäßig im Rahmen einer Zystoskopie auf Tumorrezidive untersucht.

Bei größeren Papillomen oder invasiven Tumoren in einem frühen Stadium kann eine Behandlung in Form einer Strahlentherapie oder einer chirurgischen Exzision – oder eine Kombination aus beiden Behandlungsmethoden – gute Heilungschancen bieten.

Frühe, nichtinvasive Blasenkarzinome sprachen oft auf eine Instillation mit Bacillus Calmette-Guérin (BCG) an. BCG ist ein harmloses Bakterium, das scheinbar eine Immunreaktion zur Heilung stimuliert. Diese Behandlung wurde in zeitlichen Abständen so oft wiederholt, wie es für eine Tumorkontrolle erforderlich ist. Wenn der Blasentumor jedoch invasiv wird, ist eine operative Entfernung oder eine strahlentherapeutische Behandlung erforderlich.

Bei weiter fortgeschrittenen Tumoren ist möglicherweise eine vollständige operative Entfernung der Blase (Zystektomie) indiziert. Danach wird in der Regel eine Ersatzblase (Neoblase) aus einem Teil des Darms konstruiert.

Wenn keine operative Heilung möglich ist, kann eine palliative Strahlentherapie Linderung verschaffen.

Die Chemotherapie kommt bei der Behandlung von Blasenkrebs nur eingeschränkt zum Einsatz. Derzeit werden jedoch Studien durchgeführt, in der Hoffnung, mit neueren Wirkstoffen und Methoden der Verabreichung der Chemotherapie die Heilungsaussichten zu verbessern oder eine lohnenswerte Palliation zu erreichen. Die systemische Chemotherapie erweist sich für die Therapie von Blasenkarzinomen in gewisser Weise als nützlich, wenn sich die Tumoren stark ausbreiten oder metastatisch werden.

17.2 Nierenkrebs

Nierenkrebs ist eine seltene Erkrankung. Es werden drei Arten unterschieden: Der Wilms-Tumor (Nephroblastom) tritt bei Säuglingen oder Kleinkindern auf. Bei Nierenkrebserkrankungen bei Erwachsenen handelt es sich entweder um Adenokarzinome der Niere (die bisweilen auch als Hypernephrom oder Grawitz-Tumor bezeichnet werden) oder um Nierenbeckenkarzinome (meist Plattenepithel- oder Urothelzellkarzinome).

17.2.1 Wilms-Tumor (Nephroblastom)

 Der Wilms-Tumor wird am häufigsten bei Kindern unter 4 Jahren diagnostiziert. Er kann sogar bereits bei der Geburt vorliegen.

In den meisten Fällen ist nur eine Niere befallen, gelegentlich sind jedoch auch beide Nieren betroffen.

Diese Krebsart tritt meist bei Kleinkindern in Form eines Knotens in der Leiste auf. Sie kann sich durch einen schlechten allgemeinen Gesundheitszustand des Kindes in Verbindung mit Fieber, einer Anämie oder gelegentlich auch sichtbarem Blut im Urin manifestieren. Der Wilms-Tumor kann sich in angrenzende Lymphknoten oder in die großen Venen ausbreiten. Von diesen Venen aus können Tumorzellen über den Blutstrom in die Lunge gelangen und dort Metastasen bilden.

17.2.2 Adenokarzinom der Niere (Hypernephrom oder Grawitz-Tumor)

Beim Adenokarzinom handelt es sich um die häufigste Nierenkrebsart, die normalerweise bei Erwachsenen im mittleren oder höheren Alter diagnostiziert wird. Die Inzidenz ist bei Männern im Vergleich zu Frauen um das Doppelte erhöht, während diese Tumorart sowohl bei männlichen als auch weiblichen Rauchern häufiger auftritt.

> Das erste Symptom ist normalerweise Blut im Urin, der in den meisten Fällen schmerzfrei ausgeschieden wird. (Blut im Urin in Verbindung mit starken Schmerzen im Lendenbereich ist wahrscheinlich eher auf einen Nierenstein zurückzuführen.)

Es kann Fieber auftreten oder ein Knoten in der Lendengegend tastbar sein. Gelegentlich kommen auch lokale Schmerzen vor. Der Tumor kann sich in angrenzende Lymphknoten ausbreiten, infiltriert häufig die große Nierenvene und kann über den Blutkreislauf in die Lunge, die Leber oder die Knochen metastasieren. Gelegentlich stellen Metastasen in der Lunge oder in einem oder mehreren Knochen ein erstes Anzeichen dieser Krebserkrankung dar.

17.2.3 Nierenbecken- oder Harnleiterkarzinom (Urothelzellkarzinom)

Diese Krebsart ist eher mit Blasenkrebs vergleichbar und verhält sich ähnlich. Das erste Anzeichen dieser Krebserkrankung ist normalerweise ebenfalls Blut im Urin. Rauchen und Analgetikaabusus werden mit Tumoren dieser Art assoziiert. Sie werden gelegentlich auch durch einen langjährig bestehenden Nierenstein ausgelöst.

17.2.4 Untersuchungen

- Röntgenaufnahmen des Abdomens können eine vergrößerte Niere sichtbar machen. Ausscheidungsurographie (intravenöse Pyelographie, IVP), Computertomographie, Sonographie und Arteriographie (▶ Abschn. 7.3) stellen nützliche Untersuchungsmethoden dar, um einen Nierentumor zu diagnostizieren und festzustellen, ob ein Knoten in einer Niere solide und wahrscheinlich maligne ist oder ob es sich um eine flüssigkeitsgefüllte und vermutlich benigne Zyste handelt.
- Zu den weiteren Untersuchungen zählen eine Analyse des Urins auf Blut oder maligne Zellen sowie eine Röntgenuntersuchung der Lunge, um Anzeichen von Metastasen festzustellen. Im Fall einer Schwellung oder schmerzender Bereiche in den Knochen werden außerdem ein Knochenszintigramm oder Röntgenaufnahmen angefertigt, um Anzeichen von Metastasen abzubilden.

17.2.5 Behandlung

> Die beste Therapie bei Nierenkrebs ist eine operative Entfernung der Niere (Nephrektomie). Im Fall von Wilms-Tumoren (Nephroblastomen) bei Kindern werden deutlich bessere Ergebnisse erzielt, wenn zusätzlich zur Nephrektomie eine strahlen- und chemotherapeutische Behandlung erfolgt.

Bei Adenokarzinomen der Niere kann eine Heilung nur durch eine Nephrektomie erreicht werden. Bei fortgeschrittenen Tumoren kann palliativ eine Strahlen- und Chemotherapie verabreicht werden. Ohne vollständige chirurgische Entfernung werden nur enttäuschende Ergebnisse erzielt. Gelegentlich sprechen diese Tumoren vorübergehend auf männliche oder weibliche Hormone an. Einige Studien berichten von einem Ansprechen bei Patienten mit Metastasen, die mit den immunologischen Wirkstoffen Interferon oder Interleukin-2 behandelt wurden. Adenokarzinome der Niere bilden gelegentlich einen einzigen metastatischen Knoten in einem Lungenflügel, der einer »Kanonenkugel« ähnlich ist. Dieser kann manchmal durch operative Entfernung des Teils der Lunge geheilt werden, in dem sich der Knoten befindet.

Bei Nierenbeckenkarzinomen werden die besten Ergebnisse erzielt, wenn die Niere zusammen mit dem gesamten Harnleiter und einem kleinen Teil der Blase entfernt wird, weil diese Karzinome bisweilen Metastasen im Harnleiter zwischen Niere und Blase bilden.

Fallbericht

Wilms-Tumor

Andreas ist ein 4-jähriger Junge, der in die Notaufnahme eines Kinderkrankenhauses eingeliefert wurde, nachdem seine Eltern große Mengen Blut im Urin entdeckt hatten. Bei der Untersuchung in der Notaufnahme sah er gesund aus, mit unauffälligen männlichen Genitalien und ohne Anzeichen einer Ulzeration oder Hautabschürfung im Penisbereich. Unterhalb der Leber auf der rechten Seite des Abdomens war eine feste, nicht druckschmerzhafte Struktur tastbar. Der Blutdruck betrug 140/90 mmHg. Eine Urinprobe enthielt deutlich sichtbares Blut.

Eine Ultraschalluntersuchung des Abdomens zeigte eine Raumforderung im Bereich der rechten Niere, die einem rechtsseitigen Nierentumor entsprach. Die Untersuchung der Vena cava inferior mithilfe von Ultraschall machte ein durchgängiges Gefäß ohne Anzeichen eines Tumorthrombus sichtbar. Bei einer Computertomographie von Thorax, Abdomen und Becken waren weder Anzeichen von Metastasen und noch sonstige Anomalien feststellbar.

In der Abteilung für medizinische Bildgebung wurde unter Vollnarkose eine Feinnadelbiopsie des Nierentumors unter Bildverstärkung durchgeführt. Die Histopathologie bestätigte einen Wilms-Tumor (Nephroblastom) eines histologisch normalen (»günstigen«) Typs. Es wurden keine Anzeichen einer Anaplasie entdeckt. Unter einer erneuten Vollnarkose wurde ein zentraler Venenkatheter gelegt. Nach der Diagnose wurde einige Wochen lang oral ein blutdrucksenkendes Mittel verabreicht, um den Bluthochdruck unter Kontrolle zu bringen.

Andreas erhielt über 7 Wochen eine ambulante Chemotherapie (Vincristin, Actinomycin D und Doxorubicin). Diese Behandlung war mit Fieberschüben, wiederkehrenden abdominellen Beschwerden, Verstopfung, einer leichten Entzündung der Mundschleimhaut sowie einer vorübergehenden leichten Knochenmarkdepression nach beiden Zyklen mit Actinomycin D und Doxorubicin assoziiert. In der 7. Woche wurde eine leichte Verkleinerung des Nierentumors festgestellt.

8 Wochen nach der Diagnose wurde bei Andreas eine rechtsseitige radikale Nephrektomie durchgeführt, von der er sich ohne Komplikationen erholte. Die histopathologische Untersuchung der exzidierten Niere belegte eine signifikante Zerstörung von Tumorzellen durch die initiale Chemotherapie und ließ keine Anzeichen einer Ausbreitung des Tumors über die Nierenkapsel hinaus erkennen. Andreas erhält derzeit weiterhin eine adjuvante Chemotherapie (Vincristin, Actinomycin D und Doxorubicin), die über einen Zeitraum von 12 Monaten fortgesetzt wird. Der Blutdruck sank unmittelbar nach der Nephrektomie auf ein normales Niveau. Andreas Prognose ist hervorragend.

Kommentar

Die definitive Operation wird üblicherweise einige Wochen nach Diagnosestellung durchgeführt, damit der Tumor durch die initiale Induktionschemotherapie verkleinert werden kann, um die Wahrscheinlichkeit intraoperativer Blutungen zu reduzieren, eine frühzeitige Ligatur der Nierenvene zu vereinfachen und die Sicherheit der Methode zu erhöhen.

Etwa 90% aller Kinder mit einem lokalisierten Wilms-Tumor eines histologisch normalen Typs werden durch diese kombinierte Behandlung aus einer Induktionschemotherapie in Verbindung mit einem operativen Eingriff und einer adjuvanten Chemotherapie auf Dauer geheilt.

Früher konnte durch eine alleinige operative Behandlung eine Überlebensrate von nur 20 % erreicht werden. Eine Bestrahlung der Fossa renalis und der Rückseite des Abdomens wird ausschließlich bei Patienten durchgeführt, bei denen zum Diagnosezeitpunkt regionale Metastasen festgestellt wurden und ein lokalisierter Tumorrest nach Durchführung einer Nephrektomie als wahrscheinlich erachtet wird. Wenn der Nierentumor auf ein Nierenende begrenzt ist, kann versucht werden, das nichtbefallene Nierengewebe in dem erkrankten Organ zu erhalten.

Krebs des Gehirns und des Nervensystems

K.R. Aigner, F.O. Stephens, T. Allen-Mersh, G. Hortobagyi, D. Khayat, S.M. Picksley, P. Sugarbaker, T. Taguchi, J.F. Thompson

18.1 Hirntumoren – 216
18.1.1 Klinische Zeichen (Symptome und Anzeichen) – 216
18.1.2 Pathologische Arten – 217
18.1.3 Untersuchungen – 217
18.1.4 Behandlung – 217

18.2 Hirnmetastasen – 220

18.3 Nervenzelltumoren – 220
18.3.1 Neuroblastom – 220
18.3.2 Manifestation – 220

18.4 Retinoblastom – 221

In diesem Kapitel erfahren Sie mehr über
- Hirntumoren
  - Klinische Zeichen
  - Allgemeine Anzeichen
  - Fokale Zeichen
  - Pathologische Arten
  - Untersuchungen
  - Behandlung
- Hirnmetastasen
- Nervenzelltumoren
- Retinoblastom

18.1 Hirntumoren

Auch wenn die meisten Hirntumoren bei Personen > 45 Jahre auftreten – mit der höchsten Inzidenz zwischen 60 und 70 Jahren – gehört das Gehirn zu den Organen, in denen häufiger auch Primärtumoren bei Kindern und Jugendlichen lokalisiert sind. Krebs des Gehirns wird häufiger in Industrieländern als in Entwicklungsländern diagnostiziert (▶ Tab. A1 und A2 im Anhang), die Gründe dafür sind jedoch unbekannt.

Im Gehirn existieren zwei Gruppen von Zellen, die Tumoren bilden können. Die Gliazellen (echte Gehirnzellen), von denen die meisten malignen Tumoren ausgehen, und die Nichtgliazellen oder Stützzellen (z. B. Zellen der Meningen oder der Nervenscheiden), von denen die Mehrzahl benigner Tumoren abstammt.

Tumoren, die von echten Gehirnzellen bzw. Gliazellen ausgehen, werden als Gliome bezeichnet. Es existieren verschiedene Gliomarten: langsamer wachsende Typen, die als Astrozytom oder Oligodendrogliom bezeichnet werden, rascher wachsende und hochmaligne Typen wie das Medulloblastom (meist bei Kindern) oder das Glioblastoma multiforme (häufiger bei Erwachsenen). Diese unterschiedlichen Arten von Gliomen treten bei Kindern und Erwachsenen tendenziell in verschiedenen Bereichen des Gehirns auf. Sie weisen außerdem weitere Unterschiede auf. So zeichnen sich Medulloblastome in der Regel durch eine hohe Radiosensitivität aus und werden bisweilen sogar durch eine Strahlentherapie geheilt, während andere Gliomarten weniger gut (wenn überhaupt) auf eine Bestrahlung ansprechen.

> Die Auslöser zerebraler Tumoren sind unbekannt. Die weit verbreitete Ansicht, dass elektromagnetische Felder (einschließlich der Nutzung von Mobiltelefonen) möglicherweise eine Rolle spielen, konnte bisher noch nicht statistisch belegt werden. Die Möglichkeit besteht jedoch, und vereinzelte Belege rechtfertigen weitere Untersuchungen.

18.1.1 Klinische Zeichen (Symptome und Anzeichen)

Hirntumoren verursachen tendenziell zwei Arten von klinischen Zeichen:
- allgemeine Anzeichen, die auf den Druck des Tumors auf das Gehirn insgesamt zurückzuführen sind,
- fokale oder lokale Zeichen, die durch den Druck des Tumors auf Teile des Gehirns oder Nerven in Tumornähe oder durch die tumorbedingte Beeinträchtigung dieser Hirnbereiche oder Nerven ausgelöst werden.

Allgemeine Anzeichen

Die häufigen allgemeinen Anzeichen von Hirntumoren sind auf den Druck auf das Gehirn sowie eine Schwellung des Gehirns insgesamt zurückzuführen. Die Folgen sind Kopfschmerzen, Übelkeit, Erbrechen und Sehstörungen aufgrund einer Schwellung des Sehnerven hinter dem Auge (die sich als Papillenödem manifestiert). Das signifikanteste Einzelsymptom sind anhaltende Kopfschmerzen. Weitere Anzeichen können Antriebslosigkeit, Müdigkeit, Stimmungsschwankungen oder Persönlichkeitsveränderungen sein. Erkrankte Personen ziehen sich möglicherweise nach und nach aus ihrem sozialen Umfeld zurück, können zunehmend verwirrt und teilnahmslos werden sowie das Bewusstsein verlieren. Bei kleinen Kindern kann der erhöhte Hirndruck eine Vergrößerung des Kopfes nach sich ziehen und einen Hydrozephalus (»Wasserkopf«) entstehen lassen.

Es ist zu beachten, dass Krampfanfälle bei Kindern in den meisten Fällen durch Fieber oder ein anderes weniger ernstes Problem ausgelöst werden.

18.1 · Hirntumoren

> Bei Kindern sind Krämpfe allein selten auf eine Krebserkrankung zurückzuführen.

Wenn Erwachsene dagegen einen plötzlichen Krampfanfall erleiden, ohne dass bereits eine Epilepsie diagnostiziert wurde oder in der Vergangenheit eine Verletzung oder Krämpfe aus einem anderen bekannten Grund aufgetreten sind, kann es sich um ein erstes Anzeichen eines Hirntumors handeln.

Fokale Zeichen

Fokale Zeichen sind auf eine lokale Funktionsbeeinträchtigung einer Hirnregion zurückzuführen und von der Lokalisation des Tumors abhängig. An einer Stelle manifestieren sich möglicherweise Sprechstörungen, während an einer anderen Stelle die Bewegung eines Arms oder Beins oder eines anderen Körpergliedes beeinträchtigt sein kann oder ein Taubheitsgefühl in einem Körperteil auftritt. An anderen Orten können Tumoren lokale Zuckungen oder fokale Krampfanfälle mit unterschiedlichen Empfindungen auslösen, wie z. B. olfaktorische oder optische Halluzinationen wie etwa flackerndes Licht. Es kann zu Gleichgewichtsstörungen, ungeschickten Bewegungen oder Beeinträchtigungen von Hirnnerven kommen, wie z. B. der Sehnerven, der Nerven, die den Augapfel bewegen, oder der Gesichtsnerven, die für die Bewegung der Muskeln der jeweiligen Gesichtshälfte zuständig sind. Wenn der Tumor in den Frontallappen lokalisiert ist, können Stimmungsschwankungen oder Persönlichkeitsveränderungen zu den ersten Anzeichen gehören.

18.1.2 Pathologische Arten

Astrozytome können von relativ niedrigmalignen bis zu anaplastischen, hochmalignen Tumoren (Glioblastoma multiforme) reichen. Niedrigmaligne Astrozytome entwickeln sich langsamer und sind mit länger anhaltenden Symptomen sowie einer längeren Lebenserwartung verbunden. Bei den meisten primären Hirntumoren, insbesondere bei Erwachsenen, handelt es sich jedoch um ein Glioblastoma multiforme, das sich durch ein rascheres Auftreten von Kopfschmerzen und anderen Symptomen auszeichnet.

Medulloblastome sind maligne Tumoren des Kleinhirns und stellen die häufigsten Hirntumoren bei Kindern dar. Sie lösen Kopfschmerzen und Gleichgewichtsstörungen sowie Koordinationsverlust aus, möglicherweise in Verbindung mit Krampfanfällen.

18.1.3 Untersuchungen

Durch die Computer- und die Magnetresonanztomographie wurde die Untersuchung auf Hirntumoren revolutioniert. Vor Erfindung dieser Tomographieverfahren kamen die zerebrale Angiographie (Arteriographie nach Injektion eines röntgenopaken jodhaltigen Kontrastmittels in eine der inneren Halsschlagadern), die Szintigraphie und die Pneumenzephalographie (▶ Abschn. 7.3.3) nahezu routinemäßig zum Einsatz, zusammen mit einer Reihe weiterer Untersuchungen wie z. B. der Elektroenzephalographie (EEG) zur Erfassung der Aktivität von Hirnstromwellen. Heute liefern CT- und MRT-Aufnahmen jedoch in der Regel die meisten Informationen anderer Untersuchungen – und dies sogar mit einer höheren Präzision. Die Angiographie kann dennoch zusätzliche Daten v. a. über die Vaskularität eines Tumors liefern. Chirurgen planen Operationen häufig mithilfe von Angiogrammen, anhand derer sie die genaue Lokalisation des Tumors im Verhältnis zu angrenzenden Blutgefäßen bestimmen können. Die Angiogramme machen außerdem sichtbar, über welche Gefäße der Tumor mit Blut versorgt wird.

18.1.4 Behandlung

Während die Mehrzahl benigner zerebraler Tumoren (z. B. Meningeome) durch eine operative Entfernung geheilt werden können, sind maligne Tumoren – mit Ausnahme radiosensitiver Medulloblastome – selten heilbar. Daher ist es unerlässlich zu bestimmen, ob ein Hirntumor benigne oder maligne ist. Dies geschieht häufig im Rahmen eines operativen Eingriffs. Wenn der Tumor maligne ist, sollte außerdem die Art der Malignität ermittelt werden, da einige Tumorarten mit einer besseren Prognose verbunden sind als andere und weil einige Tumoren, z. B. Medulloblastome, möglicherweise heilbar sind.

Während der Großteil unheilbar ist, kann den meisten Patienten mit einem Hirntumor auf unterschiedlichen Wegen eine deutliche Symptomlinderung verschafft werden. Zunächst können Kortikosteroide verabreicht werden, um die Schwellung zu reduzieren und so den Druck auf das Gehirn zu senken. Dadurch werden Kopfschmerzen und andere druckbedingte Symptome gelindert. Anschließend kann ein chirurgischer Eingriff erfolgen, um den Tumor zumindest größtenteils zu entfernen, wodurch eine weitere und längerfristige Linderung von Beschwerden erreicht wird. Im Anschluss an die Operation wird die unmittelbare Prognose normalerweise durch eine alleinige Strahlentherapie weiter verbessert, jedoch nicht auf lange Sicht.

Neuere Studien belegen den zusätzlichen Nutzen einer postoperativen Chemotherapie in Verbindung mit einer strahlentherapeutischen Behandlung. Es wurde von einigen offensichtlichen Heilungen berichtet, v. a. bei Medulloblastomen, jedoch auch in einigen Fällen anderer maligner Hirntumoren.

Fallbericht

Glioblastoma multiforme

Elsie ist eine 60-jährige Lehrerin im Ruhestand, die nicht raucht und selten Alkohol trinkt. Sie erfreute sich guter Gesundheit. Sie ist Rechtshänderin.

Elsies Anamnese ist sehr kurz. Etwa 7 Tage bevor sie ihren Arzt aufsuchte, war bei ihr eine Sehstörung aufgetreten, die etwa 2 Stunden andauerte. Sie las, konnte jedoch die Worte nicht deuten.

3 Tage lang hatte sie einige ungewöhnliche optische Wahrnehmungen gehabt. Einmal dachte sie, etwas wie ein Straßenschild im äußeren rechten Gesichtsfeld gesehen zu haben, es existierte jedoch kein derartiges Schild. Beim Sprechen traten einige Probleme bei der Wortwahl auf. Sie wusste, was sie sagen wollte, bisweilen »kam jedoch das falsche Wort heraus«. So sagte sie z. B. einmal zu jemandem, dass sie zu Hause drei Wölfe habe, sie meinte aber drei Hunde.

Bei einer Gesichtsfelduntersuchung wurden keine Anomalien festgestellt. Der Augenhintergrund und die Sehnervenpapillen waren ohne Befund. Die unteren Hirnnerven waren intakt. Eine neurologische Untersuchung der Gliedmaßen konnte keine Anomalien nachweisen.

Eine Computertomographie des Gehirns zeigte eine sphärische Läsion mit einem Durchmesser von 1,5 cm im inferioren und medialen Aspekt des linken Temporallappens mit einer Schwellung und einem Ödem um die Läsion.

Zur Differenzialdiagnose solcher Läsionen gehören ein primärer Hirntumor oder eine solitäre Hirnmetastase. Die Tumormarker im Blut waren in Bezug auf die häufigsten nichtdiagnostizierten Krebserkrankungen, die bei einer Frau ihres Alters wahrscheinlich in das Gehirn metastasieren – d. h. Brust- und Darmkrebs – negativ (sowohl CA 15-3 als auch CEA lagen im Normbereich).

Ein Mammogramm und eine Ultraschalluntersuchung der Brust ließen keine Anomalien erkennen. Eine Computertomographie des Thorax, des Abdomens und des Beckens war ohne Befund. Das Ergebnis der PET-Untersuchung des Gehirns entsprach einem hochmalignen Tumor.

Die Patientin wurde mit Antikonvulsiva und Kortikosteroiden behandelt.

Es wurde eine neurochirurgische Operation durchgeführt. Der Tumor wurde biopsiert, und der Gefrierschnitt ließ auf ein hochmalignes Gliom, ein Glioblastoma multiforme (ein maligner primärer Hirntumor), schließen. Daraufhin wurde der Tumor größtenteils entfernt. Die Patientin erwachte ohne neue Ausfälle. Nachdem sie sich von dem chirurgischen Eingriff erholt hatte, wurde eine Strahlentherapie eingeleitet; ihre Prognose ist jedoch äußerst verhalten.

Fallbericht

Ein großer benigner zerebraler Tumor (Meningeom)

Gur ist ein 47-jähriger erfolgreicher Geschäftsmann, der viele Jahre lang geraucht hatte. Er trank wenig Alkohol und erhielt eine Therapie gegen Bluthochdruck. Sein Bruder wurde einige Jahre zuvor wegen eines zerebralen Meningeoms behandelt.

Seit einigen Monaten hatte Gur kognitive Störungen bemerkt, die schleichend auftraten und fortschritten. Er verlegte fortlaufend

Dinge. Dies war von seiner Familie und seinen Golfpartnern beobachtet worden. Seine Handschrift hatte sich deutlich verändert.

Normale Aufgaben waren für ihn sehr anstrengend. Trotz seiner langjährigen Erfahrung zögerte und trödelte er bei der Führung seines Unternehmens ebenso wie bei der Organisation des Kaufs eines neuen Hauses.

Er wachte häufig nachts wegen pulsierender Kopfschmerzen auf. Er hatte kürzlich etwas an Gewicht verloren, hatte jedoch keine Veränderung seines Appetits bemerkt. Er war sich bewusst, dass er relativ launisch geworden war. Er war Linkshänder. Seine Frau ermahnte ihn, weil er dazu neigte, unbewusst Dinge in seiner linken Hand zu tragen. Als sein Golfpartner den Ball einlochen wollte, nahm er die Fahne aus dem Loch, behielt diese jedoch in seiner linken Hand, während er versuchte, sich auf den nächsten Schlag vorzubereiten.

Bei der Untersuchung waren seine Reaktionen verlangsamt. Seine Handschrift war zittrig, und er hatte Mühe beim Schreiben. Als er gebeten wurde, sich für eine körperliche Untersuchung zu entkleiden, zog er sich auf eine sehr eigentümliche Weise aus. Er behielt sein Portemonnaie in der linken Hand und legte es nicht weg. Während der gesamten Zeit, als er seine Schuhe und Socken auszog, blieb das Portemonnaie in seiner Hand; seine Schuhe und Socken zog er einhändig mit seiner rechten Hand aus. Beim Gehen war kein Armschwung festzustellen. Der Tonus der linken oberen Extremität war erhöht. Die Extremität war scheinbar steif, die Kraft jedoch normal. Die Koordination war in der linken oberen Extremität leicht reduziert, die sensorische Untersuchung war jedoch ohne Befund. Die Körperhaltung und der Fersen-Zehen-Gang waren normal. Die Reflexe des linken Bizeps sowie der Patella- und der Achillessehnenreflex waren lebhafter, der linke Plantarreflex war undeutlich.

Eine Computertomographie zeigte einen ungewöhnlichen Tumor mit einer großen zystischen Komponente. Eine unmittelbar durchgeführte MRT-Untersuchung machte einen sehr großen Tumor im rechten medialen Frontallappen sichtbar – an den Sinus sagittalis angrenzend und möglicherweise von der Falx aufsteigend –, der gleichmäßig kontrastverstärkt war. Um den Tumor und die Zyste war ein leichtes Hirnödem zu erkennen.

Der Patient erhielt Dexamethason (ein Kortikosteroid), um den zerebralen Druck zu senken und das Ödem zu lindern. Außerdem wurden Antikonvulsiva verabreicht.

Bei der Operation wurde ein riesiges Meningeom (ein normalerweise benigner Tumor der Meningen) diagnostiziert. Trotz der Größe und Atypie war der histologische Befund benigne. Der Tumor wurde vollständig entfernt, und die kognitiven Funktionen des Patienten verbesserten sich in den nachfolgenden 3 Monaten rasch.

Gur führt nun wieder ein normales Leben und hat eine gute Prognose.

Fallbericht

Malignes Astrozytom

Herr P. ist ein 59-jähriger Rechtsanwalt, der im Alter von 56 Jahren erstmals feststellte, dass er begann, sich »alt und müde« zu fühlen. Während einer hitzigen Gerichtsverhandlung fielen ihm zeitweise nicht die richtigen Worte ein. Er kam zu der Schlussfolgerung, dass er zu hart gearbeitet habe, und plante für einen Monat später einen Urlaub.

Leider traten vor Beginn seines Urlaubs Kopfschmerzen auf, die seinen »gesamten« Kopf betrafen. Manchmal waren die Kopfschmerzen im Bereich der linken Schläfe direkt über dem Ohr stärker. Er nahm einige rezeptfrei erhältliche Kopfschmerztabletten, die ihm jedoch kaum Linderung verschafften. Eines Morgens begann sich seine rechte Gesichtshälfte auf besorgniserregende Weise zu verkrampfen. Er konnte nicht sprechen, und wenige Minuten später verlagerte sich der Krampf in die rechte Schulter und den rechten Arm.

Durch dieses Symptom in Schrecken versetzt (wie die meisten Personen bei ihrem ersten Anfall), saß er auf der Bettkante, bis er dazu in der Lage war, seine Frau zu rufen, die ihn in die nächste Notaufnahme brachte.

Bei der Untersuchung dieses Mannes im mittleren Alter stellte man eine teilweise Schwäche der rechten Gesichtshälfte sowie des rechten Arms und der Schulter fest, obwohl er ansonsten gesund zu sein schien. Seine Sehnenreflexe waren rechtsseitig deutlich erhöht, und bei der Betrachtung seines Auges mit einem Ophthalmoskop war ein Papillenödem (eine Schwellung des Sehnerven) zu erkennen. Die MRT-Untersuchung zeigte einen mittelgroßen Tumor innerhalb des Gehirns im Bereich des linken Temporal- und Parietallappen.

Herr P. wurde an einen Neurochirurgen überwiesen, der ihm mitteilte, dass es sich mit ziemlicher Sicherheit um einen malignen Hirntumor handele, er jedoch von einer Operation abrate, weil es nicht möglich sei, den Tumor ohne Schädigung der Gehirnregion zu entfernen, die für die Sprachsteuerung und die Koordination der Bewegung seiner rechten Körperhälfte verantwortlich ist. Er riet zu einer Feinnadelbiopsie des Tumors zur Bestimmung der genauen Art, die er auch durchführte.

Die Biopsie ergab ein hochmalignes Astrozytom.

Herrn P. wurde mitgeteilt, dass sein Tumor möglicherweise auf eine Kombinationstherapie aus einer Chemotherapie mit einem neuen Wirkstoff namens Temozolomid (Handelsname: Temodal) und einer Strahlentherapie anspreche. Nach einem Gespräch mit einem Neuroonkologen und einem Strahlentherapeuten wurde er mit diesem Medikament behandelt und gleichzeitig eine Strahlentherapie durchgeführt.

In den nachfolgenden 12 Monaten ließen MRT-Untersuchungen eine schrittweise Tumorregression erkennen. 3 Jahre später, im Alter von 59 Jahren, hat Herr P. seine berufliche Tätigkeit im vorherigen Umfang wieder aufgenommen. Er erfreut sich weiterhin guter Gesundheit, erhält jedoch weiter in Abständen von 6 Monaten Temozolomid und unterzieht sich alle 6 Monate einer MRT-Untersuchung.

Kommentar
In der Vergangenheit waren die Behandlungsergebnisse aggressiver Hirntumoren – insbesondere bei Erwachsenen – derart enttäuschend, dass die Ergebnisse der Kombinationstherapie, wie sie Herrn P. verabreicht wurde, äußerst ermutigend sind. Bis heute wurde zwar von mehreren ähnlichen Ergebnissen berichtet, es ist jedoch noch zu früh, um im Rahmen dieser klinischen Studie Vermutungen darüber anzustellen, welcher prozentuale Anteil von Patienten, die auf dieselbe Weise behandelt werden, ähnlich ansprechen wird oder wie lange dieses Ansprechen andauern kann. Hierbei handelt es sich um ein Beispiel modernster klinischer Studien im Bereich der Krebstherapie. Solche Studien werden auf allen Gebieten der Krebstherapie durchgeführt, v. a. wenn keine etablierte erfolgreiche Alternative existiert.

Übung
Konstruieren Sie anhand der Fallberichte in diesem und anderen Kapiteln dieses Buches eine Kasuistik über einen typischen Patienten, der mit einem Medulloblastom einen Arzt aufsucht, dort untersucht und behandelt wird.

___

___

___

18.2 Hirnmetastasen

Im Gehirn sind gelegentlich Metastasen lokalisiert. Lungen- und Mammakarzinome sowie Melanome sind die häufigsten Primärtumoren, die in das Gehirn metastasieren. Bisweilen befinden sich im Gehirn jedoch auch Sekundärtumoren mit beinahe jeder Primärlokalisation oder solche, die auf eine Leukämie zurückzuführen sind.

Bei metastatischen zerebralen Tumoren ist eine Heilung – unabhängig von der Methode – unwahrscheinlich. Eine deutliche, wenn auch vorübergehende Linderung wird jedoch häufig durch eine operative Entfernung, eine Strahlentherapie oder manchmal sogar eine Chemotherapie erzielt. In den meisten Fällen ist eine Kombination dieser Behandlungsmethoden wirksamer.

18.3 Nervenzelltumoren

18.3.1 Neuroblastom

Neuroblastome sind maligne Neubildungen aus primitiven Nervenzellen. Nach akuter lymphatischer Leukämie und Hirntumoren stellen sie die dritthäufigste Krebserkrankung bei Kindern dar, die etwa 10% der Krebsfälle im Kindesalter ausmacht. Ungefähr 80% der Patienten sind jünger als 4 Jahre.

Neuroblastome können überall im Bereich des sympathischen Nervensystems (syn. Sympathikus) auftreten, vom Hals bis zum Becken, einschließlich der Nebennieren.

18.3.2 Manifestation

In den meisten Fällen ist bei dem Kind eine Wachstumsstörung zu beobachten, ebenso wie häufige Reizbarkeit und möglicherweise der Verlust der Blasen- oder Darmkontrolle.

Es kann eine abdominelle Raumforderung auftreten, die Symptome und Zeichen hängen jedoch davon ab, von welchem Ort innerhalb des Sympathikus der Tumor ausgeht und in welche Gewebe (z. B. die Nervenbahnen) er infiltriert ist oder wo sich Metastasen gebildet haben (wobei häufig die Knochen, subkutanes Gewebe oder die Leber befallen sind).

Gelegentlich, v. a. bei Säuglingen unter einem Jahr, findet eine Spontanremission des Tumors statt. Normalerweise erfordert die Behandlung jedoch eine Kombination aus Operation, Chemo- und Strahlentherapie. Bisweilen ist auch eine Knochenmarktransplantation indiziert, um blutbildende Gewebe wiederherzustellen. Lokale Tumoren können meist durch eine Therapie kontrolliert werden. Weit verstreute Metastasen sind jedoch selten kontrollierbar.

18.4 Retinoblastom

Das Retinoblastom ist eine seltene Krebsart des Auges bei Säuglingen und Kleinkindern bis zum Alter von 4 Jahren. Bei etwa 25% der Patienten tritt die Erkrankung beidseitig auf. In etwa der Hälfte der Fälle liegt eine genetische Disposition vor, da innerhalb der Familie bereits ähnliche Tumoren diagnostiziert wurden. In manchen Fällen wurden daher beide Augen enukleiert, um die Entstehung eines malignen Tumors zu verhindern. Eine neuere Studie zeigte, dass mit intraarterieller Chemotherapie die Enukleation des Auges vermieden werden kann.

Ein Retinoblastom ist eine anaplastische maligne Neoplasie der Retina. Es kann sich vom Auge in das Gehirn und die Meningen ausbreiten und zum vorzeitigen Tod im frühen Kindesalter führen.

▪ Manifestation

Das erste Anzeichen ist häufig ein von den Eltern bemerktes weißliches Aufleuchten der Pupille des Kindes (Leukokorie). Möglicherweise entwickelt sich eine Schielstellung des Auges (Strabismus).

Die Therapie schließt oft eine kryochirurgische Behandlung sowie eine Strahlen- und Chemotherapie ein (sowohl als Induktionschemotherapie – auch regional verabreicht – als auch in Form einer adjuvanten Chemotherapie), mit oder ohne Enukleation des Auges.

Bei einer frühzeitigen Diagnose (vor einer lokalen Ausbreitung oder Metastasierung) wird eine hohe Heilungsrate erzielt. Neurosarkome werden in ▶ Abschn. 20.2.5 behandelt.

Leukämien und Lymphome

K.R. Aigner, F.O. Stephens, T. Allen-Mersh, G. Hortobagyi, D. Khayat, S.M. Picksley, P. Sugarbaker, T. Taguchi, J.F. Thompson

19.1	**Leukämien – 225**	
19.1.1	Einführung – 225	
19.1.2	Inzidenz und Prävalenz – 225	
19.2	**Akute Leukämien – 226**	
19.2.1	Klinische Manifestation – 226	
19.2.2	Untersuchungen – 227	
19.2.3	Behandlung – 228	
19.3	**Chronische lymphozytäre (lymphatische) Leukämie (CLL) – 230**	
19.3.1	Klinische Manifestation – 230	
19.3.2	Untersuchungen – 230	
19.3.3	Behandlung – 230	
19.4	**Chronische myeloische Leukämie (CML) – 231**	
19.4.1	Klinische Manifestation – 231	
19.4.2	Untersuchungen – 231	
19.4.3	Behandlung – 231	
19.4.4	Haarzellenleukämie – 233	
19.5	**Lymphome – 233**	
19.6	**Hodgkin-Lymphom – 234**	
19.6.1	Manifestation – 234	
19.6.2	Untersuchungen – 234	
19.6.3	Stadieneinteilung (Staging) und Staging-Laparotomie – 235	
19.6.4	Behandlung – 235	

© Springer-Verlag Berlin Heidelberg 2016
K. R. Aigner, F. O. Stephens (Hrsg.), *Onkologie Basiswissen*,
DOI 10.1007/978-3-662-48585-9_19

19.7 Non-Hodgkin-Lymphome (NHL) – 236
19.7.1 Manifestation – 237
19.7.2 Untersuchungen – 237
19.7.3 Behandlung – 237

19.8 Multiples Myelom – 239
19.8.1 Untersuchungen – 239
19.8.2 Behandlung – 239

In diesem Kapitel erfahren Sie mehr über

- Leukämien
  - Akute Leukämien
  - Chronische lymphozytäre (lymphatische) Leukämie
  - Chronische myeloische (granulozytäre) Leukämie
- Lymphome
  - Hodgkin-Lymphom (vormals Morbus Hodgkin)
  - Non-Hodgkin-Lymphome
  - Multiples Myelom

19.1 Leukämien

19.1.1 Einführung

Leukämie ist eine Krebserkrankung der blutbildenden Zellen. Leukämien werden je nach Art der maligne gewordenen blutbildenden Zellen in zwei Hauptgruppen unterteilt: in lymphatische und myeloische (bzw. nichtlymphatische) Leukämien.

Bei lymphatischen Leukämien sind die Knochenmarkzellen, die normalerweise Lymphozyten produzieren, maligne geworden. In den meisten Fällen sind Lymphknoten und lymphatisches Gewebe befallen sowie einige Knoten vergrößert. Bei myeloischen Leukämien sind die Zellen im Knochenmark maligne geworden, die normalerweise für die Bildung der anderen Leukozytenarten zuständig sind (d. h. myeloische Zellen, die Granulozyten und sonstige Leukozyten bilden). In der Regel ist die Milz befallen und vergrößert.

Leukämien können akut oder chronisch sein, je nachdem, ob die Erkrankung eher einen raschen Verlauf nimmt und schnell zum Tod führt (akute Leukämie) oder ob sie langsamer fortschreitet (chronische Leukämie).

Man unterscheidet daher 4 Hauptarten von Leukämien:

- Akute lymphozytäre (lymphatische) Leukämie (ALL),
- akute myeloische (nichtlymphatische oder granulozytäre) Leukämie (AML oder ANLL),
- chronische lymphozytäre Leukämie (CLL),
- chronische myeloische (nichtlymphozytäre oder granulozytäre) Leukämie (CML, CNLL oder CGL).

> Die Unterscheidung zwischen den Hauptleukämiearten ist wichtig, weil sie tendenziell einen unterschiedlichen Verlauf nehmen und auf verschiedene Behandlungsmethoden unterschiedlich ansprechen.

19.1.2 Inzidenz und Prävalenz

Leukämieerkrankungen treten weltweit auf, die Inzidenz unterliegt jedoch länderspezifischen und ethnischen Schwankungen. Alle Leukämiearten werden etwas häufiger bei Männern diagnostiziert. In skandinavischen Ländern und in Israel ist die höchste Inzidenz zu beobachten, während die niedrigste Inzidenz in Chile und Japan verzeichnet wird. Im Allgemeinen treten Leukämien häufiger in Industrieländern auf (▶ Tab. A1 und A2 im Anhang). In den USA ist die Inzidenz bei Juden am höchsten und bei Afroamerikanern am niedrigsten.

Die Gesamtinzidenz von ALL und AML ist in etwa gleich hoch, bei den Patienten ist jedoch ein deutlicher Altersunterschied festzustellen.

> Akute Leukämien machen ungefähr die Hälfte aller Krebserkrankungen bei Kindern aus.

Die ALL ist die häufigste Krebsart bei Kleinkindern, mit der höchsten Inzidenz zwischen 2 und 4 Jahren. Die Inzidenz der AML ist bei Kindern niedrig, sie steigt aber mit dem Alter.

Die Ursachen von Leukämien sind unbekannt, es sind jedoch einige prädisponierende Faktoren anerkannt. Leukämien, insbesondere myeloische Leukämien, werden mit ionisierender Strahlung in Verbindung gebracht. Es gibt ebenfalls Belege dafür, dass die Exposition eines Feten während der Schwangerschaft gegenüber Röntgenstrahlen mit einem leicht erhöhten Risiko einer späteren Leukämie im Kindesalter assoziiert ist. Es gibt jedoch keine Nachweise für eine Assoziation zwischen einem normalen Einsatz von Röntgenstrahlen bei Erwachsenen und Leukämie. Myelofibrose (myelodysplastisches Syndrom) ist eine Störung der Proliferation von Knochenmarkzellen, die sich gelegentlich bei Erwachsenen in Form einer Anämie ohne ersichtlichen Grund manifestiert und häufig zu einer akuten Leukämie degeneriert.

Eine erhöhte Exposition gegenüber einigen Chemikalien wie z. B. Benzol ist mit einem leicht erhöhten Leukämierisiko assoziiert. Eine AML tritt gelegentlich bei Patienten auf, die an einer anderen Krebsart erkrankt sind, wie u. a. einem Hodgkin-Lymphom oder einem Ovarialkarzinom, das chemotherapeutisch behandelt wurde.

Die Gabe von Zytostatika gegen andere Krebserkrankungen und insbesondere ihr längerfristiger Einsatz in Verbindung mit einer Strahlentherapie ist ebenfalls mit einem leicht erhöhten Risiko einer späteren Leukämie verbunden.

Familiäre Leukämien sind selten, auch wenn von einigen Familien mit mehreren Leukämiefällen berichtet wird. Im Allgemeinen ist das Leukämierisiko bei den Geschwistern eines an Leukämie erkrankten Kindes nur leicht erhöht. Wenn allerdings ein eineiiger Zwilling an akuter Leukämie erkrankt, unterliegt der andere Zwilling einem ungefähr 20%igen Risiko, dieselbe Krankheit zu erleiden.

Bei Personen mit Down-Syndrom ist das Risiko einer akuten Leukämie gegenüber der restlichen Bevölkerung um das 20-Fache erhöht. Frauen, die in einem fortgeschrittenen Alter Kinder bekommen, weisen nicht nur ein erhöhtes Risiko auf, ein Kind mit Down-Syndrom zur Welt zu bringen, die ansonsten gesunden Kinder von Müttern aus einer höheren Altersgruppe sind außerdem einem leicht erhöhten Risiko einer akuten Leukämie ausgesetzt.

Mutationen und komplexe Umlagerungen von Genen spielen eine wesentliche Rolle in der Pathogenese von Leukämien und Lymphomen und werden derzeit intensiv untersucht. Die Studien zeigen, dass chromosomale Anomalien nicht nur unterschiedliche Muster bei verschiedenen Leukämieformen erkennen lassen, sondern dass genetische Muster möglicherweise ebenfalls Rückschlüsse auf das vermutliche Ansprechen auf unterschiedliche Behandlungsmethoden und das wahrscheinliche Fortschreiten zulassen.

> Nach den Atombombenexplosionen von Hiroshima und Nagasaki sowie nach der Nuklearkatastrophe von Tschernobyl wurde ein Anstieg von Leukämieerkrankungen verzeichnet, wobei es sich in den meisten Fällen um CML handelte.

Viren lösen bekanntermaßen bei einigen Tierarten Leukämien aus, beim Menschen wird jedoch nur eine Leukämieart mit einem Virus in Verbindung gebracht. Die adulte T-Zell-Leukämie bzw. das adulte T-Zell-Lymphom mit einer erhöhten Prävalenz in der Karibik, in Japan und in Neu-Guinea wird vermutlich durch ein humanes Virus mit der Bezeichnung T-Zell-Leukämie-Virus (HTLV-1) ausgelöst. Das Epstein-Barr-Virus (EBV) wird mit dem Burkitt-Lymphom bzw. der Burkitt-Leukämie assoziiert.

19.2 Akute Leukämien

19.2.1 Klinische Manifestation

Akute lymphatische (lymphoblastische) Leukämie (ALL)

Diese bei Kindern häufigste Leukämieart erreicht bei einem Alter von etwa 5 Jahren ihre höchste Inzidenz. Die Symptome sind auf die Verdrängung normaler blutbildender Zellen im Knochenmark durch maligne Leukämiezellen sowie die Infiltration (Invasion) anderer Gewebe zurückzuführen, z. B. Milz, Lymphknoten, Tonsillen und bisweilen Leber, Nieren, Lunge und Gehirn.

Häufig sind Fieber, Schwäche, Anorexie (Appetitlosigkeit), Blässe und Infektionen zu beobachten. Infektionen treten besonders oft im Bereich der Tonsillen und des Anus auf. Die Lungen können ebenfalls infiziert werden, wodurch eine Pneumonie ausgelöst wird. Außerdem können Knochen- oder Gelenkschmerzen auftreten.

Lymphknoten, Tonsillen und Milz sind in der Regel vergrößert, in einigen Fällen auch die Leber und die Nieren.

Möglicherweise manifestiert sich ein Thrombozytenmangel oder es sind Petechien oder Hämatome oder Anzeichen von Blutungen aus einer Körperregion, insbesondere aus dem Zahnfleisch, dem Verdauungstrakt oder dem Anus, erkennbar. Blutungen im Gehirn oder aus den Lungen können ebenfalls auftreten. Zudem können Thrombosen (Blutgerinnsel) in den Venen entstehen.

Bei Patienten mit ALL tritt, sofern keine präventive Strahlen- oder Chemotherapie verabreicht wird, häufig eine Meningitis infolge der Ausbreitung von Leukämiezellen in die Meningen auf.

Fallbericht

Akute lymphoblastische Leukämie

Elisabeth ist ein 5-jähriges Mädchen, dessen Mutter sie zum Hausarzt brachte, nachdem sie bei ihrer Tochter seit 4 Wochen eine zunehmende Lethargie, Appetitlosigkeit, Blässe und leichte Fieberschübe beobachtet hatte. Der Arzt stellte fest, dass Elisabeth blass war und ermittelte eine Pulsfrequenz von 140 Schlägen pro Minute in Verbindung mit einem systolischen Herzgeräusch. An den unteren Extremitäten waren verstreute Petechien (kleine rote Punkte) zu erkennen, und sie hatte eine leicht vergrößerte, jedoch nicht druckschmerzhafte Leber. Das Blutbild ergab eine niedrige Hämoglobinkonzentration (56 g/l), eine erhöhte Leukozytenzahl (9×10^9/l), Differenzialblutbild: überwiegend Blasten (primitive bzw. unreife Leukozyten) sowie eine geringe Thrombozytenzahl (15×10^9/l).

Elisabeth wurde sofort in ein Kinderkrankenhaus eingeliefert, wo man kompatibles Thrombozyten- und Erythrozytenkonzentrat gegen die Thrombozytopenie und die Anämie verabreichte. Unter Vollnarkose wurde eine Knochenmarkpunktion durchgeführt, welche die Diagnose ALL bestätigte. Bei einer Lumbalpunktion wurden keine Leukozyten im Liquor festgestellt (was annehmen ließ, dass ein zerebraler Befall unwahrscheinlich war). Es wurde ein zentralvenöser Dauerkatheter gesetzt.

Elisabeth erhielt eine Chemotherapie (es kam ein nationales Protokoll für ALL im Kindesalter zum Einsatz), wobei zuerst ein Steroid (Prednisolon) gegeben wird. Die Anzahl peripherer Blasten bzw. Leukozyten sank nach der ersten Woche der oralen Einnahme von Prednisolon (auf $< 0,1 \times 10^9$/l). Die Induktionschemotherapie (mit Vincristin, Daunorubicin und Asparaginase i.v.) wurde fortgesetzt, wobei weiterhin zusätzlich Prednisolon oral verabreicht wurde. Eine erneute Knochenmarkpunktion nach einer Behandlungsdauer von 5 Wochen zeigte eine hämatologische Remission ohne nachweisbare Blasten. Die Chemotherapie wurde ambulant fortgesetzt, gefolgt von 4 Zyklen mit hochdosiertem Methotrexat i.v. über einen Zeitraum von 8 Wochen und einer abschließenden ausgedehnten Phase (mit Mercaptopurin täglich und Methotrexat wöchentlich) über eine Gesamttherapiedauer von 2 Jahren. Die Untersuchungen von Knochenmark, das nach Abschluss der ersten Phase (Induktionstherapie) sowie nach Beendigung der zweiten Phase (Konsolidierungstherapie) gewonnen wurde, um die minimale Resterkrankung (engl. *minimum residual disease*, MRD) zu bestimmen, waren beide negativ.

Kommentar

Die Prognose von Elisabeth ist so gut, wie es bei einer ALL im Kindesalter möglich ist. Ihr Geschlecht sowie ihr Alter und die Anzahl peripherer Leukozyten zum Diagnosezeitpunkt sind seit langem als Indikatoren für eine günstige Prognose anerkannt. Das positive Ansprechen auf Prednisolon als alleinigem Wirkstoff ist ein äußerst zuverlässiger Indikator für die Therapieantwort, die im Rahmen deutscher Studien Ende der 1980er Jahre als eine Schlüsseldeterminante für die erforderliche Therapieintensität festgestellt wurde. Ein negatives MRD-Ergebnis für Tag 33 und Tag 72 der Therapie war im Jahr 2005 der aktuellste Indikator mit der höchsten Sensitivität für eine optimale Therapieantwort. Elisabeth hat eine Chance auf Heilung von > 90%.

Akute myeloische Leukämie (AML)

Die AML tritt häufiger bei Erwachsenen auf. Zu den wahrscheinlichen Anzeichen gehören Anämie, Blutungen oder Hämatome sowie Infektionen. Wie bei der ALL ist jedoch häufig auch eine Verschlechterung des allgemeinen Gesundheitszustands in Verbindung mit Fieber, Erschöpfung, Appetitlosigkeit und septischen Infektionen anderer Gewebe oder Organe festzustellen.

19.2.2 Untersuchungen

Die Leukämiediagnose kann nur nach einer sorgfältigen Blut- und Knochenmarkuntersuchung erfolgen. Blut wird mithilfe einer Nadel aus einer Armvene entnommen, Knochenmark wird in der Regel mit einem kleinen Instrument aus einem Beckenknochen (dem Beckenkamm) punktiert. Die Knochenmarkpunktion ist schmerzhaft und wird daher unter Lokal- oder sogar Allgemeinanästhesie durchgeführt. Anschließend untersucht ein Pathologe das Blut und das Knochenmark auf Leukämiezellen und auf andere Anzeichen einer Leukämie. Dazu zählen möglicherweise eine Anämie (in Verbindung mit einer reduzierten Erythrozytenzahl), eine reduzierte Anzahl normaler Leukozyten sowie eine Verringerung der Thrombozytenzahl. Etwa ein Drittel aller Patienten mit akuter Leukämie lassen eine erhöhte Leukozytenzahl erkennen, bei einem Drittel ist eine niedrige Anzahl von Leukozyten zu beobachten, und bei einem Drittel liegt die Leukozytenzahl in etwa im Normalbereich.

Patienten mit AML weisen in der Regel Chromosomenanomalien auf. Außerdem kann die Blutchemie verändert sein, einschließlich einer erhöhten Harnsäurekonzentration, die möglicherweise mit Anzeichen einer Gicht assoziiert ist.

Die vollständige Untersuchung von Leukämiepatienten schließt heute zytogenetische Knochenmarkuntersuchungen ein, mit deren Hilfe spezifische molekulargenetische Syndrome nachgewiesen werden und die optimale Therapie ausgewählt werden kann. Sie liefern außerdem wertvolle Hinweise auf die Prognose.

19.2.3 Behandlung

Zum Zeitpunkt der Erstdiagnose einer Leukämie sind die Chancen auf eine bestmögliche Heilung am größten. Nach der ersten Therapie verbleibende Zellen neigen dazu, eine Zytostatikaresistenz zu entwickeln. Daher sollten Patienten mit akuter Leukämie unbedingt direkt an die nächste verfügbare Spezialklinik überwiesen werden, damit unverzüglich die wirksamste Therapie unter der Aufsicht von Experten eingeleitet werden kann.

Grundlage der modernen Behandlung ist die Chemotherapie mit Zytostatika und Kortison. Die besten Ergebnisse wurden durch eine Kombination wirksamer Chemotherapeutika erzielt.

> Seit einigen Jahren sind bei der Therapie akuter Leukämien ermutigende Fortschritte zu verzeichnen.

Mit den besten modernen Behandlungsmethoden kann heute bei > 90% der Kinder und bei etwa 80% der Erwachsenen mit ALL eine Komplettremission erreicht werden (d. h., die Erkrankung ist nicht mehr nachweisbar, der Patient fühlt sich wieder gut und sieht wieder gesund aus).

Weil sich eine ALL bei den meisten Patienten nach einer gewissen Zeit in die Meningen (die das Gehirn umgebenden Hirnhäute) ausbreitet und Chemotherapeutika nicht in einer hohen Konzentration in das Nervensystem gelangen, werden Zytostatika in den Subarachnoidalraum (zwischen den Hirnhäuten) injiziert, und das Gehirn wird außerdem bestrahlt. Bei AML ist das Nervensystem zwar nicht so oft befallen, doch diese Therapie wird ebenfalls unverzüglich durchgeführt, sobald Anzeichen erkennbar sind, die auf einen Befall des Gehirns oder des zentralen Nervensystems schließen lassen könnten.

Bei der AML können durch eine Chemotherapie mit geringerer Zuverlässigkeit gute Ergebnisse erzielt werden als bei einer ALL. Zur Verbesserung der Behandlungsergebnisse wurden in jüngerer Zeit erfolgreich Knochenmarktransplantationen durchgeführt, v. a. bei jüngeren Patienten (< 50 Jahre). Dabei werden die Leukämiezellen durch eine hochdosierte Chemo- und Strahlentherapie (Gesamtkörperbestrahlung) zerstört. Dieser Prozess ist gefährlich und wird ausschließlich in hochspezialisierten Abteilungen von Spezialzentren durchgeführt. Anschließend wird dem Patienten Knochenmark infundiert, das einem passenden Spender (d. h. einem Spender mit ähnlichen Körperzellen, die vermutlich keine Abwehrreaktion auslösen) entnommen wurde. Meist ist ein Geschwisterteil oder ein anderes Familienmitglied am besten als Spender geeignet. Eine Knochenmarktransplantation ist mit zahlreichen Risiken verbunden und sollte daher ausschließlich durch ausreichend geschulte Experten in Kliniken mit spezieller Ausrüstung durchgeführt werden. Die Behandlungsergebnisse bei dieser ansonsten tödlichen Erkrankung sind äußerst vielversprechend. Eine alternative Quelle zur Gewinnung blutbildender Stammzellen für Transplantationszwecke ist die Verwendung peripherer Blutstammzellen oder von Stammzellen aus der Nabelschnur. Blutstammzellen werden nach einer Stimulation durch koloniestimulierende Faktoren (wie G-CSF) aus dem Blut gewonnen. Außerdem können embryonale Stammzellen dazu in der Lage sein, im Knochenmark in vergleichbarer Weise auf vom Knochenmark abstammende Zellen anzusprechen, obschon diese Methode aus ethischen und moralischen Gesichtspunkten umstritten ist.

In den letzten Jahren wurde die Behandlung durch eine Immuntherapie weiter untersucht. Auch wenn bis heute noch keine großen Erfolge erzielt wurden, gibt es interessante Ergebnisse, die auf bessere Behandlungsmethoden in der Zukunft hoffen lassen.

Durch die Transplantation von passendem Knochenmark eines nichtverwandten Spenders (allogene Transplantation) wird eine Graft-versus-Leukämie-Reaktion ausgelöst. Die immunologische Wirkung des transplantierten Knochenmarks kann ebenso wichtig oder sogar noch wichtiger als eine Chemotherapie sein. In den letzten Jahren wurden mini-allogene Transplantate verwendet (dabei kommen allogene Stammzellen ohne eine myeloablative Chemotherapie zum Einsatz). Es wird weiter untersucht, ob solche Eingriffe sicherer und ebenso wirksam sein könnten.

Während der akuten Krankheitsphase können besondere Beschwerden wie Anämie, reduzierte Immunabwehr, Blutungen oder sogar Gerinnungsstörungen auftreten, die möglicherweise eine Blut- oder Thrombozytentransfusion und die Gabe von Antibiotika oder eine andere antiinfektive Therapie indizieren. Die Einnahme von Acetylsalicylsäure (ASS) sollte unbedingt vermieden werden, weil dieser Wirkstoff die Blutgerinnung beeinträchtigt.

Fallbericht

Akute myeloische Leukämie

Bert ist 34 Jahre alt und Schwimmlehrer an einer Privatschule. Ihm war aufgefallen, dass er in den letzten Wochen nicht so viel Energie hatte wie sonst. In der letzten Woche waren außerdem auf seinen Unterschenkeln im Bereich der Knöchel einige kleine »Blutflecken« aufgetreten. Er hatte ihnen keine besondere Beachtung geschenkt, bis er starkes Nasenbluten hatte, das sich nicht stoppen ließ, woraufhin er mit einem Taschentuch unter seiner blutenden Nase die Notaufnahme des örtlichen Krankenhauses aufsuchte.

Der Notarzt stellte fest, dass er blass war, und entdeckte die Petechien im Knöchelbereich. Nachdem er die Nase versorgt hatte, ordnete der Arzt einige Bluttests an.

Eine Stunde später meldete sich das Labor und teilte mit, dass die Ergebnisse der Blutuntersuchung äußerst anormal seien. Bert sei stark anämisch, mit einer Hämoglobinkonzentration von 60 g/l, und weise eine niedrige Thrombozyten- und eine sehr hohe Leukozytenzahl auf.

Es stellte sich heraus, dass Bert eine starke Blutung gehabt hatte, die vermutlich durch die niedrige Thrombozytenzahl ausgelöst worden war. Bert wurde für eine Blut- und Thrombozytentransfusion stationär aufgenommen, und ein Hämatologe wurde hinzugezogen. Er informierte Bert über das anormale Blutbild und riet zu einer Knochenmarkpunktion (das Knochenmark fungiert als eine Art »Fabrik« für die Produktion von Blutzellen).

Die Knochenmarkuntersuchung bestätigte die Diagnose AML. Die Diagnose erfolgte auf der Grundlage des Erscheinungsbildes der Leukämiezellen im Knochenmark sowie anhand einiger Spezialtests, mit denen das Erbgut der Zellen und die auf ihrer Oberfläche befindlichen Strukturen bestimmt werden.

Bert war nach Erhalt der Diagnose verständlicherweise sehr bestürzt, ebenso wie seine Frau und seine beiden kleinen Kinder. Nach den Transfusionen hörte die Blutung auf und Bert fühlte sich wesentlich besser. Der Hämatologe erklärte, dass seine Leukämie mit starken Chemotherapeutika behandelt werden müsse und dass dafür ein Krankenhausaufenthalt von etwa 4–6 Wochen erforderlich sei. Die Medikamente gegen die Leukämie würden zwar normalerweise nur über einen Zeitraum von ungefähr 7 Tagen verabreicht, sie seien jedoch äußerst stark und ließen die Anzahl der Blutkörperchen auf ein sehr niedriges Niveau sinken. Aus diesem Grund seien in vielen Fällen Blut- und Thrombozytentransfusionen während und nach der Therapie erforderlich, bis sich Knochenmark und Blut erholt hätten. Zudem könne eine intravenöse Antibiotikatherapie zum Schutz vor Infektionen indiziert sein.

Nachdem einige Spermaproben für den Fall einer Beeinträchtigung seiner Fertilität eingelagert wurden, erklärte sich Bert mit der Einleitung der Therapie einverstanden. Nach den ersten beiden Wochen geht es ihm anscheinend gut. Auch wenn es noch sehr früh ist, gibt es Pläne, seine beiden Brüder auf ihre Eignung für eine Stammzellenspende zum Zweck einer Stammzelltransplantation nach der Initialchemotherapie zu testen. Dafür genügen einfache Bluttests.

19.3 Chronische lymphozytäre (lymphatische) Leukämie (CLL)

> Die CLL tritt eher bei Personen mit einem Durchschnittsalter von 60 Jahren auf und ist eine normalerweise sehr langsam fortschreitende Erkrankung.

Diese Krebsart zeichnet sich durch eine Überproduktion reifer und relativ normal aussehender Lymphozyten aus, was zu einer erhöhten Lymphozytenzahl im Blut führt.

19.3.1 Klinische Manifestation

Das deutlichste Anzeichen ist eine Vergrößerung der Lymphknoten. Vergrößerte Lymphknoten können im seitlichen Halsbereich, in den Achseln oder in der Leistengegend als Knoten tastbar sein. Vergrößerte Lymphkoten im Abdomen sind schwerer zu ertasten, vergrößerte Lymphknoten im Thoraxbereich sind evtl. auf einer Thorax-Röntgenaufnahme sichtbar. Die Milz und bisweilen auch die Leber können ebenfalls vergrößert sein. Das normale Knochenmark wurde möglicherweise durch maligne Lymphozyten ersetzt, wodurch der Patient anämisch werden und einen Thrombozytenmangel (syn. Thrombozytopenie) aufweisen kann. Infolgedessen können Blutungen und Gerinnungsstörungen auftreten. Weil normale Leukozyten durch abnorme Leukozyten ersetzt werden, ist die Immunabwehr des Patienten geschwächt, und es können zusätzlich immunologische Anomalien auftreten.

19.3.2 Untersuchungen

Die Diagnose wird anhand eines Blutbilds, einer Knochenmarkpunktion und einer Überprüfung der Immunfunktion gestellt.

19.3.3 Behandlung

Ein Patient kann mehrere Jahre lang an einer CLL erkrankt sein, ohne dass belastende Symptome auftreten. Viele Patienten benötigen möglicherweise monate- oder jahrelang keine Therapie. Das Durchschnittsalter der Patienten liegt bei etwa 60 Jahren. Es ist eine erhöhte familiäre Inzidenz zu beobachten.

> Es gibt keine Belege dafür, dass eine CLL durch eine frühzeitige Therapie geheilt werden kann, weshalb eine Behandlung in der Regel erst in einer Krankheitsphase erfolgt, in der sich der Patient schlecht fühlt oder unter anderen Beschwerden leidet.

Letztendlich treten Müdigkeit, Unwohlsein, Gewichtsverlust, Blutungen und Symptome einer Anämie auf. In einer frühen Phase ist möglicherweise lediglich eine Behandlung von Symptomen erforderlich, später kann jedoch eine aggressivere Therapie indiziert sein.

Die Behandlung einer CLL sollte erst dann eingeleitet werden, wenn eine Anämie, eine Thrombozytopenie oder andere krankheitsbedingte Symptome auftreten.

Vergrößerte und auffällige Lymphknoten sowie eine vergrößerte Milz können durch eine Strahlentherapie verkleinert werden. Bei einem schlechten allgemeinen Gesundheitszustand des Patienten wird durch die Therapie mit Zytostatika, meist in Verbindung mit Kortison, in der Regel eine Reduzierung vergrößerter Lymphknoten sowie einer vergrößerten Milz erzielt und die Funktion des Knochenmarks verbessert, sodass sich der Patient besser fühlt. Dabei kommen häufig zwei Zytostatika zum Einsatz: Chlorambucil und Cyclophosphamid. Beide Wirkstoffe werden oral verabreicht. Durch die Entwicklung neuer Purinanaloga (Fludarabinphosphat oder Fludara, Cladribin [2-CdA] und Pentostatin) hat die Therapie dieser Erkrankung in jüngerer Zeit einen raschen Wandel erfahren. Viele Experten raten nun zu einer Erstlinientherapie mit Fludarabinphosphat. Außerdem besteht großes Interesse an der Entwicklung monoklonaler Antikörper gegen CD20 und CD52 (Rituximab bzw. Alemtuzumab). Diese Wirkstoffe werden derzeit in Verbindung mit einer zytotoxischen Chemotherapie untersucht. Rasche Veränderungen und moderne Studien sorgen für Fortschritte bei der Behandlung dieser Leukämiearten.

Anders als die CML entwickelt sich die CLL nur sehr selten zu einer akuten Leukämie. In etwa 10% der Fälle verändert sie sich jedoch zu einer hochmalignen Erkrankung ähnlich einem B-Zell-Lymphom (▶ Abschn. 19.5). Dieser Übergang wird als Richter-Transformation bezeichnet.

19.4 Chronische myeloische Leukämie (CML)

Die CML kann in jedem Alter auftreten. Das Durchschnittsalter der erkrankten Patienten liegt bei etwa 50 Jahren. Männer sind häufiger betroffen als Frauen.

> Diese Krebsart ist mit einer bestimmten Chromosomentranslokation assoziiert, die als Philadelphia-Chromosom bezeichnet wird. Dieses Chromosom produziert das Enzym Tyrosinkinase, das an den zellulären Veränderungen bei CML beteiligt ist.

Auch wenn in den meisten Fällen keine spezifischen Auslöser bekannt sind, wurde in Japan 5–8 Jahre nach den Atombombenexplosionen von Hiroshima und Nagasaki ein Anstieg sowohl von akuten Leukämien als auch von CML verzeichnet.

Bei der CML ist die Leukozytenzahl im Blut deutlich erhöht. Dies ist mit einem starken Anstieg der Anzahl von Zellen im Knochenmark assoziiert. Die Thrombozytenzahl kann ebenfalls erheblich erhöht sein. Die Verdrängung des Knochenmarks durch Zellen, bei denen es sich nicht um Vorläuferzellen von Erythrozyten handelt, führt zu einer schrittweisen, aber fortschreitenden Anämie.

19.4.1 Klinische Manifestation

Zu den häufigeren Symptomen gehören Schmerzen im linken oberen Abdomen, die auf eine vergrößerte Milz zurückzuführen sind. Bei Patienten mit dieser Erkrankung ist die Milz normalerweise leicht tastbar (eine normale Milz kann nicht palpiert werden). Außerdem können Anzeichen von Anämie, Müdigkeit, Gewichtsverlust oder Fieber auftreten. In manchen Fällen können abnorme Hämatome, Blutungen oder Gerinnungsstörungen zu den ersten Anzeichen dieser Erkrankung gehören. Bei der zytogenetischen Analyse (Chromosomenanalyse) der CML wird das Philadelphia-Chromosom nachgewiesen. Dies ist ein kleines Chromosom, das auf eine reziproke Translokation von Erbgut (DNS) zwischen Chromosom 9 und 22 zurückzuführen ist. Durch die so entstandene Juxtaposition von DNS wird ein sog. Fusionsgen gebildet, was die Produktion eines neuen Proteins nach sich ziehen kann. In diesem speziellen Fall wird das neue Protein, das Tyrosinkinaseaktivität aufweist, aufgrund seines auf Chromosom 22 (BCR) und Chromosom 9 (ABL) lokalisierten Erbguts als BCR-ABL-Protein bezeichnet.

19.4.2 Untersuchungen

Die Diagnose wird in der Regel durch ein Blutbild und eine Knochenmarkpunktion bestätigt. Wie bei anderen Leukämiearten und Lymphomen sind Genanordnungen und -mutationen nicht nur mit einer CML assoziiert, sondern können zudem Rückschlüsse auf wahrscheinliche Verlaufsmuster der Erkrankung, die optimalen Behandlungsmethoden und die voraussichtlichen Therapieergebnisse ermöglichen.

19.4.3 Behandlung

Die CML verläuft in zwei Phasen. Die chronische Phase ist am ungefährlichsten und kann dank moderner Therapien viele Monate oder Jahre andauern, bevor die gefährliche akute Phase einsetzt.

Während der chronischen Phase kann die Erkrankung normalerweise gut durch eine zytotoxische Chemotherapie kontrolliert werden. In den meisten Fällen kommt der Wirkstoff Hydroxycarbamid erfolgreich zum Einsatz. Inzwischen wird jedoch auch mit anderen Arzneistoffen eine ebenso gute oder möglicherweise bessere Krankheitskontrolle erreicht. Mithilfe dieser Behandlungsmethoden kann sich das Blutbild wieder normalisieren und die Milz deutlich verkleinert werden.

Der immunologische Wirkstoff Interferon erweist sich im Hinblick auf eine Remission als wirksam, doch weil in den meisten Fällen das Philadelphia-Chromosom nicht eliminiert wird, ist eine Heilung unwahrscheinlich. Interferon-α in Kombination mit Hydroxycarbamid kann die

Überlebenszeit von Patienten mit CML in der chronischen Phase im Vergleich zur früheren Standardtherapie mit Busulfan deutlich verlängern (um etwa 20 Monate). Bei Patienten, die Interferon nicht vertragen, konnte Hydroxycarbamid allein nachweislich ebenfalls bessere Ergebnisse erzielen als Busulfan.

Bei jüngeren Patienten mit einem guten Gesundheitszustand stellt eine allogene Knochenmarktransplantation (KMT) eine bevorzugte Option dar. Eine Knochenmarktransplantation ist in der chronischen Phase wahrscheinlich eher erfolgreich als in der akuten Phase. Wenn die Milz nicht verkleinert werden kann und durch ihre Größe und Überaktivität Schmerzen oder andere Beschwerden verursacht, ist bisweilen eine Resektion der Milz indiziert.

Früher oder später tritt die Erkrankung in eine akutere und gefährlichere Phase ein, die einer akuten Leukämie ähnelt. In dieser Phase ist die Erkrankung schwieriger zu kontrollieren. Manchmal kann durch eine andere zytotoxische Chemotherapie mit Kortison für einen gewissen Zeitraum eine Kontrolle erreicht werden. Es wird ebenfalls untersucht, ob diese akute Krankheitsphase durch eine intensive Strahlentherapie und eine Knochenmarktransplantation kontrolliert werden kann. Obwohl noch einige Probleme zu lösen sind, werden – v. a. bei jüngeren Patienten – ermutigende Ergebnisse erzielt.

> **Die spannendste Neuerung im Bereich der CML-Therapie ist der Tyrosinkinaseinhibitor Imatinib bzw. STI-571 (Handelsname Glivec).**

Imatinib, ein neuerer Wirkstoff, hemmt die intrazelluläre Tyrosinkinase. Die Tyrosinkinase wird gezielt inhibiert, weil sie als wachstumsförderndes Enzym an den zellulären Veränderungen der CML beteiligt ist.

Neuere Studien lassen eine außergewöhnlich hohe Ansprechrate erkennen. Weitere Studien sind erforderlich, doch die bisher verzeichneten Therapieantworten sind spektakulär. In einem Drittel der Fälle wird eine vollständige zytogenetische Remission mit einer Elimination des Philadelphia-Chromosoms erreicht. Derzeit wird die potenzielle Wirkung von Tyrosinkinaseinhibitoren bei der Behandlung anderer Krebserkrankungen untersucht.

Übung

Denken Sie über die Gründe nach, warum die jüngsten Ergebnisse der CML-Therapie ein derart großes Interesse an potenziellen neuen Behandlungsmethoden für andere Krebserkrankungen ausgelöst haben.

Fallbericht

Chronische myeloische Leukämie

Richard ist ein 48-jähriger Verleger bei einer englischen Verlagsgruppe. Er war, mit Ausnahme einer fußballbedingten Knieverletzung im Alter von 17 Jahren, stets gesund gewesen.

Er suchte seinen Hausarzt auf, weil er Schmerzen im linken oberen Quadranten des Abdomens hatte und beim Essen ein frühes Sättigungsgefühl verspürte. Er sah verhältnismäßig gesund aus, bei der Untersuchung stellte sein Hausarzt jedoch eine vergrößerte Milz 8 cm unterhalb des linken Rippenbogens fest. Die Milz war nicht druckschmerzempfindlich, der Leberrand nicht tastbar.

Der Hausarzt veranlasste einige Routine-Bluttests. Der örtliche Pathologe meldete sich noch am selben Tag telefonisch, um mitzuteilen, dass die Leukozytenzahl mit 112×10^9/l deutlich erhöht sei. Die Hämoglobinkonzentration war mit 127 g/l leicht verringert, während die Thrombozytenzahl geringfügig erhöht war und bei 521×10^9/l lag.

Richard wurde an einen Hämatologen überwiesen, der neben der Milzvergrößerung (syn. Splenomegalie) keine weiteren Anomalien feststellen konnte. Die Untersuchung des Blutausstrichs bestätigte die stark erhöhte Leukozytenzahl und ließ ein Spektrum aus myeloischen Zellen erkennen, von einigen Myeloblasten über Promyelozyten, Myelozyten, Metamyelozyten bis zu reifen neutrophilen Granulozyten.

Es wurde eine Knochenmarkuntersuchung veranlasst, die hyperzelluläres

Knochenmark mit aktiv proliferierenden myeloischen Zellen zeigte. Bei einer zytogenetischen Analyse (Chromosomenanalyse) dieser Knochenmarkzellen wurde in 100% der untersuchten Zellen das Philadelphia-Chromosom nachgewiesen, wodurch die Diagnose CML bestätigt war.

In Richards Fall wurden eine Blut- und eine Knochenmarkprobe an ein Speziallabor geschickt, um die Zellen mithilfe der Polymerase-Kettenreaktion (PCR) auf BCR-ABL-Gentranskripte zu untersuchen und diese zu quantifizieren, um ein künftiges Monitoring der Erkrankung zu ermöglichen.

Richard wurde die Art der Erkrankung erläutert, und es wurde eine Therapie mit einem neuen Medikament zur oralen Einnahme namens Imatinib (400 mg/Tag) eingeleitet. Dabei handelt es sich um einen spezifischen Tyrosinkinaseinhibitor, der sich durch eine Spezifität gegenüber den BCR-ABL-Gentranskripten auszeichnet. Imatinib ist auch unter dem Handelsnamen Glivec bekannt.

Richards Blutbild hat sich innerhalb von 2 Monaten rasch normalisiert, seine Milz ist nicht mehr tastbar. 6 Monate nach Beginn der Einnahme von Imatinib war das Philadelphia-Chromosom in seinem Blut sowie im Knochenmark nicht mehr feststellbar, obwohl sich weiterhin BCR-ABL-Gentranskripte mittels PCR nachweisen ließen.

Kommentar
Auch wenn Imatinib derzeit erst seit relativ wenigen Jahren für die Therapie von CML zur Verfügung steht, gibt es gute Gründe für die Annahme, dass dieses Medikament eine neue Ära in der Behandlung dieser Erkrankung einläuten wird und möglicherweise auch zur Therapie anderer Krebsarten, insbesondere gastrointestinaler Stromatumoren (GIST), eingesetzt werden kann.

19.4.4 Haarzellenleukämie

Diese seltene Form von chronischer Leukämie trägt ihren Namen wegen des ungewöhnlichen Aussehens der Zellen, auf deren Oberfläche haarig aussehende Ausläufer erkennbar sind. Diese Leukämieart ist von besonderem Interesse, weil sie in der Regel gut auf eine Immuntherapie mit Interferon anspricht (▶ Abschn. 8.4.2). Eine Behandlung mit Interferon und Purinanaloga (Cladribin [2-CdA] und Pentostatin) erweist sich als äußerst wirksam. Die früher übliche Milzexstirpation (syn. Splenektomie) als Erstlinientherapie ist heute nicht mehr indiziert.

19.5 Lymphome

> Lymphome stellen eine Gruppe von Krebserkrankungen der Gewebe des körpereigenen Abwehrsystems dar, das auch als retikuloendotheliales System (Teil des Immunsystems) bezeichnet wird.

Die meisten Lymphome gehen von Lymphknoten aus. Sie können jedoch auch von extranodalen B- und T-Zellen – beispielsweise in Lymphgewebe in anderen Körperregionen – wie etwa von den Tonsillen, der Milz, der Magen- oder Darmschleimhaut, der Leber, der Lunge, den Nieren oder der Haut ausgehen.

> Es gibt zwei Hauptarten von Lymphomen, die Hodgkin-Lymphome (bzw. Morbus Hodgkin) und die Non-Hodgkin-Lymphome (NHL). NHL lassen eine höhere Inzidenz erkennen und werden tendenziell in höheren Altersgruppen diagnostiziert als Hodgkin-Lymphome. Beide Arten treten häufiger in Industrieländern auf (▶ Tab. A1 und A2 im Anhang).

Etwa 15% der Lymphome sind Hodgkin-Lymphome, die hauptsächlich von Lymphknoten ausgehen. Bei den meisten NHL handelt es sich um B-Zell-Lymphome. B-Lymphozyten (B-Zellen) sind besonders für die humorale Immunantwort, also für das »zirkulierende« Immunsystem und die Bildung von Antikörpern, verantwortlich.

NHL können ebenfalls in Lymphknoten entstehen. Sie gehen jedoch nahezu ebenso häufig von Lymphgewebe in anderen Organen aus.

Lymphome treten in erster Linie bei Erwachsenen auf. Anders als die häufigen Hautkrebsarten stellen sie in den USA die fünfthäufigste Krebsart bei Männern dar (nach Prostata-, Lungen-, Kolorektal- und Blasenkarzinomen). Bei Frauen sind Lymphome anders als Hautkrebs ebenfalls die fünfthäufigste Krebserkrankung (nach Mamma-, Lungen-, Kolorektal- und Uteruskarzinomen). Das Durchschnittsalter von Patienten mit Hodgkin-Lymphomen liegt bei etwa 32 Jahren, während NHL-Patienten mit 42 Jahren im Durchschnitt etwas älter sind.

Ursachen

Die Ursachen der meisten Lymphome sind unbekannt. Viren lösen bei einigen Tieren bekanntermaßen Lymphome aus, sie konnten jedoch mit einer Ausnahme nicht als signifikanter Faktor für Lymphome beim Menschen nachgewiesen werden. Ein Lymphom mit der Bezeichnung Burkitt-Lymphom, das in den meisten Ländern selten auftritt, jedoch häufiger bei Kindern im tropischen Afrika und in Neu-Guinea diagnostiziert wird, ist nachweislich mit einer Infektion mit dem Epstein-Barr-Virus assoziiert. Dasselbe Virus löst eine infektiöse Mononukleose (syn. Pfeiffersches Drüsenfieber) aus. In westlichen Ländern unterliegen Patienten, bei denen eine infektiöse Mononukleose diagnostiziert wurde, einem leicht erhöhten Risiko eines späteren Lymphoms. Bei Ärzten und Pflegepersonal, die sich auf die Behandlung und Betreuung von Patienten mit Lymphomen spezialisiert haben, wurde hingegen kein erhöhtes Lymphomrisiko festgestellt.

Es ist allgemein anerkannt, dass Personen mit einer Immunschwäche einem erhöhten Risiko von Lymphomen ausgesetzt sind. Dies ist besonders bei AIDS-Patienten zu beobachten, jedoch auch bei Patienten nach einer Organtransplantation, die Medikamente zur Unterdrückung einer Abstoßung des transplantierten Organs erhalten. In westlichen Ländern erkranken zwischen 3% und 4% der Patienten mit AIDS an einem Lymphom. Dies entspricht einer um mehr als das 100-Fache erhöhten Inzidenz gegenüber der Allgemeinbevölkerung. Es ist unklar, ob dies auf eine direkte Wirkung des HI-Virus oder eine allgemeine Störung des Immunsystems zurückzuführen ist.

In einigen Familien besteht ebenfalls ein leicht erhöhtes Lymphomrisiko, das auf eine erblich bedingte Disposition zur Entwicklung von Immundefekten innerhalb dieser Familien oder einen möglicherweise noch unbekannten Umweltfaktor zurückzuführen ist.

19.6 Hodgkin-Lymphom

19.6.1 Manifestation

Hodgkin-Lymphome treten häufiger in oberen Gesellschaftsschichten auf und werden besonders oft bei Männern diagnostiziert (das Verhältnis von männlichen zu weiblichen Patienten liegt bei etwa 2:1).

> Die Erkrankung manifestiert sich v. a. bei jungen Menschen, meist in Form vergrößerter Lymphknoten an einer Halsseite. Die Lymphknoten sind »gummiartig« und beweglich und fühlen sich in der Regel völlig anders an als die harten, vergrößerten Lymphknoten, die auf Metastasen anderer Krebserkrankungen zurückzuführen sein können.

Manchmal treten weitere Symptome wie allgemeines Unwohlsein, Abgeschlagenheit, Fieber, Gewichtsverlust und/oder Nachtschweiß auf. Ein ungewöhnliches, gelegentlich auftretendes Symptom sind Schmerzen in den geschwollenen Lymphknoten nach dem Konsum von Alkohol.

Die Erkrankung breitet sich normalerweise vom Ursprungsort (meist die Halslymphknoten) in andere angrenzende Lymphknoten und anschließend in Lymphknoten in Thorax oder Abdomen und dann in die Milz und schließlich in die Leber und in das Knochenmark aus. Je früher die Krankheit vor einer großflächigen Ausbreitung entdeckt wird, desto höher ist die Wahrscheinlichkeit einer Heilung durch eine moderne Therapie (Abb. 19.1).

19.6.2 Untersuchungen

Für die Auswahl der optimalen Behandlungsmethode ist es wichtig, so exakt wie möglich zu bestimmen, welche Lymphknoten und Organe genau befallen sind. Der Patient muss gründlich untersucht werden, einschließlich aller Lymphknotenregionen, der Milz, der Leber und des Thorax. Es werden Röntgenaufnahmen, insbesondere der Lunge, angefertigt, um diese auf vergrößerte Lymphknoten zwischen den Lungenflügeln (mediastinale Lymphknoten) zu inspizieren.

Zur Diagnosestellung wird der auffälligste und am besten resezierbare Lymphknoten für eine mikroskopische Untersuchung chirurgisch entfernt. Falls ein frühes Anzeichen einer ernsten Erkrankung wie ein Hodgkin-Lymphom vorliegt, müssen alle Lymphknoten mit einem Durchmesser von mehr als 1–1,5 cm, die ohne ersichtlichen Grund länger als einen Monat vergrößert sind, möglicherweise entfernt und untersucht werden.

Leber- und Knochenmarkbiopsien können Hinweise auf eine Metastasierung in diese Gewebe liefern. Ebenso kann eine Überprüfung der Nierenfunktion oder eine Nierenbiopsie Rückschlüsse auf einen Befall der Nieren erlauben.

19.6.3 Stadieneinteilung (Staging) und Staging-Laparotomie

Manche Patienten, bei denen einige Jahre zuvor ein Hodgkin-Lymphom (früher als Morbus Hodgkin bezeichnet) diagnostiziert wurde, werden sich daran erinnern, dass bei ihnen ein operativer Eingriff durchgeführt wurde, bei dem man feststellen wollte, welche Organe und Gewebe im Abdomen befallen sind. Eine solche Operation ist dank der Genauigkeit von CT- und Ultraschallaufnahmen, Szintigrammen (Gallium-Szintigramme und Lymphszintigramme) heute nur noch selten erforderlich. Alle diese Untersuchungen können sogar möglicherweise eines Tages durch eine PET-Untersuchung abgelöst werden, mit der im Rahmen von Studien vielversprechende Ergebnisse erzielt wurden, die aber sehr kostspielig und nicht überall verfügbar ist. In jedem Fall ist noch nicht sicher, ob die PET-Untersuchung die von den anderen Tests gelieferten Informationen durch weitere Daten ergänzen kann.

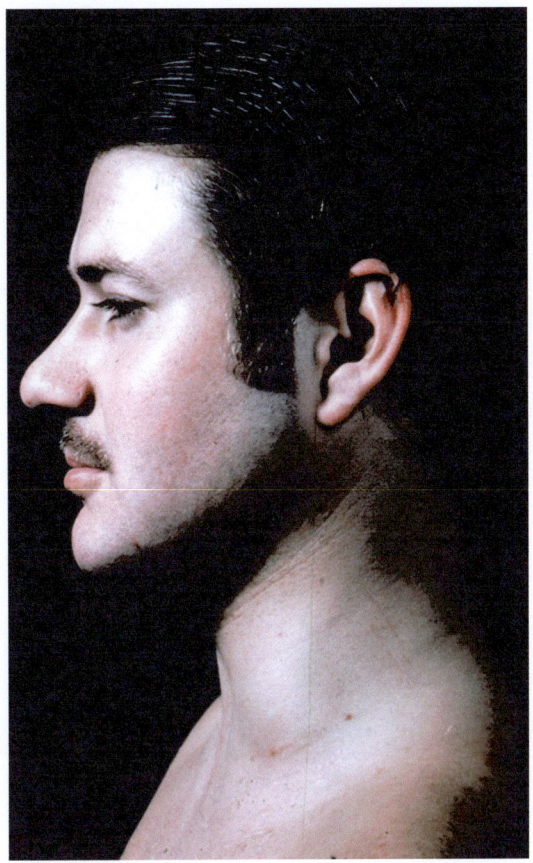

Abb. 19.1 20-jähriger Mann mit vergrößerten, »gummiartigen« Halslymphknoten als erstes Anzeichen eines Hodgkin-Lymphoms

19.6.4 Behandlung

Hodgkin-Lymphome werden entweder durch eine Strahlen- oder eine Chemotherapie oder beides behandelt. In erfahrenen Händen kann eine sorgfältig durchgeführte Therapie die Prognose für diese ehemals tödliche Erkrankung heute deutlich verbessern. Inzwischen können die meisten Patienten geheilt werden, v. a. diejenigen, bei denen sich die Erkrankung noch nicht stark ausgebreitet hat.

Eine lokal begrenzte Erkrankung wird i. Allg. am besten mit einer Strahlentherapie behandelt (wofür ein moderner Linearbeschleuniger am besten geeignet ist). Die genaue Dosis, die Verabreichungsmethode und das Bestrahlungsfeld sollten von Experten festgelegt werden.

Das pathologische mikroskopische Kennzeichen des Hodgkin-Lymphoms ist eine mehrkernige Riesenzelle, die als Reed-Sternberg-Zelle bezeichnet wird.

Nach der Diagnose eines Hodgkin-Lymphoms sollten weitere Tests erfolgen, so auch ein Blutbild, weil eine Anämie entstehen kann.

Weitere Anzeichen eines Hodgkin-Lymphoms können im Rahmen immunhistochemischer Untersuchungen nachgewiesen werden. Mithilfe einer Computertomographie und einer Ultraschalluntersuchung können vergrößerte abdominelle Lymphknoten und eine eventuelle Vergrößerung der Leber oder der Milz festgestellt werden. Gallium-Szintigramme (▶ Abschn. 7.3.8) können heute anormale oder vergrößerte Lymphknoten darstellen.

Hodgkin-Lymphome, die stark metastasiert sind (d. h. mit einem Befall anderer Gewebe als von Lymphknoten und Milz), werden normalerweise chemotherapeutisch mit einer geeigneten Zytostatikakombination behandelt. Auf die Behandlung von Lymphomen spezialisierte Ärzte können heute sehr gute Ergebnisse erzielen und die toxischen Nebenwirkungen (▶ Abschn. 8.3.4) auf ein Minimum beschränken. In fortgeschrittenen Fällen ist möglicherweise sowohl eine Chemo- als auch eine Strahlentherapie im Rahmen eines integrativen Behandlungsprogramms indiziert.

Fallbericht

Hodgkin-Lymphom

Julia ist eine 22-jährige Jurastudentin, die kurz vor dem Abschlussexamen steht. Sie stand unter großem Druck und lernte viel. Sie war abends oft lange wach und konnte zudem schlecht schlafen. Wie viele junge Frauen in dieser Situation nahm sie wahrscheinlich keine regelmäßigen Mahlzeiten zu sich und stellte fest, dass sie an Gewicht verlor. In der letzten Woche war sie mehrmals stark schwitzend aufgewacht. Beim letzten Mal war sie so sehr schweißgebadet, dass sie ihren Pyjama wechseln musste. Sie stellte außerdem eine Schwellung oberhalb des linken Schlüsselbeins fest, die allerdings schmerzlos war. Ihre Mitbewohnerin überzeugte sie jedoch davon, ihre Hausärztin aufzusuchen.

Die Ärztin untersuchte Julia und bestätigte die Schwellung über ihrem linken Schlüsselbein, sie konnte jedoch keine weiteren Anomalien feststellen. Sie veranlasste einige Bluttests und eine Thorax-Röntgenuntersuchung. Als die Ergebnisse vorlagen, wurde Julia erneut in die Praxis gebeten.

Die Bluttests zeigten, dass Julia mit einer Hämoglobinkonzentration von 98 g/l leicht anämisch war. Ihre Nieren- und Leberfunktionstests waren ohne Befund. Auf der Thorax-Röntgenaufnahme war ein Lymphknotenkonglomerat zwischen den Lungenflügeln zu erkennen. Nach einem Gespräch über die Ergebnisse wurde Julia an einen Chirurgen überwiesen, der eine Biopsie der Tumormasse oberhalb des Schlüsselbeins veranlasste. Innerhalb von 2 Tagen bestätigte das Ergebnis der Biopsie ein Hodgkin-Lymphom.

Der Chirurg erklärte, es handele sich um eine Krebserkrankung der Lymphknoten. Er überwies Julia an einen Facharzt, da diese Krebsart mit der richtigen Therapie meist heilbar ist. Julia hatte wenige Tage später einen Termin bei einem Facharzt. Dieser erklärte, dass es wichtig sei, das Stadium der Krankheit zu bestimmen, d. h. herauszufinden, wohin sie sich möglicherweise ausgebreitet hat. Bei Julia wurde eine Computertomographie durchgeführt (um zu beurteilen, ob weitere Lymphknoten oder Organe vergrößert sind). Außerdem erfolgte eine PET-Untersuchung, um Bereiche mit erhöhter metabolischer Aktivität nachzuweisen, sowie eine Knochenmarkpunktion, um festzustellen, ob sich die Erkrankung in das Knochenmark ausgebreitet hat. Nach Durchführung dieser Tests teilte man Julia mit, dass sie ein Hodgkin-Lymphom im Stadium IIB habe. Dies bedeute, dass die Erkrankung an zwei Stellen nachgewiesen worden sei (im Hals- und im Thoraxbereich) (II) und dass sie an Nachtschweiß leide (B-Symptome).

Bei Julia wurde inzwischen eine zytotoxische Chemotherapie nach dem ABVD-Schema (benannt nach den Anfangsbuchstaben der verabreichten Wirkstoffe) eingeleitet. Die Behandlung wird in Abständen von 2 Wochen in der chemotherapeutischen Ambulanz des Krankenhauses durchgeführt. Nach 2 Zyklen stellte Julia fest, dass sie nicht mehr an Nachtschweiß litt. Sie hat ihr Abschlussexamen auf die Zeit nach der Chemotherapie verschoben und vor Therapiebeginn mit einem Gynäkologen über ihre Fertilität gesprochen. Angesichts ihres Alters und des Chemotherapieprotokolls war der Gynäkologe der Meinung, dass sie gute Chancen auf Erhalt ihrer Fertilität habe.

Kommentar

Julias Chancen auf eine vollständige Heilung durch die Therapie stehen sehr gut. Zur Überprüfung sind jedoch weitere Blut- sowie tomographische Untersuchungen erforderlich.

19.7 Non-Hodgkin-Lymphome (NHL)

> NHL steht nicht für eine einzelne Krankheit, sondern für eine ganze Gruppe von Erkrankungen des retikuloendothelialen Systems, die zusammenfassend als Non-Hodgkin-Lymphome bezeichnet werden.

Die genaue Lymphomart hängt davon ab, welcher Typ von malignen Zellen im Ursprungsgewebe

19.7 · Non-Hodgkin-Lymphome (NHL)

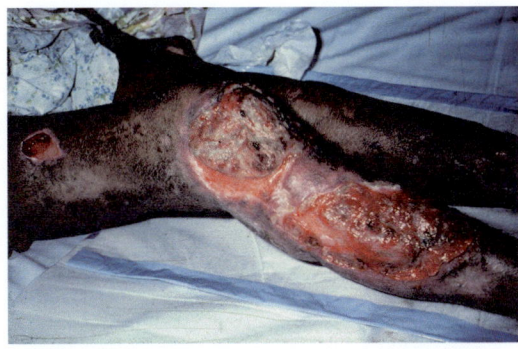

◘ Abb. 19.2 Fortgeschrittener Fall von Mycosis fungoides (eine seltene Lymphomart, die vorwiegend von der Haut ausgeht) bei einer 63-jährigen Patientin

hauptsächlich vorliegt. Eine seltene NHL-Form ist das T-Zell-Lymphom (abgeleitet vom englischen T*issue*), das vorwiegend die Haut betrifft und als Mycosis fungoides bezeichnet wird (◘ Abb. 19.2).

19.7.1 Manifestation

Wie Hodgkin-Lymphome gehen auch Non-Hodgkin-Lymphome von retikuloendothelialem Gewebe (Teil des Immunsystems) aus und können sich zuerst in Lymphknoten manifestieren. Zu den ersten Anzeichen von NHL können jedoch auch eine Vergrößerung von Milz, Tonsillen oder Lymphknoten oder aber Knoten in anderen Organen wie etwa im Magen, im Darm, in der Lunge, in den Knochen oder in der Haut gehören. NHL werden in höheren Altersgruppen häufiger diagnostiziert als Hodgkin-Lymphome. Das Verhältnis zwischen männlichen und weiblichen Patienten liegt bei 2:1. Die Inzidenz ist im Laufe der letzten beiden Jahrzehnte des 20. Jahrhunderts gestiegen und nimmt weiter zu. Etwa 3–4% der AIDS-Patienten entwickeln ein NHL. Die Therapie wird etwas kontrovers diskutiert und ist komplex. Sie hängt von den befallenen Geweben und dem Krankheitsstadium ab. In einem frühen Stadium kommt eine Strahlentherapie zum Einsatz, während in weiter fortgeschrittenen Fällen eine Chemotherapie mit einem Alkylans gegeben wird. Bei NHL in einem sehr weit fortgeschrittenen Stadium kann eine Hochdosischemotherapie mit Stammzelltransplantation indiziert sein.

Die Therapie mit Purinanaloga (▶ Abschn. 19.3, chronische lymphozytäre Anämie [CLL]) und monoklonalen Antikörpern (Rituximab und Alemtuzumab) hat für die Behandlung bestimmter Lymphome (◘ Abb. 19.2 und ▶ Abschn. 19.3.3) an Bedeutung gewonnen.

19.7.2 Untersuchungen

Die Diagnose erfolgt normalerweise durch die chirurgische Entfernung eines vergrößerten Lymphknotens oder durch die Biopsie eines Knotens in einem anderen Gewebe in Verbindung mit einer mikroskopischen Untersuchung, außerdem anhand von immunhistochemischen Merkmalen im Blut, wobei insbesondere LDH (Laktatdehydrogenase) eine Rolle spielt.

Die Erkrankung befällt oftmals zahlreiche andere Gewebe als die Lymphknoten. Die optimale Therapie hängt jedoch eher davon ab, welche Art von malignen Zellen in erster Linie vorliegen, als davon, welche Organe oder Gewebe befallen sind. In der Regel sind ähnliche Untersuchungen wie beim Hodgkin-Lymphom indiziert, dazu gehören ein vollständiges Blutbild, eine Thorax-Röntgenuntersuchung, eine Computertomographie, Knochenmarkpunktionen sowie eine Leberbiopsie. PET-Untersuchungen können für die Diagnosestellung ebenfalls von Nutzen sein. Ein chirurgischer Eingriff zum Zweck der Stadieneinteilung der Krebserkrankung ist heute nur noch selten erforderlich.

19.7.3 Behandlung

> NHL werden wie Hodgkin-Lymphome strahlen- und/oder chemotherapeutisch behandelt. Je nach Art des Lymphoms kommen unterschiedliche Strahlentherapie- oder Chemotherapieprotokolle zum Einsatz. Anhand der diagnostischen Daten kann das auf die Lymphomtherapie spezialisierte Team den optimalen Behandlungsplan auswählen.

Bei einer lokal begrenzten Erkrankung wird i. Allg. am besten eine Strahlentherapie durchgeführt. Weil NHL jedoch eher in mehreren Körperregionen lokalisiert sind, ist normalerweise eine auf den gesamten Körper bezogene (systemische) Chemotherapie indiziert. Bei einigen Lymphomarten lassen sich bisweilen mit einem einzigen Zytostatikum gute Ergebnisse erzielen. Die besten Resultate werden jedoch allgemein durch eine Kombination aus zwei oder mehr Chemotherapeutika erreicht.

In den letzten Jahren konnten die Behandlungsergebnisse bei den meisten NHL dank moderner Therapieregimes erheblich optimiert werden.

Dies gilt insbesondere für einige spezifische Lymphomarten. Bei einigen – v. a. jüngeren – Patienten kann eine fortgeschrittene Erkrankung durch eine extrem hochdosierte toxische Therapie mit anschließender Knochenmarktransplantation behandelt werden. So wurden bisher insbesondere bei jüngeren Patienten ermutigende Ergebnisse erzielt.

Fallbericht

Non-Hodgkin-Lymphom

Arthur, ein 67-jähriger Landwirt, war immer noch auf seinem Hof tätig. Seit einigen Wochen hatte er jedoch festgestellt, dass er nicht so viel Energie hatte wie sonst. Er hatte weniger Appetit als früher und beobachtet, dass seine Kleidung, besonders seine Hosen, etwas lockerer saßen als normal. Eines Tages entdeckte er beim Duschen eine Schwellung in der linken Leistengegend. Die Schwellung war nicht schmerzhaft, und er fragte sich, ob es sich um einen Leistenbruch handeln könnte. Er berichtete seiner Frau davon, die ihm riet, den ortsansässigen Arzt aufzusuchen.

Am nächsten Tag bestätigte der Arzt die Schwellung in Arthurs Leistengegend, die jedoch fest war, sich nicht zurückdrücken ließ und sich nicht wie ein Leistenbruch anfühlte. Außerdem war eine Resistenz im Abdomen grob zu tasten. Der Arzt überwies Arthur an einen Chirurgen im örtlichen Krankenhaus, der den Knoten in der Leistengegend ebenfalls für besorgniserregend hielt und zum Zweck der Klärung zu einer Biopsie riet. Innerhalb einer Woche unterzog sich Arthur in der Tageschirurgie einer Biopsie, die zeigte, dass es sich um eine Ansammlung vergrößerter Lymphknoten handelte, die auf eine NHL zurückzuführen waren.

Der Chirurg erklärte, dass eine Krebserkrankung der Lymphknoten vorliege, die – abhängig vom mikroskopischen Befund – grob in zwei Hauptgruppen unterteilt werde. Der häufigere Typ werde als NHL bezeichnet, bei der selteneren Art handele es sich um Hodgkin-Lymphome. Die Unterscheidung sei deshalb wichtig, weil die beiden Erkrankungen auf unterschiedliche Weise therapiert würden.

Selbst innerhalb dieser beiden Hauptkategorien existieren viele verschiedene Unterarten, die pathologisch nachgewiesen werden und in die Behandlungsstrategie einfließen können.

In Arthurs Fall wurde ein diffuses großzelliges Lymphom diagnostiziert, das zu den häufigen NHL-Arten zählt. Arthur wurde durch einen Facharzt untersucht, der einige Blut- und Staging-Untersuchungen (Computertomographie, PET-Untersuchung, Knochenmarkpunktion) veranlasste, um herauszufinden, in welchen anderen Körperregionen die Erkrankung lokalisiert ist. Da Arthur wegen Bluthochdruck behandelt wurde, wurde außerdem eine Myokardszintigraphie durchgeführt, um sicherzustellen, dass sein Herz die Therapie vertragen würde. Die Szintigramme zeigten tatsächlich einen Lymphknotentumor in Arthurs Abdomen (Durchmesser etwa 4 × 3 cm) sowie einen vergrößerten Lymphknoten (2 cm) in der linken Achsel. Die Erkrankung wurde daher als Stadium III klassifiziert (mit vergrößerten Lymphknoten ober- und unterhalb des Zwerchfells). Die Knochenmarkuntersuchung war ohne Befund.

Nach Abschluss dieser Untersuchungen wurde bei Arthur eine intravenöse Chemotherapie nach dem R-CHOP-Schema (benannt nach den Anfangsbuchstaben der verabreichten Wirkstoffe) eingeleitet. Dabei wird neben klassischen Chemotherapeutika ein monoklonaler Antikörper (Rituximab = R) verabreicht. Dieses Protokoll hat sich bei Patienten mit diffusen großzelligen Lymphomen als nützlich erwiesen. Durch den monoklonalen Antikörper wirkt die Chemotherapie gezielt auf die Tumorzellen. Diese Behandlung erfolgt ambulant in Abständen von 3 Wochen.

Kommentar

In Arthurs Fall ging der Facharzt von einer reellen Chance auf eine erfolgreiche Therapie aus und sagte, Ziel der Behandlung sei eine vollständige Heilung. Sollte dies gelingen, läge die 5-Jahres-Überlebensrate bei etwa 30–40%.

Eine wesentliche Verbesserung der Therapieantwort konnte durch die Entwicklung eines gentechnisch hergestellten Antikörpers erreicht werden, der gezielt gegen die Lymphomzellen wirkt. Dafür wird mit biotechnologischen industriellen Verfahren unter Verwendung von Mauszellen ein humanisierter Antikörper produziert. Dieser Antikörper trägt die Bezeichnung Rituximab (Handelsname: MabThera) und wird in Verbindung mit einer Chemotherapie verabreicht. So können bei einigen Lymphomen in einem frühen Stadium hervorragende Ergebnisse mit einer hohen Heilungsrate erzielt werden. Dies trifft insbesondere auf die sog. diffusen großzelligen B-Zell-Lymphome zu.

19.8 Multiples Myelom

Diese Tumorart tritt zwar in Knochen auf, stellt aber keinen eigentlichen Knochentumor dar. Tatsächlich handelt es sich um einen malignen Tumor der Plasmazellen im Knochenmark (Plasmozytom). Plasmazellen sind für die Bildung von Antikörpern oder Immunglobulinen verantwortlich und gehören zu den blutbildenden Zellen im Knochenmark. Plasmozytome sind auf Röntgenaufnahmen als »Loch« oder »Löcher« in einem oder mehreren Knochen sichtbar. In der Regel treten viele Läsionen in mehreren Knochen auf. Bisweilen ist jedoch auch nur ein einziges »Loch« erkennbar. Eine solche Einzelläsion wird als solitäres Plasmozytom bezeichnet.

Multiple Myelome werden am häufigsten bei Erwachsenen > 40–50 Jahre diagnostiziert und treten häufiger in Industrieländern auf. Sie verursachen lokale Schmerzen und Schwellungen sowie gelegentlich Brüche der befallenen Knochen. Rückenschmerzen sind bisweilen mit dem Bruch eines Wirbelkörpers assoziiert.

19.8.1 Untersuchungen

Röntgenaufnahmen können die für diese Erkrankung typischen »ausgestanzten« Bereiche im Knochen abbilden. Weil die Patienten meist unter einer Anämie leiden, wird ein Blutbild erstellt. Weitere Veränderungen der Blutproteine können die Diagnose bestätigen. Die Läsionen und Schmerzen sind häufig in Wirbeln oder an den Enden von Röhrenknochen lokalisiert, weshalb meist Schmerzen im Rücken oder in den Extremitäten angegeben werden. Außerdem können ohne ersichtlichen Grund eine Hyperkalzämie sowie Nierenversagen und bisweilen Fieber oder Infektionen auftreten.

Der Urin wird auf ein bestimmtes Protein (Bence-Jones-Protein) untersucht, wobei ein positiver Befund auf ein multiples Myelom schließen lässt.

19.8.2 Behandlung

Weil dieser Tumor in den meisten Fällen stark gestreut hat, ist eine operative Heilung nicht möglich. Eine chemotherapeutische Behandlung in Verbindung mit einer lokalen Bestrahlung schmerzhafter Knoten bietet die bestmögliche Symptomlinderung und ermöglicht bisweilen eine langfristige Kontrolle. Bis heute ist kein Heilmittel bekannt. Interferon verlängert jedoch nachweislich die Dauer der Chemotherapie und konnte zu Remissionen führen. Thalidomid (und insbesondere das Thalidomid-Analogon Lenalidomid) hat sich als wirksam erwiesen, was vermutlich auf dessen antiangiogene Wirkung zurückzuführen ist (d. h., der Wirkstoff hemmt im Tumor die Bildung neuer Kapillargefäße, auf die alle Tumoren zur Versorgung und für ein weiteres Wachstum angewiesen sind). Zur Behandlung einer Anämie ist möglicherweise eine Bluttransfusion indiziert. Mithilfe von Bisphosphonaten werden Schmerzen gelindert und befallene Knochenbereiche stabilisiert.

Eine autologe Stammzelltransplantation mit aus dem Blut des Patienten gewonnenen Stammzellen hat sich bei Patienten, deren Gesundheitszustand diese Behandlung zulässt, als vorteilhaft erwiesen. Eine Kombinationstherapie bestehend aus Lenalidomid und einer Hochdosischemotherapie in Verbindung mit einer Stammzelltransplantation gilt heute für die meisten Patienten als am besten geeignete Behandlungsmethode, insbesondere bei Patienten < 65 Jahre.

Weichteilsarkome

K.R. Aigner, F.O. Stephens, T. Allen-Mersh, G. Hortobagyi, D. Khayat, S.M. Picksley, P. Sugarbaker, T. Taguchi, J.F. Thompson

20.1 Einteilung und Klassifikation – 242

20.2 Pathologische Klassifikation – 243
20.2.1 Fibrosarkom – 243
20.2.2 Liposarkom – 243
20.2.3 Rhabdomyosarkom – 244
20.2.4 Leiomyosarkom – 244
20.2.5 Neurosarkom (maligner peripherer Nervenscheidentumor, MPNST) – 244
20.2.6 Malignes fibröses Histiozytom (MFH) – 244
20.2.7 Angiosarkom – 244
20.2.8 Synoviales Sarkom (Synovialsarkom oder malignes Synovialom) – 244

20.3 Manifestation – 245

20.4 Untersuchungen – 245

20.5 Behandlung – 246

© Springer-Verlag Berlin Heidelberg 2016
K. R. Aigner, F. O. Stephens (Hrsg.), *Onkologie Basiswissen*,
DOI 10.1007/978-3-662-48585-9_20

In diesem Kapitel erfahren Sie mehr über
- Fibrosarkom
- Liposarkom
- Rhabdomyosarkom
- Leiomyosarkom
- Neurosarkom (MPNST)
- Malignes fibröses Histiozytom (MFH)
- Angiosarkom
- Synoviales Sarkom (Synovialsarkom oder malignes Synovialom)

20.1 Einteilung und Klassifikation

Ein Sarkom ist eine Krebserkrankung des mesenchymalen Gewebes, wie z. B. Muskeln, Knochen, Knorpel, Fett, Nerven, Faszien, Sehnen sowie Blut- und Lymphgefäße. Sarkome können daher in allen Körperregionen entstehen. Sie treten weniger häufig auf als die von epithelialem Gewebe ausgehenden Karzinome, die etwa in der Haut entstehen oder von anderen epithelialen Zellen und Drüsen abstammen. Dies ist möglicherweise darauf zurückzuführen, dass mesenchymale Zellen nicht so konstant ausgetauscht werden wie epitheliale Zellen.

Sarkome werden in zwei Hauptgruppen unterteilt: in Weichteilsarkome und Knochen- oder Knorpelsarkome (Osteosarkome und Chondrosarkome). Die Ursachen sind nicht bekannt.

Weichgewebe sind Bindegewebe, welche die Knochen des Körpers umgeben, wie Muskeln, Fett, Faszien, Nerven, Sehnen, Blut- und Lymphgefäße. Die Mehrzahl der Weichteiltumoren ist nichtmaligne. Nur maligne Weichteiltumoren werden als Sarkome bezeichnet. Bei den meisten Tumoren des Fettgewebes handelt es sich daher um Lipome, und nur wenn ein solcher Tumor maligne ist, spricht man von einem Liposarkom. Entsprechend ist die Mehrzahl der Tumoren in fibrösen Geweben benigne und wird als Fibrom bezeichnet, ebenso wie die meisten Tumoren der Nerven benigne sind und als Neurome bezeichnet werden. Die meisten Tumoren der Blut- oder Lymphgefäße sind benigne und werden als Angiome bezeichnet, wobei zwischen Hämangiomen, die aus primitiven Blutgefäßen bestehen, und Lymphangiomen, die sich aus primitiven

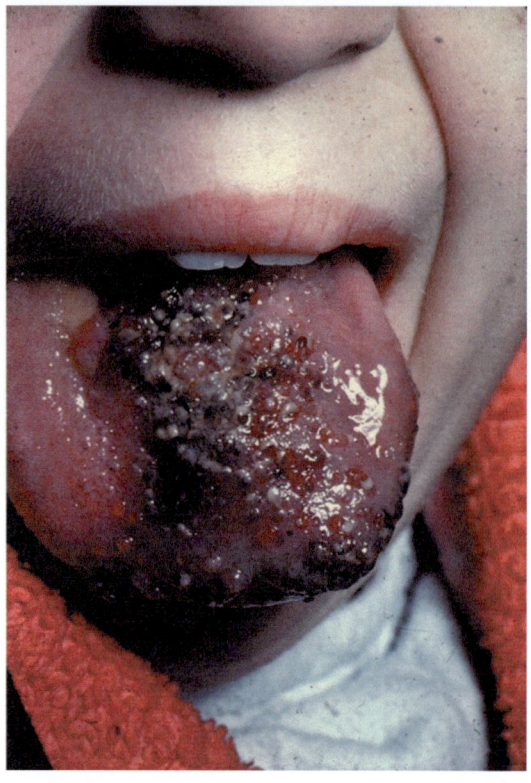

◘ **Abb. 20.1** Großes benignes Hämangiom der Zunge bei einer jungen Frau

Lymphgefäßen zusammensetzen, unterschieden wird (◘ Abb. 20.1).

> **Die Klassifikation von Weichteiltumoren erfolgt anhand der Art von Gewebe, von dem die Tumoren ausgehen, sowie der Gewebeart, der sie am stärksten ähneln.**

Im Folgenden werden Gewebe aufgeführt, von denen Weichteilsarkome ausgehen:
- Fibröses Gewebe – Fibrosarkom,
- Fettgewebe – Liposarkom,
- Nervengewebe – Neurosarkom bzw. maligner peripherer Nervenscheidentumor (MPNST),
- Histiozyten (für die Immunabwehr verantwortliche Gewebsmakrophagen) – malignes fibröses Histiozytom (MFH),

- Synovialmembran, die ein Gelenk oder eine Sehnenscheide auskleidet – synoviales Sarkom (Synovialom),
- Blutgefäße – Hämangiosarkom,
- Lymphgefäße – Lymphangiosarkom,
- Muskeln – Myosarkom.

Myosarkome lassen sich weiter unterteilen in Rhabdomyosarkome und Leiomyosarkome. Ein Rhabdomyosarkom ist ein maligner Tumor der willkürlichen, quergestreiften Muskulatur (d. h. eines Muskels, den wir z. B. bei der Bewegung von Armen, Beinen, Abdomen, Rücken, Kopf und Hals kontrollieren können, oder der Atemmuskulatur). Ein Leiomyosarkom ist eine maligne Neubildung der glatten Muskulatur, d. h. von Muskulatur, die wir nicht willkürlich steuern können, z. B. in der Magen- oder Darmwand, der Gebärmutterwand oder den Wänden der großen Blutgefäße.

Weichteilsarkome machen lediglich etwa 2% aller malignen Tumoren aus. Sie können bei Personen jedes Alters – vom Säuglings- bis zum hohen Alter – auftreten und werden im Verhältnis zu den meisten Karzinomen häufiger bei Kindern und jungen Erwachsenen diagnostiziert.

> Sarkome neigen, sofern sie nicht weiträumig exzidiert werden, zu Lokalrezidiven. Während die meisten Krebsarten tendenziell zuerst über die Lymphgefäße in Lymphknoten metastasieren, metastasieren die meisten Sarkome stattdessen eher über die Blutgefäße in die Lunge.

20.2 Pathologische Klassifikation

20.2.1 Fibrosarkom

Fibrosarkome gehen von Faszien oder fibrösen Geweben aus, die Muskeln, Nerven und andere Gewebe bedecken und umgeben und im gesamten Körper verbreitet sind. Aus diesem Grund können Fibrosarkome praktisch überall im Körper entstehen, v. a. in einer Extremität oder in Geweben

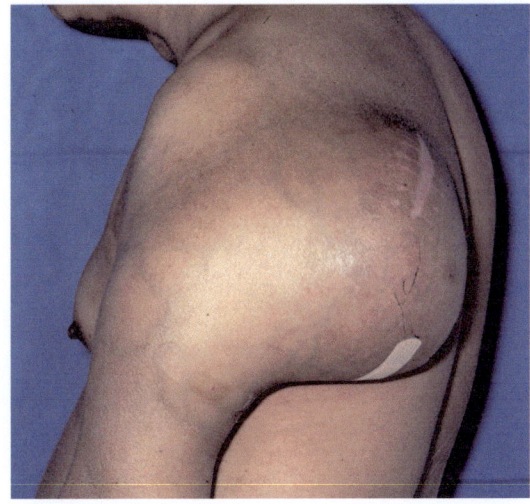

Abb. 20.2 Großes Liposarkom im Schulterbereich eines 73-jährigen Mannes

im Körperstamm. Eine stark fibröse und langsam wachsende Tumorart aus der Gruppe der Fibrosarkome, der sog. Desmoid-Tumor, neigt dazu, in angrenzende Gewebe zu infiltrieren und nach einer chirurgischen Entfernung lokal zu rezidivieren, er metastasiert jedoch selten in andere Organe. Andere, eher zelluläre und weniger fibröse Typen lassen eine stärkere Neigung zur Bildung von Metastasen erkennen.

20.2.2 Liposarkom

Liposarkome entstehen im Fettgewebe und können von allen Geweben oder Organen ausgehen, die Fett enthalten. Sie reichen tendenziell von niedrigmalignen Tumoren mit einem hohen Risiko für Lokalrezidive nach ihrer Exzision und einer geringen Metastasierungswahrscheinlichkeit bis zu hochmalignen Neubildungen, die oft sowohl lokal rezidivieren als auch in die Lunge metastasieren. Je tiefer diese Sarkome liegen (manchmal sind sie tief im Muskelgewebe lokalisiert) und je stärker sie wachsen, desto wahrscheinlicher ist in der Regel ein höherer Malignitätsgrad (Abb. 20.2).

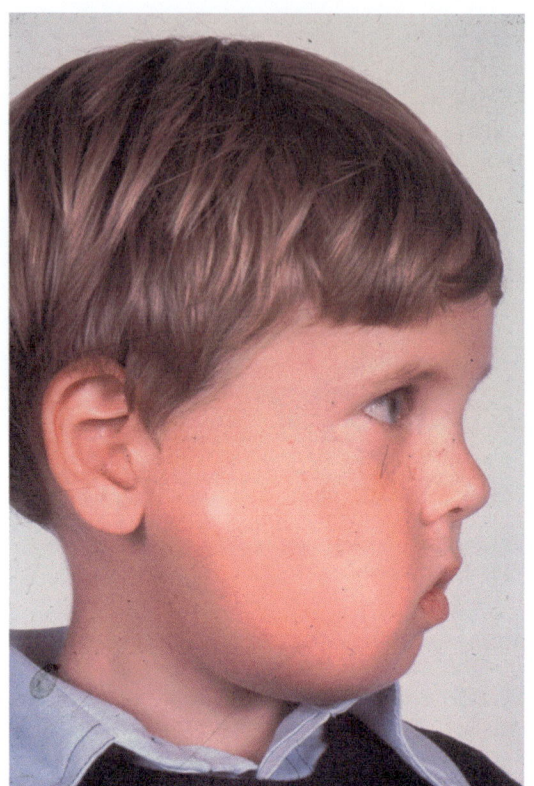

Abb. 20.3 Die Schwellung der Wange dieses 4-jährigen Jungen erwies sich als Rhabdomyosarkom

20.2.3 Rhabdomyosarkom

Dieser Tumor manifestiert sich am häufigsten bei Säuglingen und Kleinkindern in Form einer Schwellung der willkürlichen, quergestreiften Muskulatur, insbesondere in Muskeln im Kopf- und Halsbereich, im Urogenitaltrakt, im Thorax und in den Extremitäten. Bei dieser Sarkomart ist die Wahrscheinlichkeit einer Metastasierung in Lymphknoten am höchsten. Bisweilen metastasieren diese Sarkome jedoch auch in die Lunge (◘ Abb. 20.3).

20.2.4 Leiomyosarkom

Diese Tumoren können überall im Körper auftreten, wo sich glatte Muskulatur befindet, etwa in der Magen-, Darm- oder Uteruswand sowie in den Wänden großer Blutgefäße.

20.2.5 Neurosarkom (maligner peripherer Nervenscheidentumor, MPNST)

Dieser Tumor kann von jedem Nerven ausgehen. In manchen Fällen setzen sich diese Tumoren ausschließlich aus Nervenzellen zusammen. Bisweilen enthalten sie jedoch auch eine Mischung aus fibrösem Gewebe und Nervengewebe und können dann als Neurofibrosarkom bezeichnet werden.

20.2.6 Malignes fibröses Histiozytom (MFH)

Maligne fibröse Histiozytome entstehen meist in Muskel-, Faszien- oder Fettgewebe im Bereich der Extremitäten. Sie sind fest und abgerundet und ähneln so eher Lipo- und Fibrosarkomen. Wenn sie tief im Muskelgewebe lokalisiert sind, können sie bis zu ihrer Entdeckung relativ groß werden, weil sie – wenn überhaupt – nur wenige Symptome verursachen, bis ein Knoten ertastet wird (◘ Abb. 20.4).

20.2.7 Angiosarkom

Angiosarkome können von endothelialen Zellen der Blut- oder Lymphgefäße ausgehen. Sie entwickeln sich als vaskuläre Raumforderung, die an Größe zunimmt (Klumpen mit teilweise ausgebildeten Blutgefäßen). Es handelt sich um eher weiche Tumoren, die entweder Blut oder Lymphflüssigkeit enthalten und dementsprechend als Hämangiosarkom bzw. Lymphangiosarkom bezeichnet werden.

Das Angiosarkom stellt wegen seiner hohen Tendenz zur Metastasierung über den Blutkreislauf eine Neoplasie mit einer schlechten Prognose dar.

20.2.8 Synoviales Sarkom (Synovialsarkom oder malignes Synovialom)

Bei diesem Tumor der Synovialmembran handelt es sich in den meisten Fällen um eine hochaggressive maligne Neubildung, die am häufigsten in Extremitäten in Gelenknähe oder im Bereich der Sehnenscheiden auftritt.

20.4 · Untersuchungen

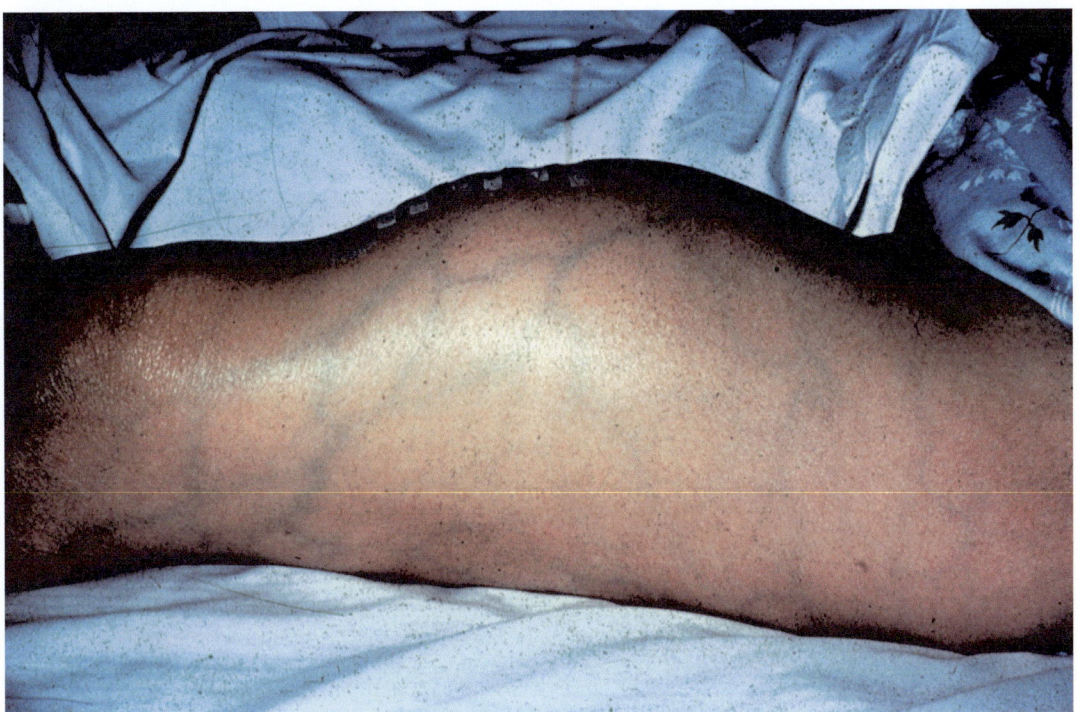

Abb. 20.4 Schwellung im Oberschenkel einer 77-jährigen Frau, die auf ein großes malignes fibröses Histiozytom zurückzuführen ist

20.3 Manifestation

> Sarkome gehen gelegentlich von zuvor benignen Tumoren eines ähnlichen Typs aus.

So kann z. B. ein zuvor benignes Lipom größer werden und Anzeichen einer malignen Veränderung zu einem Liposarkom erkennen lassen. Sarkome treten jedoch häufiger in Form einer lokalen Schwellung ohne erkennbare bestehende Anomalie auf. In den meisten, jedoch nicht in allen Fällen ist der Knoten schmerzlos. Bisweilen entsteht die Schwellung im Bereich einer kürzlich erfolgten Verletzung, und die potenzielle Entstehung eines Sarkoms infolge der Verletzung lässt sich nicht vollständig ausschließen. Wahrscheinlicher ist jedoch, dass in den meisten Fällen die Verletzung lediglich die Aufmerksamkeit auf einen Knoten gelenkt hat, der bereits vorhanden war.

In seltenen Fällen sind auf einer Thorax-Röntgenaufnahme erkennbare Lungenmetastasen die ersten Anzeichen eines Weichteilsarkoms.

20.4 Untersuchungen

Wie bei allen Gesundheitsproblemen sollte zunächst der Verlauf der Manifestation der Erkrankung aus der Sicht des Patienten erfasst werden. Im Fall eines Sarkoms gehören dazu in der Regel die Entstehung des Knotens und der Zeitpunkt sowie die Art seiner Entdeckung, das Vorliegen oder Fehlen von Schmerzen oder anderer, möglicherweise mit dem Knoten assoziierter Symptome und die Frage ob, wann und wie schnell sich der Knoten vergrößert oder anderweitig verändert hat, ebenso wie der allgemeine Gesundheitszustand des Patienten und die für die Fragestellung relevante Anamnese oder Familienanamnese. Der Knoten wird vermessen, die lokalen und andere Lymphknoten werden untersucht, eine Thorax-Röntgenuntersuchung wird durchgeführt und ein vollständiges Blutbild erstellt. CT- oder MRT-Aufnahmen, eine Ultraschalluntersuchung und eine Angiographie (▶ Kap. 7) können zusätzliche Informationen über den Tumor liefern (Abb. 20.5). In den meisten Zentren kommen heute

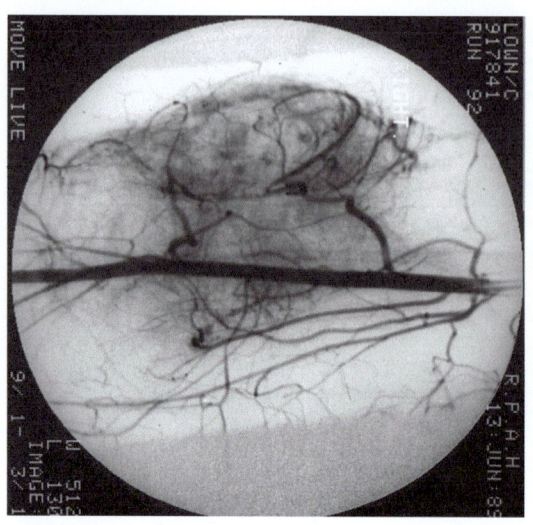

◘ **Abb. 20.5** Angiogramm, auf dem die Vaskularität eines großen Synovialsarkoms in der Kniekehle einer 43-jährigen Patientin zu erkennen ist

vorzugsweise MRT-Untersuchungen zum Einsatz. Zur Diagnosebestätigung erfolgt eine mikroskopische Untersuchung einer biopsierten Gewebeprobe des Knotens.

Ob PET-Untersuchungen weitere nützliche Daten liefern können, wird derzeit erforscht.

20.5 Behandlung

Die Standardtherapie von Weichteilsarkomen ist die Exzision im Rahmen eines chirurgischen Eingriffs. Aufgrund des mit Sarkomen verbundenen hohen Risikos von Lokalrezidiven muss der Chirurg viel normal erscheinendes Gewebe im Tumorumfeld exzidieren, um möglichst sicherzustellen, dass alle malignen Zellen entfernt wurden. Bei großen Sarkomen in einer Extremität kann bisweilen eine Amputation der Extremität die beste Chance auf eine operative Heilung bieten.

> Aufgrund des hohen Risikos lokaler Rezidive stellte die Amputation bis Mitte oder Ende der 1970er Jahre die bevorzugte Therapieoption bei den meisten großen Sarkomen der Extremitäten und selbst bei Sarkomen mittlerer Größe dar, bis

anerkannt wurde, dass bei diesen Tumoren, die zwar nicht besonders gut auf eine Strahlentherapie ansprechen, bisweilen doch eine strahlentherapeutische Behandlung vor oder nach einer lokalen Operation bessere Ergebnisse erzielen kann als eine alleinige chirurgische Therapie.

Viele dieser Tumoren sprechen auf eine zytotoxische Chemotherapie an. Frühe medizinische Erfahrungen mit der chemotherapeutischen Behandlung metastatischer Sarkome, insbesondere in der Lunge, konnten bei einigen Patienten eine gewisse Regression mit einer verbesserten Überlebenszeit erzielen, eine deutliche Verbesserung der Ergebnisse war jedoch selten zu beobachten.

> In jüngerer Zeit kommt zunehmend eine präoperative Induktionschemotherapie (neoadjuvante Chemotherapie) zum Einsatz, um die Größe, die Ausdehnung und die Viabilität großer oder aggressiver Primärsarkome vor der Durchführung eines chirurgischen Eingriffs zu reduzieren.

Diese Chemotherapie (▶ Abschn. 8.3.4) wirkt konzentrierter, wenn sie als regionale Infusionschemotherapie in eine das Tumorgebiet versorgende Arterie verabreicht wird. In Verbindung mit einer anschließenden Operation werden gute Ergebnisse verzeichnet.

Eine andere Form der kombinierten Therapie, die sich in vielen Fällen als wirksam erweist, ist eine gleichzeitige chemo- und strahlentherapeutische Behandlung. Von erfahrenen Experten durchgeführt, erweist sich diese Therapie bei der Behandlung von lokal fortgeschrittenen Tumoren als äußerst effektiv. Sie ist allerdings möglicherweise mit einer deutlich höheren toxischen Wirkung auf lokale Gewebe verbunden als der serielle Ansatz (d. h. eine regionale Chemotherapie gefolgt von einem chirurgischen Eingriff).

Eine kombinierte Behandlung aus Chemotherapie und Operation mit oder ohne Strahlentherapie konnte in vielen Fällen eine Amputation vermeiden. Sie sollte heute vor einer Entscheidung für eine Amputation von den auf diesem Gebiet erfahrenen Experten in Betracht gezogen werden. Liposarkome und maligne fibröse Histiozytome sind die häufigsten

Weichteilsarkome, die selbst bei einer beträchtlichen Größe in der Regel gut auf eine Chemotherapie ansprechen, insbesondere wenn diese präoperativ direkt regional in die Tumorregion infundiert wird. Auf diese Weise können Sarkome dieser Art meist zu kleineren, weniger aggressiven und lokal resezierbaren Tumoren reduziert werden, sodass in den meisten Fällen eine anschließende erfolgreiche chirurgische Resektion ohne Amputation möglich wird.

Eine weitere wirksame Methode, die im Hinblick auf die Therapie großer oder aggressiver Sarkome der Extremitäten untersucht wird, ist die Infusionschemotherapie innerhalb eines geschlossenen Kreislaufs in Kombination mit TNF (Tumornekrosefaktor) (▶ Abschn. 8.4.2). Auch auf diesem Gebiet wird von guten Ergebnissen berichtet, die eine Amputation vermeiden können.

Bei einigen Sarkomen ist das Risiko einer Metastasierung in die Lunge erheblich, und die zusätzliche Gabe einer postoperativen systemischen adjuvanten Chemotherapie (▶ Abschn. 8.3.4) kann sich zur Senkung dieses Risikos als vorteilhaft erweisen. Es laufen Studien, um festzustellen, ob die routinemäßige Durchführung einer adjuvanten Chemotherapie für Patienten mit aggressiven Sarkomen lohnend ist.

Manchmal ist nach der erfolgreichen Behandlung eines Weichteilsarkoms bei der Nachuntersuchung eine solitäre Metastase auf einem Thorax-Röntgenbild sichtbar. Diese kann wie eine kleine »Kanonenkugel« aussehen und wird daher auch als »Kanonenkugel-Metastase«" bezeichnet. In manchen Fällen ist eine derartige Läsion resezierbar, und der Patient kann – sofern es sich tatsächlich um eine solitäre Metastase handelt – geheilt werden.

Angiosarkome, die aus Blut- oder Lymphgefäßen bestehen und von diesen ausgehen, metastasieren in einem frühen Stadium. Obschon die operative, die strahlen- und die chemotherapeutische Behandlung die Hauptsäulen der Therapie darstellen, wird aufgrund der schlechten Prognose die biologische Therapie derzeit intensiv untersucht.

Fallbericht

Rhabdomyosarkom

Cem ist ein 3-jähriger türkischer Junge, dessen Mutter mit ihm ihren Hausarzt aufsuchte, nachdem sie eine Schwellung der Muskeln auf der Rückseite seines linken Beins entdeckt hatte. Der Hausarzt diagnostizierte eine feste, nicht druckschmerzempfindliche, leicht bewegliche Struktur, die mit den Muskeln unterhalb sowie hinter dem linken Knie verwachsen war. Ansonsten wurden weder bei der Untersuchung Anomalien festgestellt noch im Rahmen einer Röntgenuntersuchung der Unterschenkel in Form einer Leeraufnahme. Eine MRT-Aufnahme der Beine zeigte eine lokale Läsion im linken Musculus soleus mit einer Größe von 5,6 cm (von superior nach inferior) × 2 cm (von anterior nach posterior) × 4 cm (von links nach rechts). Die Dichte der Läsion war gegenüber dem Muskelgewebe leicht erhöht. Innerhalb der Raumforderung waren multiple Septierungen (Läppchen) erkennbar. Es waren keine fettähnlichen Komponenten oder Hämorrhagien festzustellen. Die sichtbaren Merkmale wurden als mögliche Anzeichen für ein Sarkom oder ein Fibrosarkom im linken Musculus soleus interpretiert.

Cem wurde unverzüglich in das Kinderkrankenhaus eingewiesen. Eine unter Vollnarkose durchgeführte Biopsie der Läsion bestätigte ein Rhabdomyosarkom (des aggressiven alveolaren Typs). Staging-Untersuchungen sowie eine Computertomographie von Thorax, Abdomen und Becken, ein Knochenszintigramm, eine Knochenmarkpunktion und eine PET-Untersuchung konnten keine Fernmetastasen nachweisen. Eine leicht PET-verstärkte Aufnahme ließ jedoch auf eine Läsion in der linken Kniekehle distal und oberhalb des Primärtumors schließen, die einem infiltrierten regionalen Lymphknoten entsprach. Im Rahmen derselben Narkose, die zur Durchführung der Biopsie erfolgte, wurde ein zentraler Venenkatheter gelegt. Eine Überprüfung der Herz- und der Leberfunktion sowie der glomerulären Filtrationsrate war jeweils ohne Befund.

Cem erhielt eine intensive systemische Chemotherapie (mit einer Kombination aus Vincristin, Actinomycin D, Doxorubicin und Cyclophosphamid), die in 3 Zyklen in Abständen von 3–4 Wochen verabreicht wurde. Um die Erholung des Knochenmarks zu beschleunigen, erhielt Cem zwischen den Zyklen täglich subkutan G-CSF, einen Faktor zur Stimulation der Knochenmarkzellen. Auf jeden Chemotherapiezyklus folgten eine schwere Mukositis, eine starke

Knochenmarkdepression, Fieber und eine vermeintliche Sepsis, die mit Breitbandantibiotika i. v. behandelt werden musste, sowie eine Anämie und eine Thrombozytopenie, die eine Transfusion erforderten. Cem blieb während der ersten beiden Monate der Behandlung im Krankenhaus, um entweder die geplante Chemotherapie oder in der Erholungsphase eine Supportivtherapie zu erhalten.

MRT- und PET-Untersuchungen, die 2 Monate nach der Erstuntersuchung zur Beurteilung des Fortschritts durchgeführt wurden, zeigten eine leichte Größenreduzierung des Primärtumors mit einem weiterhin sichtbaren anormalen regionalen Lymphknoten.

Cem erholt sich zurzeit vom 3. Zyklus der Chemotherapie, und man zieht einen operativen Eingriff in Betracht, um die Muskeln des hinteren Kompartiments seines linken Beins zusammen mit dem regionalen Lymphknoten zu entfernen. Man hält dies für eine wirksame Methode, um den sichtbaren Teil der Erkrankung bei einer akzeptablen anschließenden Bewegungseinschränkung unter Kontrolle zu bringen. Die Alternative ist eine Bestrahlung des linken Unterschenkels, die mit derart schweren langfristigen Nebenwirkungen verbunden wäre, dass später eine Unterschenkelamputation indiziert sein könnte. Die adjuvante Chemotherapie soll nach einer Stammzellentnahme fortgesetzt werden. Diese erfolgt, um eine mit einer Knochenmarkablation verbundene Hochdosischemotherapie mit Stammzelltransplantation zu ermöglichen, die verabreicht werden soll, um die geplante Chemotherapie etwa 9 Monate nach Diagnosestellung abzuschließen.

Kommentar
Leider hat dieser Junge trotz der Intensität der durchgeführten Therapie eine schlechte Prognose. Der im Primärtumor histologisch nachgewiesene alveolare Subtyp und der erkennbare regionale Lymphknotenbefall zum Diagnosezeitpunkt stellen ungünstige Prognosefaktoren dar.

Übung
Konstruieren Sie anhand der Fallberichte in diesem und anderen Kapiteln dieses Buches eine Kasuistik über einen typischen erwachsenen Patienten, der mit einem sehr großen Sarkom des Oberschenkels (Durchmesser 10 cm), das sich als Liposarkom herausgestellt hat, einen Arzt aufsucht, dort untersucht und behandelt wird. Welche alternativen Behandlungen kommen infrage?

_____

_____

_____

Maligne Knochen- und Knorpeltumoren

K.R. Aigner, F.O. Stephens, T. Allen-Mersh, G. Hortobagyi, D. Khayat, S.M. Picksley, P. Sugarbaker, T. Taguchi, J.F. Thompson

21.1 Osteosarkom – 250
21.1.1 Manifestation – 250
21.1.2 Untersuchungen – 250
21.1.3 Behandlung – 250
21.1.4 Intraoperative Bestrahlung – 252

21.2 Osteoklastom (zentraler Riesenzelltumor des Knochens) – 252
21.2.1 Manifestation – 253
21.2.2 Untersuchungen – 253
21.2.3 Behandlung – 253

21.3 Ewing-Sarkom – 253
21.3.1 Manifestation – 253
21.3.2 Untersuchungen – 253
21.3.3 Behandlung – 253

21.4 Chondrosarkom – 254
21.4.1 Manifestation – 254
21.4.2 Untersuchungen – 254
21.4.3 Behandlung – 254

© Springer-Verlag Berlin Heidelberg 2016
K. R. Aigner, F. O. Stephens (Hrsg.), *Onkologie Basiswissen*,
DOI 10.1007/978-3-662-48585-9_21

In diesem Kapitel erfahren Sie mehr über
- Osteosarkom
- Osteoklastom (zentraler Riesenzelltumor des Knochens)
- Ewing-Sarkom
- Chondrosarkom

21.1 Osteosarkom

Ein maligner Tumor der knochenbildenden Zellen wird als Osteosarkom bezeichnet.

> Diese hochmaligne Krebsart wird häufig bei Kindern und jungen Erwachsenen diagnostiziert, wobei die Inzidenz im Alter von 10–25 Jahren ihren Höhepunkt erreicht.

Die Ursachen von Osteosarkomen bei jungen Menschen sind unbekannt. Sie treten in den meisten Fällen während der Wachstums- und Entwicklungsphase der Patienten in den wachsenden Knochenbereichen an den Knochenenden auf.

Ältere Menschen entwickeln bisweilen ein seltenes und praktisch unheilbares Osteosarkom, das jedoch fast ausnahmslos in einem Knochen mit einer langjährigen Knochenkrankheit auftritt, die als Osteitis deformans oder Morbus Paget des Knochens bezeichnet wird.

21.1.1 Manifestation

> Osteosarkome manifestieren sich bei jungen Menschen normalerweise zunächst in Form eines schmerzhaften Knotens am Ende eines Röhrenknochens.

Es kann eine deutlich erkennbare Schwellung auftreten, die gelegentlich mit einer darüber liegenden Rötung und bisweilen auch mit Fieber assoziiert ist. Die Schwellung kann druckschmerzhaft sein und zunächst wie eine akute Knochenentzündung aussehen. Diese Sarkomart neigt dazu, in einem frühen Stadium in die Lunge zu metastasieren. Daher werden die besten Ergebnisse erzielt, wenn die Erkrankung sehr frühzeitig diagnostiziert und behandelt wird.

21.1.2 Untersuchungen

Röntgenaufnahmen mit einem erkrankten, »sonnenstrahlenähnlichen« Bereich sind für Osteosarkome typisch. In demselben Knochenbereich gibt es Anzeichen für eine Knochenzerstörung sowie unregelmäßige Knochenneubildung. CT- oder MRT-Untersuchungen können detailliertere Informationen liefern. PET-Aufnahmen können – sofern verfügbar – möglicherweise noch mehr Daten über den Tumor enthalten. Der abschließende und entscheidende Test ist jedoch eine Biopsie, bei der eine kleine Probe des Tumors für eine mikroskopische Untersuchung entnommen wird. Außerdem wird eine Röntgenuntersuchung des Thorax durchgeführt, um potenzielle Anzeichen einer Metastasierung in die Lunge festzustellen, auch wenn häufig Mikrometastasen in der Lunge vorhanden sind, bevor diese auf Thorax-Röntgenaufnahmen sichtbar werden.

21.1.3 Behandlung

Vor Einführung der Chemotherapie konnten Osteosarkome nur selten geheilt werden. Die Behandlung erfolgte durch eine frühzeitige Amputation der befallenen Extremität, manchmal in Kombination mit einer Strahlentherapie. Die Patienten verstarben jedoch meist infolge der Entwicklung von Lungenmetastasen.

> Dank einer modernen Chemotherapie vor und nach einem chirurgischen Eingriff konnte die Prognose deutlich verbessert werden (▶ Abschn. 8.3.4).

Im Allgemeinen wurde zunächst eine Amputation durchgeführt, um das Primärsarkom zu entfernen. Mithilfe einer Chemotherapie sollten sämtliche Mikrometastasen in der Lunge beseitigt werden, bevor sie sich zu größeren, unheilbaren Metastasen entwickeln konnten. Nachdem zuvor nahezu keine Heilung möglich gewesen war, konnte die Heilungsrate damit auf etwa 50% verbessert werden. Beinahe allen geheilten Patienten wurde jedoch eine Extremität amputiert.

Heute kommt die Chemotherapie sogar noch weitreichender zum Einsatz. Anstelle einer Amputation der Extremität wird zuerst eine Induktionschemotherapie durchgeführt. Diese wirkt auf das Primärsarkom im Knochen, sodass es kleiner und weniger aggressiv wird. Gleichzeitig werden mithilfe der zirkulierenden Chemotherapie Mikrometastasen des Sarkoms in der Lunge oder in anderen Körperregionen beseitigt. In einigen spezialisierten Therapiezentren kann der Primärtumor sogar einer noch höher konzentrierten Chemotherapie ausgesetzt werden, indem diese als intraarterielle Infusionschemotherapie gegeben wird. Nachdem die Chemotherapie durch die Extremität zirkuliert ist, gelangt sie als systemische Chemotherapie in den allgemeinen Blutkreislauf und bekämpft Mikrometastasen in der Lunge oder in anderen Körperregionen. Dieses Verfahren ist zwar als potenziell effektivere Methode zur Exposition des Primärtumors gegenüber einer höher konzentrierten Chemotherapie attraktiv, der Prozess erfordert jedoch eine intensive pflegerische und fachärztliche Betreuung. Bisher wurden noch keine Studien durchgeführt, um festzustellen, ob die erzielten Vorteile diese komplexere und kostenintensivere Methode rechtfertigen.

Berichte von Heilungen ohne Amputation in 80% der Fälle, bei denen zuerst eine intraarterielle Chemotherapie als Induktionstherapie durchgeführt wurde, sind inzwischen vergleichbar mit Berichten von ebenso guten Ergebnissen nach einer Behandlung in Form einer präoperativen, systemischen, **intensiven Hochdosischemotherapie**. In beiden Fällen wird eine postoperative systemische adjuvante Chemotherapie durchgeführt, um potenzielle Resttumorzellen zu bekämpfen, unabhängig davon, wo sich diese möglicherweise befinden, wobei eine Lokalisation in der Lunge am wahrscheinlichsten ist.

Nachdem die Größe und die Aggressivität des Primärtumors entweder durch eine systemische oder eine regionale Chemotherapie reduziert wurden, muss der Knochenabschnitt, in dem das restliche Primärsarkom lokalisiert ist, exzidiert und durch eine Metall- oder Kunststoffprothese ersetzt werden, um den Knochen zu rekonstruieren. Dieser operative Eingriff sollte von einem erfahrenen orthopädischen Chirurgen durchgeführt werden. Wenn anschließend Zweifel an einer vollständigen Beseitigung der malignen Zellen bestehen, kann nach der Operation zusätzlich eine Strahlentherapie erfolgen (Abb. 21.1).

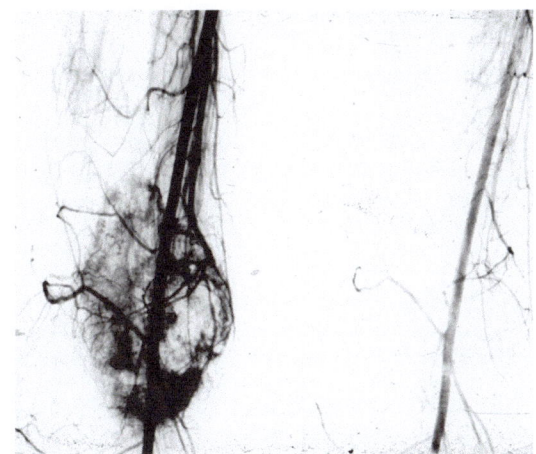

Abb. 21.1 *Links* ist ein Angiogramm abgebildet, das die Vaskularität eines großen Osteosarkoms am unteren Ende des Oberschenkels eines 22-jährigen Mannes zeigt. *Rechts* befindet sich ein Wiederholungsangiogramm desselben Beins, auf dem das Ansprechen auf die Chemotherapie zu erkennen ist. In diesem Fall wurde die präoperative Induktionschemotherapie in die Arteria femoralis infundiert. Anschließend wurde das untere Ende des Oberschenkels mit dem immer noch vorhandenen, jedoch stark verkleinerten Restsarkom reseziert und der Knochen mithilfe einer Metallprothese rekonstruiert. Danach erhielt der Patient eine adjuvante Chemotherapie als intravenöse Infusion in monatlichen Intervallen über einen Zeitraum von 6 Monaten. Bei seiner letzten Untersuchung 8 Jahre später war der Patient gesund und konnte gut gehen, ohne erkennbare Anzeichen eines Restsarkoms

Übung

Welche Untersuchungen sind für die Diagnose von Sarkomen sowie die Bestimmung ihrer Größe, der Blutversorgung und ihres Ausmaßes hilfreich?

_____

_____

_____

> **Fallbericht**
>
> **Osteosarkom**
>
> Mohammed war 12 Jahre alt, als er über Schmerzen im Bereich des rechten Knies klagte. Die Schmerzen waren vor 5 Wochen erstmals aufgetreten und hatten schrittweise zugenommen, sodass er humpelte. Vor 2 Wochen hatte seine Mutter eine Schwellung unmittelbar unterhalb des Knies entdeckt. Die Schwellung war langsam größer geworden. Seine Mutter berichtete außerdem, Mohammed sei fiebrig gewesen.
>
> Der Hausarzt veranlasste eine Röntgenuntersuchung von Mohammeds Knie. Die Röntgenbilder zeigten einen Bereich uneinheitlicher Zerstörung und erhöhter Kalkablagerungen im oberen Ende des Schienbeins mit einer leicht angehobenen Knochenhaut. Aus der Läsion im Knochen ragten rechtwinklig kleine Knochensplitter heraus.
>
> Mohammed wurde an einen Orthopäden überwiesen, der eine MRT-Untersuchung des Knies sowie eine Thorax-Röntgenuntersuchung in die Wege leitete.
>
> Auf der Thorax-Röntgenaufnahme waren keine Anomalien sichtbar. Die MRT-Aufnahme bestätigte jedoch eine destruktive Läsion, die einem Osteosarkom entsprach.
>
> Es wurden eine Stanzbiopsie der Läsion, eine CT-Untersuchung der Lunge und ein Knochenszintigramm veranlasst. Die Biopsie bestätigte ein Osteosarkom. Auf den CT-Aufnahmen der Lunge war keine Läsion zu erkennen, und abgesehen von der Läsion am oberen Ende des Schienbeins wurde keine weitere Knochenläsion entdeckt.
>
> Mohammed wurde mit einer Chemotherapie über 3 Zyklen behandelt (Cisplatin und Adriamycin wurden als systemische Infusion verabreicht).
>
> Die Schmerzen ließen nach, und die Schwellung ging zurück. Nach Abschluss der Chemotherapie war die Läsion deutlich kleiner geworden, das Blutbild zeigte jedoch eine reduzierte Leukozytenzahl, sodass antibiotisch behandelt werden musste.
>
> Nachdem sich 4 Wochen später das Blutbild wieder normalisiert hatte, wurden das untere Ende des Oberschenkelknochens sowie das obere Ende des Schienbeins exzidiert und eine Gelenkprothese implantiert. Die histopathologische Untersuchung bestätigte eine fast vollständige Zerstörung des Sarkoms. Es erfolgte eine postoperative adjuvante Chemotherapie in 4 Zyklen, bei der dieselben chemotherapeutischen Wirkstoffe zum Einsatz kamen.
>
> 5 Jahre später erfreut sich Mohammed weiterhin guter Gesundheit und lässt keine Anzeichen einer Erkrankung erkennen.

21.1.4 Intraoperative Bestrahlung

Eine neuere Studie auf dem Gebiet der Behandlung von Osteosarkomen untersucht die chirurgische Exzision des tumortragenden Knochenabschnitts in Verbindung mit einer intensiven Bestrahlung des resezierten Knochens (mit einer bestimmten antitumoralen Strahlendosis) sowie der anschließenden Reimplantation an der ursprünglichen Stelle. Dabei fungiert der bestrahlte Knochen als Stütze, um die sich neues, tumorfreies Knochenmaterial entwickelt; er und übernimmt somit die Funktion eines Transplantats. Es wird von ermutigenden Ergebnissen berichtet.

Übung

Nennen Sie die Gründe, warum die Amputation einer Gliedmaße bei fortgeschrittenen Weichteilsarkomen oder Osteosarkomen heute relativ selten vorkommt.

21.2 Osteoklastom (zentraler Riesenzelltumor des Knochens)

Dieser Tumor manifestiert sich am häufigsten bei Erwachsenen mittleren Alters in den Enden von Röhrenknochen, meist im Bereich des Kniegelenks. Dabei handelt es sich insofern um einen niedrigmalignen Tumor, als er selten in andere Organe oder Gewebe metastasiert. Er neigt jedoch dazu, lokal zu wachsen, und rezidiviert nach einer versuchten Entfernung häufig lokal. Bisweilen entwickeln rezidivierende Osteoklastome maligne Veränderungen.

21.2.1 Manifestation

Das erste Anzeichen dieses Tumors ist in der Regel eine Schwellung in der Nähe eines Gelenks, z. B. des Kniegelenks, die meist mit Schmerzen verbunden ist. Die Erkrankung kann auch durch den Bruch eines geschwächten Knochens erstmals erkannt werden.

21.2.2 Untersuchungen

Dieser Tumor zeichnet sich normalerweise durch ein typisches zystisches Erscheinungsbild auf Röntgen-, CT- oder MRT-Aufnahmen aus. Der Pathologe bestätigt die Diagnose nach der mikroskopischen Untersuchung einer biopsierten Gewebeprobe.

21.2.3 Behandlung

Der Tumor wird – sofern möglich – chirurgisch entfernt. Im Fall einer unzureichenden Resektion kann eine postoperative Strahlentherapie verabreicht werden.

> Rezidivierende Osteoklastome neigen zu einer höheren Malignität, weshalb später möglicherweise eine Amputation indiziert ist.

21.3 Ewing-Sarkom

Dieser seltene, hochmaligne Tumor manifestiert sich in den meisten Fällen im Schaft von Röhrenknochen bei Kindern und Jugendlichen zwischen 5 und 15 Jahren. Obschon diese Sarkome in Knochen auftreten, handelt es sich streng genommen nicht um Tumoren der Knochenzellen, sondern um Tumoren des undifferenzierten Bindegewebes oder des neurogenen Gewebes im Knochen.

21.3.1 Manifestation

Zu den häufigen Anzeichen eines Ewing-Sarkoms gehören Schmerzen, eine Schwellung, Fieber sowie eine Anämie, die so stark ausgeprägt sind, dass möglicherweise zunächst eine Infektion (Osteomyelitis) diagnostiziert wird. In manchen Fällen liegen Läsionen in mehr als einem Knochen vor, und häufig treten Metastasen in der Lunge oder in anderen Knochen auf.

21.3.2 Untersuchungen

Eine erhöhte Erythrozytensedimentationsrate (ESR) und Leukozytenzahl sowie eine leichte Anämie gehören zu den üblichen Anzeichen dieser Krebsart. Auf Röntgenaufnahmen sehen diese Sarkome typischerweise wie die Schichten von »Zwiebelschalen« aus, was auf eine Reaktion des Periosts zurückzuführen ist. CT- und MRT-Aufnahmen oder Szintigramme können zusätzliche Informationen liefern. Die Diagnose wird durch eine Biopsie sowie eine mikroskopische Untersuchung des Biopsats bestätigt.

Bei dieser Tumorart kann sich eine PET-Untersuchung – sofern verfügbar – als besonders hilfreich erweisen, um in anderen Knochen lokalisierte Tumorherde darzustellen und das Ansprechen auf eine Chemo- bzw. Strahlentherapie zu beurteilen.

21.3.3 Behandlung

In der Vergangenheit war die Standardtherapie eine Operation (in der Regel eine Amputation), die jedoch in den meisten Fällen nicht erfolgreich war. Glücklicherweise sprechen Ewing-Sarkome gut auf eine Strahlen- und Chemotherapie an.

Dank einer modernen Behandlung in Form einer Induktionschemotherapie, einer Strahlentherapie und möglicherweise einer lokalen chirurgischen Exzision des befallenen Knochenabschnitts sowie einer zusätzlichen postoperativen Bestrahlung oder adjuvanten Chemotherapie werden heute wesentlich bessere Ergebnisse erzielt. In jüngerer Zeit hat die myeloablative Chemotherapie mit einer anschließenden autologen Knochenmarktransplantation bei Patienten mit einer schlechten Prognose gute Ergebnisse erzielt.

Nachdem diese Krebsart noch vor ein paar Jahren als praktisch unheilbar galt, kann die Mehrzahl der Patienten heute geheilt werden.

21.4 Chondrosarkom

21.4.1 Manifestation

Chondrosarkome sind maligne Tumoren des Knorpels, die am häufigsten bei Erwachsenen mittleren Alters diagnostiziert werden und von einer niedrigen (die Mehrzahl) bis zu einer hohen Malignität variieren. Diese Tumoren können sich an allen Knochen entwickeln, insbesondere an den Enden von Röhrenknochen oder in Beckenknochen, Schulterknochen oder den Rippen. Sie manifestieren sich in der Regel als langsam wachsender, schmerzhafter Knoten an einem Knochen, häufig in der Nähe großer Gelenke.

21.4.2 Untersuchungen

Röntgenbilder zeigen meist das typische Erscheinungsbild eines Chondrosarkoms, eine knorpelartige Schwellung. Die Diagnose wird durch eine Biopsie bestätigt. Mithilfe von CT- oder MRT-Aufnahmen können die genaue Lokalisation und Beschaffenheit sowie das exakte Ausmaß des Tumors dargestellt werden.

21.4.3 Behandlung

Sofern möglich, wird eine radikale chirurgische Exzision des Tumors mit angrenzendem Knochengewebe durchgeführt. Zu diesem Zweck ist möglicherweise die Amputation einer Extremität indiziert.

Chondrosarkome sprechen nicht auf eine Standard-Strahlentherapie oder eine Chemotherapie an. Da sie jedoch langsam wachsen und in der Regel erst in einem späten Stadium metastasieren, können die meisten Patienten geheilt werden, sofern der Primärtumor vor Erreichen eines weit fortgeschrittenen Stadiums weiträumig exzidiert werden kann.

Inzwischen gibt es aus Boston/USA und anderen Kliniken mit Einrichtungen für eine Protonenbestrahlung Berichte über ermutigende Therapieantworten mit einem hohen Anteil manifester Heilungen bei chirurgisch nicht zugänglichen Chondrosarkomen, insbesondere im Bereich der Schädelbasis.

Metastasen (Sekundärtumoren)

K.R. Aigner, F.O. Stephens, T. Allen-Mersh, G. Hortobagyi, D. Khayat, S.M. Picksley, P. Sugarbaker, T. Taguchi, J.F. Thompson

© Springer-Verlag Berlin Heidelberg 2016
K. R. Aigner, F. O. Stephens (Hrsg.), *Onkologie Basiswissen*,
DOI 10.1007/978-3-662-48585-9_22

In diesem Kapitel erfahren Sie mehr über
— Die häufigsten Lokalisationen der Metastasen von Primärtumoren

> Als Metastase (Sekundärtumor) wird ein maligner Tumor bezeichnet, der in vom Ursprungsgewebe oder -organ entfernten Organen oder Geweben wächst.

Der wichtigste Unterschied zwischen benignen und malignen Tumoren ist, dass benigne Tumoren eher langsam wachsen und auf das Gewebe, in dem sie entstanden sind, begrenzt bleiben. Maligne Tumoren wachsen dagegen tendenziell schneller, infiltrieren angrenzende Strukturen, metastasieren und bilden Sekundärtumoren in von der Primärlokalisation entfernten Geweben oder Organen. Maligne Zellen dringen normalerweise in Blut- oder Lymphgefäße ein, um Fernmetastasen in anderen Körperregionen zu bilden. Einzelne Zellen oder Zellklumpen lösen sich und gelangen über den Blutkreislauf oder die Lymphgefäße in weiter entfernte Organe, Gewebe oder Lymphknoten, wo sie als Sekundärtumoren bzw. Metastasen wachsen können. Die metastasierenden Tumorzellen fungieren als eine Art »Samen«, die durch Blut- oder Lymphgefäße zu einem neuen »Nährboden« gelangen, wo sie sich absiedeln und wachsen können. Maligne Zellen können sich bisweilen auch entlang von Nervenscheiden oder in Körperhöhlen, wie z. B. der Abdominal- oder die Pleurahöhle, ausbreiten.

Karzinome metastasieren im Gegensatz zu Sarkomen in den meisten Fällen über die Lymphgefäße in Lymphknoten. Zuerst wachsen sie in Lymphknoten in der Nähe des Primärtumors und streuen später in weiter entfernte Lymphknoten (◘ Abb. 22.1). Die zweithäufigsten Lokalisationen von Metastasen, die sich über den Blutkreislauf ausbreiten, sind die Lunge oder die Leber.

Metastasen sind außerdem häufig in Knochen, im Gehirn, unter der Haut oder in den Ovarien lokalisiert. Sie können in allen Geweben entstehen, auch in den Nebennieren und den Nieren. Einige Organe und Gewebe lassen allerdings ohne ersichtlichen Grund tendenziell eine verhältnismäßig niedrige Inzidenz eines metastatischen Befalls durch die meisten Tumorarten erkennen. Dazu zählen die Milz sowie Muskelgewebe.

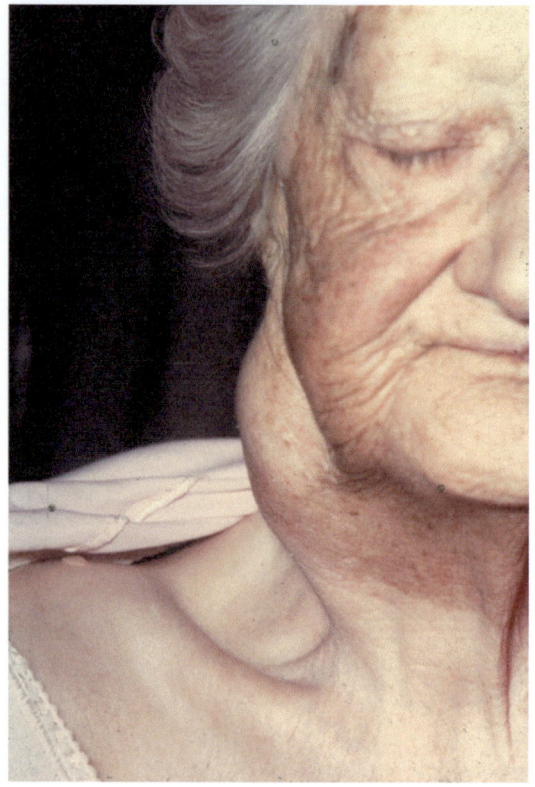

◘ **Abb. 22.1** In den vergrößerten, harten Halslymphknoten dieser älteren Frau waren Metastasen eines Plattenepithelkarzinoms unterhalb der rechten Zunge lokalisiert. Sie hatte keine Beschwerden im Mund verspürt

Übung
Welche Primärlokalisationen sind wahrscheinlich mit einem metastatischen Befall der zervikalen Lymphknoten (Halslymphknoten) assoziiert?

_____

_____

_____

> Die Wahrscheinlichkeit der Metastasierung eines Tumors in eine bestimmte Körperregion ist maßgeblich von der Art und dem Ursprungsort des Tumors abhängig.

Tab. 22.1 Die häufigsten Lokalisationen von Metastasen

Primärtumor	Metastasen-Lokalisation	▶ Kap.
Basalzellkarzinom der Haut	Metastasiert äußerst selten	10
Plattenepithelkarzinom der Haut	Regionale Lymphknoten, die übergeordnete Lymphknotengruppe, in einem sehr späten Stadium die Lunge	10
Melanom	Regionale Lymphknoten, die übergeordnete Lymphknotengruppe, Lunge, Leber, Gehirn, distale Lymphknoten, Dünndarm, subkutane Gewebe, Milz, Knochen, Nebennieren	10
Lungenkrebs	Mediastinale Lymphknoten, distale Lymphknoten, Knochen, Gehirn, Leber, subkutanes Gewebe, Nebennieren	11
Brustkrebs	Axilläre Lymphknoten, supraklavikuläre Lymphknoten, Brustlymphknoten, Lunge, Leber, subkutane Gewebe, Gehirn	12
Speiseröhrenkrebs	Angrenzende mediastinale Lymphknoten, sonstige intrathorakale Lymphknoten, supraklavikuläre Lymphknoten, gelegentlich Leber und Lymphknoten unterhalb des Diaphragmas	13
Magenkrebs	Perigastrische Lymphknoten, paragastrische Lymphknoten, zöliakale Lymphknoten, Lymphknoten im Bereich des Omentum minus, supraklavikuläre Lymphknoten (meist auf der linken Seite), Leber, Omentum majus, Omentum minus, Peritoneum, Ovar	13
Leberkrebs	Sonstige Lokalisationen in der Leber, Lunge, regionale Lymphknoten, selten Knochen	13
Gallenblasen- und Gallengangkrebs	Lymphknoten im Bereich des Omentum minus, Leber, Peritoneum	13
Bauchspeicheldrüsenkrebs	Angrenzende Lymphknoten, zöliakale Lymphknoten, Omentum minus, Leber, Peritoneum, Lunge	13
Dünndarmkrebs	Mesenteriallymphknoten, paraaortale Lymphknoten, Leber	13
Dickdarmkrebs (Kolon- und Rektumkarzinom)	Parakolische Lymphknoten, nächste Lymphknotengruppe, paraaortale Lymphknoten, Leber, Peritoneum	13
Analkrebs – oberer Analkanal, unterer Analkanal	Beckenlymphknoten, paraaortale Lymphknoten, Leber, Leistenlymphknoten	13
Lippenkrebs	Submentale und submandibuläre Lymphknoten, zervikale Lymphknoten, Parotis-Lymphknoten	14
Krebs der Zunge, des Mundbodens und der Wangenschleimhaut	Submentale Lymphknoten, submandibuläre Lymphknoten, zervikale Lymphknoten, supraklavikuläre Lymphknoten	14
Zungengrund-, Tonsillen- und Pharynxkarzinom	Tonsilläre Lymphknoten, zervikale Lymphknoten, supraklavikuläre Lymphknoten, Lunge	14
Speicheldrüsenkrebs: Metastase Nasen-Rachen-Krebs Kehlkopfkrebs	Angrenzende Lymphknoten, zervikale Lymphknoten, supraklavikuläre Lymphknoten	14
Schilddrüsenkrebs – follikuläre Schilddrüsenkarzinome	Angrenzende Lymphknoten, weiter entfernte Lymphknoten, außerdem Knochen, Lunge, Leber	14
Gebärmutterkrebs	Angrenzende Lymphknoten, Beckenlymphknoten, Ovarien, Peritoneum	15
Eierstockkrebs	Angrenzende Lymphknoten, Beckenlymphknoten, der andere Eierstock, Eileiter, abdominelle Lymphknoten, Dünndarm, Peritoneum, Leber	15

Tab. 22.1 Fortsetzung

Primärtumor	Metastasen-Lokalisation	▶ Kap.
Scheidenkrebs	Angrenzende Lymphknoten, Beckenlymphknoten, Leistenlymphknoten	15
Vulvakrebs	Leistenlymphknoten, weiter entfernte Lymphknoten	15
Peniskrebs	Leistenlymphknoten, weiter entfernte Lymphknoten	16
Hodenkrebs	Paraaortale Lymphknoten, weiter entfernte Lymphknoten, Lunge	16
Prostatakrebs	Angrenzende Lymphknoten, Beckenlymphknoten, Knochen, Lunge, Leber	16
Blasenkrebs	Angrenzende Lymphknoten, Beckenlymphknoten, Peritoneum	17
Nierenkrebs – Nierenbeckenkarzinom	Hilus-Lymphknoten, paraaortale Lymphknoten, Lunge (bisweilen eine solitäre Metastase), außerdem der Harnleiter	17
Hirntumoren	Metastasieren selten, bevor der Primärtumor zum Tod führt	18
Leukämien und Lymphome	Hierbei handelt es sich um systemische Erkrankungen	19
Weichteilsarkome	In erster Linie Lunge (bisweilen eine solitäre Metastase)	20
Osteosarkom	Lunge (multiple Metastasen in einem frühen Stadium)	21
Osteoklastom	Metastasiert selten, bis es irgendwann degeneriert und sich in die Lunge ausbreitet	21
Ewing-Sarkom	Lunge, Knochen	21
Chondrosarkom	Lunge, andere Knochen; metastasiert jedoch selten, bevor es groß und schmerzhaft wird und degeneriert	21

So neigt Magen-, Bauchspeicheldrüsen- und Darmkrebs beispielsweise dazu, zuerst in abdominelle Lymphknoten und anschließend über die Pfortader in die Leber zu metastasieren. Mammakarzinome streuen zunächst eher in angrenzende Lymphknoten und später in die Lunge, die Leber und die Knochen. Prostatakarzinome breiten sich tendenziell in lokale Lymphknoten und in Knochen aus. Hautkrebs sowie Krebs im Mund- und Rachenraum neigt dazu, in nahegelegene Lymphknoten zu metastasieren, mit Ausnahme von Basalzellkarzinomen, die meist ausschließlich umgebende Gewebe infiltrieren. Lungenkrebs streut hingegen eher frühzeitig nicht nur in Lymphknoten, sondern auch in fast alle übrigen Körperorgane oder -gewebe, einschließlich Knochen und Gehirn. Wie Lungenkrebs metastasieren Melanome tendenziell nicht nur in Lymphknoten, die Lunge, die Leber, den Darm und das Gehirn, sondern auch in die Milz.

Sarkome breiten sich eher zuerst über den Blutkreislauf in die Lunge und nicht in Lymphknoten aus. Die häufigsten Lokalisationen von Metastasen sind in ◘ Tab. 22.1 aufgeführt. Diese Tabelle enthält eine Zusammenfassung der meisten Primärtumoren, der häufigsten Lokalisationen ihrer Metastasen sowie Verweise auf die entsprechenden Kapitel in diesem Buch, in denen die einzelnen Krebsarten ausführlicher behandelt werden.

Übung
Erstellen Sie eine Liste der häufigeren Primärlokalisationen von Sekundärtumoren in folgenden Organen:
1. Lunge
   _____
2. Leber
   _____
3. Knochen
   _____
4. Gehirn
   _____
5. Milz
   _____
6. Linke supraventrikuläre Lymphknoten
   _____

Fortschritte

Kapitel 23   **Methoden und Evidenz des Fortschritts – 261**
K.R. Aigner, F.O. Stephens, T. Allen-Mersh, G. Hortobagyi, D. Khayat, S.M. Picksley, P. Sugarbaker, T. Taguchi, J.F. Thompson

Kapitel 24   **Personalisierte Medizin – 269**
K. Aigner

Kapitel 25   **Perspektiven – 275**
K.R. Aigner, F.O. Stephens, T. Allen-Mersh, G. Hortobagyi, D. Khayat, S.M. Picksley, P. Sugarbaker, T. Taguchi, J.F. Thompson

Methoden und Evidenz des Fortschritts

K.R. Aigner, F.O. Stephens, T. Allen-Mersh, G. Hortobagyi, D. Khayat, S.M. Picksley, P. Sugarbaker, T. Taguchi, J.F. Thompson

23.1 Evidenzbasierte Medizin – 262
23.1.1 Randomisierte Studien – 262
23.1.2 Weitere historische Methoden der Evidenzgewinnung – 262

23.2 Klinische Studien – 266

In diesem Kapitel erfahren Sie mehr über
- Evidenzbasierte Medizin
- Klinische Studien

23.1 Evidenzbasierte Medizin

Es wäre schön, wenn man davon ausgehen könnte, dass Ärzte bei jedem Gesundheitsproblem bei unterschiedlichen Patienten und unter verschiedenen Umständen stets wüssten, was das Richtige ist. Tatsächlich ist dies jedoch keineswegs der Fall. Die zur Auswahl der optimalen Therapie für jeden einzelnen Patienten erforderliche Evidenz steht nicht immer zur Verfügung.

> In keinem Bereich der medizinischen Praxis ist die Situation ungewisser als in einigen Aspekten der Krebstherapie.

Alle Ärzte haben stets das Ziel, die beste Evidenz für die wirksamste Therapie zu erhalten. Durch die Entwicklung der Informationstechnologie mit einer Vielfalt statistischer und mathematischer Analyseansätze sowie randomisierten Studien schien jedoch eine Zusammenfassung neuer, wissenschaftlich erforschter sowie mathematisch belegter klinischer Daten unter dem Oberbegriff »evidenzbasierte Medizin« angebracht. Diese Bezeichnung grenzt diese Evidenz von Informationen ab, denen eine »einmalige« Erfahrung, eine Sammlung von Anekdoten, allgemein anerkannte Theorien, Volksmedizin, Wunschdenken oder überlieferte Erzählungen zugrunde liegen.

Die höchste Evidenz besitzen heute randomisierte Studien.

23.1.1 Randomisierte Studien

Zur Teilnahme an einer randomisierten Studie werden alle Patienten eingeladen, die an eine Spezialklinik überwiesen wurden und ein Gesundheitsproblem haben, das zur Ermittlung der optimalen Therapiemethode untersucht werden muss. Bei der Durchführung randomisierter Studien müssen strenge ethische Standards eingehalten werden. Außerdem muss nicht nur die Einwilligung der betroffenen Patienten, sondern auch die Genehmigung einer unabhängigen Ethikkommission eingeholt werden.

Die für eine Studienteilnahme infrage kommenden Patienten werden ausführlich über die Art der Studie aufgeklärt. Sofern sie sich mit der Teilnahme einverstanden erklären, werden sie willkürlich einer von zwei Testgruppen zugeteilt, über welche die Forscher keine Kontrolle haben. Bei einigen speziellen Studien kann es auch mehr als zwei Testgruppen geben. Die Forscher haben keinen Einfluss darauf, welche Patienten den einzelnen Gruppen zugeordnet werden. Die Patienten der einen Gruppe erhalten die beste bekannte und verfügbare Standardtherapie, während die Patienten der anderen Gruppe mit der neuen, zu untersuchenden Methode behandelt werden, von der man annimmt, dass es sich um eine bessere Therapiemethode handeln könnte. Die Ergebnisse werden im Idealfall »blind« erfasst, d. h. durch einen Dritten, der nicht weiß, welche Therapie den einzelnen Patienten verabreicht wurde. Die Ergebnisse der beiden Gruppen werden miteinander verglichen, normalerweise durch eine geeignete statistische Analyse, um festzustellen, welche Therapieform die bessere war. Solche Studien werden als randomisierte kontrollierte Studien bezeichnet. Sobald ausreichende Belege dafür vorliegen, dass eine Methode besser ist als die andere, wird die Studie beendet. Die bessere Therapiemethode wird anschließend in der Regel für alle Patienten empfohlen.

Dies ist zwar nicht der einzige Weg, um schlüssige Evidenz für das optimale Vorgehen zu finden, er gilt jedoch gemeinhin als der überzeugendste.

23.1.2 Weitere historische Methoden der Evidenzgewinnung

Ein Großteil der im Laufe vieler Jahre medizinischer Praxis gewonnenen Erkenntnisse wurde weder wissenschaftlich ausgewertet noch statistisch belegt, um bestmögliche klinische Informationen zu erhalten.

In der Vergangenheit mussten Ärzte auf der Grundlage der bestverfügbaren Evidenz Entscheidungen treffen sowie Vorgehensweisen und Konzepte einführen. Diese wurden jedoch von der historischen Evidenz abgeleitet oder durch »Versuch und

Irrtum« ermittelt. Das Versuch-und-Irrtum-Prinzip basiert auf dem Grundsatz, Fehler möglichst nicht zu wiederholen oder so wenige Fehler wie möglich zu machen. Dieses Prinzip ist oft als Erfahrung getarnt. Allerdings wurden auf die eine oder andere Art – auch zwangsläufig durch einige Fehler – dennoch neue Informationen gewonnen und Fortschritte erzielt.

> Häufig entwickelten sich traditionelle oder historisch anerkannte Praktiken einfach weiter und wurden ohne genaue Analyse oder kritiklos übernommen.

Der einflussreichste medizinische oder chirurgische Lehrende besaß möglicherweise großes praktisches Fachwissen, war jedoch auf dem Gebiet der kritischen Analyse weniger bewandert. Die persönlichen Erfahrungen eines jeden Arztes wurden häufig als schlüssige Evidenz übernommen, ohne eine sorgfältige Analyse oder einen fairen Vergleich mit anderen Belegen oder unter anderen Umständen vorzunehmen. Solche Überzeugungen eines Lehrenden oder persönliche Erfahrungen in einer begrenzten Praxis werden meist als »anekdotische Evidenz« bezeichnet. Anekdotische Evidenz kann zwar durchaus der Wahrheit entsprechen, es existieren jedoch keine Belege dafür, dass ein identisches Ergebnis von unterschiedlichen Ärzten unter variablen Umständen und bei unterschiedlichen Patienten erzielt wird.

Es gibt jedoch einige bemerkenswerte Ausnahmen im Hinblick auf den Nutzen einer »einmaligen« Erfahrung.

Edward Jenner war beispielsweise derart davon überzeugt, dass eine »Immunisierung« durch das milde Kuhpockenvirus einen Schutz vor der tödlichen und infektiösen Pockenerkrankung bieten würde, dass er seine Thesen an sich selbst testete. Er injizierte sich Kuhpocken und löste so eine leichte Reaktion aus. Später injizierte er sich Pockenviren und erkrankte nicht an Pocken. Seine Überzeugung beruhte auf »anekdotischen« Beobachtungen und historischer Evidenz.

Obschon es weder wissenschaftlich belegte Informationen noch eine randomisierte Studie gab, wurde ein großer medizinischer Fortschritt erzielt. Tatsächlich wurde Jenners Entdeckung aus dem Jahr 1796 bis heute nicht durch randomisierte Studien bewiesen.

Der in London tätige Alexander Fleming entdeckte 1928, dass ein auf einer Kultur wachsender Schimmelpilz das Bakterienwachstum stoppte. Später, im Jahr 1940, zeigte der ebenfalls in Großbritannien arbeitende Australier Dr. Howard Florey, dass ein Extrakt aus Flemings Schimmelpilz mit der Bezeichnung Penicillin effektiv und sicher bei Patienten eingesetzt werden kann, um Bakterien abzutöten, die Infektionen beim Menschen auslösen. So wurde das Penicillin entdeckt und die Ära der modernen Antibiotikatherapie bakterieller Infektionen eingeläutet. Der Behandlungserfolg von Lungenentzündungen und anderen Infektionen mit Penicillin war so offensichtlich, dass nie eine randomisierte Studie initiiert wurde.

Der Ansatz von Edward Jenner, Selbsttests durchzuführen, kommt bisweilen bei der Überprüfung verbreiteter Ansichten in anderen Gebieten der Medizin auch heute noch zum Einsatz.

1983 berichteten Dr. Robin Warren und Dr. Barry Marshall aus Australien in *The Lancet* von ihrem Nachweis eines Bakteriums namens *Helicobacter pylori* in der Magenschleimhaut von Patienten mit Magengeschwüren. Sie waren davon überzeugt, dass es sich nicht um einen Zufallsbefund handelte, sondern nachweisbar um einen Auslöser von Magengeschwüren. Um zu beweisen, dass dieses Bakterium tatsächlich Magengeschwüre verursacht und nicht zufällig nachgewiesen wurde, schluckten Dr. Marshall und ein Freund Kulturen des Bakteriums. Beide erkrankten an einer Gastritis, die mit Erbrechen und Abdominalschmerzen assoziiert war, und wurden gastroskopisch untersucht. Anhand von Biopsien konnte das Bakterium in der entzündeten Magenschleimhaut nachgewiesen werden. So wurde die Assoziation zwischen *Helicobacter pylori* und Gastritis belegt, und anschließende epidemiologische Studien bestätigten, dass in der entzündeten Magenschleimhaut ohne Therapie Geschwüre entstehen können.

Ein weiterer, auf dieser Art von Ansatz basierender Bericht wurde 1997 in *The Medical Journal of Australia* in Bezug auf Prostatakrebs veröffentlicht. Bei einem Arzt wurde durch eine Biopsie Prostatakrebs diagnostiziert. Weil seiner Meinung nach Vieles dafür sprach, dass pflanzliche Östrogene – sog. Phytoöstrogene – (wie auch menschliche Östrogene) das Wachstum von Prostatakarzinomen beeinflussen können, verabreichte er sich selbst 7 Tage lang Phytoöstrogene in einer moderaten Dosis, bevor er sich einer radikalen Prostatektomie unterzog. Nach diesem Eingriff wurde ein Pathologe gebeten, die Prostatakrebszellen zu untersuchen und ihr Aussehen mit dem der Krebszellen zu vergleichen, die vor Therapiebeginn biopsiert worden waren.

Der Pathologe konnte eindeutige Anzeichen von Apoptose (programmierter Zelltod) in den Tumorzellen erkennen, während in den 3 Wochen zuvor biopsierten Proben keine Apoptose festzustellen war. Dies war natürlich eine »einmalige« Studie, wie auch die von Edward Jenner und Barry Marshall. Obwohl sie nicht so überzeugend war wie eine wissenschaftlich kontrollierte randomisierte Studie, zeigte sie doch eindeutig, dass weitere Untersuchungen gerechtfertigt wären.

Mittlerweile und insbesondere seit den letzten zwei oder drei Jahrzehnten des 20. Jahrhunderts versucht man, das wahrscheinlichste Ergebnis unterschiedlicher medizinischer Praktiken oder Therapien stärker wissenschaftlich zu ermitteln. Unter der Leitung medizinischer Wissenschaftler mit einem statistischen Hintergrund und epidemiologischen Fähigkeiten haben sich randomisierte Studien heute zur wesentlichen »Messlatte« des Arztes für neue Informationen sowie zu einer Basis entwickelt, anhand derer neue und alte Methoden heute miteinander verglichen und beurteilt werden.

Dies ist ein großer Durchbruch zur potenziellen Steigerung der Effizienz ausreichender medizinischer Fortschritte. Fortschritte in der medizinischen Praxis sollten, wenn möglich, am besten im Rahmen wissenschaftlich evaluierter Studien erzielt werden, bei denen die Evidenz überprüft und mit der bestehenden optimalen Methode verglichen und daran gemessen werden kann.

Dabei ist allerdings zu beachten, dass unser heutiges Wissen sowie unsere heutige effektive Praxis zu einem Großteil auf unterschiedlichsten Kompetenzen im Bereich der Evidenzgewinnung basieren. Außerdem sind nach wie vor nicht alle relevanten Informationen messbar oder lassen sich in ein rechnergestütztes Modell konvertieren. Es besteht immer noch ein Bedarf an Lösungen, die auf logischen und engen sowie persönlichen Beziehungen zwischen Ärzten und Patienten aufbauen. Diese Beziehungen und die gewonnene Evidenz dürfen bei dem Streben nach einer mathematisch basierten Wissenschaft nicht auf der Strecke bleiben. Faktoren wie die Herzlichkeit der Beziehung und das persönliche Verständnis von Prioritäten der sozialen, häuslichen, geistigen und sonstigen Umstände zwischen Arzt und Patient sind nicht messbar, spielen jedoch für die Entscheidungsfindung eine wichtige Rolle. Dass sie nicht erfasst werden können, bedeutet nicht, dass sie ignoriert oder verworfen werden dürfen. Sie beeinflussen das Ergebnis insofern, als es um Menschen geht und Patienten besondere Menschen sind.

Historische Evidenz, klinische Erfahrungen, »Glaubenssysteme« der Patienten, persönliche und soziale Prioritäten und Bedürfnisse und sonstige Überlegungen müssen bei der klinischen Entscheidungsfindung weiterhin eine wichtige Rolle spielen. Der Patient muss stets zuerst als Mensch betrachtet werden, und zwar als ein Mensch mit einem Gesundheitsproblem, und nicht in erster Linie als ein zu lösendes Gesundheitsproblem. Das Verhältnis zwischen Arzt und Patient muss persönlich und unantastbar sein, basierend auf zahlreichen nichtmessbaren sowie immateriellen Aspekten menschlicher Emotionen sowie auf Wissen, und auf die unmittelbaren gesundheitlichen Bedürfnisse Anwendung finden, die gemeinsam durch den Patienten und den Arzt ausgearbeitet wurden. Es darf nicht ausschließlich dem Diktat wissenschaftlicher Daten unterliegen.

> **Wissenschaftliche Grenzen, Unterschiede und Unsicherheiten zeigen sich sehr deutlich bei der Bestimmung der optimalen Therapie für Brustkrebspatientinnen und Patienten mit Prostatakrebs.**

Die Forschungs- und Therapieergebnisse sind immer noch nicht vorhersehbar und die Prioritäten der Patienten meist sehr unterschiedlich. Eine für einen Patienten richtige Entscheidung ist für einen anderen Patienten nicht zwangsläufig ebenfalls richtig. Die individuelle Beurteilung und das persönliche Verständnis müssen eine zentrale Rolle spielen, sind jedoch wissenschaftlich nur schwer zu erfassen.

Vor einigen Jahren zeigten randomisierte kontrollierte Studien bei Brustkrebspatientinnen, dass die Standardoperation durch radikale Mastektomie mit einer Entfernung der darunterliegenden Muskeln einschließlich aller angrenzenden Achsellymphknoten nicht mehr Heilungen bewirkte als eine »modifizierte« Radikaloperation, bei der kein Muskelgewebe reseziert wurde. Aus weiteren randomisierten Studien weiß man heute, dass bei Frauen mit relativ kleinen Mammakarzinomen eine Heilung durch eine brusterhaltende Operation beinahe ebenso wahrscheinlich ist. Dabei wird ausschließlich der tumortragende Teil der Brust zusammen mit potenziell befallenen axillären Lymphknoten entfernt. Anschließend wird das übrige Brustgewebe mit einer Strahlentherapie behandelt. Einige Frauen mit Brustkrebs sind jedoch erst dann beruhigt, wenn die gesamte Brust entfernt wurde, und sollten das Recht haben, diese Entscheidung für sich zu treffen, wenn sie ihrem Wunsch entspricht. Für diese Frauen wäre ein Erhalt der Brust beunruhigender als deren Verlust.

Für andere und v. a. die meisten jüngeren Frauen ist die Brust von großer emotionaler Bedeutung. Wenn eine Radikaloperation erforderlich ist, würden sie sich für eine sofortige plastisch-chirurgische Brustrekonstruktion entscheiden, anstatt eine Zeit lang auf eine Brust verzichten zu müssen. Bis vor kurzem wollten die meisten Chirurgen eine Brust frühestens 2 Jahre nach ihrer Entfernung wiederherstellen, da zu diesem Zeitpunkt ein Tumorrezidiv in der Brustregion unwahrscheinlich ist. Randomisierte Studien haben jedoch inzwischen gezeigt, dass dieser Aufschub die Prognose für die Patientin nicht verbessert, und dass der Patientin in den meisten Fällen eine direkte Rekonstruktion angeboten werden sollte, sofern sie dies wünscht. Manchmal sind auch andere Unterschiede bei den Wünschen der Patientinnen zu berücksichtigen, wie z. B. die Entscheidung für oder gegen eine adjuvante Chemotherapie oder eine Hormontherapie oder eine strahlen- oder chemotherapeutische Behandlung bei stark metastasierten asymptomatischen Tumoren. Einige Frauen möchten auch ihre andere Brust entfernen lassen, v. a. bei einer starken Häufung von Brustkrebsfällen innerhalb der Familie. Die endgültige Entscheidung in diesem und anderen Punkten muss auf der Grundlage der besonderen und persönlichen Prioritäten und Bedürfnisse der Patientin erfolgen, in Verbindung mit dem Verständnis der bestverfügbaren Evidenz für die potenziellen Ergebnisse unterschiedlicher Handlungsoptionen, wie sie durch Ärzte und Behandlungsteams erläutert wird.

Im Fall von Prostatakrebs bedeutet eine histologische Krebsdiagnose nicht, dass die Krebserkrankung auch während der Restlebensdauer des Patienten fortschreiten wird. Nur bei einem von 4 Patienten wird das Prostatakarzinom potenziell lebensbedrohlich, bevor der Patient aus anderen Gründen stirbt. Es gibt allerdings bisher noch keine zuverlässige Methode, um festzustellen, bei welchen Tumoren eine Therapie als lebenserhaltende Maßnahme indiziert ist. Die meisten Prostatakrebspatienten sind in einem höheren Alter, und eine kurative Behandlung ist wahrscheinlich mit schweren Nebenwirkungen verbunden. Entscheidungen müssen anhand der bestverfügbaren Evidenz getroffen werden, sollten jedoch an die Lebenssituation des Patienten bzw. seine Bedürfnisse und Prioritäten angepasst werden.

Es gibt so viele Unterschiede im Hinblick auf Krankheitsverläufe, Umwelt- und soziale Situationen, menschliche Bedürfnisse, Überzeugungen, Emotionen, Prioritäten und zwischenmenschliche Beziehungen sowie medizinische Fähigkeiten, Einrichtungen und Praktiken, dass es nicht immer möglich ist, auch nur Basisdaten einer wissenschaftlichen statistischen Analyse zu unterziehen. Die folgenden Aussagen fassen die Komplexität der Thematik zusammen:

- Nicht jede Evidenz lässt sich statistisch begründen, und nicht alle Statistiken lassen sich als Evidenz rechtfertigen.
- Außerdem sollte beachtet werden, dass eine fehlende Evidenz nicht gleichgesetzt werden kann mit einer Evidenz des Fehlens.
- Mit anderen Worten: nur weil keine statistische Evidenz existiert, um eine Theorie zu belegen, ist noch lange nicht bewiesen, dass sie falsch ist.

> **Fehlende Evidenz kann nicht gleichgesetzt werden mit einer Evidenz des Fehlens.**

Wenn anekdotische oder historische Belege bzw. Informationen auf der Grundlage einer logisch aufgestellten Hypothese immer noch die bestverfügbare Evidenz darstellen, dann muss diese Evidenz bei medizinischen Überlegungen und der Gewinnung von Erkenntnissen zwangläufig nach wie vor berücksichtigt werden.

Evidenz, die auf einer logischen Hypothese basiert, jedoch noch nicht reif für eine randomisierte Studie ist, kann dennoch im Rahmen einer wissenschaftlichen Studie getestet werden, die bisweilen als Pilotstudie bezeichnet wird. Die Theorie und der Studienvorschlag werden in der Regel einer Gruppe von Expertenkollegen (Peers) oder sachkundigen Kollegen zur Stellungnahme und Zustimmung vorgelegt, bevor die These an einer kleinen Gruppe interessierter Patienten nach ihrer informierten Einwilligung »getestet« wird. Wenn der erste »Test« erfolgreich ist, wird die Studie mit einer weiteren größeren Gruppe durchgeführt. So können neue Theorien überprüft und Evidenzen gewonnen werden, dies jedoch unter gut organisierten, streng überwachten und sicheren Bedingungen.

Ein deutliches Beispiel für wichtige, jedoch einfache Informationen, die ohne eine wissenschaftliche Analyse gesammelt wurden, ist der Umstand, dass niemals eine randomisierte Studie durchgeführt wurde, um zu belegen, dass bei Patienten mit einer Pneumonie ein besseres Behandlungsergebnis erzielt wird, wenn sie anstelle der vor Einführung des Antibiotikums üblichen Standardtherapie eine Antibiotikatherapie erhalten. Entsprechend lassen anekdotische und historische Evidenzen allein darauf schließen, dass die chirurgische Entfernung eines akut entzündeten Blinddarms wahrscheinlich ein besseres Ergebnis erzielt als die Therapie, die vor Erfindung der Narkose ohne einen chirurgischen Eingriff zum Einsatz kam. Diese Annahme wurde jedoch nie durch eine randomisierte Studie belegt.

In jüngerer Zeit war eine Amputation die traditionelle und wirksamste bekannte Therapie bei Patienten mit einem fortgeschrittenen malignen Tumor (meist einem Sarkom) in einer Extremität, der für eine erfolgreiche lokale operative Entfernung zu groß war. Jede weniger weitreichende Behandlung war bekanntlich mit einem hohen Risiko von Lokalrezidiven verbunden. Die Erfahrungen einiger Kliniken lassen heute jedoch darauf schließen, dass in den meisten Fällen statt einer Amputation vergleichbar zufriedenstellende Ergebnisse auch dann erzielt werden können, wenn der Tumor zunächst durch eine Chemotherapie verkleinert und der Resttumor anschließend lokal chirurgisch exzidiert wird (▶ Kap. 8). Dies wurde jedoch nie in einer strikt randomisierten kontrollierten Studie nachgewiesen, und in einigen Kliniken gilt die Amputation tatsächlich immer noch als die Therapie der Wahl. Idealerweise sollte diese Annahme durch eine sorgfältig organisierte Studie überprüft werden; doch wer wäre dazu bereit, Patienten zu bitten, an einer Studie teilzunehmen, bei der die Amputation einer Gliedmaße reine Glückssache wäre? Doch selbst wenn solche kooperativen Patienten gefunden werden könnten, würde es sich dabei nicht um eine eher selektive Personengruppe handeln, die sich von uns anderen scheinbar unterscheidet?

23.2 Klinische Studien

Angesichts so zahlreicher unterschiedlicher Methoden der Krebstherapie im Allgemeinen ist es wichtig, dass führende Behandlungsteams weiter untersuchen, welche Therapiemethode bzw. -methoden am wahrscheinlichsten die besten Ergebnisse erzielen. Dies hängt von vielen variablen Faktoren ab, wie Alter, Wohnort und häusliche Situation des Patienten, Art und Stadium der Krebserkrankung, Bandbreite der verfügbaren Therapiemöglichkeiten, potenzielle Nebenwirkungen der Behandlung und Akzeptanz von Behandlungsoptionen durch den Patienten. Um unterschiedliche Behandlungsmethoden für verschiedene Krebsarten bei unterschiedlichen Patienten und unter variablen Bedingungen zu vergleichen, sollten Untersuchungen unbedingt im Rahmen gut durchgeführter klinischer Studien fortgesetzt werden. Wenn unklar ist, welche Therapieoption für Patienten mit einem bestimmten Gesundheitsproblem die beste ist, werden in solchen Studien Untersuchungen von Experten durchgeführt, die sich zu einem Vergleich von Behandlungsoptionen verpflichtet haben.

Wenn mehr als zwei Therapiemöglichkeiten untersucht werden, spricht man von einer Studie mit »mehr als zwei Armen«. Solche Studien müssen von Expertenteams sorgfältig überdacht und geplant sowie streng überwacht und gut ausgeführt werden. Derartige Studien werden üblicherweise am besten in großen Universitätskliniken durchgeführt. Auf diese Weise wurden und werden weiter große Fortschritte zur Verbesserung der Behandlung von Patienten mit Krebserkrankungen jeglicher Art erzielt.

Patienten sollten ausführlich über die Studienbedingungen informiert werden. Sie sollten erfahren, warum die Studie notwendig ist, warum sie als geeignete Patienten für die Studie ausgewählt wurden, welcher potenzielle Nutzen und ggf. welche potenziellen Probleme sich ergeben könnten und mit welchen Vor- oder Nachteilen eine Studienteilnahme verbunden ist (wobei insbesondere potenzielle Nebenwirkungen zu nennen sind). Patienten werden zur Teilnahme an einer klinischen Studie eingeladen, wenn die Experten nicht sicher sagen können, ob eine Behandlungsoption besser ist als eine andere. Während ihrer Teilnahme an einer Studie zur Beantwortung dieser Frage werden die Patienten selbstverständlich sorgfältig überwacht und fachmännisch betreut. Ihnen muss versichert werden, dass ihre Studienteilnahme absolut freiwillig ist und dass sie die Studie jederzeit abbrechen können, ihre Teilnahme den Expertenteams jedoch helfen sollte festzustellen, welche Behandlung die besten Ergebnisse erzielt. Diese Informationen spielen eine wichtige Rolle für die künftige Therapie und Betreuung von Patienten, zu denen möglicherweise auch Angehörige oder Freunde der Studienteilnehmer oder sogar sie selbst gehören.

Klinische Studien zur Prüfung neuer Medikamente werden in drei Phasen durchgeführt:

In **Phase I** soll die maximale, gut verträgliche Dosis eines Medikaments ermittelt werden, die sicher verabreicht werden kann. Dabei wird normalerweise mit kleinen Dosen bei einer geringen Anzahl von Patienten (meist 2 oder 3) begonnen und die Dosis in aufeinanderfolgenden kleinen Patientengruppen schrittweise erhöht, bis eine maximale, gut verträgliche Dosis erkennbar wird.

In **Phase II** soll festgestellt werden, wie wirksam die ermittelte sichere Maximaldosis bei der Behandlung einer Reihe von Patienten ist.

Phase III ist eine randomisierte Studie mit einer ausreichenden Anzahl von Patienten, um die Ergebnisse der Therapie mit dem neuen untersuchten Wirkstoff mit den Ergebnissen einer Standardbehandlung entsprechend der optimalen Vorgehensweise zu vergleichen.

Genehmigung durch eine Ethikkommission In der medizinischen Praxis und Forschung gibt es verschiedene Formen klinischer Studien. In allen Fällen sind jedoch eine informierte Einwilligung der Patienten sowie eine Genehmigung durch eine unabhängige Ethikkommission erforderlich. Um die besten Informationen zu erhalten, v. a. in Verbindung mit verhältnismäßig seltenen Gesundheitsproblemen, müssen oft multizentrische Studien organisiert werden. Daran nehmen Patienten in zahlreichen verschiedenen Kliniken bzw. Einrichtungen teil, die von mehreren verschiedenen Ärzten betreut werden. Solche Studien verlangen strenge ethische Standards in Bezug auf die Datenerhebung und den Datenschutz, die von unabhängigen Ethikkommissionen genehmigt werden müssen, ebenso wie einheitliche Methoden für die Erfassung, Analyse und Veröffentlichung von Ergebnissen.

Personalisierte Medizin

K. Aigner

24.1 Hintergrund – Tumorvarietät – 270

24.2 Rapide Verbesserung diagnostischer Methoden – 270

24.3 Biomarker – 271

24.4 Heterogenität – die Evolution von Krebs – 271

24.5 Immuntherapie – 271
24.5.1 Immuntherapie – Checkpoint-Blockade – 271
24.5.2 Immuntherapie – adoptive Therapien – 272
24.5.3 Immuntherapie – tumorspezifische Antikörper – 272

24.6 Ausblick – 272

© Springer-Verlag Berlin Heidelberg 2016
K. R. Aigner, F. O. Stephens (Hrsg.), *Onkologie Basiswissen*,
DOI 10.1007/978-3-662-48585-9_24

In diesem Kapitel erfahren Sie mehr über
- Tumorvarietät
- Rapide Verbesserung diagnostischer Methoden
- Biomarker
- Heterogenität
- Immuntherapie

Bisher waren nur wenige Medikamente und nur wenige verschiedene diagnostische Untersuchungen für die Bestimmung und Behandlung von Krebsarten verfügbar, was häufig zu ineffizienter oder auch übermäßiger Therapie führte und teilweise noch führt. Wir profitieren immer mehr von hochpräzisen Diagnostikmethoden, welche uns umfassende, aufschlussreiche Datenmengen liefern. Der Zugang zu Informationen, welche die Varietät der Biologie und Medizin wiederspiegeln, ermöglicht uns heute medizinische Versorgung mit durch Daten unterstützter, individualisierter Behandlung.

Zellwachstum und -proliferation sowie an der DNA-Reparatur beteiligt sind, können Defekte aufweisen und damit zu Tumoren führen. Soll eine Therapie einen solchen Defekt regulieren, so muss die Ursache genau bekannt sein. Verschiedene Tumoren haben verschiedene Angriffsstellen, die gefunden und gezielt mit personalisierter Therapie angegangen werden müssen.

Brustkrebs, vormals als eine bestimmte Krebsart mit einer bestimmten Methode behandelt, kann heute in mehrere hundert Varianten differenziert werden, welche durch sinnvolle Einteilung in etwa 10 Subtypen gruppiert werden können. Diese Einteilung geht weiter als die bereits gängige ER/HER2-Klassifizierung und kann helfen, die am besten passende Therapie für jede Patientin zu finden. In einem großen Projekt (*The Cancer Genome Atlas*, TCGA) werden derzeit 33 verschiedene Tumorarten von 11.000 Patienten genetisch und molekular analysiert.

24.1 Hintergrund – Tumorvarietät

> Tumoren unterscheiden sich nicht nur durch ihr Aussehen, ihr Ursprungsorgan und ihren histologischen Befund. Eine Unzahl von Tumorvarianten beruht auf Unterschieden in der molekularen und genetischen Basis.

Krebs ist eine Krankheit, die aus verändertem Erbgut entsteht. Mutationen an einem oder mehreren von Hunderten möglichen Genorten wie Tumorsuppressorgenen, Onkogenen und Genen mit bisher unbekanntem Mechanismus ergeben diese Varietät. Eine enorm große Anzahl an genetischen Alterationen wurde in menschlichen Tumoren entdeckt.

Tumorwachstum kann sehr unterschiedliche Gründe haben. Punktmutationen innerhalb einer kodierenden Region der DNA (Exom) können nichtfunktionale Proteine hervorbringen. Mutationen in regulatorischen Bereichen des Erbgutes können zu einer veränderten Anzahl von Gentranskripten führen, d. h., Gene können über- oder unterexprimiert werden. Beide Arten von genetischen Veränderungen können ungehemmte Proliferation der Zelle und damit die Krebsentstehung verursachen. Mindestens ebenso viele Gene und ihre Genprodukte wie in gesunden Zellen an Zellzykluskontrolle,

24.2 Rapide Verbesserung diagnostischer Methoden

Diagnostische Methoden werden besonders im molekularen und genetischen Bereich rapide verbessert. Die Menge, Spezifität und Sensitivität erhältlicher Information für jeden individuellen Tumor vergrößert sich stetig. Verbesserter Datenzugang durch Methoden, die immer weniger zeit- und kostenaufwändig werden, erlaubt immer mehr individuelle Entscheidungen für die Krebstherapie. Personalisierte Behandlung basiert auf Verfahren wie Gewebetests, Analyse zirkulierender Tumorzellen, Analyse zirkulierender Tumor-DNA und microRNA, Einzelmutationsanalyse (*single nucleotide polymorphism*, SNP) und *next-generation sequencing* (NGS) des Exoms oder des gesamten Genoms. NGS beinhaltet verschiedene Methoden des Hochfrequenz-Sequenzierungsverfahrens, welches schnelles Sequenzieren von DNA oder RNA ermöglicht. NGS erlaubt das Sequenzieren des Exoms (Regionen im Genom, welche für Proteine kodieren) und auch des gesamten Genoms (Exom und alle Introns – intragenetische Regionen mit regulatorischer Funktion).

Diese vielfältigen Diagnostikmethoden produzieren eine unfassbar große Datenmenge und zeigen auch verschiedene Biomarker auf.

24.3 Biomarker

> Biomarker sind messbare Parameter im Körper. Sie haben prognostische und diagnostische Bedeutung und werden als Indikatoren für Krankheiten genutzt.

Biomarker werden mit der Forschung immer spezifischer und gewinnen daher an Bedeutung für die personalisierte Medizin. Da Krankheitsbilder immer präziser werden und diagnostische Methoden auf dem molekularen und genetischen Level analysieren, kann eine Krankheit heutzutage viel exakter beschrieben werden. In der klinischen Praxis werden derzeit > 100 Biomarker genutzt. Die Suche nach neuen Biomarkern und die Verifizierung ihrer Zuverlässigkeit ist ein fortwährender Prozess. Mehrere Ansprüche müssen an einen sicheren Biomarker gestellt werden. Er muss robust und unzweifelhaft sein, er muss definierte Entscheidungsgrößen haben, und das Körpergewebe, welches den Biomarker enthält, muss erreichbar sein. Ein Problem sind oft falsch positive Ergebnisse mancher Biomarker. Nicht nur neue Biomarker können gefunden werden, auch neue Kombinationen aus bekannten Biomarkern können aufschlussreich sein und geben teilweise sicherere Befunde ab.

24.4 Heterogenität – die Evolution von Krebs

Wir wissen bisher, wie stark sich Tumoren von Patient zu Patient unterscheiden, aber auch innerhalb eines Patienten ist eine weitgehende Heterogenität der Krebszellgenome häufig vorhanden (Abb. 24.1). Durch denselben Faktor, der den Tumor induziert hat, können auch weitere Mutationen stattfinden. Mutagene Faktoren wie UV-Strahlung und karzinogene Substanzen sind oft verantwortlich für DNA-Schäden und damit – neben weiterer Prädisposition – der Entwicklung von Tumoren. Diese mutagenen Faktoren könnten andauernden Einfluss haben und weitere Mutationen hervorrufen. Wenn dadurch das DNA-Reparatursystem beschädigt wurde, bleiben Mutationen umso mehr bestehen. Je mehr Zellen sich teilen, desto mehr Mutationen können vorkommen

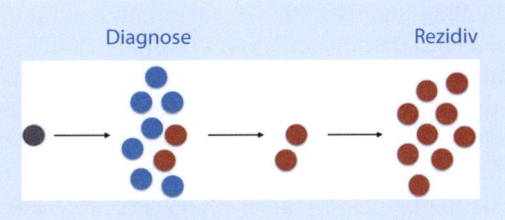

Abb. 24.1 Heterogene Tumorzellen während der Behandlung; *schwarz* primäre Tumorzelle, *blau* Tumorzelle mit Mutation A, *rot* Tumorzelle mit Mutation B

und sich manifestieren. Da ein Tumor meist schneller wächst als gesundes Gewebe, trägt er auch entsprechend mehr Mutationen. Resistenz gegen ein Zytostatikum entwickelt sich beispielsweise durch Mutationen, die den Mechanismus verändern, der eigentlich das Angriffsziel des Zytostatikums ist.

24.5 Immuntherapie

Das menschliche Immunsystem hat grundsätzlich die Fähigkeit, bösartige Tumoren zu bekämpfen. Es ist dafür ausgerüstet, Krebszellen zu erkennen und zu vernichten. Abgesehen von einigen Fällen, in denen das Immunsystem unbehindert ist und eine spontane Heilung stattfindet, entgehen die meisten bösartigen Tumoren aber der Immunreaktion aufgrund des immunsuppressiven Tumormilieus.

> Immuntherapien zur Behandlung von Krebserkrankungen haben recht unterschiedliche Ansätze, die alle das körpereigene Immunsystem in Gang setzen oder verstärken, um Tumoren zu bekämpfen.

24.5.1 Immuntherapie – Checkpoint-Blockade

Das Immunsystem ist durch sog. Checkpoints kontrolliert, welche übermäßige Immunreaktionen verhindern. Einer dieser Checkpoints ist die Interaktion des Programmed-cell-death-Rezeptor 1 (PD-1) von Immunzellen mit dem Programmed-cell-death-Ligand 1 (PD-L1) anderer Zellen. Einige Tumorzellen tragen PD-L1 und sind durch die Bindung PD-1/PD-L1 vor Immunreaktionen geschützt. Die Blockade von PD-L1 auf Tumorzellen mit einem Antikörper unterbindet diese Interaktion und erlaubt den Angriff von Immunzellen auf die Tumorzellen. Etwa 25% der PD-L1 tragenden Tumorzellen sprechen positiv und langfristig auf eine PD-L1-Blockade an. Bedrohliche Überreaktion des Immunsystems durch den aufgehobenen Kontrollmechanismus stellen eine mögliche Nebenwirkung der Checkpoint-Blockade dar.

24.5.2 Immuntherapie – adoptive Therapien

Dendritische Zellen (DC) sind antigenpräsentierende Zellen, d. h., sie identifizieren fremde Strukturen wie Tumorantigene, nehmen sie auf und präsentieren sie auf ihrer Zelloberfläche. Durch die Antigenpräsentation, die Expression bestimmter Zelloberflächenproteine und die Sekretion von Zytokinen aktivieren DC T-Lymphozyten, welche die tumorspezifische Immunantwort bilden. Dendritische Zelltherapie kann sowohl in vivo als auch ex vivo durchgeführt werden. Bei letzterem Vorgehen werden DC aus dem Patientenblut entnommen und mit Tumormaterial kultiviert. Die mit tumorspezifischen Peptiden beladenen und aktivierten DC werden in den Patienten zurückgeführt und können tumorspezifische Immunreaktionen hervorrufen.

Ein anderer Ansatz, das Immunsystem gegen den Tumor zu aktivieren, ist, statt der Tumorvakzinierung, der Transfer adoptiver T-Zellen, welche aufgrund ineffizient niedriger Anzahl aktivierter T-Zellen meist fehlschlug. Dafür werden durch Lymphapherese die weißen Blutzellen des Patienten isoliert, gescreent, kultiviert und, um optimale Effektoreigenschaften zu erlangen, mit Zytokinen behandelt. Tumorspezifische T-Zellen werden in den Patienten zurückgeführt, wo sie den Tumor infiltrieren und angreifen. Dieses Vorgehen erzielt vielversprechende Ergebnisse, es ist jedoch enorm aufwändig und mit erheblichen Kosten verbunden. Die Spezifität und Effizienz transferierter T-Zellen kann noch erhöht werden, wenn tumorspezifische T-Zell-Rezeptoren von anderen Patienten oder immunisierten Mäusen in die T-Zellen transduziert werden, bevor diese in den Patienten transferiert werden.

Ein chimärer Antigenrezeptor (CAR) ist ein Fusions-Antigenrezeptor, welcher aus einem Antigenerkennungsteil und einem Teil zur Insertion in die Plasmamembran und zur Signaltransduktion zusammengesetzt ist.

> Adoptive Immuntherapie mit CAR-transfizierten T-Zellen wird bei hämatologischen Krebserkrankungen wie der akuten lymphatischen Leukämie erfolgreich eingesetzt.

24.5.3 Immuntherapie – tumorspezifische Antikörper

> Eine passive Form der Immuntherapie ist die Injektion tumorspezifischer Antikörper. Verschiedene Zielorte und Mechanismen sind bekannt.

Beispielsweise kann HER2, ein Antigen, welches von einigen Brusttumoren exprimiert wird, von HER2-spezifischen Antikörpern gebunden werden, was das Wachstumssignal oder die HER2-Dimerisierung verhindert. Auch die Tumorblutgefäße oder andere Tumorzelloberflächenproteine können von Antikörpern gezielt gebunden werden. An ihre Zielstruktur gebundene Antikörper aktivieren die Komplement-Kaskade und vermitteln antikörperabhängige, zellvermittelte Zytotoxizität (ADCC). Zytostatika oder Radioisotope können mit Antikörpern zielgerichtet zum Tumor befördert werden und direkt an den Krebszellen wirken.

24.6 Ausblick

Eine große Menge vielversprechender Therapien geben Anlass zur Hoffnung auf neue, effektive Behandlungsmethoden. Verschiedene Versuche der Immuntherapie, welche grundsätzlich sehr logisch und fortschrittlich klingen, durchlaufen ein Auf und Ab von positiven Meldungen und negativen Nebenwirkungen. Damit Immuntherapie die gewünschte Wirkung erzielt, müssen zwei grundsätzliche Hürden überwunden werden: Erstens sind die immunogenen Eigenschaften einiger Tumoren nicht ausgeprägt genug, d. h., die Krebszellen haben nicht genügend tumorspezifische Antigene, sondern ähneln in ihrem Antigenprofil zu sehr den gesunden Körperzellen. Zweitens verhindert das immunsuppressive Tumormikromilieu das Angreifen des Immunsystems an die Tumorzellen. Für eine effektive Behandlung müssen beide Barrieren gleichzeitig überwunden werden.

> Da Tumoren von Patient zu Patient, von Metastase zu Metastase und sogar von Zelle zu Zelle nicht homogen sind, ist personalisierte Diagnostik und Behandlung der entscheidende Schritt für die Zukunft.

Die individualisierte Analyse des Immunstatus, der Tumor-Mikroumgebung, der Antigenzusammensetzung und der genetischen Veränderungen der Tumorzellen vor, während und nach der Behandlung kann in Zukunft helfen, Entscheidungen für eine personalisierte Behandlung, die in der Lage ist, die spezielle Krebserkrankung zu bekämpfen, zu treffen. Sehr detaillierte diagnostische Methoden und die Möglichkeit, auf große Datenmengen zurückzugreifen, sind derzeit auf wenige Forschungszentren beschränkt. Die Ergründung der vielfältigen Mechanismen, die zu Tumoren und Rezidiven führen, und deren Umsetzung in gezielte Therapien bedarf noch weiterer umfassender Grundlagenforschung.

Perspektiven

K.R. Aigner, F.O. Stephens, T. Allen-Mersh, G. Hortobagyi, D. Khayat,
S.M. Picksley, P. Sugarbaker, T. Taguchi, J.F. Thompson

25.1 Prävention (▶ Kap. 3) – 277

25.2 Verbesserte Methoden zur Krebsvorsorge und -diagnose (▶ Kap. 7) – 278
25.2.1 Magnetresonanzspektroskopie (MRS) – 279
25.2.2 Kombinierte Bildgebung mit PET und CT oder PET und MRT – 279
25.2.3 MR-gesteuerte fokussierte Ultraschallchirurgie – 279

25.3 Impfstoffe – 279

25.4 Verbesserte Wirkstoffe – 280

25.5 Konzept der Selbstheilung – 280

25.6 Neue Wirkstoffe – 280

25.7 Therapeutische Viren – 281

25.8 Gezielte Therapien – 281

25.9 Verbesserungen im Bereich der Strahlentherapie – 281

25.10 Wirksamere Nutzung einer integrativen Behandlung aus Chemotherapie, Strahlentherapie und Chirurgie – 282

25.11 Prävention von Metastasen – 283

25.12 Wärmetherapie (Hyperthermie) – 283

25.13 Sonstige physikalische Behandlungsmethoden – 283

25.14 Immuntherapie – 283

25.15 Stammzellforschung – 284

© Springer-Verlag Berlin Heidelberg 2016
K. R. Aigner, F. O. Stephens (Hrsg.), *Onkologie Basiswissen*,
DOI 10.1007/978-3-662-48585-9_25

25.16 Studien auf dem Gebiet der zellulären krebshemmenden Aktivität – 284

25.17 Gentechnik und Gentherapie – 284

25.18 Entwicklungen im Bereich der Antikörpertherapie – 285

25.19 Die Rolle der molekularen Charakterisierung für die Krebstherapie der Zukunft – 285

25.20 Genexpressionsanalyse zur Prognose des Ansprechens auf eine Chemotherapie – 285

25.21 Molekulare Heterogenität – 286

25.22 Von alternativen und naturheilkundlichen Methoden lernen – 286

25.23 Verbesserte Palliativpflege und Supportivtherapie – 286

25.24 Hoffnung für die Zukunft – 286

In diesem Kapitel erfahren Sie mehr über
- Prävention
- Verbesserte Methoden zur Krebsvorsorge und -diagnose
    - Magnetresonanzspektroskopie (MRS)
    - Kombinierte Bildgebung mit PET und CT oder PET und MRT
    - MR-gesteuerte fokussierte Ultraschallchirurgie
- Impfstoffe
- Verbesserte Wirkstoffe
- Neue Wirkstoffe
- Therapeutische Viren
- Gezielte Therapien
- Verbesserungen im Bereich der Strahlentherapie
- Wirksamere integrative Behandlungsmethoden aus Chemotherapie, Strahlentherapie und Chirurgie
- Prävention von Metastasen
- Wärmetherapie (Hyperthermie)
- Sonstige physikalische Behandlungsmethoden – Kryochirurgie, Elektrolyse
- Immuntherapie
- Stammzellforschung
- Studien auf dem Gebiet der zellulären krebshemmenden Aktivität
- Gentechnik und Gentherapie
- Rolle der molekularen Charakterisierung für die Krebstherapie der Zukunft
- Von alternativen und naturheilkundlichen Methoden lernen
- Verbesserte Palliativpflege und Supportivtherapie
- Hoffnung für die Zukunft

Die Zukunft für Krebspatienten ist geprägt durch eine Mischung aus Hoffnung und Zurückhaltung. Sicherlich wird die Umsetzung des heutigen Wissens zahlreiche Möglichkeiten eröffnen. Mit künftigen Verbesserungen im Bereich der Prävention, Diagnose und Versorgung werden ebenfalls große Erwartungen verknüpft. Doch ebenso wie künftig in der Krebstherapie große Fortschritte erzielt werden, werden auch neue Herausforderungen entstehen. AIDS tritt in westlichen Ländern am häufigsten bei promiskuitiven homosexuellen Männern und intravenös injizierenden Drogenkonsumenten auf, die Injektionsnadeln gemeinsam benutzen. In einigen afrikanischen und asiatischen Ländern ist diese Krankheit weit verbreitet, und ihre Inzidenz steigt bei beiden Geschlechtern. Die erkrankten Patienten weisen eine erhöhte Infektanfälligkeit sowie ein erhöhtes Krebsrisiko auf. Eine Heilung ist bis heute nicht in Sicht.

Bei Patienten, denen ein Organ transplantiert wurde und die auf Immunsuppressiva zur Unterdrückung einer Abstoßung des transplantierten Organs angewiesen sind, ist das Krebsrisiko ebenfalls erhöht. Infolge der sexuellen Revolution sind außerdem junge Frauen einem höheren Risiko der Entwicklung von Zervixkarzinomen ausgesetzt. Und schließlich ist weitgehend unklar, welches Potenzial andere moderne und v. a. illegale Drogen im Hinblick auf die Erhöhung des Risikos einiger Krebserkrankungen besitzen. Die Gefahren des Tabakkonsums haben sich erst Jahre später manifestiert.

25.1 Prävention (► Kap. 3)

> **Die offensichtlichste Maßnahme zur Reduzierung der Krebsinzidenz ist das Nichtrauchen. Dies ist seit Jahren bekannt, doch wie es in der Natur des Menschen liegt, wird diese Vorsorgemaßnahme größtenteils missachtet.**

Solange mit dem Verkauf von Tabakerzeugnissen hohe Gewinne erzielt werden können, wird es auch Widerstand gegen die Einführung strengerer gesetzlicher Maßnahmen zur Reduzierung des Tabakkonsums geben. Rauchen ist mit einer erhöhten Inzidenz von Lungenkrebs, Krebs im Mund- und Rachenraum, Kehlkopfkrebs, Speiseröhrenkrebs, Magenkrebs, Bauchspeicheldrüsenkrebs, Dickdarmkrebs, Nierenkrebs, Blasenkrebs und sogar Brustkrebs assoziiert.

Eine weitere sinnvolle aktive Maßnahme besteht darin, hellhäutige Menschen dazu anzuhalten, sich stärker vor einer Exposition gegenüber Sonnenlicht und UV-Strahlung zu schützen und v. a. im jüngeren Alter Sonnenbrände zu vermeiden.

Außerdem kann mehr Augenmerk auf die Beseitigung prämaligner Erkrankungen gelegt werden, wie z. B. Hyperkeratosen, Leukoplakien, Magen- und Darmpolypen sowie Papillome, ebenso wie auf die Vermeidung und Prävention von Infektionen wie Hepatitis und AIDS.

Einige Veränderungen des Lebensstils sollten gefördert werden, z. B. eine Ernährung, die weniger tierische Fette und künstliche Zusätze sowie chemische Konservierungsstoffe und sonstige Fremdstoffe enthält.

> Gleichermaßen sollte zu stärkerem Verzehr von Ballaststoffen, Nüssen, Getreide, frischem Obst und Gemüse einschließlich von Hülsenfrüchten geraten werden, ebenso wie zu einer Mäßigung des Alkoholkonsums, auch wenn eine gewisse krebspräventive Wirkung von Rotwein in kleinen Mengen nicht ausgeschlossen werden kann.

Auf der Grundlage epidemiologischer Informationen werden weiterhin Fortschritte erzielt, wie z. B. ein besseres Verständnis der Schutzfunktion einer ballaststoffreichen Ernährung sowie der scheinbaren Schutzwirkung einer Ernährung, die reich an anderen potenziell schützenden Wirkstoffen ist, wie etwa Phytoöstrogene und Lycopin.

Eine allgemeine körperliche Fitness ohne Übergewicht ist in jeder Hinsicht wünschenswert.

> Schlanke, gesunde und aktive Menschen unterliegen einem niedrigeren Risiko für verschiedene Krebsarten wie Lungen-, Mamma-, Kolon- und Rektum-, Prostata- und Pankreaskarzinome.

Außerdem können sie Krebsbehandlungen besser vertragen.

Eine Reduzierung der Luftverschmutzung, die strenge Überwachung der Einhaltung arbeitsrechtlicher Bestimmungen sowie der Schutz vor radioaktiver Strahlung stellen ebenfalls wichtige präventive Faktoren dar.

25.2 Verbesserte Methoden zur Krebsvorsorge und -diagnose (▶ Kap. 7)

Eine weitere, zunehmend wichtige Maßnahme ist das regelmäßige Screening von Personen, die einem besonders hohen Risiko für bestimmte Krebserkrankungen ausgesetzt sind, damit Läsionen in einem frühen Stadium und vor der Entstehung maligner Tumoren behandelt werden können. Diese Methode ist möglicherweise am besten für die Früherkennung von Brustkrebs und Gebärmutterhalskrebs geeignet, in einigen Ländern auch für Magen- und Dickdarmkrebs. Das Prostatakrebs-Screening kann häufig wertvolle Hinweise liefern, wird jedoch nicht überall praktiziert. Es wird eine breitere Akzeptanz finden, wenn es gelingt, eine Methode zu entwickeln, um festzustellen, welche Prostatakarzinome während der im naturalistischen Verlauf zu erwartenden Restlebensdauer des Patienten wahrscheinlich aggressiv werden.

Ein neueres Verfahren – die sog. digitale Mammographie – verspricht eine Verbesserung der Genauigkeit des diagnostischen Brustkrebs-Screenings.

Man geht davon aus, dass künftig präzisere und einfachere Screening-Methoden für eine wachsende Anzahl unterschiedlicher Krebsarten zur Verfügung stehen werden. Dazu können einfache Screening-Bluttests auf Krebsantikörper oder andere Tumormarker gehören, um eine Krebserkrankung in einem frühen und eher heilbaren Stadium sowie vor dem Auftreten von Symptomen nachzuweisen.

Verbesserte diagnostische Maßnahmen werden ebenfalls eine zuverlässigere und genauere Diagnose in einem früheren Stadium ermöglichen. Verbesserungen im Bereich der Computertomographie sowie anderer bildgebender Verfahren zur Organdarstellung haben bereits große Fortschritte erzielt und weitere sind garantiert. Die Magnetresonanztomographie (MRT) hat zu diesen verbesserten diagnostischen und bildgebenden Verfahren beigetragen, und es ist zu erwarten, dass die Positronenemissionstomographie (PET) in einigen Jahren sogar eine noch größere Rolle spielen könnte als CT- und MRT-Untersuchungen (▶ Kap. 7). Die PET liefert Informationen über die Aktivität, die Zusammensetzung und das Überleben von Tumorzellen und kann metastatische Zellen in einem früheren Stadium als bisher möglich nachweisen.

Die Feinnadelaspirationszytologie, Gefrierschnittmethoden und andere optimierte pathologische Verfahren haben große Fortschritte bei der Früherkennung und Bestimmung von Tumoren in einem frühen Stadium ermöglicht. Verbesserungen im Bereich der Untersuchung von Körperhöhlen mithilfe flexibler Glasfaser-Endoskope haben in den letzten Jahren beachtliche Fortschritte in Bezug auf den Nachweis und die Beurteilung früher maligner Tumoren erzielt. Diese Instrumente und ihr Einsatz werden zweifelsohne weiter optimiert.

> In zahlreichen Labors werden Untersuchungen durchgeführt, um Tumormarker zu entwickeln, die Krebserkrankungen im frühestmöglichen Stadium nachweisen sollen.

Eine solche Studie mit vielversprechendem Potenzial ist der Nachweis eines Moleküls, das dann vorliegt, wenn sich Zellen abnorm teilen. Untersuchungen von Darmtumoren zeigen, dass dieses Molekül ein potenzieller Indikator für das Vorhandensein von Darmkrebs in einem präklinischen Stadium ist. Auf dieser Grundlage könnte in der Zukunft ein Screening-Test für Darmkrebs entwickelt werden. Außerdem laufen Studien in Bezug auf andere Krebsarten wie Brust-, Blasen-, Gebärmutterhals- und Lungenkrebs sowie Krebs im Mundraum.

25.2.1 Magnetresonanzspektroskopie (MRS)

Die MRS ist eine Anwendungsform der MRT. Mithilfe dieser weiterentwickelten Technologie können zahlreiche Tumoren diagnostiziert und ihr metastatisches Potenzial charakterisiert werden. Bei diesem nichtinvasiven diagnostischen Test kommen starke Magnetfelder zum Einsatz, um die chemische Zusammensetzung menschlicher Gewebe zu messen und zu analysieren.

Neue Labormethoden werden ebenfalls Informationen darüber liefern, welche Behandlungsmethoden und Chemotherapeutika bei der Therapie jeder einzelnen Krebsart wahrscheinlich von größtem Nutzen sind. So wird z. B. derzeit untersucht, ob ein bildgebendes Verfahren zur Darstellung von Tumorzellen, die sog. Magnetresonanzspektroskopie, das Screening für verschiedene Krebsarten verbessern und eine genauere Festlegung der Chemotherapie für unterschiedliche Tumorarten ermöglichen kann, um für jede einzelne Krebsart den passenden Wirkstoff bzw. die passende Wirkstoffkombination für ein bestmögliches Ansprechen zu finden.

Erfahrungen mit der MRS bei primären Mammakarzinomen weisen darauf hin, dass sich diese Untersuchungsmethode auch bei anderen Krebserkrankungen als sinnvoll erweisen könnte. So könnte es beispielsweise möglich werden, das metastatische Potenzial von Melanomen durch eine spektroskopische Analyse des Primärtumors zu prognostizieren und Nävi von Melanomen zu unterscheiden und so besser entscheiden zu können, welche Patienten einem operativen Eingriff unterzogen werden müssen und welche nicht.

25.2.2 Kombinierte Bildgebung mit PET und CT oder PET und MRT

Frühe Bildgebungsstudien mit einer Kombination aus PET und CT oder PET und MRT lassen eine Darstellung sowohl funktioneller als auch anatomischer Daten von Primär- und Sekundärtumoren erwarten. Diese kombinierte Bildgebung zeichnet sich durch einen deutlichen Vorteil bei der Diagnose von Krebserkrankungen sowie einer Beurteilung ihrer Therapieantwort aus. Diese Verfahren werden in sehr naher Zukunft sicherlich weiterentwickelt werden.

25.2.3 MR-gesteuerte fokussierte Ultraschallchirurgie

Die magnetresonanzgesteuerte fokussierte Ultraschallchirurgie (MRgFUS) ist eine nichtinvasive Methode, mit der sowohl benigne als auch maligne Tumoren koaguliert werden können. Sie wurde in einigen klinischen Studien eingesetzt und besitzt nachweislich das Potenzial, als nichtinvasives Verfahren eine Reihe offener Operationsmethoden wie die Lumpektomie kleiner Mammakarzinome abzulösen. Zweifelsohne wird diese Technik in Zukunft auch bei der Entfernung anderer Tumorarten häufiger zum Einsatz kommen.

25.3 Impfstoffe

Ein neuer, wirksamer Impfstoff gegen das humane Papillomvirus (HPV) mit dem Handelsnamen Gardasil bzw. Silgard wurde erfolgreich für die klinische Anwendung gegen Krebs beim Menschen getestet. Inzwischen werden in mehreren Ländern Mädchen im Teenageralter mit diesem Wirkstoff geimpft (s. auch Cervarix [bilvalent] und Gardasil 9 [nonavalent]).

Es gibt außerdem Berichte über Fortschritte bei der Entwicklung von Impfstoffen gegen Brustkrebs, kolorektale Karzinome, Eierstock- und Nierenkrebs sowie Melanome.

25.4 Verbesserte Wirkstoffe

Die Optimierung der Krebstherapie mit wirksameren und spezifischeren Chemotherapeutika schreitet voran, und es werden kontinuierlich Fortschritte dahingehend erzielt, wie Zytostatika in geeigneten Kombinationen und Behandlungsprotokollen am besten eingesetzt werden. Vergleichsweise neuere und wirksamere chemotherapeutische Wirkstoffe wie (pflanzliche) Taxane erweitern die Bandbreite verfügbarer Chemotherapeutika, und viele von ihnen können durch die Entwicklung neuer Wirkstoffe zum Schutz des Knochenmarks sowie anderer Körpergewebe sicherer und effektiver werden.

Dank der Lösung zahlreicher, mit einer Knochenmarktransplantation verbundener Probleme kann außerdem eine intensivere und wirksamere Krebstherapie mit höherer Sicherheit verabreicht werden. Man geht davon aus, dass die Hochdosischemotherapie in Verbindung mit einer lebenserhaltenden Knochenmarktransplantation wirksam zur Therapie von Patienten mit unterschiedlichen stark metastasierten Krebsarten eingesetzt werden kann. Derzeit kann nur eine begrenzte Anzahl von Tumorarten – in erster Linie Lymphome und Leukämien – auf diese Weise relativ sicher effektiv behandelt werden.

Eine weitere Wirkstoffgruppe, die sog. COX-2-Hemmer (Coxibe), wird sowohl im Rahmen von Präventionsstudien als auch klinischen Studien getestet. Epidemiologische Studien haben gezeigt, dass Personen, die wegen einer Arthritis regelmäßig nichtsteroidale Antirheumatika (wie z. B. Aspirin) einnehmen, eine niedrigere Inzidenz kolorektaler Polypen und Karzinome erkennen lassen. Diese Medikamente hemmen bestimmte Enzyme (Cyclooxygenasen), die der Körper im Fall einer Entzündung produziert und die ebenfalls durch präkanzeröse Gewebe erzeugt werden. Die Hemmung von COX-2-Enzymen kann sich im Hinblick auf die Krebstherapie und -prävention als nützlich erweisen. Derzeit laufen klinische Studien über den Einsatz neuer COX-2-Hemmer (u. a. Celecoxib) im Rahmen der Krebsprävention und -therapie.

25.5 Konzept der Selbstheilung

S-1 ist ein oral wirksames Chemotherapeutikum auf der Basis von Fluorouracil (5-FU). S-1 wird auch als »selbstheilendes« Medikament bezeichnet. Dies ist der erste neue Ansatz der Kombination eines chemotherapeutischen Wirkstoffs (5-FU) mit einer schützenden bzw. selbstregulierenden Substanz zur Erzielung einer dualen Wirkung, d. h. eine Steigerung der pharmakologischen Wirkung von 5-FU bei gleichzeitiger Senkung der damit verbundenen Nebenwirkungen, indem die biochemischen und enzymologischen Eigenschaften von 5-FU in Kombination mit Tegafur (FT) genutzt werden, das im Körper schrittweise in 5-FU umgewandelt wird, mit einer Substanz, welche die Nebenwirkungen von 5-FU reduziert.

Das kombinierte Therapieregime aus S-1 und anderen zytotoxischen Wirkstoffen sowie Therapiemodalitäten könnte in Zukunft zur medizinischen Standardpraxis der Krebstherapie beitragen.

Es wird erwartet, dass kombinierte Therapien auf der Basis von S-1 in Verbindung mit anderen vielversprechenden Wirkstoffen wie Cisplatin, Irinotecan und Taxanen gute Ergebnisse erzielen werden. Vor allem ließ die Therapie mit S-1 plus CDDO, einem synthetischen Triterpenoid, eine hohe Wirksamkeit erkennen und wird sich voraussichtlich als eine Standardtherapie bei fortgeschrittenen Magenkarzinomen etablieren.

25.6 Neue Wirkstoffe

Derzeit wird eine ganze Palette neuer chemotherapeutischer Wirkstoffe im Rahmen von Studien zur Krebstherapie untersucht, von denen sich manche als äußerst wirksam erweisen. Einige wurden in diesem Buch bereits in Verbindung mit der Therapie verschiedener Krebsarten erläutert (▶ Kap. 8 und ▶ Kap. 19).

Zu den wichtigsten Wirkstoffen zählen Gemcitabin, Vinorelbin, Topoisomerase-I-Hemmer (Topotecan, Irinotecan), liposomale Anthrazykline, neue Fluoropyrimidine sowie Tyrosinkinaseinhibitoren. Im Zuge weiterer Fortschritte wird diese Liste um weitere Wirkstoffe ergänzt, während einige ältere Substanzen nicht mehr verwendet werden.

25.7 Therapeutische Viren

Ein neuer Ansatz in der Krebstherapie ist die Suche nach einem Virus, das Tumorzellen gezielt schädigt, ohne normale Zellen zu beeinträchtigen. In einigen Labors werden gentechnisch veränderte Antitumorviren entwickelt. Aktuelle Laborstudien in Bezug auf Brustkrebszellen sind ermutigend, auch wenn die Antitumorwirkung bei einer langfristigen Verabreichung nachweislich nachlässt. Es wurde ein Adenovirus (OnyxO15) entwickelt, das gezielt die Zellen von Kopf- und Halstumoren mit *p53*-Mutationen vernichtet, wenn auch nicht so einfach wie ursprünglich erwartet. Eine Variante dieses Virus wurde in China zugelassen, obwohl dessen Genehmigung und Verwendung weiter umstritten ist. Derzeit liegen kaum klinische Studien vor, die einen sicheren und wirksamen Einsatz belegen.

25.8 Gezielte Therapien

In jüngerer Zeit erweist sich ein neuer chemotherapeutischer Ansatz in der Krebstherapie als vielversprechend, der auf die Entdeckung eines Antagonisten für das an myeloischer Leukämie beteiligte Enzym Tyrosinkinase zurückzuführen ist: Imatinib bzw. STI-571 (Handelsname: Glivec). Die Entdeckung dieses Wirkstoffs hat weitere Forschungsaktivitäten zur Entdeckung weiterer Enzyminhibitoren angeregt, die an der Entstehung anderer Krebsarten beteiligt sein könnten (▶ Abschn. 19.4). Die Enzymtherapie von Prostatakarzinomen und bestimmten gastrointestinalen Tumoren erscheint vielversprechend.

Zahlreiche neue gezielte Therapien werden im klinischen Bereich in Erwägung gezogen, und Multi-Tyrosinkinase-Inhibitoren werden zunehmend gegen solide Tumoren eingesetzt. Insbesondere mit EGFR-Tyrosinkinase-Inhibitoren (Gefitinib oder Erlotinib) werden einige ermutigende positive klinische Ergebnisse bei Lungenkrebspatienten erzielt.

Weitere neue Studien, die für die Krebstherapie von besonderem Interesse sind, untersuchen die Verwendung angiostatischer und angiotoxischer Wirkstoffe. Solche Medikamente könnten maligne Tumoren vernichten, indem sie die neuen fragilen Blutgefäße zerstören, von denen das Überleben dieser Tumoren abhängt. Ein untersuchter Wirkstoff ist Thalidomid (ehem. Handelsname: Contergan) (▶ Abschn. 8.5.5 und ▶ Abschn. 19.8.2). Thalidomid wurde Mitte des vorigen Jahrhunderts von zahlreichen werdenden Müttern zu Beginn der Schwangerschaft gegen die morgendliche Übelkeit eingenommen und war für zahlreiche Fehlbildungen verantwortlich, die auf eine Schädigung der sich im Feten entwickelnden Blutgefäße zurückzuführen waren. Genau diese schädigende Wirkung auf entstehende Kapillargefäße könnte dabei behilflich sein, die Blutversorgung wachsender Tumoren zu unterbinden. Ein anderer Wirkstoff mit der Bezeichnung Avastin schädigt die Kapillargefäße von Tumoren und verstärkt in Verbindung mit einer Chemotherapie deren tumorzerstörende Eigenschaften. Es wurde von ermutigenden Ergebnissen im Bereich der Darmkrebstherapie berichtet, und es laufen Studien über die Behandlung von weiteren Krebsarten.

Schließlich wird weiter nach Wirkstoffen zur Anregung der Apoptose von Tumorzellen gesucht (▶ Kap. 1). Es gibt einige Belege dafür, dass eine Wiederherstellung der selbstzerstörerischen Eigenschaften normaler Zellen zumindest bei einigen Tumorzellen möglich sein könnte, eventuell durch die Gabe von bestimmten biologischen Wirkstoffen. Eine der interessanteren Studien dieser Art wird mit Phytoöstrogenen oder verwandten Verbindungen durchgeführt, die anscheinend dazu in der Lage sind, die apoptotischen Eigenschaften von Prostatakrebszellen wiederherzustellen. Brustkrebszellen sind gleichermaßen Gegenstand solcher Studien.

25.9 Verbesserungen im Bereich der Strahlentherapie

Die Strahlentherapie wird ebenfalls fortlaufend verbessert, wobei verschiedene Bestrahlungsformen sowie unterschiedliche integrative Behandlungsprogramme in Verbindung mit Chemotherapeutika oder Hormonen für eine wirksamere Therapie zum Einsatz kommen. Eine Verbesserung der Bestrahlungsmethode schließt effektivere Strahlendosen ein, die in den Tumor appliziert werden, während gleichzeitig das Risiko einer Schädigung von gesundem Gewebe gesenkt wird. Da die Sensitivität von Gewebe, auch der Tumorzellen, gegenüber einer Strahlentherapie von der applizierten Dosis abhängt, werden laufend Verfahren untersucht, um Tumorgewebe gezielter einer höheren Strahlendosis auszusetzen, während gesundes Gewebe geschont wird. Diese Methoden werden die lokale Tumorkontrolle weiter optimieren. Ein Beispiel ist die kombinierte Behandlung von Prostatakarzinomen durch externe Strahlentherapie und Brachytherapie (▶ Abschn. 16.3). Bei der Therapie dieser und anderer Krebsarten werden weiterhin Fortschritte erzielt. Die gleichzeitige kombinierte Durchführung einer Strahlen- und Chemotherapie bzw. bisweilen genauer einer regionalen Chemotherapie ist ein weiterer, derzeit untersuchter Ansatz. Eine andere Studie, bei der eine reduzierte Oxygenierung in Verbindung mit einer Chemo- und Strahlentherapie zum Einsatz kommt, liefert vielversprechende Ergebnisse für die Therapie von fortgeschrittenen Kopf- und Halstumoren. Die Strahlentherapie in Kombination mit immunologischen Wirkstoffen wird ebenfalls untersucht. Von diesen Studien sind weitere Behandlungsfortschritte zu erwarten.

Die Implantation radioaktiver Seeds ist inzwischen als Therapie für bestimmte Prostatakarzinome anerkannt. Derzeit werden ermutigende Ergebnisse untersucht, die mit wirksameren Seeds erzielt werden, die präziser in andere Tumorarten in unterschiedlichen Situationen implantiert werden. So sind z. B. Leberkrebserkrankungen derzeit Gegenstand von Studien mit vielversprechenden Ergebnissen.

Die zu erwartenden technischen Fortschritte im Bereich der Strahlentherapie, wie u. a. Verfahren zur dreidimensionalen Planung, die Radiochirurgie sowie die intensitätsmodulierte Strahlentherapie (IMRT), werden die Wahrscheinlichkeit der Applikation höherer Dosen in kleinere, klar abgegrenzte Tumorregionen erhöhen.

Die Photonentherapie mit einem fokussierten Einsatz von Röntgen-, γ-, Protonen- und Neutronenstrahlung zur gezielteren Behandlung einiger Krebsarten wird derzeit untersucht.

- **Verbesserungen im Bereich der fokussierten Strahlentherapie**

Die strahlentherapeutische Behandlung wird ebenfalls laufend durch modernste rechnergestützte Planungsmethoden – gekoppelt mit CT-, MRT- und PET-Aufnahmen, die Tumorziele präzise abbilden – optimiert. Durch die Möglichkeit der Kombination von Strahlen- und Chemotherapie können bessere Behandlungsergebnisse erzielt werden. Ein effektiverer Einsatz integrativer Behandlungsprotokolle aus Chemo- und Strahlentherapie plus Chirurgie ist zu erwarten, da sich Krebsspezialisten in multidisziplinären Teams besser organisieren und auf die Therapie bestimmter Tumorarten konzentrieren. Das beste Beispiel hierfür stellt die Brustkrebstherapie dar. Durch das Zusammenwirken einer früheren Diagnosestellung mit einer weniger verstümmelnden Operation in Kombination mit adjuvanter Chemotherapie und/oder Hormontherapie konnte die Anzahl der brustkrebsbedingten Todesfälle in den letzten 15 Jahren um mehr als 20% gesenkt werden.

Zu den neueren Formen der Strahlentherapie, die in weltweit führenden Fachzentren praktiziert werden, gehören die Cyberknife-Technologie, die Tomotherapie und die Protonenbestrahlung.

Bei einem Cyberknife handelt es sich im Grunde genommen um einen modernen Linearbeschleuniger, der um die Tumorregion rotiert und die Strahlung in einen begrenzten zentralen Bereich lenkt. Die heute in einigen Zentren zur Verfügung stehende Tomotherapie ist ebenfalls eine Methode zur fokussierten Bestrahlung eines zentralen Tumors bei maximaler Schonung des umgebenden Gewebes. Bei der Protonenbestrahlung wird Strahlung gezielt in eine tiefe Tumorregion gelenkt. Diese Ausrüstung und Technik wird derzeit in einigen Zentren intensiv untersucht.

25.10 Wirksamere Nutzung einer integrativen Behandlung aus Chemotherapie, Strahlentherapie und Chirurgie

Abgesehen von wenigen möglichen Ausnahmen wie Organersatz oder Einsatz regionaler Perfusionstechniken, hat es nicht den Anschein, dass sich operative Methoden zur Tumorbeseitigung im Vergleich zu den heutigen Techniken deutlich weiterentwickeln werden. Zunehmende Bedeutung sollte jedoch besser organisierten und geplanten integrativen kombinierten Behandlungsprogrammen zukommen, bei denen Chemotherapie, Strahlentherapie sowie chirurgische Methoden von Anfang an im Rahmen geplanter kombinierter Ansätze effektiver eingesetzt werden, um die Therapie von fortgeschrittenen Krebserkrankungen zu optimieren. Weitere Studien haben eine Verfeinerung chirurgischer und radiologischer Verfahren zur Platzierung intraarterieller Katheter zum Ziel, um Chemotherapeutika selektiver und in höheren Konzentrationen in die Tumorregion zu infundieren. Es ist damit zu rechnen, dass künftige Behandlungsmethoden in Verbindung mit der PET selektiver und präziser auf die zu therapierenden Körperregionen angewendet werden können.

25.11 Prävention von Metastasen

Aktuelle Berichte darüber, Bisphosphonate könnten dazu beitragen, die Zerstörung von Knochen durch Metastasen zu verhindern, wecken großes Interesse (▶ Kap. 8). Diese Substanzen scheinen Knochen vor der Osteoklastenaktivität schützen zu können und fördern zudem möglicherweise die Apoptose in knochenmetastasenbildenden Zellen.

25.12 Wärmetherapie (Hyperthermie)

Die Hyperthermie ist eine weitere, bisher noch nicht ausreichend genutzte Behandlungsmethode. Tumorzellen sprechen besser auf eine Zerstörung durch Wärme an. Die selektive Beseitigung von Tumorzellen durch Hyperthermie, möglicherweise in Kombination mit Chemotherapeutika, könnte in Zukunft bessere Therapiemethoden für bestimmte Krebsarten hervorbringen (▶ Abschn. 8.5.1).

25.13 Sonstige physikalische Behandlungsmethoden

Laufende Studien umfassen u. a. den Einsatz von Kryochirurgie und Elektrolyse im Rahmen der Krebstherapie. Einige Leberkrebsarten werden behandelt und einige Krebsarten der Lunge sowie anderer Gewebe untersucht, doch abgesehen von einer äußerst effektiven kryochirurgischen Behandlung von Lebermetastasen ließen sich bisher keine neuen wichtigen klinischen Anwendungsmöglichkeiten belegen (▶ Kap. 8). Die Radiofrequenzablation, entweder allein oder in Kombination mit anderen Behandlungsmethoden, wird intensiv im Hinblick auf die Therapie von Lebermetastasen untersucht, wobei von einigen Erfolgen berichtet wird.

Die größten Hoffnungen für die Zukunft liegen möglicherweise im Bereich der Immuntherapie, der Gentechnik, der Molekularbiologie und der Nanotechnologie (Nanomedikamente und Nanopharmazeutika). Dabei spielen kleine Moleküle (niedermolekulare Verbindungen, engl. *small molecules*) mit einer Größe von 2–15 nm (ähnlich Proteinen), die für die Wirkstoffzufuhr und Analyse eingesetzt werden, eine Rolle.

25.14 Immuntherapie

 Die größten Hoffnungen für die Zukunft liegen möglicherweise im Bereich der Immuntherapie, der Gentechnik und der Molekularbiologie.

Es wird häufig angenommen, Krebserkrankungen seien auf eine Störung der körpereigenen Immunabwehr zurückzuführen. Während abnorme Zellen normalerweise vom Immunsystem erkannt und vernichtet werden, haben sie bei Krebspatienten überlebt und sich vermehrt. Es gibt zahlreiche Belege, die diese »Theorie der Immunüberwachung« stützen, einschließlich der Tatsache, dass in sehr seltenen Fällen ein deutlich fortgeschrittener und aggressiver Tumor ohne ersichtlichen Grund plötzlich und spontan spurlos verschwindet. Dies lässt annehmen, dass die natürlichen Abwehrkräfte des Körpers in irgendeiner Form wieder die Kontrolle übernommen und die abnormen Tumorzellen zerstört haben.

Führende Kliniken, Krebszentren und andere Einrichtungen haben hinsichtlich der Gewinnung neuer Erkenntnisse über die Immunabwehr und deren bessere Anwendung viel geleistet. Es gibt Hoffnung, dass spezifische immunologische

Tumormarker mehr Krebsarten in einem sehr frühen Stadium und bevor diese anderweitig klinisch feststellbar sind, nachweisen werden. Die Forschung auf diesem Gebiet zeigt, dass Tumorantikörper möglicherweise nicht nur zur Krebsfrüherkennung dienen, sondern auch bei der Therapie eingesetzt werden können – entweder für einen direkten Angriff auf die Tumorzellen oder für die gezielte Zufuhr zytotoxischer Wirkstoffe in die Krebszellen. Mit der Zeit könnten diese Studien auch eine zuverlässigere Methode zur Stimulierung der Immunabwehr hervorbringen, um Tumorzellen zu vernichten. Für einige Tumoren sind inzwischen Präparate mit monoklonalen Antikörpern erhältlich, und Behandlungsmethoden auf der Grundlage ihrer Verwendung werden derzeit untersucht. Studien mit solchen Produkten des Immunsystems wie Interferon und Interleukine (▶ Kap. 8) konnten bisher noch nicht den erhofften Durchbruch erzielen. Produkte wie der Tumornekrosefaktor (TNF) und Herceptin (Trastuzumab) (ein Produkt auf der Basis eines monoklonalen Antikörpers) haben sich jedoch im klinischen Einsatz unmittelbar als nützlich erwiesen, insbesondere bei Gabe in Kombination mit anderen chemotherapeutischen Wirkstoffen (▶ Kap. 12).

25.15 Stammzellforschung

Stammzellen sind undifferenzierte, »unsterbliche« Zellen, die sich in jede Art von Zelle und Gewebe differenzieren können. Sie werden aus dem Knochenmark von Erwachsenen extrahiert, sind im Nabelschnurblut vorhanden oder können aus menschlichen Embryonen in einem sehr frühen Entwicklungsstadium (kurz nach der Befruchtung) gewonnen werden. Sie werden in der Forschung für Versuche eingesetzt, um spezielle Körpergewebe zu ersetzen oder zu verändern oder normale Gewebe bei Bedarf wiederherzustellen. Sie werden also verwendet, um Gewebe zur Lösung zahlreicher Gesundheitsprobleme herzustellen, wie z. B. Diabetes, zystische Fibrose und Wirbelsäulenverletzungen sowie Krebs. Die Entnahme von Stammzellen aus Embryonen zu Forschungszwecken ist Gegenstand intensiver ethischer und moralischer Kontroversen.

25.16 Studien auf dem Gebiet der zellulären krebshemmenden Aktivität

Weitere Grundlagenstudien mit dendritischen Zellen führen zu einem besseren Verständnis der zellulären krebshemmenden Aktivität.

Dendritische Zellen, die sich aus Stammzellen im Knochenmark entwickeln, sorgen für eine Differenzierung in myeloische oder lymphatische Linien, die sich in einer inflammatorischen Mikroumgebung zu reifen dendritischen Zellen weiterentwickeln. Sie bestehen daher aus heterogenen (unterschiedlichen Arten von) myeloischen oder lymphatischen Zellen mit verschiedenen Reifegraden. Sie sind sowohl in lymphatischem als auch in nichtlymphatischem Gewebe weit verbreitet.

Reife dendritische Zellen sind wichtige antigenpräsentierende Zellen, die dazu in der Lage sind, unterschiedliche zelluläre Immunantworten in T-Zellen zu induzieren.

Unreife dendritische Zellen spielen eine zentrale Rolle bei der Vermittlung der Immuntoleranz, indem naive T-Zellen dazu angeregt werden, (anergische) regulatorische Zellen zu tolerieren.

Dendritische Zellen erkennen außerdem verschiedene Pathogene und können Zytokine produzieren, die wiederum andere Immunzellen aktivieren. Dendritische Zellen sind daher für die Verbindung zwischen angeborener und adaptiver Immunität unerlässlich.

Aus diesem Grund besteht wachsendes Interesse an der Entwicklung einer Immuntherapie mit dendritischen Zellen zur Therapie von Krebserkrankungen sowie anderer immunpathogener Krankheiten.

25.17 Gentechnik und Gentherapie

Neue molekularbiologische Methoden (DNS) bieten einen anderen Ansatz zur Krebsbekämpfung. Es könnte bald möglich sein, die Anordnung von Genen in Zellen zu verändern und so tatsächlich oder potenziell maligne Zellen in Zellen ohne Merkmale eines malignen Wachstums umzuwandeln.

Aktuelle Studien umfassen den Austausch abnormer Gene durch normale Gene und den Transfer eines Gens, das entweder den Tod von Tumorzellen induzieren oder im Umfeld eine systemische Immunantwort gegen den Tumor auslösen kann. Der zuerst genannte Ansatz schließt die Suizidgentherapie sowie die Therapie mit Tumorsuppressorgenen oder onkolytischen Viren ein. Der zweite Ansatz macht von der Immungentherapie Gebrauch. Zu den weiteren, derzeit untersuchten potenziellen Gentherapiemethoden gehören Therapien zur Steuerung des Zellzyklus oder der Apoptose sowie zur Förderung der Antiangiogenese.

25.18 Entwicklungen im Bereich der Antikörpertherapie

Entwicklungen im Bereich der Gentechnik haben einen intensiveren Einsatz der Therapie mit monoklonalen Antikörpern auf drei unterschiedlichen Wegen angeregt:
- Monoklonale Toxizität (»Killer-Antikörper« oder zytotoxische Antikörper) gegen die spezifischen Tumorzellen,
- Antikörper für eine fokussierte Applikation von Strahlung in die Tumorzellen,
- Antikörper für eine gezielte Zufuhr chemotherapeutischer Wirkstoffe in die Tumorzellen.

25.19 Die Rolle der molekularen Charakterisierung für die Krebstherapie der Zukunft

Neben der histologischen Bestimmung maligner Tumoren wird zunehmend auch eine molekulare Charakterisierung erforderlich sein. So ist z. B. das Philadelphia-Chromosom (*Ph*) – das Kennzeichen einer chronischen myeloischen Leukämie – auf eine reziproke Translokation von Erbgut zwischen zwei Chromosomen (Chromosom 9 und Chromosom 22) zurückzuführen. Durch die daraus resultierende Juxtaposition von DNS aus Chromosom 9 an die Stelle eines anderen Gens, des sog. Abelson-Gens (*abl*), neben DNS im Bereich der sog. Bruchpunktregion (*bcr*, abgeleitet aus dem Englischen: b*reakpoint cluster region*) auf Chromosom 22, bilden die beiden Gene ein Fusionsgen mit der Bezeichnung BCR-ABL. Dieses neue Gen produziert anschließend neue, veränderte RNS sowie ein neues Protein mit Tyrosinkinaseaktivität. Man geht davon aus, dass dieser Prozess in der Pathogenese der chronischen myeloischen Leukämie eine wichtige Rolle spielt. Diese neue RNS lässt sich durch molekularbiologische Methoden mithilfe der Polymerasekettenreaktion (PCR) nachweisen.

Imatinib bzw. STI-571 (Handelsname Glivec), das wirksam zur Therapie chronischer myeloischer Leukämie sowie einiger gastrointestinaler Stromatumoren (GIST) eingesetzt wird, stellt die erste klinische Anwendung dieser molekularen Biochemie auf dem Gebiet der Krebstherapie dar (▶ Abschn. 19.4).

Dieses Wissen auf Molekularebene wurde inzwischen im therapeutischen Bereich in die Praxis umgesetzt, und zwar durch die Entwicklung von Molekülen, welche die mit diesem Protein assoziierte Tyrosinkinaseaktivität hemmen können, wodurch die Krankheit kontrolliert und vielleicht sogar geheilt werden kann.

Dies ist nur ein Beispiel dafür, wie molekulare Erkenntnisse in Zukunft neue und spannende Wege zur Diagnose, Überwachung und sogar zur Krebstherapie eröffnen können.

In ähnlicher Weise wird das Tumoransprechen auf eine Chemotherapie durch Mutationen und Polymorphismen im *p53*-Gen, Mikrosatelliteninstabilität sowie die Hochregulierung von Enzymen wie Thymidylatkinase beeinflusst. In Zukunft wird der Nachweis molekularer Veränderungen in der DNS und RNS sowie in den Proteinen von Tumorzellen für die Prognoseabschätzung und die Auswahl der Behandlungsmethode eine Rolle spielen.

25.20 Genexpressionsanalyse zur Prognose des Ansprechens auf eine Chemotherapie

An der Entstehung und dem Fortschreiten von Krebserkrankungen sind zahlreiche Gene beteiligt. Die Expression dieser Gene wird durch komplexe regulierende Netzwerke gesteuert. Die Merkmale jedes Tumors sind das Endergebnis dieser genetischen Wechselwirkungen.

Jüngere Studien mit der DNA-Microarray-Technologie könnten eine Beurteilung der detaillierten

Charakterisierung von Tumorzellen ermöglichen, die wiederum Rückschlüsse auf das klinische Verhalten sowie das Ansprechen auf Medikamente zulässt. Daher sollte in naher Zukunft eine individualisierte Therapie mit molekular zielgerichteten Wirkstoffen einer breiteren Masse von Patienten zur Verfügung stehen.

25.21 Molekulare Heterogenität

Im 20. Jahrhundert basierten klinische Studien auf der Annahme, dass Tumorzellen eine gewisse Homogenität aufweisen und verschiedene Wirkstoffe mehr oder weniger willkürlich auf unterschiedliche Krebsarten wirken. Das weitere Verständnis und die Anerkennung der Heterogenität von Tumorzellen sind für die Entwicklung der individualisierten Krebstherapie entscheidend. Das 21. Jahrhundert wird eine Ära von Medikamenten einläuten, die auf der Pharmakogenomik basieren und auf der Grundlage individueller Genominformationen entwickelt werden. So wurde bereits eine personalisierte (maßgeschneiderte) Therapie auf der Basis der Expression des spezifischen Gens oder der Veränderung des wirkstoffspezifischen Stoffwechselenzyms als Biomarker entwickelt und eingeführt.

25.22 Von alternativen und naturheilkundlichen Methoden lernen

Zuletzt darf auch ein potenzieller zusätzlicher Erkenntnisgewinn aus der alternativen Medizin sowie von naturheilkundlichen Methoden und traditionellen Praktiken historischer und »primitiver« Gesellschaften nicht außer Acht gelassen werden. Eine Reihe wichtiger Medikamente und Behandlungsmethoden wurde auf der Grundlage von Heilpflanzen und Gesundheitslehren anderer Epochen, Kulturen und Zivilisationen entwickelt. Solche Methoden sollten unbedingt sorgfältig analysiert werden, wobei eine wissenschaftliche und klinische Beurteilung nicht durch Wunschdenken, Emotionen oder Traditionen getrübt werden darf (▶ Abschn. 8.6.8).

25.23 Verbesserte Palliativpflege und Supportivtherapie

Für Patienten mit einer Krebserkrankung in einem fortgeschrittenen Stadium, die unter starken Beschwerden oder Schmerzen leiden, werden heute Methoden zur Linderung ihrer Beschwerden mit verständnisvoller Beratung und Trost besser verstanden und umgesetzt. Solche Maßnahmen stehen einer breiteren Masse von Patienten zur Verfügung, und die Palliativpflege hat sich zu einem eigenständigen Fachgebiet entwickelt. Experten können heute die dringend benötigte Unterstützung bei der körperlichen Versorgung, der Ernährung und der emotionalen Betreuung der Patienten bieten, sodass Patienten nur noch selten unter starken krebsbedingten Schmerzen oder anderen belastenden Symptomen leiden müssen. Die Palliativpflege erstreckt sich über den Krankenhausaufenthalt hinaus und berücksichtigt auch die familiären, sozialen und langfristigen Bedürfnisse der Patienten sowie ihrer Angehörigen und Freunde (▶ Abschn. 8.6.3 und ▶ Abschn. 8.6.7).

Professionelle Supportivtherapieteams übernehmen immer häufiger die Betreuung von Krebspatienten mit behandlungsbedingten Komplikationen oder einer guten langfristigen Prognose, die im Gegensatz zur traditionellen Palliativpflege eine aktive Therapie benötigen.

25.24 Hoffnung für die Zukunft

Die Onkologie ist ein spannendes, sich laufend weiterentwickelndes Fachgebiet mit steten Fortschritten im Bereich des Krankheitsverständnisses, der Prävention, der Diagnostik und der Therapie. Dazu gehört die ständige Suche nach besseren Wirkstoffen und Behandlungsmethoden. Es gibt heute eine wachsende Vielfalt chemotherapeutischer, hormonellen, immunologischen und antienzymatischen zytotoxischen Wirkstoffen und Gentherapien. Einige sind von historischem Interesse, manche sind derzeit im klinischen Einsatz, andere sind Gegenstand klinischer Studien, und manche sind noch auf Laboruntersuchungen beschränkt. Studierenden wird vermittelt, dass Wirkstoffe und Verabreichungsprotokolle einem stetigen Wandel unterliegen. Ältere Wirkstoffe und Methoden werden zwangsläufig durch neuere ersetzt. Angesichts kontinuierlicher Fortschritte in der Krebsforschung sowie bei Behandlungsprogrammen werden einige Namen, Dosierungen und Applikationsprotokolle der Gegenwart irgendwann überholt sein. Was wir heute gelernt haben, muss morgen möglicherweise geändert oder ergänzt werden. Daher dürfen wir niemals aufhören zu lernen.

Das westliche Modell der Gesundheitsversorgung und medizinischen Bildung ist komplex. Einige Hauptfachgebiete der Medizin sind Chirurgie, Pathologie, Strahlentherapie und Palliation mit weiteren Spezialisierungen innerhalb der einzelnen Fachbereiche. In einem derart komplexen medizinischen System können einzelne Ärzte, Forscher oder Lehrende weder über alle Bereiche des Fortschritts auf dem Laufenden sein, noch müssen sie dies. Doch unabhängig davon, ob wir für die direkte Pflege und Betreuung von Patienten zuständig sind oder künftige Ärzte und Pflegepersonal unterrichten, sind wir für die Suche nach der optimalen Therapie für unsere Patienten verantwortlich. Dies können wir erreichen, indem wir entweder in Teams arbeiten, die über die Bandbreite an Fähigkeiten verfügen, um unseren Patienten eine bestmögliche Versorgung zu bieten, oder indem wir mit solchen Teams in Kontakt stehen.

Heute ist für immer mehr Krebspatienten eine Heilung oder Prävention wahrscheinlich oder möglich, und für einige derzeit als unheilbar eingestufte Patienten könnten neue Heilungsaussichten unmittelbar bevorstehen.

Serviceteil

Tabelle A1 und A2: Weltweite Inzidenz der häufigeren Krebsarten – 290

Glossar – 296

Weiterführende Literatur – 303

Stichwortverzeichnis – 307

© Springer-Verlag Berlin Heidelberg 2016
K. R. Aigner, F. O. Stephens (Hrsg.), *Onkologie Basiswissen*,
DOI 10.1007/978-3-662-48585-9

Tabelle A1 und A2: Weltweite Inzidenz der häufigeren Krebsarten

Tab. A1 Weltweite Inzidenz der häufigeren Krebsarten: Männer

Verbreitung	Gehirn/Nervensystem	Schilddrüse	Non-Hodgkin-Lymphom	Hodgkin-Lymphom	Leukämie	Multiples Myelom	Mundraum	Nasopharynx	Oropharynx	Speiseröhre	Magen	Kolon/Rektum	Kehlkopf	Lunge	Melanom	Prostata	Hoden	Blase
Weltweit	3,6	1,2	6,1	1,3	5,2	1,5	6,4	1,7	3,8	10,8	21,5	19,1	5,5	34,9	2,2	21,2	1,6	10,0
Industrieländer	5,9	1,8	10,3	2,3	7,9	2,7	7,6	0,7	4,8	6,7	24,6	37,3	7,7	55,6	6,7	46,7	5,0	18,9
Entwicklungsländer	2,8	1,0	4,3	1,0	3,9	0,9	6,0	2,0	3,5	12,8	19,9	9,9	4,5	24,8	0,8	7,7	0,8	5,5
Ostafrika	0,7	1,6	7,9	2,1	3,9	0,9	5,9	1,6	2,6	10,4	7,1	7,2	3,4	3,1	1,8	14,8	0,5	4,9
Zentralafrika	0,1	1,1	4,4	0,8	1,2	1,5	4,8	0,7	1,3	1,9	17,0	2,0	2,0	5,7	3,0	25,4	0,1	2,5
Nordafrika	2,5	0,8	4,8	2,0	4,3	0,8	3,5	2,8	1,0	2,7	5,6	6,5	5,2	15,4	0,9	7,2	0,7	25,3
Südliches Afrika	1,5	0,9	4,8	0,9	3,7	1,6	12,4	1,6	1,5	17,6	8,6	12,7	6,4	23,8	6,0	41,1	0,7	12,1
Republik Südafrika	1,6	1,0	5,0	0,9	3,7	1,6	11,3	1,6	1,2	16,4	8,8	13,7	5,7	25,5	6,4	42,8	0,7	13,4
Westafrika	0,4	0,7	7,3	1,7	2,4	0,9	2,4	0,4	0,4	1,1	5,4	4,3	0,7	2,2	1,2	17,8	0,5	3,2
Karibik	3,4	0,8	4,9	2,0	6,6	2,7	7,7	0,8	3,9	6,7	14,5	15,5	7,0	28,8	0,9	38,6	0,8	7,5
Mittelamerika	4,5	1,2	5,2	2,0	6,3	2,2	3,8	0,4	2,0	3,1	18,6	9,5	5,1	22,7	2,1	26,9	1,5	5,2
Südamerika	4,8	1,8	6,9	1,4	5,8	1,9	7,4	0,4	4,7	8,3	23,1	15,6	7,3	25,3	3,1	28,5	2,2	8,6
Argentinien	4,2	1,5	8,1	1,5	6,9	1,8	6,5	0,3	2,1	8,6	12,8	27,9	8,5	40,8	4,1	29,4	4,3	14,7
Brasilien	6,0	2,1	6,6	1,3	5,5	1,7	10,5	0,6	7,9	10,8	21,6	13,6	9,3	25,0	3,5	28,7	1,6	8,5
USA	6,5	3,0	16,1	2,3	9,6	4,0	6,3	0,6	3,1	4,9	7,6	40,6	5,3	58,7	13,3	104,3	4,0	23,4
Kanada	6,8	2,3	14,6	2,7	10,4	4,3	7,4	0,8	2,9	4,1	9,1	40,8	5,0	55,1	8,2	83,9	3,9	17,9

Tabelle A1 und A2: Weltweite Inzidenz der häufigeren Krebsarten

Region/Land																		
Ostasien	3,5	0,8	3,7	0,3	4,6	0,8	1,7	2,6	0,6	21,8	42,6	17,8	2,3	39,4	0,3	3,4	0,5	5,0
China	3,6	0,7	2,9	0,2	4,3	0,6	1,2	3,0	0,4	24,5	36,1	13,0	1,7	38,5	0,2	1,7	0,4	3,9
Hongkong	4,4	2,1	8,7	0,6	6,7	1,7	4,8	25,2	2,6	14,2	19,4	35,0	7,8	74,7	1,0	7,6	1,3	14,3
Japan	2,7	1,4	7,4	0,4	5,9	1,8	4,0	0,5	1,8	10,0	69,2	43,2	3,2	40,3	0,4	11,1	1,3	9,2
Korea	3,7	1,4	6,6	0,8	5,2	0,8	3,3	0,5	1,1	10,1	70,0	14,9	10,0	31,1	0,3	4,2	0,6	9,5
Südostasien	1,6	1,4	5,2	0,7	4,3	0,8	3,6	5,8	2,3	3,1	8,7	12,6	3,8	27,8	0,4	7,1	0,8	4,0
Indonesien	1,4	1,2	6,0	0,7	4,4	1,3	1,5	5,7	0,7	0,6	3,5	11,9	2,0	20,8	0,5	7,0	0,9	4,0
Malaysia	2,1	1,9	7,7	1,1	6,1	2,0	2,4	9,7	1,5	3,0	12,1	25,7	3,6	35,6	0,4	11,7	1,1	6,0
Philippinen	2,5	2,5	4,9	0,7	6,0	0,8	5,8	6,4	2,3	2,5	9,2	18,1	5,8	51,6	0,8	18,8	0,8	4,1
Singapur	2,5	1,9	7,5	0,7	6,2	1,3	3,7	15,0	2,5	5,9	21,4	37,9	5,4	47,5	0,4	13,8	1,1	7,1
Thailand	1,9	1,1	3,7	0,6	3,3	0,3	5,3	3,5	3,3	3,7	4,9	10,3	3,3	26,0	0,4	4,4	0,4	5,2
Süd- und Zentralasien	2,4	1,0	3,4	1,3	3,0	0,9	13,0	0,6	8,8	8,5	6,6	4,8	7,1	11,6	0,4	4,3	0,7	4,2
Indien	2,6	1,0	3,2	1,1	3,1	1,0	12,8	0,5	9,6	7,6	5,7	4,7	6,2	9,0	0,3	4,6	0,6	3,2
Pakistan	3,4	1,2	5,1	2,8	3,4	0,9	14,7	1,2	6,7	6,3	3,8	5,0	8,5	20,1	0,2	5,6	0,7	8,8
Westasien							3,7	1,4	1,2	2,4	11,2	11,4	8,1	31,2	1,3	9,1	1,6	12,7
Saudi-Arabien	3,9	2,9	10,0	3,3	6,0	2,2	3,7	3,4	1,2	3,9	6,6	7,7	2,8	10,3	0,6	7,9	0,8	8,2
Türkei	3,8	0,8	5,7	1,3	6,5	0,9	3,5	0,9	1,5	2,2	10,5	9,1	10,2	40,1	1,0	6,9	1,9	11,6
Vereinigte Arabische Emirate	4,6	2,4	5,7	6,0	4,8	2,0	2,9	2,8	1,0	2,8	6,1	9,4	3,1	15,1	0,4	9,7	0,9	6,4
Osteuropa	5,8	1,5	6,6	2,9	6,6	1,5	7,8	0,7	5,3	7,2	34,1	32,9	12,1	69,7	5,2	19,4	6,4	17,7
Russische Föderation	5,7	1,5	6,0	2,7	6,1	1,4	7,7	0,7	5,1	9,0	42,9	31,8	13,0	74,9	5,4	15,9	6,4	16,4
Nordeuropa	7,0	1,0	10,1	2,1	8,7	3,2	5,0	0,4	2,2	7,4	12,7	34,7	4,2	44,3	7,4	45,4	5,6	18,2
Dänemark	7,0	1,3	9,7	2,1	8,6	3,6	7,7	0,3	3,4	6,4	8,4	38,8	5,6	46,8	10,6	31,2	10,4	13,6
Irland	7,3	1,0	10,4	2,1	9,2	4,2	5,9	0,6	2,8	8,6	12,9	44,2	3,7	39,6	7,9	47,8	4,3	14,3
Norwegen	8,0	1,6	10,7	2,2	8,2	3,7	5,8	0,3	2,2	3,2	11,6	40,0	3,2	35,1	14,1	65,3	8,8	21,3
Schweden	11,1	1,7	10,6	2,0	10,5	3,5	4,5	0,3	1,7	3,1	8,8	33,0	2,1	21,4	12,6	70,0	6,2	17,9

Tabelle A1 und A2: Weltweite Inzidenz der häufigeren Krebsarten

Tab. A1 Fortsetzung

Verbreitung	Gehirn/Nervensystem	Schilddrüse	Non-Hodgkin-Lymphom	Hodgkin-Lymphom	Leukämie	Multiples Myelom	Mundraum	Nasopharynx	Oropharynx	Speiseröhre	Magen	Kolon/Rektum	Kehlkopf	Lunge	Melanom	Prostata	Hoden	Blase
Großbritannien	6,4	0,7	10,4	2,0	8,8	3,2	4,4	0,4	1,9	8,9	12,4	35,4	4,2	47,6	6,1	40,2	5,6	19,2
Südeuropa	6,8	1,2	9,2	2,5	8,0	2,8	9,2	0,9	4,9	4,7	19,5	32,9	11,7	58,8	3,8	23,9	4,6	24,6
Italien	6,3	1,8	12,3	3,1	8,7	3,4	6,7	0,9	3,8	4,0	19,9	35,3	10,8	59,4	4,6	24,9	5,8	28,0
Griechenland	10,6	0,8	5,6	4,9	8,8	2,3	3,0	0,5	1,7	1,6	11,6	17,4	6,9	55,8	1,9	20,2	3,7	22,5
Spanien	6,5	0,5	8,3	1,6	8,0	2,6	13,8	1,0	6,1	6,1	17,9	32,0	14,1	53,2	2,8	24,2	3,8	28,4
Westeuropa	6,5	1,7	11,1	2,9	8,9	3,2	12,6	0,8	10,6	7,7	13,8	42,1	8,2	53,2	7,0	54,9	7,3	20,0
Frankreich	5,7	1,4	12,8	2,3	8,7	3,4	14,9	0,7	19,2	11,9	11,1	39,8	10,2	53,5	6,8	56,5	6,3	25,6
Deutschland	7,0	2,0	10,5	3,0	9,2	3,0	13,2	1,0	7,7	5,8	16,2	45,0	7,3	50,3	6,5	53,6	8,9	18,0
Niederlande	6,2	1,0	10,7	2,1	8,5	4,2	5,8	0,5	3,0	6,4	12,9	41,6	5,7	62,0	9,4	55,9	4,9	15,5
Australien	7,0	2,2	14,4	2,1	10,3	4,0	13,6	0,6	3,2	5,2	9,6	49,9	4,3	42,2	40,5	76,0	5,7	15,6
Neuseeland	8,6	1,7	14,0	1,9	11,8	5,1	4,6	0,7	2,0	5,4	10,9	55,3	2,9	41,4	36,7	101,1	6,5	17,1
Melanesien	0,4	1,3	8,0	0,7	3,8	0,2	36,3	0,2	1,5	3,1	5,9	9,2	3,3	4,7	5,1	4,6	0,8	2,0
Polynesien	2,3	4,6	8,4	1,1	7,6	2,0	5,2	2,8	4,9	3,9	13,0	14,3	2,0	38,4	5,8	35,4	2,6	6,3

In der Tabelle ist die Inzidenz der häufigeren Krebsarten in verschiedenen Regionen der Welt sowie in größeren Ländern innerhalb dieser Regionen aufgeführt (Länder sind kursiv, Regionen nicht kursiv geschrieben.) Die Inzidenz ist je 100.000 Personen pro Jahr angegeben. Diese Zahlen entsprechen nicht der absoluten Inzidenz, wurden jedoch altersstandardisiert, um einen echteren Vergleich angesichts der unterschiedlichen Lebenserwartung in verschiedenen Regionen und Ländern der Welt zu erhalten. Die Tabelle wurde auf der Grundlage von Daten der Globocan-Webseite zusammengetragen, die unter folgender Adresse heruntergeladen wurden: http://www-dep.iarc.fr/cgi-bin/exe/globom.exe (Tag des Abrufs: 09.01.2004).

Tabelle A1 und A2: Weltweite Inzidenz der häufigeren Krebsarten

Tab. A2 Weltweite Inzidenz der häufigeren Krebsarten: Frauen

Verbreitung	Blase	Niere	Gehirn/Nervensystem	Schilddrüse	Non-Hodgkin-Lymphom	Hodgkin-Lymphom	Leukämie	Multiples Myelom	Mundraum	Nasopharynx	Oropharynx	Speiseröhre	Magen	Kolon/Rektum	Leber	Pankreas	Kehlkopf	Lunge	Melanom	Brust	Gebärmutterhals	Gebärmutter-körper	Eierstock
Weltweit	2,4	2,3	2,5	3,0	4,0	0,8	3,7	1,1	3,3	0,6	0,8	4,5	10,4	14,4	5,5	3,2	0,7	11,1	2,2	35,7	16,1	6,4	6,5
Industrieländer	4,1	4,6	4,1	4,4	6,6	1,8	5,4	1,1	2,4	0,3	0,6	1,3	11,0	25,4	2,9	5,1	0,7	15,6	6,1	63,2	11,4	11,3	9,9
Entwicklungsländer	1,5	1,1	2,0	2,5	2,6	0,5	3,0	0,6	3,7	0,8	0,8	6,2	10,0	7,9	6,8	2,1	0,6	6,8	0,7	23,1	18,7	3,9	4,9
Ostafrika	2,7	0,8	0,5	2,7	4,6	0,9	2,9	0,6	6,0	0,9	0,4	5,1	6,7	4,9	6,0	1,6	0,5	2,1	3,3	20,2	44,3	3,4	9,0
Zentralafrika	0,5	0,7	0,1	2,1	7,8	0,3	1,0	2,2	2,7	0,2	0,6	0,2	14,1	3,3	13,0	4,0	0,2	0,8	2,3	13,5	25,1	3,0	2,9
Nordafrika	4,5	1,6	1,6	3,3	2,6	0,8	2,9	0,7	1,7	1,2	0,3	1,8	3,3	5,2	2,7	1,1	0,7	2,8	0,7	28,3	16,8	2,2	3,2
Südliches Afrika	3,5	1,4	0,9	1,9	2,9	0,5	2,1	1,0	3,4	0,4	0,3	6,4	3,7	8,7	2,1	1,1	0,8	7,3	4,6	31,8	30,3	4,6	3,9
Republik Südafrika	3,7	1,4	1,0	2,0	3,0	0,5	2,2	1,1	3,2	0,4	0,3	6,2	3,8	9,4	2,1	1,2	0,8	8,0	4,8	33,5	28,9	4,8	4,0
Westafrika	1,5	0,5	0,2	2,0	3,3	1,0	2,7	0,3	1,5	0,1	0,1	1,4	3,9	3,8	6,2	0,7	0,1	0,4	1,3	24,8	20,3	1,6	3,1
Karibik	2,6	1,7	2,8	3,2	3,5	1,2	5,2	1,8	4,5	0,3	1,4	2,0	7,2	15,4	4,2	3,0	1,3	9,7	0,7	33,8	35,8	8,6	5,6
Mittelamerika	1,9	2,4	3,7	4,2	3,5	1,1	5,0	1,5	1,8	0,2	0,5	1,2	13,1	9,1	1,6	4,8	1,0	8,4	1,6	36,2	40,3	15,8	7,0
Südamerika	2,8	2,7	3,7	3,5	4,7	0,9	4,5	1,5	2,4	0,2	0,7	2,5	11,7	14,3	3,7	4,2	1,0	8,3	2,0	45,1	30,9	14,3	7,3
Argentinien	2,6	3,7	2,9	2,6	5,0	0,9	4,6	1,3	1,7	0,1	0,3	2,5	5,4	18,9	3,3	5,9	0,7	8,3	1,8	64,7	14,2	28,8	12,7
Brasilien	3,2	2,6	4,6	3,3	4,5	0,9	4,3	1,5	2,9	0,2	1,1	2,8	9,7	13,8	4,5	3,7	1,1	8,9	2,2	46,4	31,3	12,9	6,8
USA	5,4	6,0	4,4	6,2	10,9	2,0	6,3	2,9	3,7	0,2	0,7	1,4	3,6	30,7	1,7	6,3	1,2	34,0	9,4	91,4	7,8	15,5	10,6
Kanada	4,6	5,8	4,8	6,8	10,5	2,2	6,8	3,0	2,6	0,3	0,8	1,3	4,2	29,8	1,1	5,9	0,9	30,2	8,0	81,8	8,3	14,9	11,7

Tabelle A1 und A2: Weltweite Inzidenz der häufigeren Krebsarten

Tab. A2 Fortsetzung

Verbreitung	Blase	Niere	Gehirn/Nervensystem	Schilddrüse	Non-Hodgkin-Lymphom	Hodgkin-Lymphom	Leukämie	Multiples Myelom	Mundraum	Nasopharynx	Oropharynx	Speiseröhre	Magen	Kolon/Rektum	Leber	Pankreas	Kehlkopf	Lunge	Melanom	Brust	Gebärmutterhals	Gebärmutter-körper	Eierstock
Ostasien	1,2	1,3	2,6	2,2	2,1	0,1	3,4	0,6	1,0	0,9	0,1	8,9	19,6	12,5	12,7	3,2	0,3	15,0	0,2	18,1	6,4	2,4	3,7
China	1,0	1,0	2,8	1,6	1,5	0,1	3,3	0,3	0,9	1,1	0,1	10,9	17,5	9,8	13,3	2,6	0,3	15,7	0,2	16,4	5,2	2,2	3,2
Hongkong	4,6	2,3	3,4	7,3	6,4	0,3	4,8	1,7	2,7	9,7	0,4	3,2	10,1	28,9	9,8	3,0	0,8	32,1	0,8	34,4	15,6	7,1	7,5
Japan	2,0	2,5	2,0	4,8	4,2	0,2	3,8	1,4	1,7	0,1	0,2	1,6	28,6	25,3	8,1	5,7	0,1	12,1	0,3	31,4	11,1	4,5	6,6
Korea	1,5	1,7	2,8	5,5	3,5	0,4	3,5	0,5	1,0	0,2	0,2	1,0	25,7	10,3	11,6	3,7	0,6	12,1	0,2	12,5	15,3	1,5	4,1
Südostasien	1,1	1,3	1,0	4,0	3,1	0,3	3,4	0,5	2,6	2,2	0,7	1,3	4,8	10,0	5,7	1,6	0,5	9,1	0,5	25,6	18,3	4,3	7,1
Indonesien	1,0	1,5	0,8	3,9	3,6	0,4	3,4	0,7	1,0	1,9	0,3	0,4	2,1	10,6	2,6	1,6	0,2	6,8	0,8	26,1	15,7	5,3	8,1
Malaysia	1,5	2,6	1,3	5,6	4,7	0,5	4,3	1,3	1,8	3,1	0,4	1,1	6,7	21,0	3,7	2,7	0,3	12,9	0,8	41,9	12,0	7,7	11,4
Philippinen	1,3	2,0	1,8	8,2	3,3	0,4	5,4	0,7	5,4	2,5	1,7	1,3	5,5	13,5	6,8	3,4	0,9	14,2	0,6	44,7	22,7	6,0	10,2
Singapur	1,8	2,4	2,0	5,9	4,6	0,4	4,2	1,1	1,9	5,1	0,3	1,5	11,8	30,3	4,9	3,2	0,4	18,9	0,5	47,1	14,9	8,2	11,1
Thailand	1,3	0,7	1,4	3,2	2,4	0,3	2,7	0,3	4,0	1,2	0,6	1,3	2,9	7,4	15,2	1,0	0,4	10,9	0,4	15,9	20,7	2,8	4,7
Süd- und Zentralasien	1,1	0,6	1,5	2,3	2,0	0,6	2,2	0,5	8,6	0,3	2,0	6,3	3,5	3,7	1,5	0,8	1,0	2,3	0,4	22,2	26,5	2,2	5,2
Indien	0,7	0,5	1,6	1,9	1,7	0,5	2,1	0,6	7,5	0,3	1,8	5,1	2,8	3,2	1,1	0,8	0,8	2,0	0,2	19,1	30,7	1,7	4,9
Pakistan	3,4	0,9	1,8	3,9	3,5	0,8	3,8	0,7	14,7	0,9	2,6	6,3	2,8	5,1	3,6	0,9	1,5	2,8	0,8	50,1	6,5	5,8	9,8
Westasien	2,4	1,8	2,9	3,1	4,5	1,8	3,9	1,1	2,1	0,5	0,5	1,4	6,1	8,3	2,1	2,1	0,9	4,8	1,2	27,9	4,8	4,9	5,9
Israel	5,6	5,5	4,3	8,1	11,1	2,9	5,5	2,2	3,0	0,4	0,1	1,2	6,9	33,6	1,8	6,3	0,7	9,7	9,8	79,1	5,8	11,5	11,7
Saudi-Arabien	1,9	1,8	2,4	7,7	7,3	2,0	4,5	1,3	4,1	1,5	1,1	4,3	3,9	7,2	5,9	1,7	0,4	3,3	0,4	21,6	5,0	3,1	5,0
Türkei	1,6	1,7	3,0	2,0	4,0	0,7	3,5	0,9	1,9	0,3	0,5	0,9	5,6	5,3	1,0	1,2	0,6	4,0	0,9	20,4	3,9	4,0	6,2

Tabelle A1 und A2: Weltweite Inzidenz der häufigeren Krebsarten

Region																							
Vereinigte Arabische Emirate	1,8	1,9	2,6	7,3	4,5	3,6	4,5	1,1	2,5	1,2	0,9	3,2	3,0	8,0	4,0	2,6	0,4	4,9	0,3	27,1	4,6	3,4	5,3
Osteuropa	4,0	4,7	3,8	2,7	3,9	2,0	5,0	2,1	0,5	0,5	1,1	14,5	21,5	2,6	4,8	0,5	8,8	5,0	49,4	16,8	10,7	10,3	
Russische Föderation	3,9	4,4	3,7	2,4	3,5	1,8	4,9	0,9	2,0	0,5	0,4	1,5	18,0	22,1	2,3	4,6	0,4	7,6	4,7	48,8	13,6	10,1	9,3
Nordeuropa	5,3	4,6	5,4	3,1	6,9	1,5	6,2	2,4	2,1	0,2	0,7	3,2	6,1	25,2	1,4	5,2	0,7	18,9	8,7	73,2	9,8	11,1	12,6
Dänemark	4,2	5,2	5,8	3,1	7,0	1,7	6,3	2,3	3,2	0,3	1,1	1,9	4,2	30,5	2,0	5,9	1,0	27,7	13,0	86,2	15,3	13,1	16,1
Irland	4,4	4,0	5,0	1,6	7,9	2,1	6,3	3,0	2,2	0,1	0,6	3,6	6,2	28,7	0,9	5,8	0,6	18,7	10,2	71,6	7,9	9,8	13,9
Norwegen	5,9	5,9	6,6	3,9	7,6	1,4	6,0	2,4	2,6	0,1	0,5	0,8	5,6	33,8	0,8	6,3	0,6	16,6	15,9	68,5	12,6	13,5	13,1
Schweden	5,4	5,7	11,3	3,4	7,8	1,7	8,1	2,5	2,7	0,1	0,5	0,9	4,7	24,6	2,4	5,3	0,3	12,1	13,3	81,0	9,4	15,2	11,9
Großbritannien	6,0	3,8	4,4	2,4	7,0	1,4	6,1	2,4	2,0	0,2	0,7	4,3	5,5	25,3	1,1	4,9	0,8	21,8	7,7	74,9	9,3	9,3	12,2
Südeuropa	4,1	3,5	4,8	5,2	6,3	2,1	5,3	2,1	1,6	0,2	0,4	0,7	9,7	22,0	3,5	4,7	0,5	8,0	4,6	56,2	10,2	13,8	8,7
Italien	5,0	4,3	4,4	8,5	8,1	2,7	6,2	2,5	1,4	0,2	0,5	0,7	10,3	24,0	4,6	5,5	0,6	9,0	5,5	64,9	9,1	16,5	8,7
Griechenland	4,2	2,8	7,1	3,0	3,3	4,0	5,5	1,5	1,0	0,2	0,3	0,4	6,4	13,6	4,6	3,9	0,6	8,3	2,0	47,6	6,9	6,4	7,7
Spanien	3,3	2,7	5,0	2,8	6,3	1,4	4,9	2,0	1,7	0,3	0,3	0,6	8,5	21,0	2,4	3,5	0,2	4,0	4,5	47,9	7,2	12,0	8,3
Westeuropa	4,2	5,4	4,6	4,4	7,1	2,5	5,9	2,3	3,0	0,3	1,2	1,3	7,0	29,4	1,6	4,6	0,8	10,7	8,1	78,2	10,4	10,9	11,1
Frankreich	4,0	4,7	4,2	6,5	7,6	2,1	6,0	2,3	2,6	0,2	1,3	1,4	4,5	26,8	1,8	3,0	0,9	7,4	8,0	83,2	10,1	9,6	9,2
Deutschland	4,4	5,9	4,8	3,7	6,7	2,8	6,0	2,2	3,3	0,3	1,3	1,1	9,2	32,0	1,6	5,3	0,7	11,4	7,1	73,7	11,5	11,4	12,2
Niederlande	3,5	5,2	4,5	2,5	7,7	1,6	5,1	2,7	3,1	0,2	1,1	2,2	5,2	30,4	0,8	5,2	0,9	17,5	12,9	91,6	7,3	11,6	11,9
Australien	4,6	6,0	4,8	5,8	10,8	1,9	6,9	2,8	5,4	0,2	0,7	2,2	5,0	35,4	1,0	5,5	0,5	17,5	31,9	82,7	7,1	10,6	9,1
Neuseeland	4,7	4,9	5,5	3,9	11,1	1,6	8,7	3,4	2,6	0,3	0,5	2,4	5,2	43,4	2,0	6,2	0,6	21,7	34,9	82,6	10,6	11,5	12,4
Melanesien	0,5	0,9	0,2	4,2	4,8	0,4	2,8	0,1	23,6	0,2	0,5	2,4	3,8	4,6	10,2	0,5	0,9	2,9	3,1	21,7	43,8	7,1	7,1
Polynesien	1,0	1,5	2,9	18,8	4,7	1,0	6,1	1,9	2,2	1,7	0,8	0,9	9,2	13,7	3,9	3,0	0,2	14,2	2,1	55,2	29,0	15,3	3,8

In der Tabelle ist die Inzidenz der häufigeren Krebsarten in verschiedenen Regionen der Welt sowie in größeren Ländern innerhalb dieser Regionen aufgeführt. (Länder sind *kursiv*, Regionen nicht kursiv geschrieben.) Die Inzidenz ist je 100.000 Personen pro Jahr angegeben. Diese Zahlen entsprechen nicht der absoluten Inzidenz, wurden jedoch altersstandardisiert, um einen echteren Vergleich angesichts der unterschiedlichen Lebenserwartungen in verschiedenen Regionen und Ländern der Welt zu erhalten. Die Tabelle wurde auf der Grundlage von Globocan-Datenbank aus dem Jahr 2002 zusammengetragen, die unter folgender Adresse heruntergeladen wurde: http://www-dep.iarc.fr/cgi-bin/exe/globof.exe? (Tag des Abrufs: 09.01.2004).

Glossar

Achsel Achselhöhle.

Adenokarzinom Von Drüsenzellen ausgehende Krebserkrankung.

Adenom ▶ Benigner (nichtmaligner) Tumor, dessen Zellen von Drüsen oder Drüsenepithel abstammen (z. B. Magenschleimhaut).

Adjuvante Chemotherapie Chemotherapie, die im Anschluss an einen operativen Eingriff verabreicht wird, um möglichst alle verbliebenen Krebszellen zu vernichten.

Akut Plötzlich auftretend.

Allel Eine von zwei oder mehr alternativen Ausprägungsformen eines Gens.

Anämie Blutkrankheit, die mit einer verringerten Hämoglobinkonzentration im Blut assoziiert ist.

Anaplasie Ausgeprägte Zellanomalie; Krebszellen werden als anaplastisch bezeichnet, wenn sie die besonderen Merkmale der Zellen verloren haben, von denen sie abstammen. Anaplastische Zellen wachsen und infiltrieren tendenziell auf eine aggressivere Weise. Sie dringen stärker in umgebende Gewebe ein und streuen intensiver in andere Bereiche, um Metastasen zu bilden.

Angiogramm Röntgenaufnahme von Blutgefäßen (▶ Arteriogramm).

Anorexie Verlust des Verlangens nach Nahrung (Appetitlosigkeit) oder frühes Sättigungsgefühl.

Antikörper Durch das Immunsystem nach Antigenkontakt gebildete spezifische Proteine, die eindringende Organismen oder andere Substanzen als Fremdstoffe erkennen. Der Antikörper bindet an die fremde oder eindringende Substanz, um diese zu eliminieren.

Apoptose Inhärente Fähigkeit von Zellen zur Selbstzerstörung, nachdem sie ihre Funktion erfüllt haben; Teil des Alterungsprozesses beim Absterben und beim Austausch alternder Zellen im Laufe eines normalen Lebens. Krebszellen haben diesen programmierten, selbstbegrenzenden Regulationsprozess offenbar verloren.

Arteriogramm Radiogramm (Röntgenbild) einer Arterie, das nach der Injektion eines jodhaltigen Kontrastmittels in diese Arterie angefertigt wurde.

Aspiration An- bzw. Absaugen.

Astrozytom Von Zellen des Stützgewebes abstammender maligner Hirntumor.

Aszites Ansammlung abnormer Flüssigkeitsmengen in der Bauchhöhle.

Atrophisch Verkümmert, degeneriert, ohne besondere Merkmale.

Bakterien (umgangssprachlich auch »Bazillen« genannt) Kleinste, einzellige Mikroorganismen, die überall vorkommen und normalerweise auf der Haut, im Mund und im Verdauungstrakt des Menschen zu finden sind. Einige Bakterien sind toxisch, und einige können Körperorgane und Gewebe infiltrieren und Schäden bzw. Krankheiten (Infektionen) verursachen.

Barium-Kontrasteinlauf Ähnlich einer ▶ Bariumbrei-Untersuchung, mit dem Unterschied, dass der röntgendichte Stoff/ das Kontrastmittel über einen Schlauch rektal zugeführt wird, um Röntgenaufnahmen des Rektums und des Dickdarms zu ermöglichen.

Bariumbrei-Untersuchung Untersuchung, für die ein Brei mit dem röntgendichten Element Barium geschluckt wird, um Radiogramme (Röntgenaufnahmen) anzufertigen, auf denen die Größe und die Umrisse von Organen, wie z. B. der Magen oder das Duodenum, sichtbar sind.

Bariumbrei-Schluckuntersuchung Ähnlich einer ▶ Bariumbrei-Untersuchung, mit dem Unterschied, dass während des Schluckens die Form und die Umrisse der Speiseröhre untersucht werden können.

Basal Unterer Teil einer Struktur, der ihre Basis bildet. Die Basalzellschicht der Haut besteht aus Basalzellen, aus denen die darüber liegenden Zellen entstehen.

Basalzellkarzinom Langsam wachsende Hautkrebsart, die sich aus der Basalzellschicht der Haut entwickelt.

BCG (Bacillus Calmette-Guérin) Bakterienpräparat, das ursprünglich als Lebendimpfstoff gegen Tuberkulose eingesetzt wurde. Es handelt sich um harmlose lebende Organismen, die eine ähnliche Abwehrreaktion fördern wie Tuberkelbazillen. BCG wird auch in der Blase als immunstimulierender Wirkstoff gegen benigne

Glossar

Papillome und nichtinvasive Karzinome eingesetzt.

Benigne Nichtmaligne (gutartig), günstig für eine Heilung, wahrscheinlich nicht gefährlich. Ein benigner Tumor bleibt lokal begrenzt und infiltriert bzw. zerstört weder das Gewebe, von dem er abstammt, noch bildet er Fernmetastasen.

Benigne Mammadysplasie Erkrankung der Brust, die häufig mit Zysten und anderen benignen Knoten in der Brust assoziiert ist. Es existieren weitere Bezeichnungen wie zystische Fibroadenose, hormonelle Mastopathie oder »chronische Mastitis«. Die Zellen in dysplastischen Geweben selbst sind nichtmaligne oder prämaligne. Wenn jedoch in einer Brust mit knotigen dysplastischen Veränderungen Krebs entsteht, ist dieser möglicherweise schwieriger zu erkennen. Das Potenzial für maligne Veränderungen ist zwar gering, aber im Vergleich zu normalen Zellen deutlich erhöht.

Biopsie Entnahme einer kleinen Gewebeprobe für eine mikroskopische Untersuchung.

Brachytherapie Strahlentherapiemethode, bei der winzige radioaktive Kapseln (Seeds), Drähte oder Nadeln direkt in einem Tumor platziert werden, um diesen zu zerstören.

Calcitonin Hormon, das von bestimmten Zellen (C-Zellen) in der Schilddrüse produziert wird und den Kalzium- und Phosphatspiegel im Blut senkt.

Cervix uteri Gebärmutterhals, Muttermund.

Chemotherapie Medizinische Behandlung mit chemischen Wirkstoffen bzw. Medikamenten.

Chronisch Lange andauernd, mit einem langen oder langwierigen Verlauf.

Chronische atrophische Gastritis Schrittweise und persistierende Degeneration der Magenschleimhaut.

Colitis ulcerosa Entzündung des Dickdarms, die durch kleine Geschwüre in der Darmwand charakterisiert und mit intermittierendem Durchfall und oft mit Blutverlust assoziiert ist.

Corynebacterium parvum Harmloses Bakterium, das bisweilen zur Stimulation der Immunabwehr eingesetzt wird.

CT-Untersuchung Computertomographie bzw. CAT-Untersuchung (Computeraxialtomographie). Bildgebendes Verfahren zur Darstellung von Geweben mithilfe rechnergestützter radiologischer Verfahren zur Anfertigung von »Röntgenschnittbildern«.

DNS (Desoxyribonukleinsäure) Großes Molekül im Zellkern und Träger der Erbinformation, die der Synthese aller Proteine im Organismus zugrunde liegt (genetischer Code).

Drüse Gewebe oder Organ, das Flüssigkeiten und chemische Substanzen, die für eine Aufrechterhaltung einer normalen Gesundheit und Körperfunktion notwendig sind, produziert und sezerniert (die Speicheldrüse sondert z. B. Speichel ab, während die Nebenniere eine Reihe von Hormonen sezerniert).

Dysplasie Abnorme Gewebeentwicklung; dysplastische Gewebe selbst sind nichtmaligne, sie weisen jedoch ein erhöhtes Potenzial für maligne Veränderungen auf.

En-bloc-Resektion Vollständige chirurgische Exzision einer kompletten Lymphknotengruppe in einem Stück.

Endokrine Drüse Drüse, die ihr Ausscheidungsprodukt (Sekret) in den Blutkreislauf sezerniert, damit es im gesamten Körper verteilt wird, z. B. Schilddrüse, Hirnanhangsdrüse, Nebenniere.

Endoskop Instrument zur visuellen Untersuchung und Behandlung von Hohlorganen oder Körperhöhlen.

Entzündung Reaktion von Gewebe auf einen schädigenden Reiz, z. B. eine Verletzung.

Epidemiologie Teilgebiet der Medizin, das sich mit der Ausbreitung von Krankheiten, deren Ursachen sowie Formen der Manifestation und Verbreitung innerhalb unterschiedlicher Bevölkerungsgruppen und Zeiträume befasst.

Erythropoetin Von bestimmten Zellen in den Nieren sezerniertes Hormon zur Steigerung der Erythrozytenproduktion.

Erythrozytensedimentationsrate (ESR) (syn. Blutsenkungsgeschwindigkeit BSG) Geschwindigkeit der Absenkung von Erythrozyten in einer Suspension aus Blut und einer Natriumcitratlösung; bei schlechtem Gesundheitszustand – Krebs, Entzündungen, Arthritis etc. – ist die ESR i. Allg. erhöht.

Exokrine Drüse Drüse, die ihr Sekret durch einen Ausführungsgang in eine Körperhöhle (z. B. Ohrspeicheldrüse) oder nach draußen (z. B. Schweißdrüsen) sezerniert.

Familiäre Polyposis coli (syn. familiäre adenomatöse Polyposis, FAP) Erbkrankheit, bei der etwa die Hälfte der Familienmitglieder Polypen (kleine glanduläre Tumoren) in der Dickdarmwand entwickeln, von denen schließlich einer oder mehrere maligne werden können.

Faszie Fibröse Schicht oder Hülle.

Fäzes (Stuhl; umgangssprachlich auch Kot) Ausscheidungsprodukt des Darms, der über den Stuhlgang (Defäkation) entleert wird.

Fibrom ▶ Benigner Tumor aus fibrösem Gewebe und Zellen, die fibröse Gewebe bilden können.

Gastroskop Langes, dünnes, flexibles Instrument, das für eine visuelle Untersuchung des Mageninneren verwendet wird.

Genom Gesamtheit aller Gene eines Organismus.

Geschwür Ein Defekt in einer Hülle oder Auskleidung, wie z. B. ein entzündlicher Bezirk in der obersten Hautschicht oder in einer Schleimhaut.

Gewebe Schicht oder Ansammlung bestimmter spezialisierter Zelltypen, die gemeinsam eine bestimmte Funktion übernehmen.

Glukan Komplexes Kohlenhydrat (Polysaccharid), das einen Großteil der Ballaststoffe in verbreiteten Gemüse- und Getreideerzeugnissen ausmacht und nachweislich immunstimulierende Eigenschaften besitzt.

Granulomatöse Kolitis Chronische Entzündung des Dickdarms ohne ersichtlichen Grund (▶ Morbus Crohn).

Histiozytom, malignes fibröses Von Histiozyten, d. h. von Schutzzellen (Immunzellen) in Weichgeweben (Muskel-, Fettgewebe etc.) oder in Knochen, ausgehender ▶ maligner Tumor.

Hormon Substanz, die von einer ▶ endokrinen Drüse produziert und direkt in den Blutkreislauf sezerniert wird.

Hormonersatztherapie Behandlung mit niedrigdosierten Hormonen zur Linderung menopausaler und postmenopausaler Symptome.

Hutchinsonscher melanotischer Pigmentfleck Großer Pigmentfleck, der langsam im Gesicht oder in anderen, der Sonne ausgesetzten Hautbereichen älterer Menschen entsteht. In manchen Fällen entwickelt sich daraus ein oberflächliches Melanom.

Hyperkeratose Verdickung der flachen, schützenden obersten Epithelschicht der Haut oder der Lippen. Die Erkrankung manifestiert sich in der Regel durch die Bildung von Krusten oder Schuppen, die sich ablösen, und zeichnet sich durch eine Neigung zu schrittweisen malignen Veränderungen aus, die zu Hautkrebs führen können.

Immuntherapie Behandlung einer Erkrankung durch die Verabreichung von Antikörpern oder die Stimulation der körpereigenen Immunabwehr.

Induktion Prozess der Einleitung einer Veränderung oder eines Vorgangs; der erste Schritt eines beginnenden Prozesses.

Induktionschemotherapie Neoadjuvante Verabreichung einer Chemotherapie zur Einleitung von Veränderungen in einem malignen Tumor als erster Schritt eines integrativen Krebstherapieprogramms. Der maligne Tumor wird durch die Induktionschemotherapie meist kleiner und weniger aggressiv und kann so hoffentlich besser durch die anschließende Behandlung – in der Regel eine Operation und/oder eine Strahlentherapie – geheilt werden.

Induration Gewebeverhärtung, z. B. infolge einer Entzündung oder einer Infiltration durch einen malignen Tumor.

Isoflavone Sie gehören zu einer Gruppe von Phytohormonen (▶ Phytoöstrogene), die in vielen Pflanzen vorkommen und v. a. in Hülsenfrüchten wie z. B. Sojabohnen enthalten sind. Die höchste bekannte Konzentration weist der Rotklee auf, ein Hülsenfrüchtler, der sämtliche Phytoöstrogene enthält, die bei der Stoffwechselphysiologie des Menschen nachweislich am aktivsten sind.

Isotope Unterschiedliche Formen eines Elements mit identischen chemischen, jedoch verschiedenen physikalischen Eigenschaften. Radioaktive Isotope sind instabil und geben langsam kleine Strahlungsmengen ab und zerfallen dabei in andere Isotope.

Kachexie Häufig mit Krebs im Endstadium assoziierte zehrende Erkrankung, die auf einen abnormen Glukosestoffwechsel zurückzuführen ist.

Kaposi-Sarkom Von Blutgefäßen in der Haut ausgehender maligner Tumor.

Kapsel Fibröse oder membranartige sackförmige Umhüllung von Geweben, Organen oder Gelenken.

Karzinogen Krebsauslösend.

Karzinom Krebs; maligner, von Epithel- oder Drüsenzellen ausgehender Tumor.

Keimzellen (Gameten) Zellen embryonalen Gewebes, die sich zu Spermien oder Eizellen entwickeln können.

Kinase Wirkstoff, der die inaktive Form eines Enzyms (Proenzym) in die aktive Form umwandeln kann.

Kolostomie Operatives Anlegen eines künstlichen Darmausgangs (Kolostoma) zwischen Dickdarm (Kolon) und Bauchwand, um bei einem Verschluss des unteren Dickdarms eine Darmentleerung zu ermöglichen.

Kongenital (angeboren) Seit der Geburt bestehend.

Krebs ▶ Malignes Zellwachstum; anhaltendes, nicht adäquates und unkontrolliertes Wachstum von Zellen, das tatsächlich oder potenziell dazu in der Lage ist, umgebende Gewebe zu infiltrieren und zu schädigen sowie in entfernte Gewebe oder Organe zu metastasieren.

Glossar

Kryotherapie Die Behandlung durch Kälte oder Vereisen.

Langerhans-Zellen Zellen des Immunsystems in der Haut.

Läsion Abnormer Gewebebereich, der gutartig oder bösartig sein kann.

Leukoplakie Erkrankung, die durch das Vorliegen weißer, verdickter Flecken in Schleimhäuten, meist im Mund, gekennzeichnet ist. Diese können zu schrittweisen malignen Veränderungen neigen, aus denen Krebs entstehen kann.

Leukozyten (weiße Blutkörperchen) Im Blut zirkulierende »weiße« bzw. farblose Zellen, die hauptsächlich für die Abwehr des Körpers gegen eindringende Fremdstoffe verantwortlich sind; bestimmte Leukozyten weisen eine amöboide Zellbewegung auf.

Lipom Benigner Tumor aus Fettzellen.

Lycopin Antioxidans, das in Tomaten und einigen anderen Früchten nachgewiesen wurde und eine Antikrebswirkung oder krebspräventive Eigenschaften zu besitzen scheint. Es ist für die rote Farbe von Tomaten verantwortlich. Versuche mit Gewebekulturen sowie Tierversuche legen eine potenzielle Wirkung insbesondere gegen Prostata- und Brustkrebs nahe.

Lymphangiogramm Radiogramm (Röntgenbild) von Lymphgefäßen, die nach der Injektion einer röntgendichten Substanz (Kontrastmittel) in die Lymphgefäße sichtbar gemacht werden.

Lymphgefäße Kleine Gefäße, die die Lymphe aus dem Gewebe aufnehmen. Sie münden in größere Lymphgefäße und schließlich in den Blutkreislauf. Zwischengeschaltet sind die Lymphknoten.

Lymphknoten Kleine lymphatische Gewebeansammlungen in einer bohnenförmigen Kapsel mit einer Größe von 1–25 mm. Sie sind entlang den Lymphgefäßen verstreut und meist in Gruppen lokalisiert. Lymphknoten sind ein wichtiger Bestandteil des Immunsystems. Sie filtern Bakterien sowie Fremdstoffe aus der Lymphe und fungieren als eine Art Fabrik für die Bildung von Lymphozyten. Sie stellen keine Drüsen dar, werden aber gelegentlich umgangssprachlich als »Lymphdrüsen« bezeichnet.

Lymphoid Dem Gewebe des lymphatischen Systems ähnlich oder zugehörig; Gewebe, das Lymphozyten enthält und produziert.

Lymphom Maligne Erkrankung bzw. Krebs des ▶ lymphoiden Gewebes.

Lymphozyten Eine ▶ Leukozytenart, die im Blut zirkuliert und an der Immunantwort und körpereigenen Abwehrreaktionen beteiligt ist. Dabei handelt es sich um mononukleäre, nichtgranuläre Leukozyten, die in Lymphknoten und anderen lymphoiden Geweben produziert werden.

Maligne Bösartig, lebensbedrohlich; Erkrankung, die sich unbehandelt zunehmend verschlimmern und zum Tod führen würde. Eine maligne Neubildung bzw. ▶ Krebs zeichnet sich durch das Wachstum unerwünschter Zellen aus, die tendenziell weiter wachsen und umgebende Gewebe infiltrieren und somit zerstören, und die außerdem meist dazu neigen, in andere Körperregionen zu metastasieren und letztlich auch dort Gewebe zu zerstören.

Mediastinum Der Mittelfellraum in der Brusthöhle zwischen den Lungen, Teil des Brustkorbs zwischen Sternum (Brustbein) und Wirbelsäule, in dem das Herz, große Blutgefäße, die Luft- und die Speiseröhre lokalisiert sind.

Medulloblastom Seltener ▶ maligner Hirntumor, der meist von primitiven Hirnzellen im Kleinhirn ausgeht und am häufigsten bei Kindern und Jugendlichen auftritt.

Melanom ▶ Maligner Tumor aus pigmentbildenden Zellen, der meist in der Haut, bisweilen im Auge oder gelegentlich an anderen Stellen wie Schleimhäuten oder Meningen entsteht.

Menopause »Wechseljahre« der Frau; die Menstruation bleibt infolge der reduzierten Aktivität der Eierstöcke sowie anderer Drüsen aus. Damit sind zahlreiche weitere körperliche und emotionale Veränderungen assoziiert.

Metaplasie Abnorme Veränderung in differenzierten Zellen und Geweben, die zur Umwandlung in eine andere Zellart führt.

Metastase Metastatischer Krebs; ein Sekundärtumor aus malignen Zellen, der von einem andernorts lokalisierten Primärtumor abstammt.

Mitose Prozess der Zellteilung, in dem sich eine Zelle und ihr Kern teilen, um zwei identische Tochterzellen zu bilden. Mitosen finden im Organismus statt bei Wachstum und Regeneration.

Mitosefiguren Konfiguration sich teilender Zellen in einem Gewebe.

Morbus Crohn Chronisch-granulomatöse Entzündung des Dünn- und/oder Dickdarms. Diese Erkrankung wurde erstmals durch Dr. Dalziel aus Schottland beschrieben und durch den US-amerikanischen Arzt Dr. Crohn sorgfältig untersucht und dokumentiert (▶ Granulomatöse Kolitis).

Morbus Paget der Brustwarze ▶ Maligne Erkrankung, bei der die Brustwarze scheinbar einen Ausschlag entwickelt oder das Aussehen einer Schürfwunde annimmt.

Morbus Paget des Knochens Degenerative Knochenkrankheit, die mit einer Verdickung und Desorganisation der Knochen assoziiert ist.

MRT (Magnetresonanztomographie, syn. Kernspintomographie) Bildgebendes Verfahren auf der Grundlage von starken Magnetfeldern. Die Methode ermöglicht detaillierte Querschnittaufnahmen von Rumpf, Kopf, Hals oder Gliedmaßen, die mit ▶ CT-Aufnahmen vergleichbar sind.

Mundboden Teil des Mundes unterhalb der Zunge.

Myelodysplasie Abnorme Veränderung der blutbildenden Zellen im Knochenmark.

Nävus Lokale Ansammlung pigmentbildender Hautzellen in Form einer begrenzten Anomalie, meist hell- oder dunkelbraun, z. B. ein Muttermal oder ein Geburtsmal.

Nebenwirkung Unerwünschte Wirkung eines Arzneimittels oder einer Behandlung.

Neoplasie Neubildung, abnormes Wachstum von Körperzellen. Eine Neoplasie kann benigne (gutartig und in der Regel harmlos) sein und in begrenztem Umfang wachsen, oder sie kann maligne sein (▶ Krebs) und kontinuierlich, ungerichtet sowie unkontrolliert wachsen.

Neuroblastom ▶ Maligner Tumor primitiver nervenbildender Zellen, der meist vom autonomen Nervensystem ausgeht.

Neurom ▶ Benigner Tumor aus Nervenzellen.

Okkultes Blut »Verstecktes« Blut, d. h. Blut, das zwar nicht mit bloßem Auge erkennbar ist, aber durch chemische Tests nachgewiesen wird.

Onkologie Die Lehre von Tumoren und Patienten mit Tumorerkrankungen.

Ösophagus (Speiseröhre, »Schlund«) Für die Passage von Nahrung durch den Mund und den Kehlkopf in den darunterliegenden Magen erforderlicher Teil des Verdauungstrakts. Es handelt sich um eine muskuläre Röhre, die mit Epithel ausgekleidet ist und vom Hals durch den Thorax in das Abdomen verläuft.

Osteomyelitis Infektion eines Knochens; eine akute Osteomyelitis tritt auf, wenn Bakterien über den Blutkreislauf in den Knochen eindringen und so eine lokale, schmerzhafte Schwellung mit Fieber und manchmal einer Sepsis verursachen. Sie tritt am häufigsten bei Kindern auf. Osteosarkome bei Kindern können sich bisweilen zunächst wie eine akute Osteomyelitis manifestieren.

Palliativ Linderung (Palliation) verschaffend; Symptomlinderung, jedoch keine Heilung der Erkrankung.

Pankreas (Bauchspeicheldrüse) Blasse, fleischige Drüse, die quer auf der Rückseite der Bauchhöhle hinter dem Magen verläuft. Sie ist sowohl für die Sekretion von Verdauungsenzymen in den Verdauungstrakt als auch für die Sekretion der Hormone Insulin und Glukagon in den Blutkreislauf verantwortlich.

Papillom ▶ Benigner, warzen- oder farnartiger Tumor, der vom Epithel ausgeht bzw. aus einem Plattenepithel herausragt und sich durch eine zentrale Ansammlung kleiner Blutgefäße auszeichnet.

PCR (Polymerasekettenreaktion) Labormethode, bei der Gene mehrfach repliziert (vervielfältigt) werden, um Kopien für eine einfache Analyse herzustellen.

Petechien Kleine, meist stecknadelkopfgroße rötliche oder rosa Flecken auf der Haut, die auf winzige Blutungen zurückzuführen sind. Sie sind häufig mit Thrombozytenmangel assoziiert, bisweilen jedoch auch mit anderen Erkrankungen wie Leberinsuffizienz oder Infektionen, z. B. Typhus.

Perniziöse Anämie Art der Anämie, die darauf zurückzuführen ist, dass die Magenschleimhaut eine für die Blutbildung unverzichtbare Substanz – den sog. Intrinsic-Faktor – nicht produziert.

PET (Positronenemissionstomographie) Bildgebendes Verfahren, das funktionelle Darstellungen von Geweben auf der Grundlage des Glukosestoffwechsels in den betreffenden Zellen ermöglicht (Krebszellen metabolisieren z. B. mehr Glukose als normale Zellen).

Philadelphia-Chromosom Chromosom, das in den Zellen von Patienten mit chronischer myeloischer Leukämie entdeckt wurde.

Phytoöstrogene In Pflanzen natürlich vorkommende, östrogenähnliche Phytohormone, die in besonders hoher Konzentration in bestimmten Hülsenfrüchten – beispielsweise Sojabohnen – zu finden sind. Man glaubt, dass diese Hormone zumindest teilweise für die niedrigere Inzidenz einiger Krebsarten (insbesondere Brust- und Prostatakrebs) verantwortlich sind, z. B. bei Asiaten, die in Asien leben und große Mengen an Hülsenfrüchten verzehren.

Plattenepithel Plattenepithelzellen sind flache, schuppenartige oder pflasterartige Zellen, welche die Haut bedecken und den Mund- und Rachenraum, die Speiseröhre, die Vagina sowie andere Körperhöhlen auskleiden.

Pleomorph Mit unterschiedlichen Erscheinungsbildern; pleomorphe Zellen in einem ▶ malignen Tumor sind Zellen unterschiedlicher Größe, Form und sonstiger Eigenschaften.

Pleura (»Brustfell«) Zweiblättrige seröse Haut, welche die Lunge überzieht und die Brusthöhle auskleidet und

Glossar

ermöglicht, dass die Lunge den Atembewegungen passiv folgen kann.

Polyposis coli Erkrankung, die mit zahlreichen ▶ Polypen in der Kolonschleimhaut assoziiert ist (▶ familiäre Polyposis coli).

Polyp Gestielter ▶ benigner Tumor, der aus der Schleimhaut herausragt, die ein Hohlorgan auskleidet.

PMS (postmenopausales Syndrom) Beschwerden wie Hitzewallungen, depressive Verstimmungen, Scheidentrockenheit, Knochenschwund etc., die mit ▶ menopausalen Veränderungen assoziiert sind.

PMT (engl. premenstrual tension, prämenstruelles Syndrom) Hormonbedingte Stimmungsschwankungen, die häufig einige Tage vor der Menstruation auftreten.

Prothese Künstlicher Ersatz für ein Körperteil.

PSA (prostataspezifisches Antigen) Der PSA-Test ist ein Bluttest zur Bestimmung der Konzentration dieses Proteins, das von Prostatazellen produziert wird, im Blut. Wenn die Anzahl dieser Zellen erhöht ist, steigt normalerweise die PSA-Konzentration im Blut. Ein hoher PSA-Wert kann ein Anzeichen für Prostatakrebs sein, obschon ein Anstieg der PSA-Konzentration auch durch andere Erkrankungen, insbesondere eine Prostatahyperplasie oder eine Prostatitis, ausgelöst werden kann.

Radikal Extrem oder sehr weiträumig. Eine radikale Mastektomie bezeichnet die Entfernung der gesamten Brust zusammen mit den Achsellymphknoten und anderen angrenzenden Geweben.

Retikuloendotheliales System Spezielle Abwehrzellen, die Teil des Immunsystems sind. Diese Zellen schützen den Körper vor Fremdstoffen und eindringenden Organismen. Sie befinden sich in erster Linie im Knochenmark, in Milz, Leber und Lymphknoten, jedoch auch in anderen Geweben wie Haut und Weichgewebe sowie in der Magen- und Darmwand.

Retinoblastom Seltener ▶ maligner Tumor der Retina (Netzhaut des Auges), der bei Kindern auftritt. Bei einseitigen Formen handelt es sich um sporadische Tumoren, beidseitige Formen sind familiärer Natur.

Röntgendichter Stoff Substanz, die keine Röntgenstrahlen penetrieren lässt und daher auf einem Röntgenbild als weißer Bereich abgebildet wird (auch als »Kontrastmittel« bekannt).

Sarkom Krebsart, die von Bindegeweben ausgeht bzw. darin entsteht, wie z. B. Muskeln, Fettgewebe, Faszien oder Knochen.

Schleim Ein durch bestimmte Drüsen und Zellen, die Körperhöhlen und Hohlorgane auskleiden, sezernierter schleimiger Schutzstoff.

Schleimhaut (Mukosa) Auskleidung der meisten Hohlorgane sowie einiger Körperhöhlen, z. B. Mund, Magen, Darm oder Vagina, die Drüsenzellen enthält und schützenden ▶ Schleim auf der Oberfläche sezerniert.

Screening-Test Relativ einfacher, zuverlässiger, kostengünstiger und leicht durchzuführender Test, der bei großen Gruppen von symptomlosen Personen angewendet werden kann, um festzustellen, welche ein bereits ein Frühstadium der gesuchten Erkrankung (z. B. Krebs) oder ein hohes Erkrankungsrisiko aufweisen.

Sentinel-Lymphknoten (Wächter-Lymphknoten) Der Lymphknoten, in den über die entsprechenden ▶ Lymphgefäße die Lymphe aus einem Gewebe zuerst gelangt.

Sigmoidoskopie Einführen eines Sigmoidoskops (starres, Metallrohr oder langer, flexibler Schlauch mit Glasfasern) durch den Anus zur visuellen Untersuchung des unteren Darms (Colon sigmoideum) sowie zur Entnahme von Gewebeproben verdächtiger Bereiche.

Stammzellen Zellen, die dazu in der Lage sind, sich in verschiedene Zelltypen und Gewebe zu entwickeln und Organgewebe zu reparieren oder zu ersetzen; »unsterbliche«, nicht oder wenig differenzierte, nicht spezialisierte Zellen. Der Ausdruck wird meist in Zusammenhang mit Stammzellen im Knochenmark verwendet.

STI-571 Codename eines Wirkstoffs, der das Enzym Tyrosinkinase blockiert, welches an den zellulären Veränderungen einiger Krebszellen beteiligt ist, v. a. bei chronischer myeloischer Leukämie. Der Freiname lautet Imatinib, der Handelsname Glivec (in Europa und Australien) bzw. Gleevec (in Nordamerika).

Strahlentherapie Behandlung mit Röntgen- oder Gammastrahlen.

Struma Vergrößerung der Schilddrüse, die mit einer Schwellung an der vorderen unteren Halsseite assoziiert ist.

Tamoxifen Wirkstoff, der an die Östrogenrezeptoren von Zellen bindet und damit die Bindung von Östrogen an diese Zellen blockiert.

Teleangiektasie Erweiterte Kapillargefäße von Haut und Schleimhaut, die sich als rotes, verzweigtes oder spinnennetzartiges Muster manifestieren.

Therapie Behandlung.

Thrombozyten (Blutplättchen) Kleine, plättchenförmige Partikel im Blut, die für eine normale Blutgerinnung entscheidend sind.

Tiefe Faszie Fibröse oder membranartige Gewebeschicht, welche die Muskeln, Nerven und Blutgefäße umgibt oder Muskeln und andere Gewebe in verschiedene Kompartimente unterteilt.

Toxisch Giftig.

Transkriptionsfaktor Protein, das für den ersten Schritt der Proteinsynthese in der Zelle (Transkription) wichtig ist.

Trauma Verletzung oder Schädigung des Organismus (z. B. ein Knochenbruch oder die Folge einer Operation oder Sepsis). Darüber hinaus existieren auch psychische Traumata.

Tumor (Schwellung oder Knoten) Der Begriff beschreibt allgemein eine Schwellung, welche gut- oder bösartig sein kann. Eine Schwellung kann u. a. auf das Wachstum von Zellen – eine Neubildung bzw. Neoplasie – zurückzuführen sein, bei der es sich um ▶ Krebs handeln könnte.

Ultraschall Hochfrequente Schallwellen, die das menschliche Gehör nicht wahrnehmen kann.

Ulzerierende Varize Hautgeschwür, meist auf dem Unterschenkel, das auf schlechte Durchblutung der Gewebe infolge langjähriger Krampfadern zurückzuführen ist.

Unwohlsein Allgemeines Erschöpfungs- und Krankheitsgefühl; sich unwohl und krank fühlen.

Uterus (Gebärmutter) Organ im weiblichen Becken, in dem sich aus der befruchteten Eizelle ein Embryo und später ein Fetus entwickelt.

Wangenschleimhaut Innenauskleidung der Wange im Mundraum.

Wissenschaftliche Methoden Methoden zur Feststellung von belegbaren Fakten im Gegensatz zu möglicherweise unbewiesenen Ansichten, Theorien, Annahmen oder Auffassungen. Die anerkannteste wissenschaftliche Methode ist die Aufstellung einer Hypothese und deren anschließende Präsentation zur genauen Untersuchung bzw. Überprüfung. Für die Prüfung von Hypothesen werden unterschiedliche Methoden in verschiedenen Situationen angewendet. Die häufigste Methode der wissenschaftlichen Analyse in der Medizin ist die Aufstellung einer Hypothese und deren Überprüfung anhand statistischer Vergleiche mit einer oder mehreren weiteren Theorien auf demselben Gebiet. Anschließend wird die Hypothese weiter geprüft, indem ermittelt wird, ob die gewonnenen Informationen zuverlässig dieselben Ergebnisse liefern, wenn sie unter anderen Umständen überprüft werden.

Zytokine Proteine, die von Zellen nach der Aktivierung durch ein Antigen freigesetzt werden. Zytokine sind durch die Interaktion mit spezifischen Rezeptoren auf der Zelloberfläche von Leukozyten als die Immunantwort verstärkende Mediatoren an der interzellulären Kommunikation beteiligt. Interleukine sind von Leukozyten produzierte Zytokine, bei Interferonen handelt es sich um Zytokine, die von Lymphozyten gebildet werden. Lymphokine und Tumornekrosefaktor (TNF) sind ebenfalls Zytokine.

Zytotoxisch Mit einer ▶ toxischen oder schädlichen Wirkung auf Zellen.

Weiterführende Literatur

Aigner KR (2000) Regional chemotherapy – Editorial review article. Reg Cancer Treat (1994) 2: 55–66

Aigner KR, Gailhofer S (2011) Regional chemotherapy for recurrent platin refractory ovarian cancer. In: Aigner KR, Stephens FO (eds) Induction chemotherapy. Springer, Berlin Heidelberg, pp 183–193

Aigner KR, Selak E (2011) Isolated thoracic perfusion with chemofiltration (ITP-F) for advanced and pre-treated non-small-cell lung cancer. Aigner KR, Stephens FO (eds) Induction chemotherapy. Springer, Berlin Heidelberg, pp 321–329

Aigner KR, Stephens FO (eds). Induction Chemotherapy – Systemic and Locoregional. Springer Press (2016). In Druck

Aigner KR, Gailhofer S, Kopp S (1998) Regional versus systemic chemotherapy for advanced pancreatic cancer: a randomized study. Hepatogastroenterology 45: 1125–1129

Albert M, Kiefer MV, Sun W et al (2011) Chemoembolization of colorectal liver metastases with cisplatin, doxorubicin and mitomycin C, ethidiol and polyvinyl alcohol. Cancer 117(2): 343–352

Allen-Mersh TG, Earlam S, Fordy C et al (1994) Quality of life and survival with continuous hepatic artery floxuridine infusion for colorectal liver metastases. Lancet 344: 1255–1260

Althagafi K, Alashgar O, Almaghrab H et al (2014) Missed pulmonary metastases. Asian Cardiovasc Thorac Ann 22: 183–186

Andersson I (2000) Mammographic screening under age 50: a review. Breast 9: 125–129

Arakeljan E, Gunningberg L, Larsson J et al (2011) Factors influencing early postoperative recovery after cytoreductive surgery and hyperthermic intraperitoneal chemotherapy. Eur J Surg Oncol 37: 897–903

Bishop JF (1999) Cancer facts. Harwood Academic, Singapore

Bismuth H, Adam R (1996) Resection of non-resectable liver metastases from colorectal cancer after oxaliplatin chemotherapy. Semin Oncol 224: 509–522

Bonadonna GN, Hortobagyi GN, Gianni AM (1997) Textbook of breast cancer. Dunitz, London

Brennan MF (1989) Management of extremity soft tissue sarcoma. Eur J Sur Oncol 158: 71–77

Brown RE, Bower MR, Martin RC (2010) Hepatic resection for colorectal liver metastases. Surg Clin North Am 90: 839–852

Buthiou D, Khayat D (1998) CT and MRI in oncology. Springer, New York

Buthiou D, Khayat (1999) Virtual endoscopy. Springer, New York

Cannistra SA (2006) Bevacizumab in patients with advanced platinum-resistant ovarian cancer. J Clin Oncol 34, Abstract No. 5006

Casper ES, Gaynor JJ, Harrison LB et al (1994) Preoperative and postoperative adjuvant combination chemotherapy for adults with high-grade soft tissue sarcoma. Cancer 73: 1644–1651

Chow WH, Johansen C, Gridley G et al (1999) Gallstones, cholecystectomy and risk of cancers of the liver biliary tract and pancreas. Br J Cancer 79: 640–644

Coates A, Rumpke P (1994) Systemic chemotherapy – new strategies. In: LeJeune FJ, Chaudhuri PK, Das Gupta TK (eds) Malignant melanoma. McGraw-Hill, New York, pp 287–294

Collins JM (1984) Pharmacologic rationale for regional drug delivery. J Clin Oncol 2: 498–504

Cox K (1999) Doctor and patient – exploring clinical thinking. University of NSW Press, Sydney

Cristofanilli M, Charnsangavej C, Hortobagyi GN (2002) Angiogenesis modulation in cancer research – novel clinical approaches. Nature Rev 1: 415–426

Damjanov I (1996) Anderson's pathology, 10th edn. Mosby, St Louis, MO

Dart DA, Picksley SM, Cooper PA et al (2004) The role of p53 in chemotherapeutic responses to cisplatin, doxorubicin and 5-fl urouracil treatment. Int J Oncol 24: 115–125

Dawson AE, Mulford DK, Taylor AS et al (1998) Breast carcinoma detection in women age 35 years and younger: mammography and diagnosis by fine needle aspiration cytology. Cancer 84: 163–168

Den Hengst WA, Hendriks JM, Balduyck B et al (2014) Phase II multicenter clinical trial of pulmonary metastasectomy and isolated lung perfusion with melphalan in patients with resectable lung metastases. J Thorac Oncol 9(10): 1547–1553

Deraco M, Baratti D, Kusamura S et al (2009) Surgical technique of parietal peritonectomy for peritoneal surface malignancies. J Surg Oncol 100: 321–328

DeVita V Jr, Hellman S (eds) (2001) Principles and practice of oncology, 6th edn. Lippincott, Williams & Wilkins, Philadelphia, PA

Dowell SP, McGoogan E, Picksley SM et al (1996) Expression of p21, WAF1/CIP1,MDM2 and p53 in vivo: analysis of cytological specimens. Cytopathology 7: 340–351

Early Breast Cancer Trialists' Collaborative Group (1998) Tamoxifen for early breast cancer. An overview of the randomised trials. Lancet 351: 1451–1467

Eckardt A (1999) Intra-arterial chemotherapy in head and neck cancer. Einhorn, Reinbek

Eggermont AM, Schraffordt Koops H, Leinard D, et al (1996) Isolated limb perfusion with high dose tumour necrosis factor in combination with interferon-gamma and melphalan for non-resectable extremity soft tissue sarcomas: a multicentre trial. J Clin Oncol 14: 2653–2655

Elting LS, Shih YC (2004) The economic burden of supportive care of cancer patients. Support Care Cancer 12: 219–222

Eskander RN, Tewari K (2014) Incorporation of anti-angiogenesis therapy in the management of advanced ovarian carcinoma- mechanistics, review of phase III randomized clinical trials, and regulatory implications. Gynecol Oncol 132: 496–505

Esquivel J, Chua TC, Stojadinovic A et al (2010) Accuracy and clinical relevance of computed tomography scan interpretation of peritoneal cancer index in colorectal cancer peritoneal carcinomatosis: a multi-institutional study. J Surg Oncol 102: 565–570

Fiorentini G, Rossi S, Dentico P et al (2003) Irinotecan hepatic arterial infusion chemotherapy for hepatic metastases from colorectal cancer: a phase II clinical study. Tumori 89(4): 382–384

Fisher B, Constatino J, Redmond C et al (1993) Lumpectomy compared with lumpectomy and radiation therapy for the treatment of intraductal breast cancer. N Engl J Med 328: 1591–1596

Fossa SD, Droz JP, Stoter G et al (1995) Cisplatin, vincristine and ifosphamide combination chemotherapy of metastatic seminoma: results of EORCT trial 30874. Br J Cancer 71: 619–624

Frei E, Canellos III GP (1980) Dose: a critical factor in cancer chemotherapy. Am J Med 69: 585–594

Fujimoto S, Shrestha RD, Kokubun M et al (1989) Pharmacokinetic analysis of mitomycin C for intraperitoneal hyperthermic perfusion in patients with far-advanced or recurrent gastric cancer. Reg Cancer Treat 2: 198–202

Gillen S, Schuster T, Meyer Zum Buschenfelde C et al (2010) Preoperative/neoadjuvant therapy in pancreatic cancer: a systematic review and meta-analysis of response and resection percentages. PLoS Med 7: e1000267

Girard P, Decroux M, Baldeyrou P et al (1996) Surgery for lung metastases from colorectal cancer. J Clin Oncol 14: 2047–2053

Greenberg PAC, Hortobagyi GN, Smith TL et al (1996) Long-term follow-up of patients with complete remission following combination chemotherapy for metastatic breast cancer. J Clin Oncol 14(8): 2197–2205

Griffiths K, Adlercreutz H, Boyle P et al (1996) Nutrition and cancer. Isis Medical Media, Saxon Beck, Oxford, UK

Halkia E, Tsochrinis A, Vassiliadou DT et al (2015) Peritoneal carcinomatosis: intraoperative parameters in open (Coliseum) versus closed abdomen HIPEC. Int J Surg Oncol: Epub Feb 15 (doi: 10.1155/2015/610597)

Harker G (1993) Evaluation of intra-arterial versus intravenous cisplatin infusion on sheep epidermal cancer cell model. Regional Cancer Treatment (Suppl 1): 26

Harnett P (1999) Oncology: a case based manual, 1st edn. Oxford University Press, New York

Heukelom J, Lopez-Yurda M, Balm AJ et al (2015) Late follow-up of the randomized radiation and concomitant high-dose intra-arterial or intravenous cisplatin (RADPLAT) trial for advanced head and neck cancer. Head Neck: Epub ahead of print (doi: 10.1002/hed.24023)

Hitt R, Grau JJ, López-Pousa A et al; Spanish Head and Neck Cancer Cooperative Group (TTCC) (2014) A randomized phase III trial comparing induction chemotherapy followed by chemoradiotherapy versus chemoradiotherapy alone as treatment of unresectable head and neck cancer. Ann Oncol 25: 216–225

Homma A, Nakamura K, Matsuura K et al (2015) Dose-finding and efficacy confirmation trial of superselective intra-arterial infusion of cisplatin and concomitant radiotherapy for patients with locally advanced maxillary sinus cancer (JCOG1212, RADPLAT-MSC). Jpn J Clin Oncol 45(1): 119–122

Hortobagyi GN (1998) Drug therapy: treatment of breast cancer. N Engl J Med 339(14): 974–984

Hortobagyi GN (2001) Long-term results of combined modality therapy for metastases. The University of Texas M. D. Cancer Center Experience. J Clin Oncol 19(3): 628–633

Hortobagyi GN, Khayat D (1999) Progress in anti-cancer chemotherapy, Vol III. Springer, New York

Hortobagyi GN, Buzdar AU, Frye D et al (1994) Primary chemotherapy for breast cancer: response to preoperative chemotherapy as a prognostic factor. In: Banzet P, Holland JF, Khayat D, Weil M (eds). Cancer Treatment an Update. Springer, Paris, pp 106–109

Katsumata N, Yasuda M, Takahashi F et al (2009) Dose-dense paclitaxel once a week in combination with carboplatin every 3 weeks for advanced ovarian cancer: a phase 3, open-label, randomised controlled trial. Lancet 374: 1331–1338

Kemeny N, Huang Y, Cohen AM et al (1999) Hepatic arterial infusion of chemotherapy after resection of hepatic metastases from colorectal cancer. N Engl J Med 341: 2039–2048

Kemeny NE, Niedzwicki D, Hollis DR et al (2006) Hepatic arterial infusion versus systemic therapy for hepatic metastases from colorectal cancer. A randomized trial of efficacy, quality of life and molecular markers. J Clin Oncol 24(9): 1395–1403

Khayat D (2000) The many causes of quality of life deficits in cancer patients. Int J Pharmaceut Med 14: 70–73

Khayat D, Waxman J, Antoine EC (1998) Cancer chemotherapy treatment protocols. Blackwell Science, London

Klein ES, Berkenstadt H, Koller M et al (1994) Hyaluronic acid on experimental tumor uptake of 5-fluorouracil. Regional Cancer Treatment 7: 163–164

Klopp CT, Alford TC, Bateman J, Berry GN, Winship T (1950) Fractionated intra-arterial cancer chemotherapy with methyl bis-amine hydrochloride; a preliminary report. Ann Surg 132: 811–832

Kovács AF (2004) Relevance of positive margins in case of adjuvant therapy of oral cancer. Int J Oral Maxillofac Surg 33: 447–453

Kovács AF, Turowski B, Stefenelli U, Metzler D (2008) Primary tumor volume as predicitive parameter for remission

Weiterführende Literatur

after intraarterial high-dose cisplatin in oral and oropharyngeal cancer: a mathematical model analysis. Chir Czaszkowo Szczękowo Twarzowa I Ortop Szczękowa Cranio Maxillofac Surg Orthodont 3: 174–186

Kovács AF, Döbert N, Engels K (2012) The effect of intraarterial high-dose cisplatin on lymph nodes in oral and oropharyngeal cancer. Indian J Cancer 49: 230–235

Kovács AF, Stefenelli U, Thorn G (2015) Long-term quality of life after intensified multi-modality treatment of oral cancer including intra-arterial induction chemotherapy and adjuvant chemoradiation with docetaxel – a cross-sectional study. Ann Maxillofac Surg 5: 26–31

Kune GA (1996) Causes of colorectal cancer. Kluwer, Boston, MA

Lai D, Fulham M, Stephen M et al (1996) The role of whole-positron emission tomography with [18F] fluorodeoxyglucose in identifying operable colorectal cancer metastases to the liver. Arch Surg 131: 703–707

Lam SS, Zhou F, Hode T et al (2015) Advances in strategies and methodologies in cancer immunotherapy. Discov Med19(105): 293–301

LeJeune FJ, Chaudhuri PK, Das Gupta TK (1994) New strategies in malignant melanoma. McGraw-Hill, New York

Libutti SK (2015) Genetically engineered lymphocytes and adoptive cell therapy: cancer immunotherapy's smart bombs. Cancer Gene Ther 22(2)

Lickiss Norelle J (1999) Principles of palliative care. In: Bishop J (ed) Cancer facts. James Harwood Academic, Newark, NJ

Link KH, Aigner KR, Pillasch J et al (1993) Individual chemo-sensitivity testing for regional chemotherapy in a prospective correlative and a prospective decision aiding test. Regional Cancer Treatment 6: 113–120

Liu JF, Konstantinopoulos PA, Matulonis UA (2014) PARP inhibitors in ovarian cancer: current status and future promise. Gynecol Oncol 133: 362–369

Lorch JH, Goloubeva O, Haddad RI et al (2011) Induction chemotherapy with cisplatin and fluorouracil alone or in combination with docetaxel in locally advanced squamous-cell cancer of the head and neck: long-term results of the TAX 324 randomised phase 3 trial. Lancet Oncol 12: 153–159

Helicobacter pylori Lord RVN, Frommer DJ, Inder S et al (2000) Prevalence of *Helicobacter pylori* infection in 160 patients with Barrett's oesophagus or Barrett's adenocarcinoma. Aust N Z J Surg 70: 26–33

Mahnken AH, Pereira PL, de Baere T (2013) Interventional oncologic approaches to liver metastases. Radiology 266: 407–430

Markman M, Belinson J (2005) A rationale for neoadjuvant systemic treatment followed by surgical assessment and intraperitoneal chemotherapy in patients presenting with non-surgically resectable ovarian or primary peritoneal cancers. J Cancer Res Clin Oncol 131: 26–30

Markman M, Rothman R, Hakes T et al (1991) Second-line platinum therapy in patients with ovarian cancer previously treated with cisplatin. J Clin Oncol 9: 389–393

[2]Markman M, Liu PY, Moon J et al (2009) Impact on survival of 12 versus 3 monthly cycles of paclitaxel (175 mg/m^2) administered to patients with advanced ovarian cancer who attained a complete response to primary platinum-paclitaxel: follow-up of a Southwest Oncology Group and Gynecologic Oncology Group phase 3 trial. Gynecol Oncol 114: 195–198

Marks R, Hill D (1992) Melanoma control. UICC, Geneva

Martin RC, Salem R, Adam R, Dixon E (2013) Locoregional surgical and interventional therapies for advanced colorectal liver metastasis: consensus statement. HPB (Oxford) 15: 131–133

Menzies SW, Crotty KA, Ingvar C, McCarthy WH (1996) An atlas of surface microscopy of pigmented skin lesions. McGraw-Hill, Sydney

Miller KD (2012) Can efficacy be derailed by toxicity? Posted online 07/02/2012, www.medscape.com/viewarticle/766488_print

Morris DL, Ross WB, Iqbal J et al (1996) Cryoablation of hepatic malignancy. An evaluation of tumour marker data and survival in 110 patients. GI Cancer 1: 247–251

Morris DL, Kearsley DL, Williams CJ (1998) Cancer: a comprehensive clinical guide, 1st edn. Harwood Academic, Amsterdam

Nagai H, Takamaru N, Ohe G et al (2011) Evaluation of combination chemotherapy with oral S-1 administration followed by docetaxel by superselective intra-arterial infusion for patients with oral squamous cell carcinomas. Gan To Kagaku Ryoho 38: 777–781

Ngan SY, Burmeister BH, Fisher R et al (2000) A phase II trial of preoperative radiotherapy with protracted infusion 5-FU for resectable adenocarcinoma of rectum: A multicenter trial for the Trans-Tasman Radiation Oncology Group. Int J Radiat Oncol Biol Phys 48(3): 119–120

Nishio M, Kawakara K, Tamaki T (2005) Application of PET-CT for diagnosis of cancer. Jap J Cancer Chemother 32(8): 1091–1095

Parsonnet J (1993) Helicobecter pylori and gastric cancer. Gastroenterol Clin North Am 22: 89–104

Perel A (1994) Hemodynamic effects of aortic stop flow and total abdominal ischemic perfusion. Regional Cancer Treatment 7: 82–85

Petersen MA, Larsen H, Pedersen L et al (2006) Assessing health-related quality of life in palliative care: comparing patient and physician assessments. Eur J Cancer 42: 1159–1166

Peterson DE, Elias EG, Sonis ST (1986) Head and neck management of the cancer patient. Kluwer, Boston, MA

Picksley SM, Lane DP (1994) p53 and Rb their cellular roles. Curr Opin Cell Biol 6: 853–858

Picksley SM, Dart DA, Mansoor MS, Loadman PM (2001) Current advances in the inhibition of the autoregulatory interaction between the p53 tumour suppressor and MDM2 protein. Expert Opin Ther Pat 11: 1825–1835

Pizzo PA, Poplack DG (eds.) (1997) Principles and practice of pediatric oncology, 3rd edn. Lippincott-Raven, Philadelphia, PA

Pollock RE (1999) Manual of clinical oncology, 7th edn. Wiley Liss, New York
Posner MR, Lorch JH, Goloubeva O et al (2011) Survival and human papillomavirus in oropharynx cancer in TAX 324: a subset analysis from an international phase III trial. Ann Oncol 22: 1071–1077
Quinten C, Coens C, Mauer M et al (2009) Baseline quality of life as a prognostic indicator of survival: a meta-analysis of individual patient data from EORTC clinical trials. Lancet Oncol 10: 865–871
Robbins KT (2000) The evolving role of combined modality therapy in head and neck cancer. Arch Otolaryngol Head Neck Surg 126: 265–269
Rose BR, Thompson CH, Tattersall MH et al (2000) Squamous carcinoma of the head and neck: molecular mechanisms and potential biomarkers. Aust N Z J Surg 70: 601–606
Souhami R, Tobias J (2005) Cancer and its management, 5th edn. Blackwell, Oxford
Spence RAJ (2001) Oncology, 1st edn. Oxford University Press, New York
Stephens FO (1989) The case for a name change from neoadjuvant chemotherapy to induction chemotherapy. Cancer 63: 1245–1246
Stephens FO (1999) The rising incidence of breast cancer in women and prostate cancer in men. Dietary infl uence. A possible preventative role for nature's sex hormone modifiers, the phytoestrogens. Oncol Rep 6: 865–870
Stephens FO (2000) All about prostate cancer. Oxford University Press, Melbourne
Stephens FO (2001a) All about breast cancer. Oxford University Press, Melbourne
Stephens FO (2001b) Induction chemotherapy: the place and techniques of using chemotherapy to downgrade aggressive or advanced localised cancers to make them potentially more curable by surgery and/or radiotherapy. Eur J Surg Oncol 27: 627–688
Stephens FO (2002) The cancer prevention manual. Oxford University Press, Oxford
Sugarbaker PH (1991) Management of gastric cancer. Kluwer, Boston, MA
Sugarbaker PH (1999) Management of peritoneal-surface malignancy: the surgeon´s role. Langenbeck´s Arch Surg 384: 576–587
Sugarbaker PH, Malawer MM (eds) (1992) Musculoskeletal surgery for cancer. Thieme Medical, New York
Taguchi T, Nakamura H (1994) Arterial infusion chemotherapy. Japan Journal of Cancer and Chemotherapy Pub. Inc
Tanock I, Peckhan M (2001) Oxford textbook of oncology. Oxford University Press, Oxford
The Cancer Genome Atlas Research Network, Weinstein JN, Collisson EA, Mills GB et al (2013) The Cancer Genome Atlas Pan-Cancer analysis project. Nat Genet 45: 1113–1120
Thomas L, Delannes M, Matel P (1994) Intra-operative interstitial brachytherapy in the management of soft tissue sarcomas: prelimary results of a feasibility phase II study. Radiother Oncol 33: 99–105
Thompson JC, Waugh RRC, Saw RPM, Kam P (1993) Isolated limb infusion (ILI) with melphalan for recurrent limb melanoma. Regional Cancer Treatment (Suppl 1): 51–52
Toner G, Stockler MR, Boyer MJ et al (2001) Comparison of two standard chemotherapy regimens for good prognosis germ cell tumours: a randomised trial. Lancet 357: 739–745
Van Cutsem E, Vervenne W, Bennouna J et al (2009) Phase III trial of bevacizumab in combination with gemcitabine and erlotinib in patients with metastatic pancreatic cancer. J Clin Oncol 27: 2231–2237
Vergote I, Trope CG, Amant F et al (2010) Neoadjuvant chemotherapy or primary surgery in stage IIIC or IV ovarian cancer. N Engl J Med 363: 943–953
Veronesi U, Saccozzi R, DelVecchio M et al (1981) Comparing radical mastectomy with quadrantectomy, axillary dissection and radiotherapy in patients with small cancers of the breast. N Engl J Med 305: 6–11
Veronesi U, Paganelli G, Galimberti V et al (1997) Sentinel node biopsy to avoid axillary dissection in breast cancer with clinically negative lymph nodes. Lancet 349: 1864–1867
Vogl TJ, Naguib NN, Nour-Eldin NE et al (2011) Repeated chemoembolization followed by laser-induced thermotherapy for liver metastases of breast cancer. Am J Roentgenol 196(1): W 66–W72
Voute PA, Kaiifa C, Barrett A (eds) (1998) Cancer in children: clinical management, 4th edn. Oxford University Press, Oxford
Wanebo H (ed) (2001) Surgery for gastrointestinal cancer: a multidisciplinary approach. Lippincott, Williams & Wilkins, Philadelphia, PA
Helicobacter pylori Whiting JL, Hallissey MT, Fielding JWL, Dunn J (1998) Screening for gastric cancer by *Helicobacter pylori* serology: a retrospective study. Br J Surg 85: 408–411
www.cancerhelp.org.uk (Informationsportal)
Yokoyama J, Ohba S, Ito S et al (2012) Impact of lymphatic chemotherapy targeting metastatic lymph nodes in patients with tongue cancer (cT3N2bM0) using intra-arterial chemotherapy. Head Neck Oncol 4: 64
Yu W, Whang I, Averbach A, Chang D, Sugarbaker PH (1998) Prospective randomized trial of early post-operative intra-peritoneal chemotherapy as an adjuvant to resectable gastric cancer. Ann Surg 223(3): 347–357
Zhao-You Tang (1992) Results of treatment of primary liver cancer in China. Regional Cancer Treatment 5: 136–139

Stichwortverzeichnis

A

Abelson-Gen 285
Adenokarzinom der Lunge 128
Adenokarzinom der Niere 212
Adenokarzinom der Speicheldrüsen 179
Adenokarzinom des Dickdarms 165
Adenokarzinom des Magens 154
Adenokarzinom des Ösophagus 151
Aderhautmelanom 123
AIDS 97, 234, 277
Alemtuzumab 230, 237
alkalische Phosphatase 203
Alkohol
- und Krebs 10, 32, 278
Alkylanzien 84
alpha-1-Fetoprotein 157, 191
alpha-1-Fetoprotein (AFP) 74
Amputation 81, 246, 250, 254, 266
Analfissur 169
Analgetikaabusus 210
Analkrebs 169
- Behandlung 169
- Metastasen 257
Anämie 73, 101, 156, 202, 210, 230–231
Anaplasie 7, 55
Androgene 93
angiogenetische Faktoren 8
Angiographie 67
- zerebrale 217
Angiom 242
Angiosarkom 244
Angiostatin 100
Antiandrogene 95, 206
Antiangiogenese 100, 285
Antibiotika 84
Antigenrezeptor, chimärer (CAR) 272
Anti-HCV-Test 157
Antimetabolite 84
Antiöstrogene 93
Antioxidanzien 29, 105, 201
Antitumorviren 281
Anzeichen
- Definition 44
Apoptose 9, 19, 281
Appendix-Karzinoid 164
Aromatasehemmer 143
Arzt-Patient-Verhältnis 108, 264
Asbest 30, 38, 131
Asthenie 46

Astrozytom 216
- Fallbericht 219
- niedrigmalignes 217
Aszites 47, 155, 157, 190
Ausscheidungsurographie 64, 210, 212
Avastin 167, 281

B

Bacillus Calmette–Guérin (BCG) 96
Bacillus Calmette-Guérin (BCG) 211
Bakterien
- und Krebs 13
Ballaststoffe 26
Bariumbrei 64
Barium-Doppelkontrasteinlauf 66
Barrett-Ösophagus 151
Barrett-Ulkus 62, 151
Basalzellkarzinom 115
- Behandlung 115
- Metastasen 257
Bauchspeicheldrüsenkrebs 162 Siehe Pankreaskarzinom
BCR-ABL 285
Bence-Jones-Protein 239
Benzol 226
Betelnuss 10, 32, 173
Bevacizumab 167
Bilharziose 210
Biomarker 271, 286
Biopsie 75
- Entnahme und Aufbereitung 54
- Präparation des Biopsats 76
Bisphosphonate 101, 144, 207, 239, 283
Blasenkrebs
- Behandlung 211
- Diagnostik 210
- Inzidenz 210
- Metastasen 258
- Typen 210
Blasenmole 189
Blut, okkultes 50, 155, 165
- Test 62
Blutanalyse 73
Blutung, abnorme 45, 50
B-Lymphozyten 233
Brachytherapie 82, 282
BRCA1/BRCA2 190
BRCA1-Gen 19, 22, 135
BRCA2-Gen 19, 22, 135, 200

Bronchialkarzinom 128
- Behandlung 129
- Diagnostik 129
- Fallbericht 130
- Inzidenz 17, 128
- kleinzelliges 128–129
- Metastasen 257
- Mortalität 17
- nichtkleinzelliges 128–129
- Prognose 129
- Symptome 129
- Typen 128
Bronchoskopie 72, 129
Brustkrebs-Screening 33, 37, 62, 66, 134–135, 278
Brustkrebs 23 Siehe Mammakrzinom
Brustprothese 145
Brustrekonstruktion 145
Burkitt-Lymphom 226, 234

C

CA19-9 74, 162
CA12-5 191
Calcitonin 183
Cancer-Antigen 125 (CA12-5) 74
Cetuximab 96
Checkpoint-Blockade 271
Chemoembolisation 157
- transarterielle 88
Chemotherapie 83
- Kombination mit Strahlentherapie 93
- Nebenwirkungen 91
- Spätfolgen 92
- Wirkstoffkombinationen 85
Chemotherapie, adjuvante 86
Chemotherapie, neoadjuvante 90
Chemotherapie, palliative 85
Chemotherapie, regionale 86
- Chemoembolisation 88
- intraarterielle Infusion 87
- isolierte Perfusion 88
- Nebenwirkungen 89
- Prinzip 89
- Stopflow-Infusion 89
Chemotherapie, systemische 86
Chemotherpie
- und Schwangerschaft 92
Chlorambucil 230
Cholangiographie 65
Cholezystographie 65

Chondrosarkom 242, 254
- Behandlung 254
- Metastasen 258
Chorionkarzinom 189
Cisplatin 187
Closed-Circuit-Perfusion 123
Colitis ulcerosa 165
Computertomographie (CT) 69, 278
Cori-Zyklus 45
Corynebacterium parvum 96
COX-2-Hemmer 280
CUP-Syndrom 47
Cyberknife-Technologie 282
cyclinabhängige Kinasen 21
Cycline 20
Cyclophosphamid 230

D

Darmkrebs 24
Debulking 191
dendritische Zellen 272, 284
Desmoid-Tumor 243
Dickdarmkrebs
- Behandlung 167
- Diagnostik 167
- Inzidenz 28, 165
- Metastasen 257
- Nachsorge 168
- Symptome 166
Dickdarmpolyp 165
Differenzierungsgrad 55
digital-rektale Untersuchung 52, 63, 202–203
Dioxin 37
Docetaxel 206
Down-Syndrom 226
Dünndarmkarzinom
- Metastasen 257
- primäres 164
Dünndarmmetastasen 164
Dysurie 201, 210

E

EGFR-Tyrosinkinase-Inhibitoren 281
Eierstockkrebs 190 Siehe Ovarialkarzinom
Elektroenzephalographie (EEG) 217
embryonale Stammzellen 228
Endometriumkarzinom 188
- Behandlung 188
- Fallbericht 189
- Metastasen 188
Endoskopie 71, 279

endoskopische retrograde Cholangiopankreatikographie (ERCP) 65, 73, 163
Endosonographie 72
Epstein-Barr-Virus (EBV) 12, 177, 226, 234
erektile Dysfunktion 204
- Therapien 205
Erlotinib 144
Ernährung
- Magenkrebsrisiko 154
- und Krebs 13, 26, 28, 37, 278
Erythropoetin 101
Erythrozytensedimentationsrate 74
Evidenz
- anekdotische 263
- historische 263
evidenzbasierte Medizin 262
Ewing-Sarkom 253
- Behandlung 253
- Diagnostik 253
- Metastasen 258
Exzisionsbiopsie 75

F

familiäre Polyposis coli 21, 39, 165
Fazialisparese 179
Feinnadelaspirationsbiopsie 75
Feinnadelaspirationszytologie 76
Fibrom 242
Fibrosarkom 243
First-pass-Effekt 87
Fludarabinphosphat 230
Fluorouracil 280
Fraktur, pathologische 101

G

Gallenblasenkrebs 161
- Behandlung 162
- Metastasen 257
- Symptome 161
Gallengang-Bypass 162–163
Gallengangkrebs 161
- Metastasen 257
Gallensteine 161
Gastrektomie 155
Gastroenterostomie 155
gastrointestinaler Stromatumor (GIST) 84
gastroösophagealer Reflux 152
gastroösophageales Screening 62
Gastroskopie 72, 155
Gebärmutterhalskrebs 61 Siehe Zervixkarzinom

Gebärmutterkrebs 186
- Metastasen 257
Gefitinib 144
Genexpression 270
Genexpressionsanalyse 285
Genmutation 4, 9, 19
Gentest 64
Gentherapie 99, 284
Geschwür 44, 50
Gewichtsverlust 45
Gleason-Score 205
Glioblastoma multiforme 216–217
- Fallbericht 218
Gliome 216
GnRH-Analoga 95, 206
Grading 55
Grawitz-Tumor 212

H

Haarzellenleukämie 97, 233
Halluzinationen 217
Halszyste 25
Hämangiom 242
Hämangiosarkom 244
Hämatemesis 154
Hämaturie 210
Harnblasenkarzinom 210
Hautkrebs 11, 23–24, 30, 36, 114
- Arten 114
- Fallbericht 118
- Prävention 114
Hautkrebs-Screening 63
HBsAg-Test 157
Helicobacter pylori 13, 24, 154, 263
Hepatitis 277
Hepatitis-B-Virus 12, 18, 95
Hepatitis-C-Virus 12, 18
Hepatom 157 Siehe Leberkarzinom, primäres
HER2 96, 272
Herceptin 57, 95–96, 144
Herpes zoster 52
Hirnmetastasen 47, 220
Hirntumor 216
- Behandlung 217
- Diagnostik 217
- fokale Zeichen 217
- Metastasen 258
- Symptome 216
Histiozytom 244, 246
HIV-Infektion
- Assoziation mit Krebs 18
Hochdosischemotherapie 280
Hodenkarzinom 23, 198
- Behandlung 200

Stichwortverzeichnis

- Diagnostik 199
- Inzidenz 198
- Manifestation 199
- Metastasen 258
- Typen 199

Hodgkin-Lymphom 233
- Behandlung 235
- Diagnostik 234
- Fallbericht 236
- Manifestation 234

Hormone
- und Krebs 12

Hormonersatztherapie 12, 38, 94, 136, 188

Hormonrezeptorstatus 57, 139, 143

Hormontherapie 93, 143, 189, 206–207
- Nebenwirkungen 94

humanes Choriongonadotropin (hCG) 74, 191

humanes Immundefizienzvirus (HIV) 12

humanes Papillomvirus (HPV) 12, 18, 32, 36, 61, 95, 186, 195, 198
- Impfung 279

Hutchinsonscher melanotischer Pigmentfleck 119, 122

Hydroxycarbamid 231
Hydrozephalus 216
Hyperkeratose 116, 172, 277
Hypernephrom 212
Hyperthermie 98, 283
Hysterektomie 186, 188

I

Ikterus 162
Imatinib 98, 100, 144, 232, 281, 285
Immuntherapie 95, 283
- adoptive Therapien 272
- Checkpoint-Blockade 271
- Melanom 124
- tumorspezifische Antikörper 272

Impotenz 204
Induktionschemotherapie 90
Infusionschemotherapie, intraarterielle 160
Infusionspumpe 160
Inkontinenz 204
intensitätsmodulierte Strahlentherapie (IMRT) 282
Interferone 96, 231, 233, 239
Interleukine 97
intravenöse Pyelographie (IVP) 64
Inzisionsbiopsie 75
ionisierende Strahlung 30, 38

Ischialgie 201
Isoflavone 29, 140

J

Jodmangel 30, 37

K

kalter Knoten 182
Kanonenkugel-Metastase 247
Kaposi-Sarkom 97
karzinoembryonales Antigen 74, 167
Karzinogene 9, 11, 20, 26
Karzinoidtumor 164
- Metastasen 164

Karzinom 7
- Metastasierung 256

Kehlkopfkrebs 178 Siehe Larynxkarzinom
Keimzelltumor 190, 198
Klinefelter-Syndrom 198
klinische Studie 266
- Genehmigung 267
- multizentrische 267
- Phasen 267

Knochenmarkpunktion 76
Knochenmarktransplantation 228, 238, 280
- allogene 229, 232

Knochenmetastasen 47, 67, 144
- Prävention 283
- Prostatakarzinom 202, 207

Knochenszintigramm 68
Knochentumor 250
Knorpeltumor 250, 254
Knoten 44, 50
- Brust 136, 138

Kolektomie 165
Kolonkarzinom 165
- Fallbericht 168

kolorektales Karzinom 165
- Inzidenz 17
- Mortalität 17

Koloskopie 73, 165–166
Kolostomie 167
Kolposkopie 186
Kontrastmittel 64, 67
Kopfschmerzen 216
Kortison 94
Krampfanfall 216
Krebs
- Allgemeinsymptome 44, 52, 100
- alternative Behandlungsverfahren 104

- Behandlung von Komplikationen 100
- Definition 4
- Eigenschaften 6
- ethnische Faktoren 29
- familiäre Häufung 21
- gestörte Gewebe- und Organfunktionen 46
- Heterogenität 271
- im Kopf-Hals-Bereich 172
- Inzidenz 17
- kulturelle und gesellschaftliche Faktoren 32
- Lokalsymptome 44, 50
- Malignität 8
- Metastasenbildung 8
- Mortalität 17
- Nachsorge 104
- personalisierte Behandlung 270, 286
- prädisponierende und prämaligne Risikofaktoren 23
- Prävalenz 6
- psychologische Betreuung 103
- und Akohol 32
- und Alkohol 10, 278
- und Ernährung 13, 26, 28, 37, 278
- und Rauchen 9, 23, 26, 31, 36, 128, 172, 277
- und UV-Strahlung 11, 13, 24, 30, 114, 277
- Ursachen 8

Krebsprävention 36, 277
Krebsregister 33
Krebsrisiko 7, 17
- und Alter 22

Krebstherapie
- Behandlungsgrundsätze 79
- Chemotherapie 83
- integrativer Ansatz 78, 83, 90
- operative Therapie 80
- Strahlentherapie 81

Krebszelle 6
Krukenberg-Tumor 192
Kryochirurgie 98, 160, 283
Kryotherapie 115, 158
Kryptorchismus 198
Kuldoskopie 73

L

Laktatdehydrogenase (LDH) 74, 191, 237
Laparoskopie 73
Laryngektomie 178
Laryngoskopie 72

Larynxkarzinom 178
- Fallbericht 179
- Metastasen 257
Laserchirurgie 99
Lätril 105
Leberbiopsie 157, 159
Leberkarzinom 157
- Metastasen 257
Leberkarzinom, primäres 157
- Behandlung 157
- Diagnostik 157
- Fallbericht 158
- Inzidenz 157
Leberkarzinom, sekundäres 46, 158, 283
- Behandlung 159
- Diagnostik 159
- Fallbericht 160
Lebermetastasen 158 Siehe Leberkarzinom, sekundäres
Leiomyosarkom 243–244
Lenalidomid 239
Lentigo-maligna 119
Leukämie
- Inzidenz 225
- Metastasen 258
- Typen 225
Leukämie, akute lymphatische (ALL) 22
- Fallbericht 227
- Indzidenz 225
- Manifestation 226
Leukämie, akute myeloische (AML) 227
- Behandlung 228
- Diagnostik 227
- Fallbericht 229
- Inzidenz 225
Leukämie, chronische lymphatische (CLL) 230
- Behandlung 230
- Manifestation 230
Leukämie, chronische myeloische (CML) 231, 285
- akute Phase 232
- Behandlung 231
- chronische Phase 231
- Fallbericht 232
- Manifestation 231
Leukokorie 221
Leukoplakie 24, 169, 172, 175, 194, 277
Leukozytenzahl 74, 91
Li-Fraumeni-Syndrom 21
Lipom 25, 242
Liposarkom 242–243, 246
Lippenkarzinom 172

- Behandlung 172
- Metastasen 257
Luftverschmutzung 30
Lungenkrebs 128 Siehe Bronchialkarzinom
Lungenmetastasen 47, 131
- Osteosarkom 250
Lycopin 27, 29, 201, 278
Lymphangiographie 68
Lymphangiosarkom 244
Lymphknoten
- Metastasen 256
- Vergrößerung 46, 51
Lymphom 233
- Inzidenz 233
- Metastasen 258
Lymphozyten
- Infiltration 55

M

Magenkarzinom 24
- Anzeichen 155
- Behandlung 155
- Diagnostik 155
- Inzidenz 28, 153
- Metastasen 257
- Nachsorge 156
- Symptome 154
Magenresektion 155
magnetresonanzgesteuerte fokussierte Ultraschallchirurgie 279
Magnetresonanzspektroskopie (MRS) 279
Magnetresonanztomographie (MRT) 70, 278
Malignitätsgrad 55
Mamille, invertierte 137–138
Mammakarzinom 6, 23, 37, 264, 279
- adjuvante Chemotherapie 86, 142
- Anzeichen 138
- Behandlung 139, 141, 144
- beim Mann 137
- brusterhaltende Therapie 141
- Diagnostik 138
- Fallbericht 146
- Hormonrezeptor-positives 94
- Hormonrezeptorstatus 57
- Hormontherapie 93
- im Frühstadium 141
- inflammatorisches 137
- invasives 141
- Inzidenz 17, 32, 134
- Kombinationsbehandlung 90
- lokal fortgeschrittenes 144
- Metastasen 257

- metastasiertes 143–144
- Mortalität 17
- Östrogenrezeptorstatus 143
- Risikofaktoren 134
- Staging 138
- Subtypen 270
- Symptomatik 136
- Typen 141
- und Ovarialkarzinom 190
Mammographie 62, 66, 135, 138
Mammographie, digitale 278
Mastektomie 81, 141, 144
Mastitis 136
Medulloblastom 216–217
Melanom 23, 119, 279
- amelanotisches 120
- Anzeichen 120
- Behandlung 121
- Eindringtiefe 119, 122
- Fallberichte 124
- Formen 119
- Inzidenz 120
- noduläres 119, 122
- oberflächlich spreitendes 119
- Prognose 119
Melanommetastasen 120, 122, 257
- Fallbericht 125
Meningeom 7
- Fallbericht 218
Meningitis 226, 228
mesenchymales Gewebe 242
Mesotheliom 131
- Behandlung 131
Metastasen 5, 256
- Auswirkungen 8
- Lokalisation 257
Metastasierung 8, 50
- Symptome 46
Mitosehemmer 84
Mitoxantron 206
monoklonale Antikörper 96, 144, 230, 237, 284–285
Mononukleose, infektiöse 234
Morbus Bowen 116
Morbus Crohn 165
Morbus Hodgkin 233 Siehe Hodgkin-Lymphom
Morbus Paget 136, 138
Morbus Paget des Knochens 250
multiples Myelom 239
- Behandlung 239
- Diagnostik 239
Mundbodenkarzinom 173
- Metastasen 257
Mutation 270
Muttermal 63
Muttermal 120 Siehe Pigmentnävus

Stichwortverzeichnis

Mycosis fungoides 237
myelodysplastisches Syndrom 225
Myosarkom 243

N

Nabelschnur 228
Nasen-Rachen-Krebs 177
- Behandlung 178
- Manifestation 177
- Metastasen 257
Nekrose 9
Nephrektomie 212
Nephroblastom 211
Neuroblastom 220
Neurofibrosarkom 244
Neurom 242
Neurosarkom 244
Nichtseminom 199
Nierenbeckenkarzinom 211–212
- Metastasen 258
Nierenkrebs
- Behandlung 212
- Diagnostik 212
- Metastasen 258
- Typen 211
Nierenstein 212
Nierenzyste 212
Nitrosoharnstoffderivate 84
Non-Hodgkin-Lymphome 233, 236
- Behandlung 237
- Diagnostik 237
- Fallbericht 238
- Manifestation 237

O

Ohrspeicheldrüse 179
Oligodendrogliom 216 Siehe
  Astrozytom
Omega-3-Fettsäuren 37, 97
Onkogen 5, 19, 270
Oophorektomie 191
operative Therapie 80
orale Kontrazeptiva 192
Orchidopexie 198
Ösophagoskopie 72, 152
Ösophaguskarzinom 24
- Behandlung 152
- Diagnostik 152
- Fallbericht 153
- Inzidenz 151
- Metastasen 257
- Symptome 151
Osteitis deformans 250
Osteoklastom 252

- Metastasen 258
Osteosarkom 242, 250
- adjuvante Chemotherapie 86
- Behandlung 250
- Diagnostik 250
- Fallbericht 252
- Manifestation 250
- Metastasen 258
Östrogen 93
Ovarialkarzinom 190
- Behandlung 191
- Diagnostik 191
- Fallbericht 192
- Manifestation 190
- Metastasen 257
- metastatisches 192
- Prävention 192
- und Mammakarzinom 190

P

Palliation 85
Palliativpflege 286
Palliativversorgung 104
- Schmerztherapie 102
Pankreaskarzinom
- Behandlung 163
- Diagnose 162
- Fallbericht 163
- Inzidenz 162
- Manifestation 162
- Metastasen 257
Papillenödem 216
Papillom 12, 169, 195, 210–211, 277
Papillom, villöses 165
Papillomatose 172
Pap-Test 61, 186
Parotismischtumor 181
Parotistumor 179
- Fallbericht 180
Patientengespräch 108
PD-1 271
Penicillin 263
Peniskarzinom
- Behandlung 198
- Inzidenz 198
- Metastasen 258
Perfusionschemotherapie 88
personalisierte Medizin 286
Petechien 45
p53-Gen 19, 21
Pharmakogenomik 286
Pharynxkarzinom 176
- Metastasen 257
Philadelphia-Chromosom 84, 231, 285
photodynamische Therapie 99, 118

Photonentherapie 282
Phytoöstrogene 27–28, 136, 140, 201, 263, 278, 281
Pigmentnävus 63, 120, 279
Pilotstudie 266
Plasmazellen 239
Plasmozytom 239
Platinderivate 84
Plattenepithelkarzinom der Haut 116
- Behandlung 117
- Metastasen 257
- Metastasierung 118
Plattenepithelkarzinom der
  Lippen 173
Plattenepithelkarzinom der Lunge 128
Plattenepithelkarzinom der
  Speicheldrüsen 179
Plattenepithelkarzinom der Vulva 194
Plattenepithelkarzinom der
  Zunge 175
- Fallbericht 176
Plattenepithelkarzinom des
  Mundbodens 175
Plattenepithelkarzinom des
  Oropharynx 177
Plattenepithelkarzinom des
  Ösophagus 151
Pleomorphie 6
Pleomorphie, nukleäre 55
Pleuraerguss 132
Pneumenzephalographie 66
Polyp 277
Port 87
Positronenemissionstomographie
  (PET) 70, 163, 278
p53-Protein 99
prämaligne Erkrankungen 38
Progesteron 189
Prognose 56, 78
Proktoskopie 72
Prostatahyperplasie 201
Prostatakarzinom 23, 63, 265, 278, 282
- Behandlungsalternativen 203
- Behandlungsmethoden 205
- Diagnostik 202
- Fallbericht 207
- hormonrefraktäres 206
- Hormontherapie 95
- Inzidenz 17, 200
- Manifestation 201
- Metastasen 201, 207, 258
- Mortalität 17
- Risikofaktoren 201
- Screening-Tests 203
prostataspezifisches Antigen (PSA) 63, 74, 200, 203
Prostatektomie 205

Stichwortverzeichnis

Proteasen 8
Protonenbestrahlung 123, 282
Protoonkogen 5, 19
– Mutation 9
Pruritus 162
PSA-Screening 63
Purinanaloga 230, 233, 237

R

radioaktive Strahlung 11
– Schilddrüsenkarzinom 182
Radiofrequenzablation 160, 283
Radionuklide 68
Radiotherapie 81 Siehe Strahlentherapie
Raloxifen 140
randomisierte Studien 262
Rauchen
– Kehlkopfkrebs 178
– Krebs im Mundraum 172
– Lungenkrebs 128
– und Blasenkrebs 210
– und Krebs 9, 23, 26, 31, 36, 277
Reed-Sternberg-Zelle 235
regionale Chemotherapie 123
Rektumkarzinom 165
Retinoblastom 221
Retinoblastom-Protein 21
retrograde Pyelographie 64
Rhabdomyosarkom 243–244
– Fallbericht 247
Richter-Transformation 231
Rituximab 96, 230, 237
Röntgen-Screening 65
Röntgenstrahlung 11
Röntgen-Thorax 67
Röntgenuntersuchung 64
– mit Kontrastmittel 64
– Skelett 67

S

S-1 280
Salpingektomie 191
Samarium-153 144
Sarkom 7, 242
– Metastasierung 256
saure Phosphatase 203
Scheidenkrebs 194 Siehe Vaginalkarzinom
Schilddrüsenkarzinom 181
– anaplastisches 183
– Diagnostik 182
– Fallbericht 184
– follikuläres 183

– medulläres 183
– Metastasen 257
– metastatisches 183
– papilläres 182
Schmerzen 45, 102
Schmerztherapie 102
Schnellschnitt 76
Screening-Tests 61, 278
seborrhoische Keratose 121
Sekundärtumoren 256 Siehe Metastasen
Selbsttest 263
Selektions-Bias 204
Seminom 199
Sentinel-Lymphknoten
– Biopsie 122
Serumanalyse 74
Sigmoidoskopie 71, 166
small molecules 98
Sonnenlicht 11, 24, 30, 36, 114, 277
Sonographie 70
Speicheldrüsenkrebs 179, 257
– Behandlung 180
Speiseröhrenkrebs 151 Siehe Ösophaguskarzinom
Staging 56
Stammzellen 284
Stammzelltransplantation, autologe 239
Stanzbiopsie 75
Statine 201
Stickstofflost 83
Stilbestrol 194, 205
Stimmbandkarzinom 178
Stopflow-Infusion 89
Strabismus 221
Strahlendosis 82
Strahlentherapie 81, 281
– Basalzellkarzinom 116
– Kombination mit Chemotherapie 93
– Vor- und Nachteile 82
Stress 33
Strontium-89 144, 207
Struma 30, 37, 181
Supportivtherapie 101, 286
Sympathikus 220
Symptom
– Definition 44
Synovialsarkom 244, 246
Szintigraphie 68, 182

T

Tamoxifen 94, 139, 143, 158, 188
Taxane 84, 280

Teleangiektasien 82
Teratom 199
Testosteron 206
Thalidomid 100, 239, 281
Thorakoskopie 73
Thrombozytenzahl 91
Thrombozytopenie 230
Thyreoidektomie 183
Tomotherapie 282
Tonsillenkarzinom 176
– Metastasen 257
Tracheostoma 179
transurethrale Resektion, Prostata 205
Trastuzumab 96, 144
Trousseau-Zeichen 51
Tumor, benigner 7, 25, 39, 256
Tumor, maligner 7, 256
– Gefäßversorgung 91, 100
– Grading 55
– Staging 56
– Typisierung 54
Tumorblush 67
Tumorkachexie 45, 97
Tumorklassifikation 56
Tumormarker 74, 279
Tumornekrosefaktor (TNF) 97, 123
Tumorregression, spontane 103
Tumorsuppressor 5
Tumorsuppressorgen 19, 270
– Deaktivierung 12
– Mutation 9
Tumorvakzinierung 272
Tumorvarietät 270
Tumorviren 9
Tumorzell-Enzyminhibitoren 84
Typisierung 54
Tyrosinkinase-Inhibitoren 84, 98, 100, 144, 232, 281
T-Zellen, adoptive 272
T-Zell-Leukämie-Virus (HTLV-1) 226
T-Zell-Lymphom 237

U

Überdiagnose-Bias 203
Ultraschall 70 Siehe Sonographie
Unterkieferspeicheldrüse 180
Unterzungenspeicheldrüse 180
Urothel 210
UV-Strahlung
– und Krebs 11, 13, 24, 30, 114, 277

V

Vaginalkarzinom 194
– Metastasen 258

Vinca-Alkaloide 84
Virchow-Lymphknoten 51, 155, 199
Viren
– als Krebsauslöser 12, 18, 36
Vitamine 29
Vorlaufzeit-Bias 203
Vulvakarzinom 194
– Metastasen 258

Zytokine 97
Zytostatika 83
– Anwendung 85
Zytostatikaresistenz 228

W

Wächter-Lymphknoten 123 Siehe
 Sentinel-Lymphknoten
Wangenschleimhauttumor 173
– Metastasen 257
Wärmetherapie 98 Siehe
 Hyperthermie
Weichteilmetastase 47
Weichteilsarkom 242
– Behandlung 246
– Diagnostik 245
– Klassifikation 243
– Manifestation 245
– Metastasen 258
– Metastasierung 247
Whipple-Operation 163
Wilms-Tumor 22, 211
– Fallbericht 213

Z

Zellproliferation 4
Zellteilung
– Regulation 4
Zelltod, programmierter 9 Siehe
 Apoptose
zelluläre krebshemmende Aktivität 98
Zellzyklus
– Kontrollsystem 20
– regulierende Gene 20
Zervixabstrich 61
Zervixkarzinom 61
– Behandlung 186
– Diagnostik 186
– Fallbericht 187
– Kombinationsbehandlung 90
– Metastasen 186
– Prävention 187
– Risikofaktoren 186
Zungengrundkarzinom 176
– Metastasen 257
Zungenkrebs 173
– Metastasen 257
Zystektomie 211
zystische Fibroadenose 135
Zystoskopie 72, 210

MIX
Papier aus verantwortungsvollen Quellen
Paper from responsible sources
FSC® C105338

If you have any concerns about our products,
you can contact us on
ProductSafety@springernature.com

In case Publisher is established outside the EU,
the EU authorized representative is:
**Springer Nature Customer Service Center GmbH
Europaplatz 3, 69115 Heidelberg, Germany**

Printed by Libri Plureos GmbH
in Hamburg, Germany